“十二五”职业教育国家规划教材

经全国职业教育教材审定委员会审定

供中职护理、助产专业使用

妇产科护理

（第 3 版）

主　编　黎　梅　黄爱松

副主编　王玉玲　朴红梅　张庆桂　周　清

编　者　（按姓氏汉语拼音排序）

范凤卿（内蒙古自治区人民医院附属卫校）

黄爱松（玉林市卫生学校）

黎　梅（毕节医学高等专科学校）

刘　珍（石河子卫生学校）

马　红（巴州卫生学校）

朴红梅（黑龙江省林业卫生学校）

闪玉章（淮南卫生学校）

王玉玲（湖北职业技术学院医学分院）

杨　静（毕节医学高等专科学校）

张庆桂（桂林卫生学校）

周　清（龙岩卫生学校）

U0336942

科 学 出 版 社

北　京

·版权所有　侵权必究·

举报电话:010-64030229;010-64034315;13501151303(打假办)

内 容 简 介

本教材是"十二五"职业教育国家规划教材,教材编写依据教育部《中等职业教育护理专业教学标准(试行)》,遵循"以人的整体健康为中心"的护理理念,结合护理专业人才培养目标及岗位工作任务,在按照护理程序编写的过程中,重点强调护理评估、护理诊断及护理措施。教材主要特点:以"情境案例"的形式使专业基础理论与临床实践紧密结合,以"链接"拓展学生专业知识面;以"考点"、"小结"、"自测题"帮助学生复习巩固及进行形成性评价;以"护患对话"创设临床工作情景,激发学生学习兴趣,强化学生综合职业能力培养。此外,"妇产科常用护理技术实训"及"教学大纲"可供师生教学参考。

本教材编写充分体现了中等卫生职业教育"以能力为本位"的特色,是集知识性、趣味性、实用性为一体的教学及临床参考用书,供全国中等卫生职业教育护理、助产专业学生使用。

图书在版编目(CIP)数据

妇产科护理 / 黎梅,黄爱松主编 . —3 版 . —北京:科学出版社,2015. 12
"十二五"职业教育国家规划教材
ISBN 978-7-03-046445-3

Ⅰ. 妇… Ⅱ.①黎… ②黄… Ⅲ. 妇产科学-护理学-中等专业学校-教材 Ⅳ. R473

中国版本图书馆 CIP 数据核字(2015)第 282113 号

责任编辑:邱 波 张 茵 / 责任校对:张怡君
责任印制:赵 博 / 封面设计:范璧合

版权所有,违者必究。未经本社许可,数字图书馆不得使用

科 学 出 版 社 出版
北京东黄城根北街 16 号
邮政编码:100717
http://www.sciencep.com

天津文林印务有限公司 印刷
科学出版社发行 各地新华书店经销
*
2011 年 4 月第 一 版 开本:787×1092 1/16
2015 年 12 月第 三 版 印张:19 3/4
2020 年 9 月第十八次印刷 字数:491 000

定价:42.00 元
(如有印装质量问题,我社负责调换)

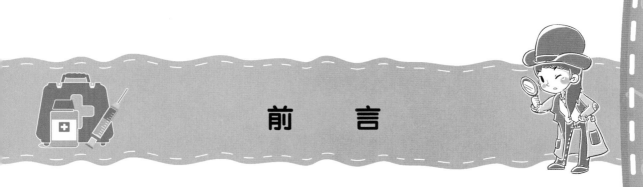

前　言

为了贯彻执行教育部组织制定的《中等职业学校专业教学标准(试行)》,根据教育部"十二五"规划教材编写指导意见,科学卫生出版社于2014年9月在北京召开了中等卫生职业学校护理专业课程标准研讨暨全国中等卫生职业教育护理专业"十二五"规划教材主编人会议。会议明确了本轮教材的编写指导思想及编写原则,并对教材编写工作做了具体的要求及安排。我们结合护理专业人才培养目标及岗位工作任务,对《妇产科护理》教学大纲进行了修订,以此作为本教材编写的指导性文件。

本教材的编写遵循"以服务为宗旨、以就业为导向、以能力为本位、以发展技能为核心、以岗位需求为标准"的中等职业教育指导思想,按照专业理论知识强调"必要、够用"的原则,以培养"实用型"中等护理人员为目标,结合培养对象年龄、心理及学习特点,注重学生基本知识、基本理论和基本技能的培养,在保证教材科学性、思想性的同时,充分体现实用性、启发性和先进性,力求符合现代护理职业教育对高素质、技能型护理人才的需求,体现中高职衔接与贯通的职教改革发展思路,体现临床护理专业特色,注重教材的整体优化,内容与护士执业资格考试紧密接轨,凸显课程个性。注重学生职业素养、专业技能及综合职业能力的培养,提高学生分析问题、解决问题的能力。

本教材适用于中职护理专业三年制学生使用,建议学时为72学时。全书共21章,主要内容包括:生理产科、病理产科、产科手术妇女的护理、异常胎儿及新生儿的护理、妇科病人的护理、妇科常用局部护理技术、计划生育与妇女保健七部分。教材主要特点:①在章的前面增加了"引言",导入本章学习内容,正文部分按照护理程序强化妇产科临床护理知识和技能,护理措施可操作性强;②采用案例教学为主的教学模式,在每章或每节前以"情境案例"引入,并针对重点内容进行分析;③重点章节增加"护患对话"内容,使学习内容与临床护理工作环境及工作过程对接;④按照教学大纲及执业资格考试大纲要求做了考点提示,指导学生掌握学习重点;⑤每章后有"小结"及"自测题",内容紧扣本章学习重点及国家执业护士资格考试大纲和考点,便于学生课后复习和巩固学习重点;⑥"链接"拓展内容旨在开阔学生视野、增加趣味性;⑦根据大纲要求编写了实训指导部分,为教师安排及组织实训课提供参考,强化学生技能培养;⑧在文字表达上力求深入浅出、变难为易、化繁为简,配以图、表及流程示意图,图文并茂,增强了可读性;⑨教材后附教学大纲,供教师及学生参考;⑩配有教学课件,供教师教学使用及学生课后复习参考。

本教材的编写参考了本科及专科有关教材,在教材编写工作中得到科学出版社及各参编学校领导的大力支持和帮助,在此表示诚挚的谢意! 由于时间和编者经验、水平有限,教材中疏漏之处在所难免,恳请同行专家和广大师生提出宝贵意见,以便再版时修订。

黎　梅
2015年3月

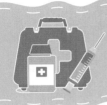
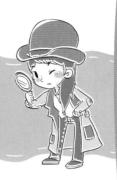

目　录

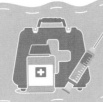
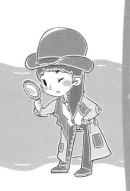

第1章
绪　论

引言:妇产科护理学是一门研究妇女现存和潜在健康问题,为妇女身心健康提供服务的学科,是护理专业学生必修的重要课程之一。随着临床护理学的发展,妇产科护理学作为护理学的分支,已成为一门独立的专业学科。为适应医学模式转变和社会发展的进程,妇产科护理模式也随着现代护理学的发展趋势而发展,从以"治疗为主",发展为以"预防为主";从以"疾病为中心",发展为以"病人为中心";从单纯的"疾病护理",发展为"促进人类身心健康的护理",开展"以整体人的健康为中心的护理"已成为当代护理学的发展趋势。

一、妇产科护理学的范畴

妇产科护理学包括产科护理、妇科护理、计划生育指导及妇女保健。产科护理是研究妇女妊娠、分娩和产褥期所发生的生理、心理、病理改变及其护理过程的临床护理学科,其内容主要包括:产科基础、生理产科、病理产科、胎儿及早期新生儿护理学。妇科护理是研究妇女非妊娠期生殖系统的生理、病理改变及其护理过程的临床护理学科,其内容主要包括:妇科学基础、女性生殖系统炎症、女性生殖系统肿瘤、滋养细胞疾病、月经失调、其他生殖器疾病病人的护理。计划生育指导及妇女保健主要研究施行计划生育妇女的生理、病理、心理护理问题及护理措施。妇产科护理对象包括生命各阶段不同健康状况的女性,以及相关的家庭成员和社会成员。因此,妇产科护理工作的服务范围已由医院逐步扩大到家庭、社区和社会。

二、妇产科护理学的特点

1. 护理对象的特殊性　由于妇产科护理学研究的对象包括各阶段女性,因此在护理的过程中,要针对不同年龄阶段护理对象的生理和心理,促进身心健康发展。

（1）青春期女性的主要特点:此阶段女性生殖系统和第二性征发育迅速,月经初潮的到来,由于知识缺乏,会引起情绪的改变。生殖器发育不健全,可出现月经不规则,部分女性可发生青春期功能失调性子宫出血,严重者影响正常的生活和学习。因此,应加强健康教育。

（2）生育期妇女的主要特点:此期妇女生殖功能处于最旺盛时期,在妊娠期、分娩期,全身各系统均发生明显变化,有时会出现病理情况,应加强孕、产期和产褥期保健,评估孕、产妇和胎儿及新生儿的健康状态,及时发现异常,及时处理,使母儿安全渡过妊娠、分娩期,保障健康。

（3）围绝经期、老年期妇女的特点:此阶段妇女由于生殖功能的逐渐衰退,其生理和心理会发生一系列较大变化,严重者可出现明显的临床症状,应注意加强健康教育。此外,围绝经期和老年期是生殖系统肿瘤病变的好发年龄,应做好防癌宣传和防癌普查工作,使生殖器肿瘤得到早发现、早诊断和早治疗。

2. 病理产科的特殊性　由于病理产科关系到母体和胎儿两个生命的安全,在进行产科处理时,既要考虑孕、产妇的安全,同时又要尽量考虑胎儿和新生儿的安全。因此,产科护理的责任尤为重大。

3. 妇产科急症的特殊性　妇产科疾病急症较多,病人起病急、病情变化快。急症病人入院时,需要护士反应敏捷、动作迅速、操作熟练、准确到位。尽快收集资料,进行护理评估,做出护理诊断,采取有效措施。同时在护理的过程中,注意病情变化,随时修订和完善护理计划。

三、怎样学习妇产科护理学

妇产科护理学虽是一门独立的学科，但妇女特有的生理、心理、病理和人体其他系统器官有着密切的相关性。学生在学习妇产科护理学相关内容时，除应具有医学基础学科、人文学科和社会学科的知识外，还应具有护理学基础、内科护理学、外科护理学等知识。要充分认识妇产科护理学是一门实践性学科，在学习的全过程强调理论联系实际，学生要有整体健康理念，充分理解妇产科护理理论体系，要积极参加临床实践，通过临床案例分析，提高分析问题及解决问题的能力，做到融会贯通。充分发挥护理特有的职能，为病人提供缓解痛苦、促进康复的护理活动，帮助护理对象尽快获得生活自理能力；为健康女性提供自我保健知识、预防疾病并维持健康状态。

四、妇产科护士应具备的基本素质

妇产科护理学是一门实践性很强的学科，由于产科护理往往关系到孕、产妇及胎儿和新生儿的安危与健康，而妇科疾病护理则可能涉及患者的隐私，加之妇产科护理对象特有的心理、生理及病理特点，要求学生在学习中要注重培养认真、负责、严谨的工作作风。作为一名妇产科护士，必须具备高尚的医德、良好的医风、坚实的理论基础和精湛的操作技术。学生应具有实事求是的科学态度、勤学善思的学习习惯和良好的行为习惯，通过系统理论学习、临床见习、毕业实习三个阶段的学习和实践，培养细心严谨的工作作风、团结协作的团队精神、健康稳定的心理素质，学会尊重、爱护、关心病人，具有较强的沟通能力、协作能力和适应能力，具有良好的观察能力，以及对问题进行综合分析和判断的能力。树立"以人的健康为中心"的现代护理理念，掌握现代护理理论和技术，能够对妇产科护理对象实施整体护理，对个体、家庭、社区进行妇女健康保健指导，开展健康教育，全面促进妇女健康。因此，学生必须建立终生学习的理念，在学习和实践中不断地思考问题、研究问题、解决问题，使自己成为一名合格的护理工作人员。

五、妇产科护理学的发展趋势

随着社会经济的不断发展，以及人们对生育、健康及医疗保健需求的变化，妇产科护理模式也得到迅速发展，开展"以家庭为中心的产科护理"代表了妇产科护理的发展趋势。其优点是：针对个案、家庭，在生理、心理、社会等方面的需要及调适，向他们提供具有安全性和高质量的健康照顾，尤其强调提供促进家庭成员间的凝聚力和维护身体安全的母婴照顾；强调产后"母婴同室"的护理方式使父母与新生儿早期接触，有利于建立养育和亲密的家庭关系；有利于及早进入称职的父母角色；有利于父母与新生儿之间建立积极的相互依附关系；有利于减少母儿并发症。

我国目前已普遍建立"爱婴医院"、"温馨待产"，以及有关开展纯母乳喂养活动中的"母婴同室"等形式，是"以家庭为中心"的产科护理模式的具体表现。同样，妇科护理也开展以"个人为中心"、以"家庭为单位"的健康照顾及健康指导。随着科学技术的不断发展，妇产科护理必将为促进母婴健康做出积极的贡献。

小结

由于妇产科护理对象的特殊性，使妇产科护士肩负着更为重大的责任。护士要精通妇产科护理的相关理论，熟练掌握各种操作技术。树立"以人的健康为中心"的现代服务理念，对护理对象实施整体护理，最大限度促进护理对象的身心健康，并在护理实践工作过程中，不断总结临床护理经验，提高护理质量。

自 测 题

1. 说出妇产科护理学的内容及任务。
2. 简述妇产科护理学的特点。
3. 简述妇产科护士应具备的基本素质。

（黎　梅）

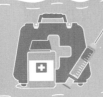
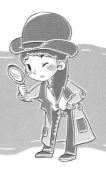

第2章
女性生殖系统解剖及生理

引言:女性生殖系统包括内、外生殖器官及其相关组织与邻近器官,而女性的一生从发育成熟到衰老,经历七个阶段:胎儿期、新生儿期、儿童期、青春期、性成熟期、绝经过渡期和绝经后期,是一个渐进的生理过程,各阶段之间无严格界限,但都有不同的生理特点。下丘脑-垂体-卵巢轴功能发育、成熟和衰退的过程,代表了女性一生生理过程的变化。

第1节　骨盆及盆底组织

一、骨　盆

骨盆是由骨骼、韧带和关节构成的一个空腔器官,内生殖器坐落其中,也是胎儿娩出的通道。其大小、形态对分娩有直接影响。

(一) 骨盆的组成

1. 骨骼　骨盆由左右 2 块髋骨、1 块骶骨及 1 块尾骨组成。每块髋骨又由髂骨、坐骨和耻骨联合而成;骶骨由 4~5 块骶椎组成,尾骨由 4~5 块尾椎合成。

2. 关节及韧带　骨盆的关节主要有骶髂关节、骶尾关节和耻骨联合。骨盆的关节周围均有韧带附着,以骶、尾骨与坐骨结节之间的骶结节韧带和骶、尾骨与坐骨棘之间的骶棘韧带较为重要。骶棘韧带(坐骨切迹)宽度是判断中骨盆是否狭窄的重要标志(图 2-1)。

考点:骨盆的组成

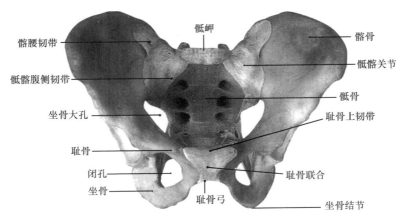

图 2-1　正常女性骨盆结构

(二) 骨盆的分界及标记

1. 骨盆分界　以耻骨联合上缘、髂耻缘、骶岬上缘的连线为界,分界线以上部分为假骨盆,又称大骨盆;分界线以下为真骨盆,又称小骨盆,是胎儿娩出的骨产道。测量假骨盆的某些径线,可作为了解真骨盆大小的参考。

2. 骨盆标记 ①骶岬:第一骶椎向前凸出形成骶岬,它是真骨盆内测量的重要依据点;②坐骨棘:坐骨后缘中点突出的部分,可经肛门或阴道检查触到,两坐骨棘间的宽度是衡量中骨盆横径的重要标志;③耻骨弓:耻骨两降支的前部相连构成耻骨弓,它们之间的夹角称为耻骨角,正常为 90°~100°。

考点:骨盆的组成及分界

(三)骨盆的类型

骨盆有四种基本类型:女性型、男性型、类人猿型、扁平型。其中,女性型骨盆宽,骨盆腔浅,结构薄且平滑,有利于胎儿的娩出(图 2-2)。

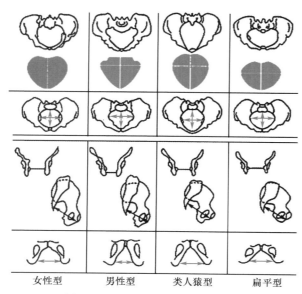

| 女性型 | 男性型 | 类人猿型 | 扁平型 |

图 2-2 女性骨盆的四种基本类型

二、骨盆底组织

骨盆底由多层肌肉和筋膜组成,封闭骨盆出口(骨盆下口),但有尿道、阴道及直肠穿过。其主要作用是支持盆腔脏器并使之保持正常的位置。骨盆底的前面为耻骨联合下缘,后面为尾骨尖,两侧为耻骨降支、坐骨升支及坐骨结节。骨盆底由外向内有三层组织。

1. 外层 由会阴浅层筋膜、三对肌肉(球海绵体肌、坐骨海绵体肌及会阴浅横肌)和肛门外括约肌构成。各肌肉的肌腱会合于阴道外口与肛门之间,形成中心腱。

2. 中层 即泌尿生殖膈,由上、下两层坚韧的筋膜及一薄层肌肉形成。阴道和尿道穿过此膈。

3. 内层 即盆膈,为骨盆底的最内层,由肛提肌及其筋膜组成,亦有尿道、阴道及直肠贯通。

4. 会阴 指阴道口与肛门之间的软组织,包括皮肤、肌肉及筋膜,也是骨盆底的一部分。会阴体(会阴中心腱)厚 3~4cm,由外向内逐渐变狭,呈楔状,表面为皮肤及皮下脂肪,内层为会阴中心腱。妊娠期会阴组织变软有利于分娩。分娩时要注意保护此区,以免造成会阴裂伤。

考点:会阴的概念

第 2 节 女性生殖系统解剖

一、外 生 殖 器

女性外生殖器又称外阴,是女性生殖器官的外露部分,包括耻骨联合至会阴及两股内侧之间的组织(图 2-3)。其包括阴阜、大阴唇、小阴唇、阴蒂和阴道前庭。

1. 阴阜 为耻骨联合前面隆起的脂肪垫。青春期开始生长阴毛,阴毛分布呈倒置的三角形。阴毛为女性第二性征之一,其疏密、精细、色泽可因人或种族而异。

2. 大阴唇 为靠近两股内侧的一对纵行隆起的皮肤皱襞,起自阴阜,止于会阴。大阴唇外侧面与皮肤相同,内有皮脂腺和汗腺,青春期长出阴毛

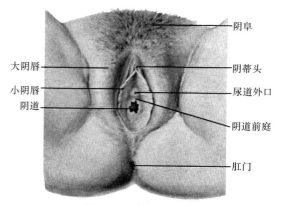

阴阜
阴蒂头
尿道外口
阴道前庭
肛门
大阴唇
小阴唇
阴道

图 2-3 女性外生殖器

并有色素沉着;内侧面皮肤湿润似黏膜。大阴唇皮下为丰富的脂肪和疏松的结缔组织,内含丰富的血管、淋巴管和神经,当局部受伤时,易发生出血,形成血肿。未分娩妇女两侧大阴唇自然合拢,遮盖阴道口及尿道口。经产妇的大阴唇因受分娩影响向两侧分开。绝经后妇女的大阴唇呈萎缩状,阴毛稀少。

3. 小阴唇　为位于大阴唇内侧的一对薄皱襞。表面湿润,色褐、无毛,富有神经末梢,故极敏感。前端相互融合包绕阴蒂,后端与大阴唇的后端会合形成阴唇系带。

4. 阴蒂　位于小阴唇顶端的联合处,类似男性的阴茎海绵体组织,有勃起性。阴蒂富含神经末梢,极为敏感。

5. 阴道前庭　为两侧小阴唇之间的菱形区,前为阴蒂,后为阴唇系带。在此区内有以下各部。

(1)尿道口:位于阴蒂头的下方及阴道前庭的前部,为一不规则的圆形孔,女性尿道外口的后壁有一对尿道旁腺,其分泌物有滑润尿道口的作用,常为细菌潜伏之处。

(2)阴道口及处女膜:阴道口位于尿道口后方,阴道前庭的后部,其形状、大小常不规则。阴道口覆盖一层较薄的黏膜,称为处女膜。膜中央有一小孔,呈圆形或半圆形,少数呈筛状,孔的形状、大小及膜的厚薄因人而异。处女膜多在初次性交时破裂,也可因剧烈运动而破裂,受分娩影响而进一步破损,经阴道分娩后仅留有处女膜痕(图 2-4)。

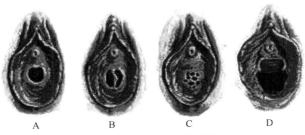

图 2-4　处女膜解剖学图片

A. 环形状处女膜;B. 间隔状处女膜;C. 筛状处女膜;D. 经产妇阴道口

(3)前庭大腺:又称巴氏腺,位于大阴唇后部,大小如黄豆,左右各一。腺管细长,为 1~2cm,向内侧开口于前庭后方小阴唇与处女膜之间的沟内。性兴奋时分泌黄白色黏液以滑润阴道。正常情况检查时不能触及此腺,遇有感染致腺管口闭塞,可形成脓肿或囊肿。

二、内 生 殖 器

女性内生殖器包括阴道、子宫、输卵管及卵巢,后两者常被称为子宫附件(图 2-5)。

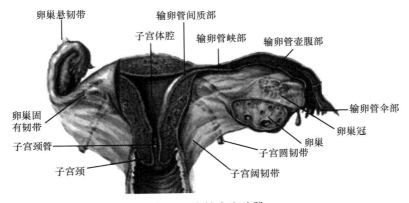

图 2-5　女性内生殖器

考点：女性内生殖器的组成

(一) 阴道

1. **功能** 是性交器官,也是月经血排出和胎儿娩出的通道。

2. **位置** 位于真骨盆下部的中央,上端包绕子宫颈,下端开口于阴道前庭后部,前壁与膀胱和尿道邻接,后壁与直肠贴近。

3. **解剖结构** 阴道为上宽下窄的管道,后壁长 10~12cm,前壁长 7~9cm。阴道上端环绕子宫颈周围的组织称为阴道穹隆,按其位置分为前、后、左、右四部分,其中后穹隆较深,其顶端与直肠子宫陷凹毗邻,后者是腹腔的最低部分,当该陷凹有积液时,可经阴道后穹隆进行穿刺或引流,是诊断某些疾病或实施手术的途径。

4. **组织结构** 阴道壁由黏膜层、肌层和纤维层构成,具有较大伸展性。平时阴道前后壁互相贴合,有利于防止细菌上行感染。阴道壁富有静脉丛,故局部受损易出血形成血肿。阴道黏膜淡红色,由复层扁平上皮细胞覆盖,无腺体,但能渗出少量黏液,与子宫内膜及子宫颈黏液混合成乳白色、略黏稠的液体,称为白带。青春期后,在性激素的作用下,阴道黏膜有周期性变化。幼女及绝经后妇女的阴道黏膜上皮甚薄,皱襞少,伸展性小,容易受创伤及感染。

考点：阴道的解剖和组织结构

(二) 子宫

1. **功能** ①青春期开始子宫内膜周期性剥脱出血形成月经;②是精子到达输卵管的通道;③是胚胎和胎儿生长发育的场所;④分娩时,是将胎儿及其附属物排出体外的动力器官。

2. **位置** 子宫位于骨盆腔中央,前为膀胱,后为直肠,两侧与输卵管相通,下端子宫颈被阴道包绕。

3. **解剖结构** 子宫于盆腔呈前倾前屈位,为倒置的扁梨形。其大小、形态依年龄或生育情况而变化。成人子宫重 50~70g,长 7~8cm,宽 4~5cm,厚 2~3cm,宫腔的容积约为 5ml。子宫上部较宽,称子宫体(图 2-6),其上端隆突部分,称子宫底。子宫底两侧为子宫角,与输卵管相通,子宫腔呈上宽下窄的倒三角形。子宫下部较窄,呈圆柱形,称子宫颈。成人子宫体与子宫颈的比例为 2:1,婴儿期为 1:2,老年期为 1:1。子宫体与子宫颈之间形成的最狭窄部分,称子宫峡部(图 2-7),在非孕期长约 1cm。子宫峡部的上端因解剖上较狭窄,称为解剖学内口;下端因黏膜组织在此处由宫腔内膜转变为子宫颈黏膜,称为组织学内口。子宫颈主要由结缔组织构成,亦含有平滑肌纤维、血管及弹力纤维。子宫颈内腔呈梭形,称子宫颈管,成年妇女长 2.5~3.0cm,其下端称为子宫颈外口,开口于阴道。未经阴道分娩的妇女子宫颈外口呈圆形;经阴道分娩者子宫颈外口受分娩的影响呈大小不等的横裂状,并将子宫颈分成前后两唇,子宫颈外口呈"一"字形。

考点：子宫的位置、形态、大小和子宫峡部的概念

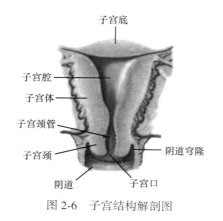

图 2-6 子宫结构解剖图

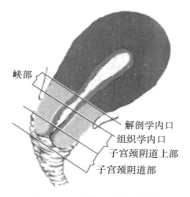

图 2-7 子宫峡部解剖图

4. 组织结构
（1）子宫体：由三层组织构成，由内及外依次是黏膜层、肌层、浆膜层。

1）黏膜层：即子宫内膜，表面为单层柱状上皮覆盖，内膜组织中有许多腺体、血管和淋巴管。表面 2/3 为功能层，从青春期开始，受卵巢激素的影响，发生周期性变化而剥脱出血形成月经；靠近子宫肌层的 1/3 内膜为基底层，无周期性变化，能修复月经期脱落的功能层。

考点：子宫内膜的组织结构及生理特点

2）肌层：是子宫壁最厚的一层，由平滑肌束及弹力纤维组成，大致分为三层；外层纵行，内层环形，中层多为各方交织如网状（图 2-8）。中层肌纤维中有血管贯穿其中，子宫收缩时可以压迫血管起到止血作用。

3）浆膜层：即覆盖于子宫体的底部及前后面的腹膜。子宫前后壁的腹膜向两侧延伸，至子宫两旁会合成阔韧带。子宫峡部腹膜向前反折覆盖于膀胱，形成膀胱子宫陷凹；向后反折覆盖直肠前壁，形成直肠子宫陷凹，为盆腔最低点。

（2）子宫颈：主要由结缔组织构成，含少量平滑肌和弹力纤维。子宫颈管黏膜的腺体能分泌碱性黏液，形成"黏液栓"。颈管黏膜为单层高柱状上皮细胞，子宫颈阴道部为复层扁平上皮细胞，子宫颈外口鳞-柱状上皮交界处为子宫颈癌的好发部位。

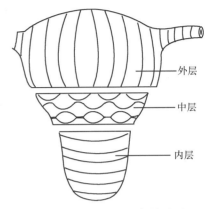

图 2-8　子宫肌层肌束排列图

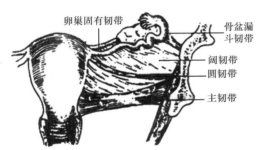

图 2-9　子宫各韧带

5. 子宫韧带　子宫借助于 4 对韧带，以及骨盆底肌肉和筋膜的支托作用，来维持正常的位置（图 2-9）。

1）圆韧带：呈圆索状，起自两侧子宫角前下方，向前方伸展达两侧骨盆壁，穿越腹股沟管，止于大阴唇前端，有维持子宫前倾位的作用。

2）阔韧带：为一对翼形的腹膜皱襞，起自子宫两侧，止于骨盆壁。维持子宫在骨盆腔的正中位置。

3）主韧带：又称子宫颈横韧带，横行于子宫两侧和骨盆侧壁之间，为一对坚韧的平滑肌与结缔组织纤维束，是固定子宫颈正常位置、防止子宫下垂的重要组织。

4）宫骶韧带：从子宫颈后上侧方向两侧绕过直肠达第 2、3 骶椎前面的筋膜，韧带含平滑肌和结缔组织，将子宫颈向后上牵引，间接保持子宫于前倾的位置。

考点：维持子宫正常位置的韧带名称及作用

（三）输卵管

输卵管为一对细长而弯曲的管道，全长 8~14cm，内侧与子宫角相连通，外端游离呈伞状，与卵巢接近。输卵管既是精子和卵子相遇结合形成受精卵的场所，又是受精卵向子宫腔输送的通道（图 2-10）。根据形态输卵管由内向外可分为四部分。

1. 间质部　为通入子宫壁内的部分，长约 1cm，此处管腔最狭窄。

2. 峡部　间质部外侧一段，管腔较狭窄的部分，长 2~3cm。

3. 壶腹部　在峡部外侧，管腔较宽大，为正常情况下受精的部位，长 5~8cm。

4. 伞部　形似漏斗，是输卵管的末端，长 1~1.5cm，开口于腹腔，有"拾卵"作用。

输卵管壁分三层：外层为浆膜层，中层为平滑肌层，内层为黏膜层，由单层柱状上皮组成，其中有分泌细胞及纤毛细胞，纤毛向宫腔方向摆动，协助受精卵的运行。输卵管黏膜受性激素的影响，也有周期性变化。

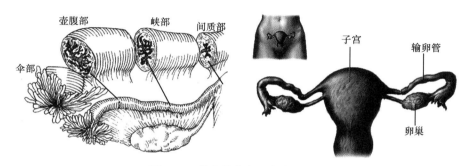

图 2-10　输卵管各部及解剖结构

考点:输卵管的功能及四部分名称

(四) 卵巢

卵巢为一对扁椭圆形腺体,是妇女性腺器官,产生并排出卵子和分泌性激素。成年女子的卵巢约为 4cm×3cm×1cm 大小,重 5~6g,呈灰白色,青春期开始排卵,卵巢表面逐渐变得凹凸不平;绝经后卵巢萎缩变小、变硬。卵巢表面无腹膜,这样有利于成熟卵子的排出,但同时也易于卵巢癌的恶性细胞播散。卵巢组织分为皮质与髓质两部分,皮质在外,其中含数以万计的原始卵泡及致密的结缔组织;髓质在卵巢的中心部分,内无卵泡,含有疏松的结缔组织及丰富的血管、神经和淋巴管(图 2-11)。

考点:卵巢的功能

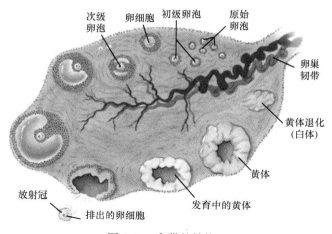

图 2-11　卵巢的结构

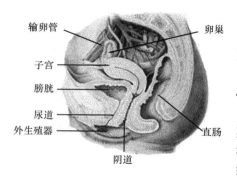

图 2-12　女性内生殖器及邻近器官

三、邻近器官

女性生殖器官主要的邻近器官有尿道、膀胱、输尿管、直肠和阑尾(图 2-12)。

1. 尿道　位于阴道前、耻骨联合后。女性尿道长约4cm,短而直,邻近阴道,故易发生泌尿系统感染。

2. 膀胱　为一空腔器官,位于子宫与耻骨联合之间。其大小、形状因盈虚与否而变化,膀胱充盈可影响临床子宫检查的结果,在手术中也易遭误伤,故妇科检查及手术前必须保持膀胱处于空虚状态。

3. 输尿管　为一对肌性圆索状管道,长约 30cm,在腹膜后,起自肾盂,止于膀胱。其下端进入膀胱之前,在子宫颈外侧约 2cm 处,穿过子宫动脉下方形成交叉。在施行子宫切除结扎子宫动脉时,应避免损伤输尿管。

4. **直肠**　位于子宫后方及阴道后壁,直肠前壁下 2/3 与阴道后壁紧贴,阴道后壁损伤时可累及直肠,发生粪瘘;盆底组织损伤时,直肠常与阴道后壁一并脱出;肛管与阴道下段间借会阴体相连,故分娩时应注意保护会阴,避免损伤肛管。

5. **阑尾**　与右侧输卵管及卵巢相邻,故妇女患阑尾炎时可能累及子宫附件。

第3节　女性生殖系统生理

一、妇女一生各阶段的生理特点

(一) 胎儿期

受精卵是由父系和母系来源的 23 对(46 条)染色体组成的新个体,其中一对染色体在性发育中起决定性作用而被称为性染色体。XX 合子发育为女性,XY 合子发育为男性。若为 XX 合子,胚胎形成 6 周后原始性腺开始分化,8~10 周出现卵巢结构。卵巢形成后中肾管退化,两条副中肾管发育成女性生殖道。

(二) 新生儿期

出生后 4 周内为新生儿期。女性胎儿在子宫内受母体性腺和胎盘产生的性激素影响,出生后数日内,阴道可有少量血性分泌物排出(即假月经);乳房可略大,甚至分泌少量乳汁。这些均属正常生理现象,短期内会自行消失。

(三) 儿童期

从出生 4 周到 12 岁左右为儿童期。此期儿童体格生长发育很快。儿童早期(8 岁前)生殖器官仍处于幼稚状态(阴道狭长,上皮薄;子宫小,子宫颈较长,占子宫全长的 2/3;卵巢内卵泡不发育);8 岁后卵巢有少量卵泡发育并分泌雌激素,但仍不成熟,不排卵,在雌激素的作用下,开始出现女性第二性征。

(四) 青春期

青春期是指从月经初潮至生殖器发育成熟的时期。世界卫生组织规定青春期为 10~19 岁。月经来潮是女性进入青春期的重要标志。此期体格发育与生殖器官发育迅速,第一性征(即生殖器官)进一步发育,生殖器官从幼稚型变为成人型。但整体生殖系统的生殖功能尚未完善,月经周期多不规律。除生殖器官外,第二性征逐渐显现。

(五) 性成熟期

性成熟期又称为生育期,约从 18 岁开始,历时 30 年左右。此期卵巢功能成熟并分泌性激素,引起周期性排卵,形成规律月经。此期生殖器官和乳房受卵巢性激素的影响而发生周期性变化。

(六) 绝经过渡期

绝经过渡期包括绝经前后的一段时期。可始于 40 岁,历时短者 1~2 年,长者 10~20 年。此期卵巢功能逐渐衰退并失去周期性排卵功能,直至不排卵,月经不规则直至绝经,生殖器官逐步萎缩。由于雌激素水平降低,可出现血管收缩障碍和神经精神症状,表现为潮热、出汗、情绪不稳定、不安、抑郁或烦躁、失眠等,称为围绝经期综合征。

(七) 绝经后期

绝经后期指绝经后的生命时期。一般女性 60 岁以后即进入老年期。此阶段卵巢功能进一步衰退,性激素减少,生殖器官进一步萎缩退化;易出现感染,发生老年性阴道炎;骨代谢异常出现骨质疏松等。

考点:青春期开始的标志

二、卵巢的周期性变化及其性激素功能

(一) 卵巢的周期性变化

从青春期开始至绝经前,卵巢在形态和功能上发生周期性变化,称为卵巢周期,表现为卵泡的发育和成熟、排卵、黄体形成与退化。

1. 卵泡的发育和成熟　在新生儿出生时的卵巢内有 15 万~50 万个卵泡,但在女性一生中仅有 400~500 个卵泡发育成熟,其余的卵泡发育到一定程度即自行退化。自青春期开始,在促性腺激素的刺激下,每月卵巢内有成批原始卵泡开始发育,但一般只有一个优势卵泡发育成熟并排出卵细胞(图 2-13)。卵泡在发育过程中产生雌激素,且伴随卵泡的发育,分泌量不断递增。自月经第 1 日至卵泡发育成熟称为卵泡期,需 15 天左右。

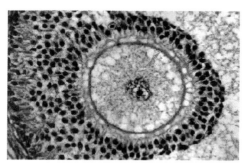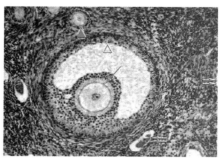

图 2-13　卵泡的发育

2. 排卵　随着卵泡的发育成熟,卵泡逐渐向卵巢表面移行,当接近卵巢表面时,在黄体生成素(LH)/卵泡刺激素(FSH)排卵峰和孕酮的协同作用下,成熟的卵泡破裂,其中的卵细胞及其周围的卵丘颗粒细胞一起排出的过程,称为排卵。排卵常发生在下次月经来潮前 14 天左右,两侧卵巢可以交替排卵,也可以由一侧卵巢连续排卵。

3. 黄体形成　排卵后,卵泡壁塌陷,卵泡膜血管破裂,血液流入卵泡腔形成血体,继而卵泡的破口由纤维蛋白封闭。残余的颗粒细胞变大,胞质内含黄色颗粒状的类脂质,此时血体变为黄体,在 LH 排卵峰作用下进一步黄素化,形成颗粒黄体细胞及卵泡膜黄体细胞。在排卵后 7~8(相当于月经周期第 21~22 日)天,黄体发育成熟,黄体体积和功能达高峰,分泌雌激素和孕激素达到高峰。

4. 黄体退化　若卵子未受精,在排卵后第 9~10 天黄体开始萎缩,血管减少,细胞呈脂肪变性,黄色消退,最后细胞被吸收,组织纤维化,外观色白,称为白体(图 2-14)。黄体功能衰退后月经来潮,此时卵巢中又有新的一批卵泡发育,开始新的周期。黄体的平均寿命为 14 天左右。

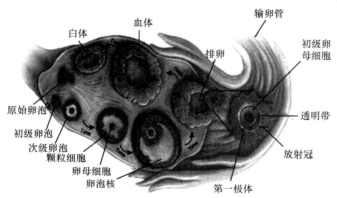

图 2-14　人类卵巢的周期性变化

考点：卵巢的周期性变化

（二）卵巢分泌的激素及其生理作用

卵巢在 LH 及 FSH 作用下分泌雌激素、孕激素及少量雄激素。

1. 雌激素、孕激素的生理作用　见表 2-1。

2. 雄激素的生理作用　卵巢能分泌少量雄激素——睾酮，是合成雌激素的前体，可促进蛋白质合成，促进肌细胞生长和骨骼的发育。

表 2-1　雌激素、孕激素的生理作用

	雌激素	孕激素
卵巢	促进卵泡的发育	
输卵管	促进输卵管的发育，增强其蠕动，有利于受精卵的运输	抑制输卵管蠕动
子宫	促使子宫肌层增厚，收缩力增强，对缩宫素的敏感性增强；使子宫内膜发生增生期变化；使子宫颈黏液分泌增多，质变稀薄，拉丝度增加，涂片干燥后显微镜下观察，呈羊齿植物状结晶	使子宫肌肉松弛，对缩宫素的敏感性降低；使子宫内膜由增生期转变为分泌期；使子宫颈黏液分泌量减少，变稠，拉丝度长降低，涂片干燥后显微镜下观察，出现成串排列的椭圆小体
阴道	使阴道上皮细胞增生、角化、成熟，细胞内糖原增加，阴道酸度增加	使阴道上皮细胞脱落加快，角化现象消失
乳房	促使乳腺腺管发育，大量雌激素可抑制乳汁分泌	促进乳腺腺泡的发育
下丘脑和垂体	对下丘脑和垂体产生正、负反馈调节	对下丘脑和垂体有负反馈调节作用
水、钠	促进水、钠潴留	促进水、钠排出
其他	促进女性第二性征发育和钙盐沉着	使排卵后基础体温升高 0.3～0.5℃

考点：雌、孕激素的生理作用

三、子宫内膜的周期性变化及月经

（一）子宫内膜的周期性变化

随着卵巢激素的周期性变化，其作用在子宫内膜上也出现相应的周期性变化。

1. 增生期　月经周期的第 5～14 天。在雌激素的作用下，子宫内膜基底层不断增生变厚，修复脱落的功能层，其中腺体增多，血管增生并弯曲，间质致密。

2. 分泌期　月经周期的第 15～28 天。排卵后，卵巢内形成黄体，分泌雌、孕激素，使子宫内膜在增生期的基础上继续增厚，腺体增大变弯曲，血管进一步增生弯曲呈螺旋状，出现分泌期的变化；间质水肿、疏松，有利于受精卵着床。至月经周期的第 24～28 天，为分泌晚期，也是月经来临前期，由于黄体萎缩，体内雌、孕激素水平下降，使子宫内膜间质水肿逐渐消失，子宫内膜变薄，螺旋小动脉受压而发生痉挛性收缩，导致子宫内膜缺血、坏死。血管破裂、出血，引起内膜下血肿。

3. 月经期　月经周期的第 1～4 天。体内雌激素水平降低，已无孕激素存在，内膜发生缺血性局灶性坏死，继而开始脱落、出血，月经来潮（图 2-15）。

考点：子宫内膜的周期性变化

（二）月经及其临床表现

女性随卵巢激素的周期性变化，子宫内膜周期性脱落伴有出血，称为月经，规律性月经是女性生殖功能成熟的外在标志之一。

1. 初潮、周期及月经期　第一次月经来潮称为初潮，初潮年龄为 13～14 岁，可早至 11 岁或迟至 15 岁，15 岁后月经尚未来潮应予以重视。初潮迟早受遗传、营养、气候、环境等因素影响。两次月经第 1 天的间隔的时间称为月经周期，一般为 21～35 天，平均 28 天，提前或延后 3 天左右仍属正常。月

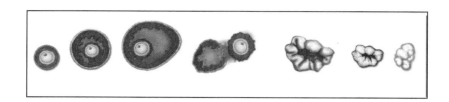

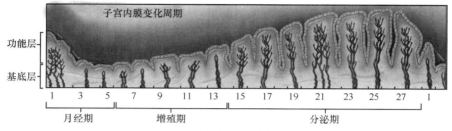

图 2-15　子宫内膜的周期性变化

经持续的天数称为月经期,一般为 2~8 天,平均 4~6 天。正常一次月经的出血量平均为 20~60ml,超过 80ml 为月经量过多。

2. 月经血的特征　月经除血液成分以外,尚含有子宫内膜碎片、子宫颈黏液和脱落的阴道细胞及多种激素。经血呈碱性、暗红色,其主要特点是黏稠、不凝固,但在正常情况下偶尔亦可见少许小凝块。

3. 月经期表现　通常月经无特殊不适,不影响女性的日常生活和工作,但由于盆腔充血,有时可引起下腹坠胀、腰骶部酸胀不适等。个别可有轻度系统不稳定症状(如头痛、失眠、疲倦、精神不振、情绪改变易于激动)、乳房胀痛、胃肠功能紊乱(如食欲缺乏、腹泻或便秘)、鼻黏膜出血及皮肤痤疮等,但一般不影响正常工作和学习。

4. 月经期健康教育　①充分认识月经是一种生理现象,解除不必要的思想顾虑,保持心情愉快;②经期应注意局部卫生,保持外阴清洁、干燥,勤换卫生垫及内裤;③经期前后防寒保暖、忌食辛辣刺激食品;④经期禁止盆浴、坐浴及阴道冲洗,禁止性交、游泳;⑤加强营养,对经量过多者,防治贫血;⑥注意劳逸结合,经期可照常工作和学习,但不宜参加剧烈运动和重体力劳动。

考点:月经的周期、经量、经期表现及经期健康教育

四、月经周期的调节

月经周期的调节主要通过下丘脑、垂体和卵巢的激素作用,称为下丘脑-垂体-卵巢轴。此轴又受中枢神经系统控制(图 2-16)。

(一)下丘脑对垂体的调节作用

下丘脑分泌的促性腺激素释放激素(GnRH)通过垂体门静脉系统进入腺垂体,促进垂体分泌促性腺激素(促卵泡素和促黄体生成素)。

(二)垂体对卵巢的调节作用

在下丘脑 GnRH 的刺激下,垂体合成并释放下列激素。

1. 促卵泡素(FSH)　在少量黄体生成素的协同作用下,促进卵泡发育成熟,并分泌雌激素。

2. 黄体生成素(LH)　在一定量的促卵泡素的协同作用下,促使排卵和黄体形成,并分泌雌、孕激素。

3. 卵巢激素的反馈作用　卵巢激素受垂体促性腺激素的调节,同时对下丘脑和垂体又产生反馈作用。高峰期的雌激素既有正反馈作用,又有负反馈作用,孕激素通过对下丘脑的负反馈作用,影响垂体促性腺激素的分泌。

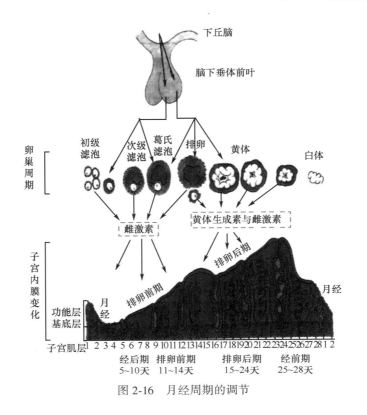

图 2-16　月经周期的调节

4. 性周期的调节　青春期开始,下丘脑神经细胞分泌促性腺激素释放激素,即促卵泡素释放激素(FSH-RH)和黄体生成素释放激素(LH-RH),作用于垂体,促使其分泌 FSH 和 LH。大量 FSH 和少量 LH 协同作用于卵巢,促使卵泡发育,并分泌雌激素。雌激素使子宫内膜发生增生期的变化。随着雌激素水平的不断增加,抑制 FSH 的释放,分泌量逐渐减少(负反馈作用);同时使 LH 释放,分泌量逐渐增加(正反馈作用)。当卵泡发育成熟分泌的雌激素水平达高峰时,由于雌激素对下丘脑和垂体产生了正反馈作用,使 LH 大量释放并形成排卵前高峰,在大量 LH 及少量 FSH 的作用下,成熟卵泡排卵。排卵后在大量 LH 和少量 FSH 的作用下,黄体形成并分泌大量孕激素和雌激素,使增生期子宫内膜出现分泌期变化。随着黄体的发育成熟,雌、孕激素分泌达到高峰,对下丘脑和垂体产生负反馈作用,使 FSH 和 LH 分泌减少,黄体萎缩,卵巢分泌的雌、孕激素逐渐减少。一方面子宫内膜失去激素维持,发生坏死、脱落、出血形成月经;另一方面解除了雌、孕激素对下丘脑的负反馈抑制作用,促性腺激素释放激素的分泌又开始增多,下一个新的月经周期开始。

小结

　　女性生殖系统由骨盆和内、外生殖器构成,周围有邻近器官。外生殖器包括:阴阜、大阴唇、小阴唇、阴蒂及阴道前庭;内生殖器包括:阴道、子宫、输卵管及卵巢;子宫是孕育胚胎、胎儿及产生月经的器官;输卵管提供精子和卵子结合的场所,并具有运输受精卵至宫腔的作用;卵巢具有生殖和内分泌的功能。
　　女性一生经历胎儿期、新生儿期、儿童期、青春期、性成熟期、绝经过渡期及绝经后期,其中青春期和围绝经期为体内激素水平变化最大的两个阶段,女性生理及心理都发生巨大变化,需要家庭及社会更多的关心及支持。在下丘脑-垂体-卵巢轴的调节反馈作用下,卵巢出现周期性排卵,子宫内膜发生周期性改变,主要表现为月经周期性来潮。

自 测 题

A₁型题

1. 骨盆的组成包括
   A. 骶骨、尾骨及坐骨
   B. 髂骨、坐骨及尾骨
   C. 髂骨、骶骨及尾骨
   D. 骶骨、尾骨及2块髋骨
   E. 髂骨、坐骨及趾骨

2. 女性外生殖器不包括
   A. 阴蒂   B. 阴道
   C. 阴阜   D. 大阴唇
   E. 前庭大腺

3. 关于女性内生殖器的组成，下列正确的是
   A. 子宫、附件、输卵管
   B. 阴道、子宫、附件
   C. 阴道、子宫、卵巢
   D. 子宫、输卵管、阴道
   E. 子宫、输卵管、卵巢

4. 成年女性子宫体与子宫颈的比例为
   A. 1∶1   B. 1∶2
   C. 2∶1   D. 3∶1
   E. 2∶3

5. 维持子宫呈前倾的韧带是
   A. 圆韧带   B. 阔韧带
   C. 主韧带   D. 骶结节韧带
   E. 子宫骶骨韧带

6. 下列关于女性内生殖器的描述，错误的是
   A. 环绕子宫颈周围的部分称为阴道穹隆
   B. 子宫颈癌的好发部位是子宫颈外口鳞状上皮与柱状上皮交界处
   C. 非孕子宫峡部正常情况下长为2cm
   D. 输卵管是精子与卵子相遇结合成为受精卵的部位
   E. 卵巢为性腺器官，具有生殖和内分泌的功能

7. 能够发生周期性变化并产生月经的部位是
   A. 阴蒂   B. 阴道
   C. 卵巢   D. 子宫
   E. 输卵管

8. 有关内生殖器下述叙述错误的是
   A. 阴道黏膜表面有复层扁平上皮覆盖
   B. 阴道黏膜表面有较多腺体
   C. 子宫内膜受卵巢激素影响发生周期性变化
   D. 子宫腔容积为5ml
   E. 卵巢为性腺器官

9. 关于非孕期成人正常子宫，下列说法错误的是
   A. 子宫长为7~8cm
   B. 子宫体位于骨盆腔中央，坐骨棘水平下
   C. 子宫腔容积约5ml
   D. 子宫颈与宫体相连处称为峡部
   E. 峡部长约1cm

10. 与阴道后穹隆顶端粘连的部分是
    A. 子宫颈口   B. 附件
    C. 膀胱   D. 直肠
    E. 直肠子宫陷凹

11. 关于阴道的描述错误的是
    A. 阴道上宽下窄
    B. 阴道后穹隆较深
    C. 阴道黏膜有腺体
    D. 受激素的影响有周期性变化
    E. 损伤后易形成血肿

12. 子宫功能不包括
    A. 产生女性性激素
    B. 形成月经
    C. 精子进入输卵管的通道
    D. 可孕育胎儿
    E. 将胎儿娩出

13. 关于子宫峡部，下列错误的是
    A. 指宫体与子宫颈间最狭窄的部分
    B. 子宫峡部的上端为解剖学内口
    C. 子宫峡部的下端为组织学内口
    D. 在非孕期长约1cm
    E. 妊娠足月拉长达5~6cm

14. 女性内生殖器的邻近器官不包括
    A. 膀胱   B. 尿道
    C. 输尿管   D. 乙状结肠
    E. 阑尾

15. 卵子排出后未受精，黄体开始萎缩是在排卵后
    A. 5~6天   B. 9~10天
    C. 11~12天   D. 13~14天
    E. 14~15天

16. 月经周期为28天的女性，其排卵时间在
    A. 本次月经来潮后14天左右
    B. 本次月经干净后14天左右
    C. 下次月经来潮前14天左右
    D. 两次月经周期中间
    E. 以上均不对

17. 女性青春期开始的标志是

A. 乳房丰满

B. 月经初潮

C. 出现阴毛和腋毛

D. 音调变调,胸肩部皮下脂肪增多

E. 脂肪堆积,出现女性体型

18. 属于孕激素生理作用的是

A. 使增生期的子宫内膜转化为分泌期

B. 促使子宫肌层变厚,增强对缩宫素的敏感性

C. 使乳腺腺管增生

D. 使阴道上皮细胞增生、角化

E. 促进输卵管的蠕动,利于受精卵的运输

19. 哪项是雌激素的生理功能

A. 使子宫肌肉松弛,对缩宫素的敏感性降低

B. 使子宫内膜由增生期变为分泌期

C. 抑制输卵管的蠕动

D. 使排卵后基础体温升高

E. 促使乳腺腺管发育

20. 月经来潮后子宫内膜再生来自

A. 致密层　　　　B. 海绵体

C. 基底层　　　　D. 功能层

E. 子宫肌层

A₂型题

21. 患者,女性,26 岁。平素月经规律,月经周期为 30 天,该患者的排卵一般在月经周期的

A. 第 5 天　　　　B. 第 12 天

C. 第 14 天　　　　D. 第 16 天

E. 第 20 天

22. 患者,女性,29 岁。平素月经规律,周期为 28 天,持续时间为 4 天,末次月经是 5 月 7 号,今天是 5 月 14 号,其子宫内膜变化处于

A. 月经期　　　　B. 增生期

C. 分泌期　　　　D. 月经前期

E. 初潮期

（刘　珍）

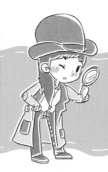

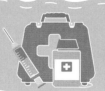

第3章
正常妊娠期孕妇的护理

引言：妊娠是一个生理的过程,也是女性一生中的一个特殊阶段。孕妇从妊娠至分娩,通过十月怀胎,孕育生命,直到健康宝宝的诞生。在妊娠过程中母体发生了哪些变化? 胎儿发育的过程又是怎样的呢? 带着问题,让我们共同学习正常妊娠期孕妇的护理。通过加强孕期保健,促进母儿健康,帮助孕妇和胎儿安全地度过妊娠期。

第1节 受精及受精卵的植入与发育

妊娠是胚胎及胎儿在母体内发育成长的过程。卵子受精是妊娠的开始,胎儿及其附属物自母体排出是妊娠的终止。

一、受 精

精子和卵子结合的过程称为受精。卵子从卵巢排出后,经输卵管伞端拾卵进入壶腹部,精子经性交射入阴道内,通过子宫颈管、子宫腔进入输卵管腔,在壶腹部与卵子相遇,获能后的精子进入卵子内,两性原核融合,染色体相互混合,完成受精过程。受精发生在排卵后12小时内,整个受精过程约需24小时。

二、受精卵的输送与发育

受精后30小时,受精卵借助输卵管蠕动和输卵管上皮纤毛推动向宫腔方向移动,同时开始进行有丝分裂。受精后50~72小时,分裂为16个细胞的实心团,称为桑椹胚,随后早期囊胚形成。受精后第5~6日晚期囊胚形成(图3-1)。

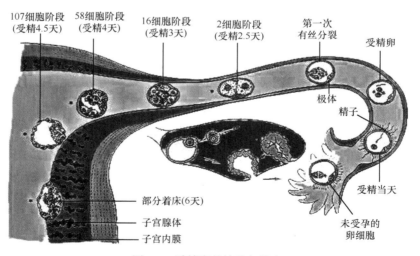

图 3-1 受精卵的输送与发育

三、受精卵着床

晚期囊胚逐渐侵入子宫内膜,并被子宫内膜所覆盖的过程,称着床,也称受精卵植入。受精卵着床经过定位、黏附及侵入3个过程。

1. 定位 指晚期囊胚以其内细胞团端接触子宫内膜。

2. 黏附 晚期囊胚黏附在子宫内膜,囊胚表面滋养细胞分化为两层,外层为合体滋养细胞,内层为细胞滋养细胞。

3. 侵入 滋养细胞穿透侵入子宫内膜、内1/3肌层及血管,囊胚完全埋入子宫内膜且被内膜覆盖。

考点:受精、着床的概念

四、胚层的形成

囊胚植入后,内细胞团分裂,发育为两层,近滋养层者为外胚层,近中央者为内胚层。两层细胞很快分裂发育形成两个腔,在外胚层的腔形成羊膜腔,内胚层的腔形成卵黄囊。羊膜腔的底与卵黄囊的顶贴近,形成胚盘。在受精后3周左右,从胚盘的外胚层又分出中胚层,此时称三胚层时期。以后,三个胚层继续发育,最终形成胎儿身体的各个部分。

第2节 胎儿附属物的形成及其功能

胎儿附属物包括胎盘、胎膜、脐带和羊水。

一、胎 盘

胎盘于妊娠6~7周时开始形成,至妊娠12周末基本形成。胎盘是胎儿与母体进行物质交换的重要器官。

(一) 胎盘的结构

胎盘由底蜕膜、叶状绒毛膜及羊膜构成。

1. 蜕膜 受精卵着床后子宫内膜进一步增厚,称蜕膜。根据蜕膜与囊胚的部位关系,将蜕膜分为三部分。

(1) 底蜕膜:指与囊胚内细胞团端滋养层接触的蜕膜,是形成胎盘的一部分。

(2) 包蜕膜:指覆盖在囊胚表面的蜕膜。

(3) 真蜕膜:指底蜕膜及包蜕膜以外覆盖子宫腔其他部分的蜕膜(图3-2)。

考点:胎盘的构成

2. 绒毛膜 约在受精后12天,滋养层表面长出许多毛状突起称绒毛,与底蜕膜接触的绒毛,因血供好、营养丰富,绒毛发育良好,呈树枝样反复分支,称叶状绒毛膜,是构成胎盘的主要部分;与包蜕膜接触的绒毛,因血供不足,绒毛逐渐退化变光滑,称平滑绒毛膜,是构成胎膜的一部分。

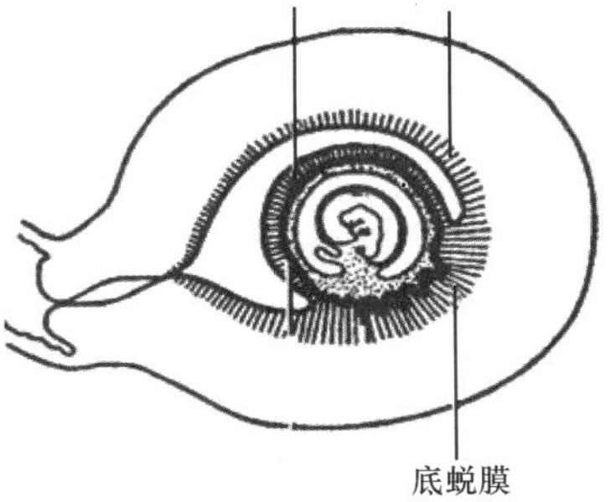

3. 羊膜 由羊膜囊壁发育而成的半透明薄膜,覆盖在绒毛膜的内面即胎盘的胎儿面,与胎膜及脐带的羊膜相连接。

胎盘的形态:妊娠足月胎盘多为圆形或椭圆形盘状,重450~650g,直径16~20cm,厚1~3cm,中间厚、边缘薄。胎盘分为胎儿面和母体面(图3-3)。

图3-2 蜕膜与囊胚的关系

(二) 胎盘的功能

胎盘是维持胎儿宫内生长发育的重要器官,具有气体交换、供给营养、排泄废物、防御、合成激素及免疫功能。

1. 气体交换 氧气是维持胎儿生命最重要的物质。母儿间氧和二氧化碳在胎盘中以简单扩散方式交换,替代胎儿呼吸系统的功能。

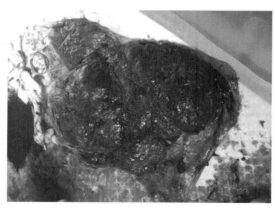

图 3-3　足月妊娠胎盘母体面(副胎盘)

2. 营养物质供应　一方面胎儿宫内生长发育所需要的葡萄糖、氨基酸、脂肪酸、维生素及电解质等营养物质均由母体通过胎盘输送至胎儿血中;另一方面胎盘能产生多种酶,既能把分子较大的、结构复杂的、不能直接通过胎盘的物质分解为简单的物质供给胎儿,也能将简单的物质合成后供给胎儿,替代胎儿消化系统的功能。

3. 排出胎儿代谢产物　胎儿的代谢产物经胎盘进入母体血液,由母体排出体外,替代胎儿的泌尿系统功能。

4. 防御功能　胎盘可阻止母体血液中部分有害物质进入胎儿血液中,但胎盘的屏障功能是有限的。各种病毒及大部分药物均可通过胎盘影响胎儿。一些细菌、弓形体、衣原体、支原体、螺旋体等可破坏胎盘绒毛结构,从而感染胎儿。母体血液中的免疫抗体如 IgG 可通过胎盘,使胎儿在出生后短时间内获得被动免疫力,对胎儿起保护作用。

5. 合成功能　胎盘合体滋养细胞能合成多种激素和酶,如人绒毛膜促性腺激素(hCG)、人胎盘生乳素(HPL)、雌激素和孕激素等,对维持正常妊娠、促进胎儿生长起重要作用。人绒毛膜促性腺激素在受精后 10 天左右可从孕妇血或尿中测出,是诊断早孕敏感的方法之一。着床后 10 周血清 hCG 浓度达高峰,持续约 10 日迅速下降,于产后 2 周内消失。

6. 免疫功能　正常妊娠母体不排斥胎儿,可能与早期胚胎无抗原性、母胎界面的免疫耐受及妊娠期母体免疫力低下有关。

考点:胎盘的主要功能

二、胎　膜

胎膜由外层的平滑绒毛膜和内层的羊膜组成。羊膜与覆盖胎盘、脐带的羊膜层相连接。胎膜的重要作用是维持羊膜腔的完整性,能转运溶质和水,参与羊水平衡的维持;阻止细菌直接进入宫腔,有防止感染的功能;参与甾体激素代谢,在分娩发动上有一定作用。

三、羊　水

羊水为充满于羊膜腔内的液体。

(一) 羊水的来源

妊娠早期羊水为来自母体血清经胎膜进入羊膜腔的透析液;妊娠中期以后胎儿尿液为羊水的主要来源;妊娠晚期胎儿肺参与羊水生成;此外少量来源于羊膜、脐带华通胶及胎儿皮肤渗出液体。

(二) 羊水量、性状及成分

羊水量随妊娠月份的增加逐渐增加,妊娠 38 周约 1000ml,此后逐渐减少。妊娠 40 周羊水量约 800ml。足月妊娠时羊水相对密度为 1.007～1.025,pH 约为 7.20。妊娠早期羊水无色澄清。妊娠足月羊水略显混浊,不透明,内含脱落的毳毛、胎脂、毛发、上皮细胞、激素和酶等。

(三) 羊水的功能

1. 保护胎儿　妊娠期羊水保持羊膜腔内恒温,胎儿在羊水中自由活动,免受挤压,防止胎体粘连。分娩期羊水能使宫缩压力均匀分布,避免胎儿局部受压所致胎儿窘迫。

2. 保护母体　妊娠期减少胎动所致的不适感;分娩期前羊水囊可扩张宫口;破膜后羊水冲洗阴道,起润滑产道及减少感染机会的作用。

3. 宫内诊断　孕期通过抽吸羊水可进行胎儿健康检查,检测胎儿成熟度、性别、有无遗传性或先天性疾病等。

四、脐　　带

脐带是连接胎儿与胎盘的条索状组织。足月妊娠的脐带长 30～100cm，平均约 55cm，内有一条脐静脉和两条脐动脉。脐带是母体与胎儿之间气体交换、营养物质供应和代谢产物排出的重要通道，一旦血流受阻，将危及胎儿的生命。

护考链接

关于人绒毛膜促性腺激素(hCG)的描述不正确的是　A. 是由胎盘合体滋养细胞产生的　B. 于产后 2 周内消失　C. 着床后 10 周血清 hCG 浓度达高峰　D. 不可作为判断早孕的指标　E. 在受精后 10 日可自母体血液中测出

点评：答案为 D。胎盘合体滋养细胞能合成多种激素和酶，其中包括人绒毛膜促性腺激素(hCG)，在受精后 10 天可自母体血液中测出，因此临床上能过测定妇女血或尿 hCG 判断是否早孕。血清 hCG 浓度在受精卵着床后 10 周达高峰，持续约 10 天迅速下降，于产后 2 周内消失。

第 3 节　胎儿发育及其特征

情境案例 3-1

小王结婚 2 年，现妊娠 7 周，停经 45 天时当地医院检查告知"怀孕"，带着准妈妈的好奇，小王想知道小宝宝在自己的"肚子里"是怎样长大的。

一、胎儿发育特征

卵子受精后 8 周(妊娠 10 周)内称为胚胎，是胎体的主要器官分化发育时期，此阶段若感染细菌、病毒或受到有害物质影响，易导致胎儿畸形。从受精后第 9 周(妊娠 11 周)起称为胎儿，是各器官进一步发育渐趋成熟的时期(表 3-1)。

表 3-1　胎儿发育特征

胎龄	发育特征	身长(cm)	体重(g)
8 周末	胚胎初具人形，头大，约占整个胎体一半，能够分辨出眼、耳、鼻、口，B 超可见心脏搏动		
12 周末	外生殖器已发育，部分可辨性别，四肢可活动	9	20
16 周末	外生殖器可判断胎儿性别，头皮长出毛发，皮肤菲薄呈深红色，无皮下脂肪。部分孕妇可自觉胎动，用胎心监测仪可测得胎心	16	110
20 周末	孕妇产前检查时可听到胎心音，有自觉胎动，皮肤暗红色，出现胎脂，全身覆盖毳毛，出生后有呼吸、心跳，能吞咽、排尿	25	320
24 周末	各脏器已发育，皮下脂肪开始沉积，皮肤呈皱缩状	30	630
28 周末	皮下脂肪沉积不多，皮肤粉红色，有呼吸运动	35	1000
32 周末	面部毳毛已脱落，皮肤深红呈皱缩状	40	1700
36 周末	皮下脂肪较多，毳毛明显减少，面部皱褶消失。指(趾)甲达指(趾)端。出生后能啼哭及吸吮	45	2500
40 周末	胎儿发育成熟，体形丰满，皮肤粉红色，皮下脂肪多，男性睾丸已下降至阴囊，女性大小阴唇发育良好，足底皮肤有纹理，出生后哭声响亮，吸吮力强，存活率高	50	3400

链接：

胎儿身长、体重随妊娠月份逐渐增加，为便于记忆，一般采用下列公式计算：

妊娠 20 周前　　身长＝妊娠月数的平方(cm)

　　　　　　　　体重＝妊娠月数的立方×2(g)

妊娠 20 周后　　身长＝妊娠月数×5(cm)

　　　　　　　　体重＝妊娠月数的立方×3(g)

情境案例 3-1 问题分析

小王的宝宝妊娠各阶段有什么特点？目前她需要注意些什么？

如表 3-1 所示，妊娠以 4 周为 1 个胎龄单位来描述胚胎及胎儿发育，逐渐发育成熟约 40 周。自 20 周至 28 周末前出生的胎儿称有生机儿，若加强护理可存活。满 28 周到 36 周末前出生的胎儿称早产儿，如注意护理可存活。目前小王处于妊娠 12 周内，应注意避免有害因素对胎儿的影响，避免胎儿畸形的发生。

二、足月胎头的结构及径线

胎头是胎体的最大部分，占身长的 1/4。其大小、方位、硬度均能影响分娩的进程，故必须熟悉胎头的结构及径线(图 3-4)。

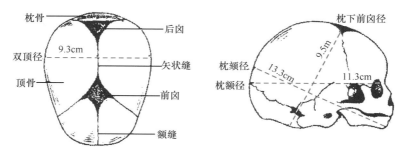

图 3-4　胎头的结构及径线

1. 胎头结构　胎头颅骨由 2 块顶骨、2 块额骨、2 块颞骨及 1 块枕骨构成。骨与骨之间的缝隙称颅缝，两顶骨间为矢状缝；两顶骨与额骨间为冠状缝；两顶骨与枕骨间为人字缝；两额骨间为额缝。颅缝间的空隙为囟门，矢状缝、额缝与冠状缝所构成的菱形空隙位于前方，称前囟(大囟门)；矢状缝与人字缝构成的三角形空隙位于后方，称后囟(小囟门)。临产后，可通过了解矢状缝和囟门的位置判断胎方位。颅缝和囟门均有软组织遮盖，颅骨间有一定活动余地，使得胎头有一定可塑性。

2. 胎头径线　胎头呈长圆形，前后径较横径长，足月胎头主要径线叙述如下。

(1) 枕下前囟径：由前囟门中央至枕骨隆突下方的距离，平均约 9.5cm。

(2) 枕额径：由鼻根至枕骨隆突的距离，平均约 11.3cm。

(3) 枕颏径：由颏骨下方至后囟门顶部的距离，平均约 13.3cm。

(4) 双顶径：两顶骨隆突间的距离，平均约 9.3cm。

第 4 节　妊娠期母体的生理及心理变化

妊娠期孕妇各系统发生一系列的生理和心理变化，以适应胎儿生长发育和分娩的需要，并为产后泌乳做好准备。

情境案例3-1续(1)
妊娠6周起,小王开始出现头晕、食欲下降,有时还恶心、呕吐。小王觉得好难受,情绪也变得烦躁起来,常常对家人发脾气。

一、生 理 变 化

(一) 生殖系统的变化

1. 子宫

(1) 子宫体:妊娠子宫随月份逐渐增大而变软,妊娠足月时宫腔容积约为5000ml,比非孕期增加约1000倍;子宫大小达35cm×25cm×22cm,重量约1100 g,比非孕期增加近20倍。妊娠12周后,增大的子宫超出盆腔,在耻骨联合上方可触及。妊娠晚期子宫多呈不同程度的右旋,因此孕妇宜左侧卧位。

(2) 子宫峡部:非妊娠期长约1cm,妊娠后子宫峡部变软,并逐渐伸展拉长、变薄,成为子宫腔的一部分,临产后伸长至7~10cm,称为子宫下段,是剖宫产手术的重要解剖位置。

(3) 子宫颈:在激素作用下,自妊娠早期开始子宫颈充血、水肿,外观肥大、变软,呈紫蓝色;子宫颈管内腺体肥大,子宫颈黏液分泌增多,形成黏液栓,可防止病原体进入宫腔,避免宫内感染。

2. 卵巢　妊娠期卵巢排卵和卵泡发育均停止。妊娠6~7周前,妊娠黄体产生雌激素和孕激素以维持妊娠;妊娠10周后,妊娠黄体开始萎缩,由胎盘替代黄体功能。

3. 输卵管　妊娠期输卵管伸长,但肌层无明显肥厚,黏膜上皮细胞变扁平,呈蜕膜样改变。

4. 阴道　黏膜增厚变软、充血水肿,呈紫蓝色;皱襞增多,伸展性增加。分泌物增多,上皮细胞糖原含量增加,阴道酸性增强,pH降低,不利于病原体生长,有利于防止感染。

5. 外阴　外阴色素沉着,组织松软,弹性增大。

(二) 乳房的变化

妊娠期乳腺腺管及腺泡发育,乳房增大;乳头、乳晕着色,乳晕处可见散在的结节状隆起,称蒙氏结节。妊娠晚期,乳头可挤出少许稀薄黄色液体,称初乳。

(三) 血液循环系统的变化

1. 心脏　心率加快,每分钟可增加10~15次。心尖区及肺动脉瓣区可闻及Ⅰ~Ⅱ级柔和吹风样收缩期杂音,产后自然消失。

2. 血液变化　血容量于妊娠6~8周开始增加,至妊娠32~34周时达高峰,其中血浆增加量高于红细胞增加量,血液相对稀释,呈现生理性贫血。孕妇血浆纤维蛋白原含量比非孕妇女约增加50%,凝血因子也增加,血液处于高凝状态,是预防产后出血的重要机制。妊娠后白细胞轻度增加,一般为(5~12)×10⁹/L,有时可达15×10⁹/L。

3. 血压　妊娠早、中期血压偏低,妊娠24~26周后轻度升高,一般收缩压无变化,舒张压轻度降低,脉压增大。孕妇体位可影响血压,妊娠晚期长时间仰卧位,妊娠子宫压迫,下腔静脉回流量减少,回心血量减少,可导致仰卧位低血压综合征的发生。

(四) 泌尿系统的变化

妊娠期肾脏略增大。因孕妇和胎儿代谢产物增多,肾脏负担加重。妊娠期肾小球滤过率增加,而肾小管对葡萄糖重吸收能力未相应增加,约15%孕妇饭后出现生理性糖尿。妊娠中晚期肾盂及输尿管轻度扩张,易发生肾盂肾炎,因右旋子宫压迫,故以右侧多见。

(五) 呼吸系统的变化

妊娠期呼吸次数变化不大,每分钟不超过20次,但呼吸较深大,妊娠晚期以胸式呼吸为主。受雌激素影响,孕妇上呼吸道黏膜轻度充血、水肿、增厚,易发生上呼吸道感染。

(六) 消化系统的变化

妊娠期胃排空时间延长,易发生上腹部饱满感,肠蠕动减弱,出现便秘,直肠静脉压增高,易发生痔疮或使原有痔疮加重。

(七) 内分泌系统的变化

妊娠期肾上腺、甲状腺、脑垂体等在不同时期可有不同程度的增大,激素分泌量增多,但无功能亢进的表现。

(八) 其他

1. 体重　整个孕期孕妇平均体重增加 12.5kg。妊娠晚期孕妇每周体重增加不应超过 500g。

2. 矿物质　胎儿生长发育需要大量的钙、铁。孕中期开始应注意加强饮食中钙、铁的摄入,以满足胎儿生长发育的需要。

3. 皮肤　妊娠期因促黑素细胞刺激激素分泌增加,致面颊、乳头、乳晕、腹白线、外阴等处出现的色素沉着。面颊部出现的蝴蝶状褐色斑称妊娠黄褐斑,于产后逐渐消退。孕晚期,因腹壁皮肤张力增大,致腹壁、皮肤弹力纤维断裂,呈紫色或淡红色不规则平行略凹陷裂纹,称妊娠纹,见于初孕妇。旧妊娠纹呈银色光亮,见于经产妇。

考点:妊娠期母体有哪些重要变化

二、心 理 变 化

妊娠对于孕妇及其家庭是一件重要的生活事件。孕妇及其家庭成员需要经过认同妊娠、接纳孩子的到来、为孩子奉献自己的心理过程。准父母亲要做好迎接新生命到来的准备,并要学习如何为人父母等。

(一) 未认同期

在怀孕初期,大多数妇女可能会出现想要还是不想要孩子的矛盾心理,尤其是原先未计划怀孕的妇女,既享受怀孕的欢愉,又感到自己未做好准备,并反复权衡利弊。这种矛盾通常表现为:情绪低落;忍受妊娠早期因各种不良反应所造成的身体不适;为了孩子需要重新调整原有的生活方式,甚至影响以往的学习生活。

(二) 认同期

妊娠中期以后,早孕反应消失,腹部逐渐膨隆,尤其是胎动出现,孕妇真正感受到"孩子"的存在,此时开始构想自己将成为一个什么样的母亲,并想象孩子的模样,关心孩子的喂养和生活护理方面的知识,给未出生的孩子起名字、猜测性别等。

(三) 以自我为中心期

孕妇受妊娠的影响对以往日常生活兴趣爱好发生改变,同时受家庭的照顾易表现出以自我为中心,专注自己的身体,注意力集中在对妊娠和分娩做好充分准备上。妊娠期大多数妇女的心理反应都不稳定,对周围的事情比较敏感,易于激动,可能因为极小的事或不知任何原因而产生强烈的情绪波动,孕妇在妊娠期所表现出的这种情绪变化,是妊娠的一种自然现象,说明她需要更多情感上的支持。

情境案例 3-1 续(1)问题分析

小王为什么会发生这样的变化?

小王妊娠后机体受日渐变化的激素影响,特别是体内 hCG 和雌激素水平升高,消化系统变化明显,胃酸及胃蛋白酶减少,出现食欲下降等。由于身体不适及激素变化带来的情绪波动,为宝宝的到来需要改变一些以往的饮食生活习惯,因此小王需要度过一段自我身心调节的时期。丈夫和家人应多给予理解和支持。

第 5 节　妊 娠 诊 断

情境案例 3-1 续（2）

　　小王终于熬过了早孕期,现在已经妊娠 20 周了,下腹部逐渐隆起,站立时达到平脐,有时感到肚子里有动作,丈夫好奇地将耳朵贴在小王的肚皮上认真地听,但什么也没听见。

　　妊娠全过程从末次月经的第一天开始计算为 40 周,临床上根据妊娠不同时期的特点,将妊娠分为三个时期。妊娠 12 周末以前称早期妊娠,第 13～27 周末称中期妊娠,第 28 周及以后称晚期妊娠。

考点:妊娠分期

一、早期妊娠和中、晚期妊娠的诊断

（一）早期妊娠诊断

1. 身体状况

（1）停经:平素月经周期规则,有性生活史的健康妇女,一旦月经过期 10 日或以上,应首先考虑早期妊娠的可能。停经是妊娠最早、最重要的症状,但停经不是妊娠特有的症状,应注意鉴别。若停经已达 8 周,则妊娠的可能性更大。哺乳期妇女月经未复潮也可能妊娠。

（2）早孕反应:无特征性,约在停经 6 周左右出现,主要有头晕、嗜睡、乏力、食欲减退、恶心、晨起呕吐、喜食酸物或择食等症状,称早孕反应。多于妊娠 12 周左右自行消失。一般不影响工作生活。

（3）尿频:因妊娠子宫压迫膀胱所致,于妊娠 12 周后,增大的子宫进入腹腔,尿频症状自然消失。

（4）乳房:乳房增大,乳头、乳晕着色,出现蒙氏结节。孕妇自觉轻度乳房胀痛。

（5）妇科检查:阴道黏膜充血,子宫颈变软,呈紫蓝色;妊娠 6～8 周时双合诊检查子宫峡部极软,感觉子宫体与子宫颈似不相连,称黑加征。子宫体增大变软,妊娠 8 周时子宫约为非孕时的 2 倍;妊娠 12 周时宫体约为非孕时的 3 倍,在耻骨联合上方可触及子宫底。

2. 辅助检查

（1）妊娠试验:用免疫学方法测定受检者血或尿中 hCG,可协助诊断早期妊娠,是临床上最常用的检查方法。常用早早孕试纸检测尿液,阳性即为妊娠可能;血 hCG 可在受精后 10 日左右测出浓度升高。

（2）B 超检查:是诊断早期妊娠快速、准确的方法。停经 35 日时可见宫内有圆形或椭圆形妊娠囊,妊娠 6 周时,见胚芽及原始心管搏动。

考点:早期妊娠诊断最主要的症状及辅助检查

▰▰▰ 护考链接 ▰▰▰

　　孕妇 29 岁,停经 50 天,尿 hCG 阳性,超声检查:宫内孕 6 周,对其孕期健康指导正确的是　A. 妊娠初期 8 周内谨慎用药　B. 28 周后每天数胎动 1 次　C. 妊娠 12～28 周避免性生活　D. 胎心率在 160～180 次/分　E. 妊娠 30 周后进行乳房护理

　　点评:宫内孕 6 周,属早期妊娠,此时为胎儿发育的关键阶段,是胎体主要器官的分化发育时期,此阶段若感染细菌、病毒或受到有害物质影响,易导致胎儿畸形。故答案应为 A。

（二）中、晚期妊娠诊断

1. 身体状况

（1）子宫逐渐增大:随着妊娠进展,子宫逐渐增大。手测子宫底高度或尺测耻上子宫长度,可以判断子宫大小与妊娠周数是否相符（表 3-2,图 3-5）。

表 3-2　不同妊娠周数的子宫底高度及子宫长度

妊娠周数	手测宫底高度	尺测耻上子宫长度(cm)
12 周末	耻骨联合上 2~3 横指	
16 周末	脐耻之间	
20 周末	脐下 1 横指	18(15.3~21.4)
24 周末	脐上 1 横指	24(22.0~25.1)
28 周末	脐上 3 横指	26(22.4~29.0)
32 周末	脐与剑突之间	29(25.3~32.0)
36 周末	剑突下 2 横指	32(29.8~34.5)
40 周末	脐与剑突之间或略高	33(30.0~35.3)

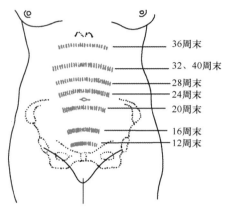

36 周末
32、40 周末
28 周末
24 周末
20 周末
16 周末
12 周末

图 3-5　手测子宫底高度

（2）胎心音:妊娠 12 周用超声多普勒胎心听诊仪经母体腹壁能探测到胎心音。妊娠 18~20 周用木制听筒在孕妇腹壁上可以听到胎心音,正常 120~160 次/分。听胎心音时应与脐带杂音、子宫动脉杂音、腹主动脉音及胎动音相鉴别。

（3）胎动:是指胎儿在母体内的活动,妊娠 18~20 周起孕妇可自觉胎动,妊娠晚期胎动计数每小时 3~5 次为正常。

（4）胎体:妊娠 20 周经孕妇腹壁可触及子宫内的胎体;妊娠 24 周后经腹部四步触诊可以区分胎头、胎臀、胎背及胎儿四肢,临床通过胎体触诊帮助判断胎方位。

2. 辅助检查　B 型超声是最常用的检查方法。其能显示胎儿数目、胎心搏动、胎方位;测定胎头双顶径、股骨长度,了解胎儿大小;了解胎盘位置及分级,羊水量;观察胎儿有无体表畸形。

考点:正常能感觉胎动与听到胎心音的时间

二、胎产式、胎先露和胎方位

胎儿在子宫内的姿势简称胎势。为适应子宫腔的形态,胎儿的姿势常为胎头俯屈,颏部贴近胸壁,脊柱略前弯,四肢屈曲交叉于胸腹部前,整个胎体呈椭圆形。根据胎儿在宫内的不同姿势及位置,有不同的胎产式、胎先露和胎方位。

（一）胎产式

胎儿身体纵轴与母体身体纵轴之间的关系称胎产式(图 3-6)。两轴平行称纵产式,两轴垂直称横产式,两轴交叉称斜产式,属暂时的胎产式。

（二）胎先露

最先进入骨盆入口(骨盆上口)的胎儿部分称为胎先露。纵产式有头先露、臀先露,横产式有肩先露。头先露因胎头屈伸程度不同又分为枕先露、前囟先露、额先露及面先露(图 3-7)。臀先露又可分为混合臀先露、单臀先露和足先露(图 3-8)。若胎儿头先露或臀先露与胎手或胎足同时入盆,称之为复合先露。

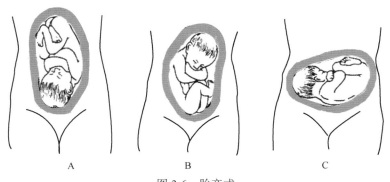

图 3-6　胎产式

A. 纵产式—头先露；B. 纵产式—臀先露；C. 横产式—肩先露

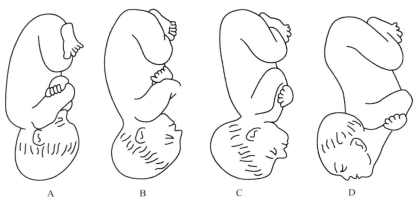

图 3-7　头先露的种类

A. 枕先露；B. 前囟先露；C. 额先露；D. 面先露

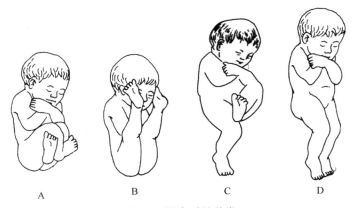

图 3-8　臀先露的种类

A. 混合臀先露；B. 单臀先露；C. 单足先露；D. 双足先露

（三）胎方位

　　胎儿先露部的指示点与母体骨盆的关系称胎方位。枕先露以枕骨、面先露以颏骨、臀先露以骶骨、肩先露以肩胛骨为指示点，根据指示点与母体骨盆上口左、右、前、后、横的关系有不同的胎方位（表 3-3）。正常胎方位为枕左前和枕右前。

考点:胎产式、胎先露及胎方位的概念

表 3-3　胎先露及胎方位的种类

胎先露	胎方位		
枕先露	枕左前(LOA)	枕左横(LOT)	枕左后(LOP)
	枕右前(ROA)	枕右横(ROT)	枕右后(ROP)
额先露	额左前(LMA)	额左横(LMT)	额左后(LMP)
	额右前(RMA)	额右横(RMT)	额右后(RMP)
臀先露	骶左前(LSA)	骶左横(LST)	骶左后(LSP)
	骶右前(RSA)	骶右横(RST)	骶右后(RSP)
肩先露	肩左前(LScA)	肩左后(LScP)	
	肩右前(RScA)	肩右后(RScP)	

情境案例 3-1 续(2)问题分析 1

　　小王接下来应该做哪些检查?

　　小王有自觉胎动,经过检查在腹壁上用胎心听诊仪可听到胎心,宫高为 20cm。医生告知小王目前没有发现异常,并为小王建了"孕产妇系统保健卡",对小王进行了全面系统的孕期评估,给予她营养及生活方式的指导,并告知定期做孕期检查,并建议小王夫妻一起到医院听孕期健康教育课,为分娩做好充分准备。

第 6 节　妊娠期孕妇的护理

一、护理评估

（一）初诊孕妇评估（表 3-4）

表 3-4　产前检查记录单

建卡日期:　　　　建卡单位:　　　　产科编号:　　　　住院号:

姓名	实足年龄　　岁　　籍贯　　　　文化程度　　　　职业																		
工作单位	家庭住址　　县(区)　　乡　　村　　电话																		
月经史	末次月经　　　　预产期　　　胎次　　　产次																		
婚姻史:结婚年龄　　亲缘结婚　　爱人:姓名　　　年龄　　工作单位　　健康情况																			
现孕史	妊娠反应:无、有(孕　天)　初感胎动　未感　感(孕　月)　剧吐　阴道出血　发热																		
	过敏　　服药　　病毒感染　　　接触有害物质　　服避孕药　　　其他																		
妊娠史	胎次	日期	足月	早产	引产	人流	自然流产	异位妊娠	葡萄胎	死胎	死产	新生儿死亡	男	女	存	亡	畸形	顺产	胎吸	产钳	臀助	剖宫产	产后出血	其他

续表

既往史	心	肺	肝	肾	高血压	糖尿病	甲亢		
	过敏史	精神病		血液病	癫痫	手术史	其他		

家庭史		双胞胎	高血压	糖尿病	遗传病	精神病	痴呆	畸形	其他
	本人								
	爱人								

体检	基础血压　mmHg	血压　mmHg	身高　cm	体重　kg	体重指数
	甲状腺　心	肺	肝　脾	肾	乳头
	脊柱四肢	水肿	腱反射	静脉曲张	其他

妇检	外阴	阴道	子宫颈	宫体	附件

骨盆测量	髂棘间径	髂嵴间径	骶耻外径	坐骨结节间径

辅助检查	血常规　Hb　G/L	尿常规　白带常规	血型　RHD	RPR
	HIV　HBsAg	HCV 产前筛查		
	肾功能　肝功能	75g 糖耐量试验	B 超　心电图	其他

高危评分	孕周	高危因素	评分	保健指导：	
				被诊诊	1. G　　P　周宫内妊娠
					2.
				病史询问者　　检查者	

入院	日期 主诉 诊断	处理：　转诊　无　有(原因：　　　)
	签名：	

（二）推算预产期

询问末次月经日期(LMP)，从而推算预产期。推算办法：从末次月经第 1 日算起，月份加 9 或减 3，日期加 7(农历日期加 15)即为预产期(EDC)。如记不清末次月经的日期或平时月经不规则，则可根据子宫高度、早孕反应时间、首次胎动时间及胎儿大小等加以估计。

考点：预产期的计算

（三）孕期系统保健的内容(表 3-5,表 3-6)

表 3-5　孕妇系统保健的时间与内容

时间（周）	内容		
	产前检查项目	选择性检查项目	健康指导
妊娠 6~13^{+6}	1. 建立妊娠期保健手册 2. 确定孕周、推算预产期 3. 血压、体重指数、胎心率 4. 血常规、尿常规；血型(ABO 和 Rh)；空腹血糖和肝、肾功能；HBsAg、梅毒螺旋体和 HIV 筛查等 5. 评估妊娠期高危因素	1. HCV 筛查 2. 珠蛋白生成障碍性贫血和甲状腺功能筛查 3. 子宫颈分泌物检查 4. 妊娠早期 B 型超声检查，妊娠 11~13^{+6} 周 B 型超声测量胎儿 NT 厚度	1. 营养和生活方式的指导 2. 补充叶酸(0.4~0.8) mg/d 至 3 个月，或服用含叶酸的复合维生素 3. 避免接触有毒、有害物质和宠物 4. 慎用药物和疫苗 5. 改变不良生活方式；避免高噪声环境和家庭暴力等

时间(周)	内容		
	产前检查项目	选择性检查项目	健康指导
妊娠 14~19+6	1. 分析首次产前检查的结果 2. 测血压、体重、宫底高度、腹围和胎心率 3. 妊娠中期非整倍体母体血清学筛查(15~20+0 周)	羊膜腔穿刺检查胎儿染色体	1. 营养和生活方式的指导 2. 妊娠中期胎儿非整倍体筛查的意义 3. Hb<105g/L,须口服铁 60~100mg/d 4. 开始口服补充钙剂,600mg/d
妊娠 20~23+6	1. 血压、体重、宫底高度、腹围和胎心率 2. 胎儿系统 B 型超声筛查 3. 血常规、尿常规	对早产高危者,用 B 型超声测量子宫颈长度	1. 营养和生活方式的指导 2. 胎儿系统 B 型超声筛查的意义 3. 早产的认识和预防
妊娠 24~27+6	1. 血压、体重、宫底高度、腹围和胎心率 2. 75g 葡萄糖耐量试验 3. 血常规、尿常规	对早产高危者,行子宫颈阴道分泌物胎儿纤连蛋白检测	1. 营养和生活方式的指导 2. 妊娠期糖尿病筛查的意义 3. 早产的认识和预防
妊娠 28~31+6	1. 血压、体重、宫底高度、腹围、胎心率和胎方位 2. 血常规、尿常规 3. 产科 B 型超声检查	对早产高危者,行 B 型超声测量子宫颈长度或子宫颈阴道分泌物胎儿纤连蛋白检测	1. 分娩方式指导 2. 教会孕妇注意观察胎动 3. 母乳喂养指导 4. 新生儿护理指导
妊娠 32~36+6	1. 血压、体重、宫底高度、腹围、胎心率和胎方位 2. 血常规、尿常规	1. 阴道分泌物 GBS 筛查(35~37 周) 2. 怀疑妊娠期肝内胆汁淤积,孕 32~34 周进行肝功能、血清胆汁酸检测 3. 从 34 周开始,胎儿储备能力 NST 检查 4. 高危孕妇者心电图复查	1. 教会孕妇自测胎动 2. 分娩前生活方式的指导 3. 分娩相关知识 4. 新生儿疾病筛查 5. 产后抑郁症的知识
妊娠 37~41+6	1. 血压、体重、宫底高度、腹围、胎心率、胎方位和子宫颈 Bishop 评分 2. 血常规、尿常规 3. 胎儿储备能力 NST 检查(每周 1 次)	1. 产科 B 型超声检查 2. 评估分娩方式	1. 教会孕妇自测胎动 2. 超过 41 周,住院并引产 3. 产褥期指导 4. 新生儿免疫接种知识

表 3-6　高危孕产妇评分标准

	代码	异常情况	评分		代码	异常情况	评分
一般情况	1	年龄≤16 岁或≥35 岁	10	本次妊娠异常情况	33	骶耻外径<18cm	
	2	身高≤1.45m	10		34	坐骨结节间径≤8cm	
	3	体重≤40kg 或≥85kg	5		35	畸形骨盆	
	4	胸部脊柱畸形	15		36	臀位、横位(30 周后)	
异常产史	5	自然流产≥2 次	5		37	先兆早产<34 周	
	6	人工流产≥2 次	5		38	先兆早产<34~36 周	
	7	异位妊娠	5		39	盆腔肿瘤	
	8	早产史≥2 次	5		40	羊水过多或过少	
	9	早期新生儿死亡史 1 次	5		41	妊娠期高血压、轻度子痫前期	
	10	死胎、死产史≥2 次	10		42	重度子痫前期	
	11	先天异常儿史 1 次	5		43	子痫	
	12	先天异常儿史≥2 次	10		44	妊娠晚期阴道流血	
	13	难产史	10		45	妊娠期肝内胆汁淤积症	
	14	巨大儿分娩史	5		46	胎心≤120 次/分,但>100 次/分	
	15	产后出血史	10		47	胎心持续≥160 次/分	
严重内科并发症	16	贫血(血红蛋白<100g/L)	5		48	胎心≤100 次/分	
	17	贫血(血红蛋白<60g/L)	10		49	胎动<20 次/12 小时	
	18	活动性肺结核	15		50	胎动<10 次/12 小时	
	19	心脏病(心功能 I~II 级)	15		51	多胎	
	20	心脏病(心功能 III~IV 级)	20		52	胎膜早破	
	21	糖尿病	15		53	估计巨大儿或 FGR	
	22	乙肝病毒性肝炎	10		54	妊娠 41~41+6 周	
	23	活动性病毒性肝炎	15		55	妊娠≥42 周	
	24	肺源性心脏病	15		56	母儿 ABO 血型不合	
	25	甲状腺功能亢进或减退	15		57	母儿 Rh 血型不合	
	26	高血压	15	致畸因素	58	孕妇及一级亲属有遗传病史	
	27	肾脏疾病	15		59	妊娠早期接触可疑致畸药物	
妊娠合并性病	28	淋病	10		60	妊娠早期接触物理化学因素及病毒感染等	
	29	梅毒	10	社会因素	61	家庭贫困	
	30	获得性免疫缺陷综合征	10		62	孕妇或丈夫小学及以下文化程度	
	31	尖锐湿疣	10		63	丈夫长期不在家	
	32	沙眼衣原体感染	10		64	由居住地到卫生院需要 1 小时以上	

注:同时占表中两项以上者,其分数累加。分级:轻,5 分;中,10~15 分;重≥20 分。

（四）复诊孕妇评估（表 3-7）

表 3-7 产前检查记录表

日期	孕周	自觉症状	胎动	体重	血压	宫高	腹围	胎方位	胎心	先露部	水肿	尿蛋白	血红蛋白	高危评分	异常情况处理	预约日期	检查单位	检查者

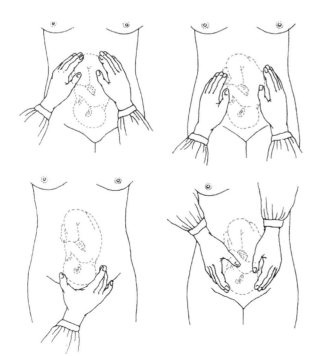

图 3-9 腹部四步触诊法

（五）产科检查

产科检查的内容包括：腹部检查、骨盆测量、阴道检查、肛门检查。检查前应告知孕妇检查的目的，并嘱孕妇做好相关准备，配合检查。

1. 腹部检查 孕妇排尿后仰卧于检查床上，头部稍垫高，充分暴露腹部，双下肢屈曲稍分开，使腹肌松弛，检查者站在孕妇右侧。

（1）视诊：观察腹形及大小，腹壁有无水肿、妊娠纹及手术瘢痕等。对腹部过大者，应考虑双胎、羊水过多、巨大儿的可能；对腹部过小、宫底过低者，应考虑胎儿宫内发育迟缓、孕周推算错误等；如孕妇腹部向前突出（尖腹，多见于初产妇）或向下悬垂（悬垂腹，多见于经产妇）应考虑有骨盆狭窄的可能。

（2）触诊：注意腹肌的紧张度、羊水多少及子宫肌敏感程度，测量宫底高度及腹围，运用四步触诊法（图 3-9）检查子宫大小、胎产式、胎先露、胎方位,以及胎先露部是否衔接。

第一步手法:检查者面向孕妇头部,双手置于子宫底部,了解子宫外形及宫底高度。再以双手指腹相对轻推,判断占据宫底的胎儿部分。如为胎头则硬而圆,有浮球感,如为胎臀则软而宽,且形状不规则。

第二步手法:检查者双手分别置于孕妇腹部两侧,一手固定,另一手轻轻深按,两手交替,辨别胎背及四肢位置。平坦饱满者为胎背,并确定胎背向前、侧方或向后;高低不平、可变形者为胎儿肢体,有时可感到肢体活动。

第三步手法:检查者将右手拇指与其余四指分开,置于耻骨联合上方,握住先露部,鉴别是胎头或胎臀,并轻轻左右推动,以确定先露部是否衔接(入盆),若先露部高浮,提示尚未入盆;若先露部不能被推动,则提示已经入盆。

第四步手法:检查者面向孕妇足端,双手分别置于先露部的两侧,向骨盆上口方向向下深按,进一步了解第三步手法的判断是否正确,并确定先露部入盆的程度。

(3)听诊:胎心多在胎背近头侧的母体腹壁听得最清楚。枕先露,胎心在脐右(左)下方;臀先露,胎心在脐右(左)上方;肩先露,胎心在脐周围听得最清楚(图3-10)。可借助于胎心位置判断胎方位。

考点:产科腹部检查的方法及内容

2. 骨盆测量　包括外测量和内测量,了解骨产道情况,以判断胎儿能否经阴道分娩。

图 3-10　胎心音听诊部位

(1)骨盆外测量:于妊娠20周首次产前检查时进行,主要测量以下径线。髂棘间径:正常值为23~26cm;髂嵴间径:正常值为25~28cm;骶耻外径:正常值为18~20cm;坐骨结节间径:又称出口横径,正常值为8.5~9.5cm,平均值为9cm(图3-11);耻骨弓角度:正常为90°,小于80°为异常(图3-12)。

(2)骨盆内测量:骨盆外测量有狭窄者应在妊娠24~36周以后会阴较松弛且不易引起感染时进行骨盆内测量。对角径也称骶耻内径:为耻骨联合下缘至骶岬上缘中点的距离,正常值为12.5~13cm,

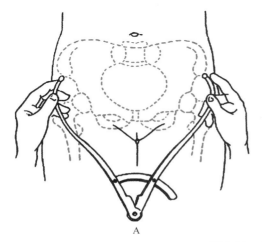 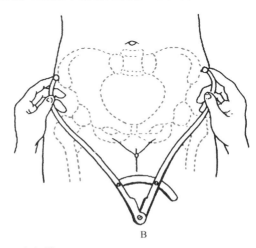

图 3-11　骨盆外测量各径线

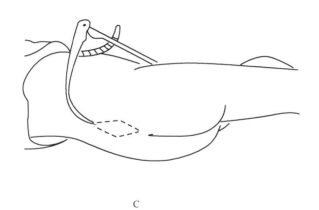 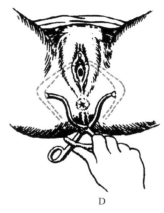

C   D

图 3-11　骨盆外测量各径线(续)

A. 髂棘间径;B. 髂嵴间径;C. 骶耻外径;D. 出口横径

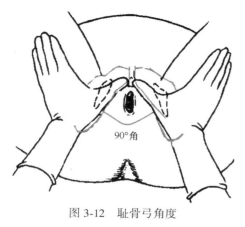

90°角

图 3-12　耻骨弓角度

此值减去 1.5～2cm,即为真结合径值;坐骨棘间径:两侧坐骨棘间的距离。正常值约为 10cm。

3. 阴道检查　孕妇确诊早孕或初次产检时应行双合诊检查,了解软产道及内生殖器有无异常。妊娠最后 1 个月应避免阴道检查。

（六）心理-社会状况

重点评估孕妇对妊娠的态度及接纳程度,有无认同感,是否接受妊娠事实、有无焦虑等不良情绪。随着预产期的到来,注意了解孕妇对分娩的认知,有无分娩焦虑。评估丈夫对妻子妊娠分娩的认知及行为,其他社会支持系统等。

护考链接

孕妇,39 岁,孕 1 产 0,月经周期规律,4～5 天/30 天。末次月经为 4 月 1 日,现已妊娠 6 周。

1. 护士为其推算预产期是　A. 下一年 1 月 2 日　B. 下一年 1 月 8 日　C. 本年 11 月 4 日　D. 本年 12 月 14 日　E. 本年 12 月 8 日

2. 孕期应做的辅助检查除外　A.B 超检查　B. 胎心监测　C. 胎儿性别检查　D. 糖耐量筛查 E. 常规血象检查

点评:①预产期的计算方法为末次月经月份加 9 或减 3,日期加 7,故正确答案为 B。②现已妊娠 6 周,应进行 B 超检查及常规血象检查,妊娠 24～28 周进行糖耐量筛查,中期妊娠后均应进行胎心监测,而根据我国有关法律规定任何医疗机构不得为胎儿进行性别检查,因此答案应为 C。

二、护理诊断与医护合作性问题

1. 知识缺乏　缺乏孕期保健知识。

2. 焦虑　与担心自身及胎儿健康等因素有关。

三、护　理　目　标

1. 孕妇获得孕期保健知识,保证母婴安全。

2. 通过与孕妇充分沟通交流能减轻焦虑。

四、护 理 措 施

（一）一般护理

孕妇可以正常工作到妊娠 28 周,28 周后应适当减轻工作,避免重体力劳动和夜班,每日保证 8~9 小时睡眠及 1~2 小时午休。妊娠中、晚期卧床休息时应多取左侧卧位。衣着要宽松舒适,寒暖适宜;避免穿高跟鞋;应勤洗浴,避免盆浴。适当的户外活动有益于妊娠分娩。

（二）营养指导

妊娠期妇女不仅自身消耗营养,还通过胎盘转运供给胎儿生长发育所需的全部营养,与非妊娠同龄妇女相比,孕妇需要更多的营养。监测孕妇体重变化,及时调整孕妇饮食。较理想的增长速度为妊娠早期共增长 1~2kg;妊娠中、晚期,每周增长 0.3~0.5kg,肥胖者每周增长 0.3kg,总增长 10~12.5kg,肥胖孕妇增长 7~9kg。凡每周增重小于 0.3kg 或大于 0.55kg 者,应适当调整其能量摄入,使每周体重增量维持在 0.5kg 左右。

1. 热量　妊娠期间每日至少应增加 100~300kcal 热量,其中蛋白质占 15%,脂肪占 20%,糖类占 65%。

2. 蛋白质　妊娠期摄取蛋白质不足,会造成胎儿脑细胞分化缓慢,导致脑细胞总数减少,影响智力。我国营养学会提出在妊娠 4~6 个月时,孕妇进食蛋白质应增加 15g/d,在妊娠 7~9 个月时,应增加 25g/d。优质蛋白质主要来源于肉类、牛奶、鸡蛋、奶酪、鸡肉和鱼等。

3. 糖类　孕妇主食中糖类主要是淀粉,妊娠中期以后,每日进主食 0.4~0.5kg 即可满足需要。

4. 微量元素　除了铁,几乎所有的微量元素均可在平时的食物中得到补充。妊娠 4 个月开始口服硫酸亚铁 0.3g,每日 1 次。自妊娠 16 周起每日摄入钙 1000mg,于妊娠晚期增至 1500mg。妊娠 3 个月后,每日从饮食中补锌 20mg。提倡在整个妊娠期服用含碘食盐。

5. 维生素　主要从食物中获取,分为水溶性(维生素 B 族、维生素 C)和脂溶性(维生素 A、维生素 D、维生素 E、维生素 K)两类。我国推荐孕妇每日膳食中各种维生素及量为:①维生素 A 供给量为 1000μg/d;②维生素 B 族供给量为 0.8mg/d,特别是在妊娠前 3 个月;③在妊娠前 3 个月最好口服叶酸 5mg,每日 1 次;④维生素 C:多吃新鲜水果和蔬菜,建议口服维生素 C 200mg,每日 3 次;⑤维生素 D:供给量为 10μg/d。

（三）治疗配合

1. 早孕反应　出现早孕反应时,应少量多餐,避免油腻或有特殊气味的食物。严重者及时去医院就诊。

2. 便秘　注意多喝水、多吃高纤维素蔬菜瓜果,适当运动。

3. 水肿及下肢静脉曲张　避免过久站位,坐位时尽可能抬高下肢,如下肢明显水肿或经休息后不见消退者,应及时就医。

4. 下肢痉挛　多为孕妇钙摄入不足所致。应指导孕妇增加钙和维生素 D 的摄入。注意腿部保暖,避免疲劳。

5. 仰卧位低血压综合征　指导孕妇以左侧卧位休息,避免长时间仰卧位睡眠。

6. 生理性贫血　除适当增加含铁丰富的食物如动物肝脏、瘦肉、蛋黄、豆类外,通过口服硫酸亚铁减轻生理性贫血,口服铁剂时可用水果汁送服,因铁在酸性环境中易于吸收。

（四）心理护理

孕妇心理调适需要自身和家庭共同完成。美国心理学者提出:妊娠期妇女为保持其自身和家庭的完整性,应做好以下几项准备。

1. 确保安全　孕妇通过各种渠道寻求有关妊娠、分娩的知识,以达到顺利、安全地度过妊娠、分娩期的目的。

2. 接受孩子　在妊娠初期,孕妇可能会表现为不愿接受“妊娠”这一事实,但随着胎动等显示孩子存在感觉的出现,孕妇便逐渐接受了孩子的存在,并努力寻求他人对孩子的接受和认可。

3. 角色认可　随着孕妇对孩子的接受,她开始想象自己的孩子,显示出对孩子的爱,并学习如何承担母亲角色,表现为主动学习护理婴儿的技术等。

4. 奉献精神　孕妇自准备承担母亲角色后即开始学习,并可能为满足孩子的需要而忽略或推迟自身需要的满足,将孩子的需求放在首位,学会为孩子而奉献。

(五)健康指导

1. 建立围生保健卡。

2. 避免感染　孕妇所居环境应空气新鲜,清洁卫生,家中不宜养宠物,防止弓形虫和病毒感染。

3. 性生活指导　在妊娠12周内和28周以后应避免性生活,以防流产、早产、胎膜早破和感染。

4. 孕期乳房护理　妊娠24周后每日用温水清洗乳头,除去污垢,使乳头柔软;乳头内陷者应提起乳头向外牵拉,以期纠正,便于哺乳。

5. 孕期自我监护　教会孕妇自己计数胎动和监测不良反应是孕期自我监护的一种手段。早、中、晚各数1小时的胎动,次数相加再乘以4,为12小时胎动次数,如果胎动次数少于10次/12小时,提示异常。若孕妇出现水肿、头晕、眼花、阴道流血、阴道流液等现象,应及时就诊。孕晚期出现腹部轻松感、下腹部不规律阵发性疼痛、阴道流出少量血性分泌物等分娩先兆,要立即到医院待产。

6. 胎教指导　孕妇有目的、有计划地与胎儿进行交流。孕妇妊娠期心情舒畅,生活规律,常抚摸腹壁,多听优美、轻松、愉快的音乐,均有助于胎儿的生长发育。

7. 识别异常情况　孕妇出现下列症状,如阴道出血、头晕、头痛、眼花、胸闷、心悸、气短、不能自控的阴道排液、胎动突然减少等应立即就诊。

8. 分娩准备指导　妊娠后期孕妇及其家庭成员备齐产妇及新生儿所需物品,选择好分娩医院。如出现阴道少量血性分泌物、规律性腹痛即可住院分娩。若出现不能自控的阴道流水,应立即平卧、抬高臀部,迅速送往医院。

考点:妊娠期营养与健康指导

情境案例 3-1 续(3)问题分析 2

孕期小王应如何合理安排饮食、工作及生活?

一般孕妇可以基本按原有正常生活、工作到妊娠28周,28周后适当减轻工作,避免重体力劳动和夜班,每日保证8~9小时睡眠及1~2小时午休;坚持适量运动如散步、孕妇保健操;饮食以"三高"即高蛋白、高维生素、高矿物质、平衡膳食为好;衣着宽松、柔软、舒适为宜。妊娠早期及晚期避免性生活,注意外阴清洁,勤洗澡、勤更衣。

五、护理评价

1. 孕妇对妊娠期保健知识的了解情况。

2. 孕妇焦虑是否减轻。

第7节　妊娠期系统管理及监护

一、妊娠期系统管理

妊娠期系统管理指从确诊妊娠开始,按照妊娠各期所规定的一些必查和备查项目,对孕妇及胎儿进行系统检查、监护和保健指导,及时发现高危情况,及时转诊和住院治疗,以确保母婴安全与健康的系统管理。

1. 三级管理体制　现阶段我国开展城市医院三级管理(市、区、街道)、妇幼保健机构三级管理(市、区、基层卫生院)和农村三级管理(县医院和县妇幼保健站、乡卫生院、村妇幼保健人员)。实行孕产妇划片分级管理,并健全相互间会诊、转诊制度,及早发现高危孕妇,及时转诊至上级医院进行治疗和监护处理。

2. 使用孕产妇系统保健手册　保健手册从确诊早孕时开始建册,直至产褥期结束(产后满6周)。住院分娩时应提交孕产妇保健手册,出院时由医院将住院分娩及产后母婴情况填写完整后交还给产妇,由产妇交至居住的基层医疗保健组织,以便进行产后访视。

3. 对高危妊娠进行筛查、监护和管理　通过系统的产前检查,尽早筛查出具有高危因素的孕妇,及时报告医生给予评估与诊治等处理。

二、妊娠期合理用药

妊娠期孕妇的各系统均有明显的适应性改变,药物可直接作用于胚胎对其产生影响,也可间接通过生物转化成代谢产物后产生致畸作用,因此妊娠期要合理用药。

1. 药物对不同妊娠时期的影响　在受精后 2 周内,受精卵与母体组织尚未直接接触,用药对其影响不大。晚期囊胚着床后至 12 周左右是药物的致畸期。此时孕妇用药,其毒性能干扰胚胎、胎儿组织细胞的正常分化,均可造成某一部位的组织或器官发生畸形。妊娠 12 周以后直至分娩期,胎儿各器官已基本形成,药物致畸作用明显减弱。但对于尚未分化完全的器官,某些药物仍可能对其产生影响,如生殖系统;神经系统因在整个妊娠期间持续分化发育,故药物对其影响可以一直存在。

2. 孕产妇用药原则　必须严格掌握用药指征,避免不必要的用药;必须在医生指导下用药,不可擅自使用药物;尽量避免联合用药;尽量使用疗效较肯定的药物,避免使用对胎儿不确定的药物;使用最小有效剂量药物;严格掌握用药持续时间,注意及时停药;若病情允许,尽量推迟到妊娠中晚期再用药;若病情所需,不能避免对胚胎、胎儿有害,应先终止妊娠,随后再用药。

知识拓展

药物对胎儿的危害性等级

美国 FDA 将药物对胎儿的危害性等级分为 A、B、C、D、X 5 个级别。

A 级:经临床对照研究,无法证实药物在妊娠早期与中晚期对胎儿有危害作用,对胎儿伤害可能性最小,是无致畸性的药物,如适量维生素。

B 级:经动物实验研究,未见对胎儿有危害。无临床对照试验,未得到有害证据。可以在医师观察下使用,如青霉素、红霉素、地高辛、胰岛素等。

C 级:动物实验表明,对胎儿有不良影响。由于没有临床对照试验,只能在充分权衡药物对孕妇的益处、对胎儿潜在的利益和对胎儿危害情况下,谨慎使用,如庆大霉素、异丙嗪、异烟肼等。

D 级:有足够证据证明对胎儿有危害性。只有在孕妇有生命危险或患严重疾病,而其他药物又无效的情况下考虑使用,如硫酸链霉素等。

X 级:动物和人类实验证实会导致胎儿畸形。在妊娠期间或可能妊娠的妇女禁止使用,如甲氨蝶呤、己烯雌酚等。

在妊娠前 12 周,不宜用 C、D、X 级药物。

三、遗 传 咨 询

1. 遗传咨询定义　是由从事医学遗传学的专业人员或咨询医师,对咨询者提出的家庭中遗传性疾病的相关问题,如发病原因、遗传方式、诊断、预后、复发风险、防治等予以解答,并给予相应的医学建议。

2. 遗传咨询的对象　为遗传病高风险人群。

(1) 夫妇双方或家系成员患有某些遗传病或先天畸形者。

(2) 曾生育过遗传病患儿或先天畸形的夫妇。

(3) 不明原因智力低下或先天畸形儿的父母。

(4) 不明原因的反复流产或有死胎、死产等病史的夫妇。

(5) 孕期接触不良环境因素及患有某些慢性病的夫妇。

(6) 常规检查或常见遗传病筛查发现异常者。

(7) 其他:婚后多年不育的夫妇,或 35 岁以上的高龄孕妇。

四、遗 传 筛 查

遗传筛查包括对成人、胎儿及新生儿遗传性疾病的筛查。

1. 产前筛查　是指对胎儿的遗传筛查。产前筛查是通过科学的对母儿无损伤的方法,对一般妊娠妇女进行筛查,发现子代具有患遗传性疾病高风险的可疑人群,筛查出可疑者以进一步确诊。

2. 遗传筛查方案　应符合以下标准。

（1）被筛查疾病在被筛查人群中应有较高的发病率,并严重影响健康,筛查出后有治疗或预防的方法。

（2）筛查方法应是非创伤性的、容易实施且性价比好的方法。

（3）筛查方法应统一,易推广;易为被筛查者接受,被筛查者应自愿参与,做到知情选择。

（4）为被筛查者提供全部有关的医学信息和咨询服务。

五、产 前 诊 断

1. 产前诊断的定义　又称宫内诊断或出生前诊断,是指在胎儿出生之前应用各种先进的检测手段,如影像学、生物化学、细胞遗传学及分子生物学等技术,了解胎儿在宫内的发育状况,观察胎儿有无畸形,分析胎儿染色体核型,监测胎儿的生化检查项目和基因等,对胎儿的先天性和遗传性疾病做出诊断,为胎儿宫内治疗及选择性流产创造条件。

2. 产前诊断的对象　根据 2003 年卫生部《产前诊断技术管理办法》,孕妇有下列情形之一者,需要建议其进行产前诊断检查。

（1）羊水过多或者过少。

（2）胎儿发育异常或者胎儿有可疑畸形。

（3）孕早期时接触过可能导致胎儿先天缺陷的物质。

（4）夫妇一方患有先天性疾病或遗传性疾病,或有遗传病家族史。

（5）曾经分娩过先天性严重缺陷婴儿。

（6）年龄≥35 周岁。

小结

　　妊娠是一个非常复杂、变化极为协调的生理过程。卵子从受精开始,经过囊胚发育、着床、胎儿生长发育成熟,直至分娩。受精卵形成并着床是胚胎早期发育的两个重要过程,妊娠 10 周内是器官分化形成的时期,任何干扰因素都有可能造成早期流产、胚胎发育异常,尤其应注意预防感染、避免接触有毒、有害物质及滥用药物。妊娠期母体各系统发生生理性的重大变化,以生殖系统变化最明显,为胚胎及胎儿生长提供安全的场所;乳腺腺管及腺泡增生,为产后哺乳做准备;血容量于妊娠 32～34 周达高峰,此时心脏负担加重,血液稀释出现生理性贫血。

　　为确保母儿安全,在妊娠的不同阶段,应适时进行产前检查,并接受孕期保健相关知识指导。首次检查应从确诊早孕开始,建立孕妇系统保健手册,通过系统产前检查能筛查出具有高危因素的孕妇,及早评估与诊治。

自 测 题

A₁型题

1. 关于卵子受精植入,不正确的是

　A. 受精后卵子称受精卵

　B. 一般受精部位在输卵管壶腹部

　C. 受精后的第 3 天形成桑椹胚

　D. 囊胚侵入子宫内膜的过程称为着床

　E. 由三个胚层进一步发育成囊胚

2. 受精卵着床的时间为受精后的

　A. 2～3 天　　　　　B. 3～4 天

　C. 5～6 天　　　　　D. 6～7 天

　E. 8～9 天

3. 不属于胎盘功能的是

　A. 气体交换　　　　　B. 营养物质供应

　C. 排泄作用　　　　　D. 防御功能

　E. 沟通母子感情

4. 关于胎儿发育,下列正确的是

　A. 妊娠 10 周内称为胚胎

　B. 妊娠 12 周以后称为胎儿

　C. 孕 8 周末,胎儿已具人形

　D. 孕 10 周末,胎儿外生殖器已发育

　E. 孕 20 周末,胎儿内脏器官均已发育齐全

A₂型题

5. 小王妊娠 23 周,她想了解一般临床上开始听到胎心的时间是

A. 孕 15 周　　　　　　　B. 孕 17 周

C. 孕 20 周　　　　　　　D. 孕 24 周

E. 孕 30 周

6. 孕妇,停经 15 周,其胎盘形成的时间约在

A. 孕 4 周　　　　　　　B. 孕 8 周

C. 孕 12 周　　　　　　　D. 孕 16 周

E. 孕 20 周

7. 孕妇,妊娠 38 周,其羊水的量为

A. 300～500ml　　　　　B. 500～700ml

C. 1000～1500ml　　　　D. 1200～1400ml

E. 1600～1800ml

8. 小李因记不清末次月经,不能准确判断孕周,现刚巧在耻骨联合上方可以摸到子宫,可能的孕周是

A. 6 周后　　　　　　　B. 8 周后

C. 10 周后　　　　　　　D. 12 周后

E. 14 周后

9. 孕妇已 40 周,其胎儿成熟的特征哪项不符

A. 胎儿已成熟,身长约 50cm

B. 体重约 3400g

C. 皮下脂肪丰满,皮肤粉红色

D. 指、趾甲超过指、趾床

E. 四肢活动活泼,吸吮力较弱

10. 一孕妇,外出时摔倒受伤,回家后腹痛娩出一胎儿,身长达 38 cm,体重约 2000g,正确的孕周是

A. 孕 8 周末　　　　　　B. 孕 16 周末

C. 孕 28 周末　　　　　　D. 孕 32 周末

E. 孕 36 周末

11. 妊娠 40 周,关于其胎儿发育特征正确的是

A. 各脏器的原形未形成

B. 孕妇均不觉胎动

C. 胎儿身长达 35cm,体重约 1000g

D. 胎儿身长达 38cm,体重约 2000g

E. 胎儿身长达 50cm,体重约 3400g

12. 妊娠 26 周妇女,便秘,不恰当的护理措施是

A. 养成定时排便的习惯

B. 每天多饮水

C. 适当运动

D. 自行服用缓泻剂

E. 多食高纤维素食物

13. 某女性,不小心摔倒在地后早产一女性胎儿,身长 35cm,体重 1025g,各脏器发育完全,该患者妊娠

A. 20 周末　　　　　　　B. 22 周末

C. 24 周末　　　　　　　D. 26 周末

E. 28 周末

14. 患者,女性,27 岁。既往月经规律,停经 50 天,近 3 天晨起呕吐、厌油。伴轻度尿频,最可能的诊断是

A. 早期妊娠　　　　　　B. 膀胱炎

C. 病毒性肝炎　　　　　D. 继发性闭经

E. 妊娠剧吐

15. 孕妇,24 岁。妊娠 20 周来院进行产前检查。目前产妇进行产前检查的频率应当是

A. 每周 1 次　　　　　　B. 每 2 周 1 次

C. 每 3 周 1 次　　　　　D. 每 4 周 1 次

E. 每 5 周 1 次

16. 孕妇,29 岁。妊娠晚期,对其孕期健康指导正确的是

A. 妊娠初期 8 周内谨慎用药

B. 28 周后每天数胎动 1 次

C. 妊娠 12～28 周避免性生活

D. 胎心率在 160～180 次/分

E. 妊娠 30 周后进行乳房护理

A₃/A₄ 型题

(17～18 题共用题干)

刘女士,32 岁,孕 20 周,末次月经为 2005 年 12 月 4 日,已建立围生期保健卡,今天来医院做产前检查

17. 推算其预产期为

A. 2006 年 9 月 11 日　　B. 2006 年 5 月 7 日

C. 2006 年 8 月 11 日　　D. 2006 年 10 月 11 日

E. 2006 年 9 月 7 日

18. 产前检查的间隔是

A. 20 周起每 4 周 1 次

B. 20 周起每 2 周 1 次

C. 20～36 周每 2 周 1 次,36 周起每 1 周 1 次

D. 20～36 周每 4 周 1 次,36 周起每 1 周 1 次

E. 20～36 周每 4 周 1 次,36 周起每 2 周 1 次

(19～20 题共用题干)

张女士,29 岁,平素月经规律,停经 10 周,晨起恶心、呕吐,到医院就诊,妇科检查阴道和子宫颈充血,宫体与子宫颈似不相连。

19. 张女士的可能诊断是

A. 子宫内膜炎　　　　　B. 甲状腺功能减退

C. 妊娠　　　　　　　　D. 异位妊娠

E. 绒毛膜癌

20. 为确诊还需做哪些辅助检查

A. 诊断性刮宫　　　　　B. B 超

C. 阴道后穹隆穿刺　　　D. 肝肾功能检查

E. 阴道脱落细胞检查

(周　清)

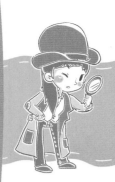
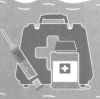

第4章
正常分娩期产妇的护理

引言：孕妇经历漫长的十月怀胎，等待和期盼着一朝分娩，随着新生命的诞生，实现由孕妇到母亲角色的转换。分娩虽是一个正常的特殊生理过程，但也可能会出现病理状况，直接影响到母子的生命安危。因此，提高产科质量，是保障母子安全的关键。护理人员应掌握正常分娩的相关知识及技能，对产妇实施全面细致的护理，使分娩进展顺利、母子平安。本章主要介绍决定分娩的四大因素、分娩机制、临产的诊断、产程的临床分期及各产程时期产妇的护理等内容。

第1节 决定分娩的因素

妊娠满 28 周及以后，胎儿及其附属物从临产开始至从母体全部娩出的过程，称为分娩。妊娠满 28 周至不满 37 足周之间分娩者为早产；妊娠满 37 周至不满 42 足周之间分娩者为足月产；妊娠满 42 周及以后分娩者为过期产。

决定分娩的因素包括产力、产道、胎儿及产妇的精神心理因素。若四个因素均正常并且能相互适应，胎儿能顺利经阴道自然娩出，即为正常分娩，临床亦称顺产或平产。

考点：决定分娩的四大因素

一、产　力

将胎儿及其附属物从子宫腔内逼出的力量称为产力。产力包括子宫收缩力、腹肌与膈肌收缩力及肛提肌收缩力。

（一）子宫收缩力

子宫收缩力（简称为宫缩）贯穿于整个分娩过程，是临产后的主要产力。临产后的宫缩能使子宫颈管缩短消失、宫口扩张、胎先露下降和胎儿、胎盘娩出。正常子宫收缩力具有以下特点。

1. 节律性　节律性子宫收缩是临产的重要标志。正常宫缩是子宫体平滑肌不随意、有节律的阵发性收缩，因子宫收缩产生疼痛，故临产后节律性子宫收缩又称"阵痛"。宫缩的节律性是指每次宫缩都是由弱到强（进行期），达高峰后持续一段时间（极期），又逐渐减弱（退行期），直至消失进入间歇期，之后又开始下一次宫缩，如此反复直至分娩结束（图 4-1）。临产开始时，宫缩持续约 30 秒，间歇5~6 分钟，随着产程进展，宫缩持续时间逐渐延长，间歇时间逐渐缩短，宫缩强度逐渐增强，宫口开全（10cm）后，宫缩持续时间可达 60 秒，间歇时间仅 1~2 分钟。当宫缩频率逐渐加快、宫腔内压力逐渐增大时，宫缩痛程度亦逐渐加重。每次宫缩时，子宫肌收缩，宫体变硬，肌壁血管及胎盘受压，使子宫

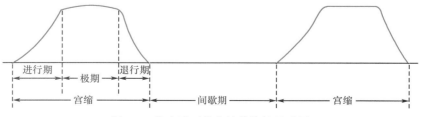

图 4-1　临产后正常宫缩节律性示意图

血流量减少,胎盘绒毛间隙的血流量减少,胎儿暂时性缺血缺氧;宫缩间歇期,子宫肌松弛,宫体变软,子宫血流量又恢复到原来水平,胎盘绒毛间隙的血流量重新恢复,胎儿恢复血氧供应。因此,宫缩的节律性有利于对胎儿血氧的供应。

2. 对称性和极性　正常宫缩起自双侧子宫角部,以微波形式向宫底部中线集中,左右对称,再以每秒2cm的速度向子宫下段扩散,约15秒遍及整个子宫,引起协调一致的宫缩,此为子宫收缩的对称性。宫缩在宫底部最强、持续时间最长,宫体部次之,子宫下段最弱。宫底部宫缩强度约是子宫下段的2倍,此为子宫收缩的极性(图4-2)。

3. 缩复作用　宫缩时子宫体部肌纤维缩短变宽,间歇时肌纤维松弛,但不能完全恢复到原来长度,较前略微缩短,经过反复收缩,宫体部肌纤维逐渐变短变宽,此为子宫肌纤维的缩复作用。缩复作用使宫体部的肌层逐渐增厚,子宫下段被动牵拉变长变薄,宫腔内容积逐渐缩小,迫使胎先露下降及子宫颈管逐渐缩短直至消失,子宫颈口逐渐开大。

考点: 正常子宫收缩力的特点

(二) 腹肌、膈肌收缩力及肛提肌收缩力

腹肌及膈肌收缩力统称为腹压,是第二产程胎儿娩出的重要辅助力量。进入第二产程后,胎先露部降至阴道,当宫缩时胎先露部压迫盆底组织及直肠,反射性引起排便感,产妇不自主屏气用力,使腹肌及膈肌收缩,腹内压增高,协同宫缩促使胎儿娩出。在第二产程指导产妇正确使用腹压配合宫缩,能促使胎儿顺利娩出;在第三产程使用腹压可促使已剥离的胎盘娩出。过早使用腹压不仅使产妇体力消耗增加,而且易引起子宫颈水肿,导致产程延长。

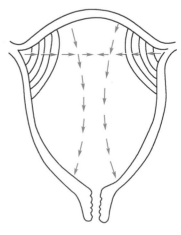

图4-2　子宫收缩对称性和极性示意图

肛提肌收缩力可协助胎先露内旋转、胎头仰伸、胎体娩出及胎盘娩出。

二、产　道

产道是胎儿娩出的通道,包括骨产道和软产道两部分。

(一) 骨产道

骨产道是指真骨盆,又称骨盆腔。骨盆的形状及大小与分娩能否顺利进展密切相关。为便于了解骨盆情况,人为将其分为三个假想平面,以每个平面的形态特点及各条径线的大小进行描述。

1. 骨盆入口平面　为骨盆腔上口,即真假骨盆的分界面,呈横椭圆形。前方为耻骨联合上缘,两侧为髂耻缘,后方为骶岬上缘。有4条径线(图4-3)。

(1) 入口前后径:又称真结合径。耻骨联合上缘中点至骶岬上缘正中间的距离,正常值平均为11cm,此径线狭窄可影响胎头衔接。

(2) 入口横径:为左右髂耻缘间最大的距离,正常值平均为13cm。

(3) 入口斜径:左右各1条,左骶髂关节至右髂耻隆突间的距离为左斜径;右骶髂关节至左髂耻隆突间的距离为右斜径,正常值平均为12.75cm。

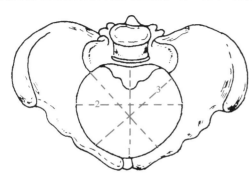

图4-3　骨盆入口平面各径线示意图
1. 入口前后径;2. 入口横径;3. 入口斜径

2. 中骨盆平面　是骨盆腔最小平面,亦即最狭窄处,呈纵椭圆形。前方为耻骨联合下缘,两侧为坐骨棘,后方为第4、5骶椎间。有2条径线(图4-4)。

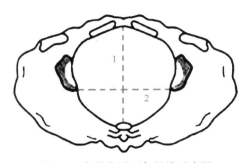

图 4-4　中骨盆平面各径线示意图

1. 中骨盆前后径;2. 中骨盆横径

（1）中骨盆前后径:为耻骨联合下缘中点通过两侧坐骨棘连线中点至骶骨下端间的距离,正常值平均为 11.5cm。

（2）中骨盆横径:即坐骨棘间径,为两坐骨棘之间的距离,正常值平均为 10cm。其是胎先露通过中骨盆的重要径线,坐骨棘间径狭窄可影响胎头内旋转。临床以坐骨棘作为了解胎先露下降程度的标志。

3. 骨盆出口平面　为骨盆腔下口,由两个不在同一平面的三角形组成,两个三角形共有同一条底边,即坐骨结节间径。前三角形的顶端为耻骨联合下缘,两侧为左右耻骨降支;后三角形的顶端为骶尾关节,两侧为左右骶结节韧带。有 4 条径线(图 4-5)。

（1）出口前后径:为耻骨联合下缘至骶尾关节间的距离,正常值平均为 11.5cm。

（2）出口横径:即坐骨结节间径,为两坐骨结节末端内缘间的距离,正常值平均为 9cm,是胎先露通过骨盆出口的重要径线,其长短与分娩有密切关系。

（3）出口前矢状径:为耻骨联合下缘中点至坐骨结节间径中点的距离,正常值平均为 6cm。

（4）出口后矢状径:为骶尾关节至坐骨结节间径中点间的距离,正常值平均为 8.5cm。若出口横径稍短,出口后矢状径足够长,两者之和>15cm,正常胎头可通过后三角区经阴道娩出。

4. 骨盆轴　连接骨盆各平面中点的假想曲线,称为骨盆轴。因分娩时胎儿沿此轴完成分娩机制的一连串动作而娩出,故又称为产轴。此轴上段向下向后,中段向下,下段向下向前(图 4-6)。

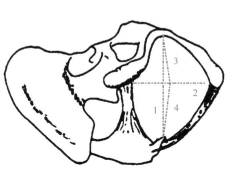

图 4-5　骨盆出口平面各径线示意图

1. 出口前后径;2. 出口横径;3. 出口前矢状径;4. 出口后矢状径

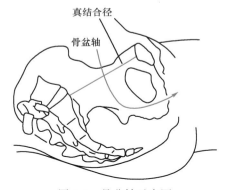

图 4-6　骨盆轴示意图

5. 骨盆倾斜度　指妇女站立时,骨盆入口平面与地平面所形成的角度,一般为 60°。若骨盆倾斜度过大,将影响胎头衔接和娩出。

考点:骨盆各平面的径线

（二）软产道

软产道是由子宫下段、子宫颈、阴道及骨盆底软组织所构成的弯曲管道。

1. 子宫下段的形成　子宫下段是由子宫峡部逐渐伸展而成。非孕时子宫峡部长约 1cm,于妊娠 12 周后,子宫峡部扩展成为宫腔的一部分,至妊娠末期被逐渐拉长形成子宫下段。临产后,规律宫缩使子宫下段进一步拉长达 7~10cm,成为软产道的一部分。由于宫缩时子宫肌纤维的缩复作用,子宫上段(宫体部)的肌壁越来越厚,子宫下段肌壁被牵拉而变得越来越薄,因子宫上、下段的肌壁厚薄不同,在两者间的子宫内面形成一环状隆起,称生理缩复环(图 4-7)。正常情况下,在产妇腹壁看不到此环。

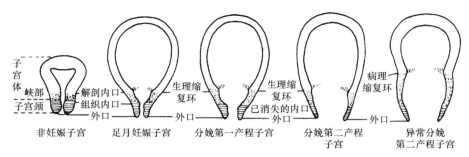

图 4-7　子宫下段形成及宫口扩张示意图

2. 子宫颈的变化

(1) 子宫颈管消失:临产前子宫颈管长 2~3cm,初产妇稍长于经产妇。临产后,规律宫缩牵拉子宫颈内口的肌纤维及周围韧带,同时宫腔内压力增大、胎先露部下降和前羊水囊呈楔状压迫子宫颈,使子宫颈内口的子宫肌纤维向上向外牵拉,子宫颈管形似漏斗状,随后子宫颈管逐渐变短,最后消失,形成软产道的一部分。初产妇常表现为子宫颈管先缩短消失,然后子宫颈口扩张;经产妇多为子宫颈管缩短消失与子宫颈口扩张同时进行。

(2) 宫口扩张:临产前,初产妇的子宫颈外口仅容一指尖,经产妇能容一指。临产后,宫口扩张主要是子宫收缩及肌纤维的缩复作用向上向外牵拉的结果。加之前羊水囊的形成可协助宫口扩张;破膜后,胎先露部直接压迫子宫颈,扩张宫口的作用更明显。随着产程进展,宫口进一步扩张,当宫口开全(开大 10cm)时,足月胎头才能娩出。

3. 骨盆底组织、阴道及会阴的变化　前羊水囊及胎先露部下降可将阴道上部撑开,破膜后胎先露下降直接压迫骨盆底组织,使软产道下段形成一个向前弯曲的长筒状,前壁短,后壁长,阴道黏膜皱襞被展平,使腔道变宽。肛提肌向下、向两侧扩展,肌纤维被拉长,使厚约 5cm 的会阴体变薄到仅 2~4mm,有利于胎儿娩出。妊娠期,阴道及骨盆底的结缔组织和肌纤维增生肥大,血管变粗,血运丰富,组织柔软。分娩时,变薄的会阴体虽可承受一定的压力,但如果接产者保护会阴不当,仍容易造成裂伤。

考点:软产道的组成

护考链接

以下哪项不属于软产道　A. 子宫体　B. 子宫颈　C. 子宫下段　D. 阴道　E. 会阴

　　点评:答案是 A。因为软产道是由子宫下段、子宫颈、阴道及骨盆底软组织所构成的弯曲管道,不包括子宫体。

三、胎　　儿

分娩能否顺利进行,除产力、产道外,还与胎儿大小、胎方位及胎儿有无畸形密切相关。

(一) 胎儿大小

胎头是胎体最大的部分,也是胎儿通过产道最困难的部分。胎儿过大或过熟时可因胎头径线过大或颅骨较硬不易变形,即使骨盆正常,也可因头盆相对不称而导致难产。

1. 胎头结构　胎头由 2 块额骨、2 块顶骨、2 块颞骨和 1 块枕骨构成。颅骨之间的缝隙称为颅缝,两顶骨之间的缝隙为矢状缝,顶骨与额骨间的缝隙为冠状缝,枕骨与顶骨间的缝隙为人字缝,颞骨与顶骨间的缝隙为颞缝,两额骨间的缝隙为额缝。颅缝交界处所形成的空隙称囟门,位于两额骨与两顶骨间的菱形空隙为前囟门,又称大囟门,位于枕骨与两顶骨间的三角形空隙为后囟门,又称小囟门(图4-8)。颅缝和囟门均有软组织覆盖,使颅骨有一定的活动余地,胎头有一定的可塑性。分娩时因产道阻力的作用,胎头颅骨可轻度重叠,使胎儿头颅变形、体积缩小,有利于胎头娩出。临床上,可根据矢状缝和大、小囟门与母体骨盆的位置关系来判断胎方位。

2. 胎头径线　如图4-8所示。

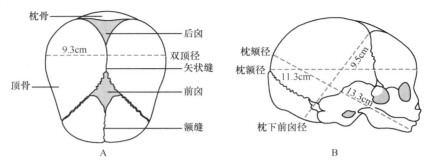

图4-8　胎头颅骨组成及径线示意图

（1）双顶径:为两侧顶骨隆突间的距离,是胎头的最大横径,妊娠足月时平均约9.3cm。临床上,常通过B型超声检测此径线值来估计胎儿大小。

（2）枕额径:为鼻根上方至枕骨隆突间的距离,妊娠足月时平均约11.3cm。分娩时,胎头以此径线衔接。

（3）枕下前囟径(小斜径):为前囟中央至枕骨隆突下方之间的距离,妊娠足月时平均约9.5cm。在分娩过程中,胎头俯屈后以此径线通过产道娩出。

（4）枕颏径(大斜径):为颏骨下方中央至后囟顶部间的距离,妊娠足月时平均约13.3cm。此为胎头最大的前后径。

考点:足月胎头的结构及各径线值

◼◼◼ **护考链接** ▸

临床上常用来判断胎儿大小的胎头径线是　A. 枕额径　B. 枕颏径　C. 枕下前囟径　D. 双顶径　E. 头臀径

点评:答案是D。因为临床上常通过B型超声检查检测胎头双顶径值来判断胎儿大小。

（二）胎方位

胎产式、胎先露、胎方位都与分娩能否顺利进展有密切关系。头先露时,由于分娩过程中颅骨可轻度重叠,使胎头变形、周径变小,有利于胎头娩出,作为胎体最大部分的胎头娩出后,胎肩和胎臀娩出相对容易;臀先露时,较胎头小而软的胎臀先娩出,产道扩张不充分,胎头娩出时头颅无变形机会,使胎头娩出困难;肩先露时,胎体纵轴与骨盆轴垂直,妊娠足月的活胎不能通过产道,故可对母儿造成极大危害。

（三）胎儿畸形

胎儿先天畸形,如脑积水、连体儿、巨腹征等,由于胎头或胎体过大,使胎儿无法顺利通过产道,常发生分娩困难。

四、精神心理因素

虽然分娩是一个自然的生理过程,但许多产妇尤其是初产妇因缺乏分娩的相关知识或接受了关于分娩的一些负面信息,而对分娩产生害怕和恐惧心理,加之陌生的环境、宫缩痛、产妇担心难产、害怕手术产、担心胎儿性别不理想或胎儿畸形及自身的安危等因素,使产妇产生紧张、焦虑和恐惧心理,表现为不吃、不喝、不睡觉、大声喊叫、不听医护人员解释。这些负面情绪不仅使产妇机体发生一系列变化,出现心率加快、呼吸急促、肺内气体交换不足,引起水、电解质紊乱和酸中毒,产妇体力消耗过度,最终导致宫缩乏力、宫口扩张缓慢、胎先露下降受阻和产程延长,影响产程进展,而出现难产的可能;同时引起机体神经内分泌发生变化,交感神经兴奋,儿茶酚胺释放,血压升高,导致胎儿缺血、缺氧甚至胎儿窘迫的发生。

因此,在分娩过程中,产妇的精神心理因素可能影响产程进展和导致胎儿窘迫,造成难产。产科工作者应耐心讲解分娩的相关知识,帮助产妇树立自然分娩的信心,安慰产妇,鼓励产妇进食,保持体力,教会产妇掌握必要的呼吸技术和躯体放松技术。产妇分娩时允许丈夫、家人或导乐师陪伴分娩,消除产妇的焦虑和恐惧心态,使产妇以平稳的心态、良好的体力应对分娩,顺利度过分娩过程。

第2节　分娩机制

分娩机制是指胎儿先露部通过产道时,为适应骨盆各平面的形态及大小,被动地进行一系列适应性转动,以其最小径线通过产道的过程。临床上枕先露占95.55%～97.55%,其中枕左前位最多见,因此以枕左前位为例分析分娩机制,其过程包括:衔接、下降、俯屈、内旋转、仰伸、复位及外旋转、胎肩及胎儿娩出等一系列连贯动作。

一、衔　　接

胎头双顶径进入骨盆入口平面,胎头颅骨最低点接近或达到坐骨棘水平,称为衔接或入盆。正常情况下胎头呈半俯屈状态,以枕额径(11.3cm)衔接进入骨盆入口平面,因枕额径大于骨盆入口平面前后径(11cm),故胎头矢状缝位于骨盆入口平面右斜径(12.75cm)上,胎头枕骨位于母体骨盆左前方(图4-9)。初产妇大多在预产期前1～2周内胎头衔接,若初产妇已临产而胎头仍未衔接,应警惕头盆不称。经产妇多在临产后胎头衔接。

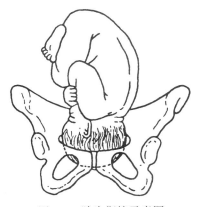

图4-9　胎头衔接示意图

二、下　　降

胎头沿骨盆轴前进的动作称为下降。下降动作贯穿于分娩全过程,与其他动作相伴随。下降动作呈间歇性,宫缩时胎头下降,间歇时胎头稍回缩。胎头下降是胎儿娩出的首要条件,临床上将观察胎头下降程度作为判断产程进展的重要标志。因初产妇宫口扩张较慢和阴道、盆底软组织阻力较大,胎头下降速度较经产妇慢。

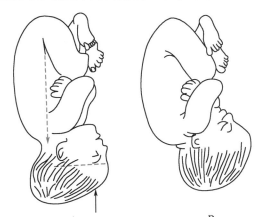

A　　　　　　　　　　　B
图4-10　胎头俯屈示意图

三、俯　　屈

胎头以枕额径沿产轴下降,当胎头枕部遇到肛提肌阻力,处于半俯屈状态的胎头借杠杆作用进一步俯屈,使下颏部贴近胸部,胎头由衔接时较长的枕额径(11.3cm)变为最小的枕下前囟径(9.5cm)(图4-10),胎头以最小径线适应骨盆腔大小,有利于胎头顺利通过产道。

四、内　旋　转

为适应中骨盆与骨盆出口平面前后径大于横径的特点,在胎头下降过程中其枕部围绕骨盆轴向母体前方旋转45°,使矢状缝与中骨盆及出口前后径相一致的动作称为内旋转。枕先露时,胎头枕部位于骨盆腔最

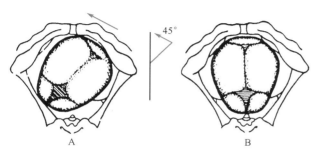

图 4-11　胎头内旋转示意图

低点,胎头枕部到达骨盆底时,首先遇到肛提肌阻力,肛提肌反射性收缩将胎头枕部推向阻力小、部位宽的前方,枕左前位的胎头逆时针旋转 45°(即枕部向前向中线转 45°),小囟门转至耻骨弓正下方(图 4-11),但胎肩不旋转。内旋转动作一般在第一产程末完成。

五、仰　伸

俯屈的胎头完成内旋转后,继续下降达阴道外口时,宫缩和腹压使胎头下降,而肛提肌收缩力又将胎头向前推进,两者合力使胎头沿骨盆轴下段向下向前旋转,当胎头枕骨下部达耻骨联合下缘时,以耻骨弓为支点逐渐仰伸,胎头的顶、额、鼻、口、颏相继从会阴前缘娩出。此时,胎儿双肩径沿左斜径进入骨盆入口平面(图 4-12)。

六、复位及外旋转

胎头娩出时,胎儿双肩径沿骨盆入口左斜径下降。胎头娩出后,胎头枕部顺时针向左旋转 45°(即枕部由前中线向骨盆左前方转 45°),以恢复胎头与胎肩的正常关系,称为复位。胎肩在盆腔内继续下降,此时在骨盆内的胎儿前(右)肩向前向中线(顺时针)旋转 45°,使双肩径与骨盆出口前后径相一致,胎头枕部在外继续向左转 45°,以保持胎头与胎肩的垂直关系,称外旋转(图 4-13)。

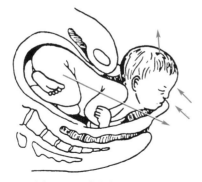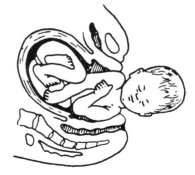

图 4-12　胎头仰伸示意图　　　　　图 4-13　胎头外旋转示意图

七、胎肩及胎儿娩出

胎头完成外旋转后,胎儿前(右)肩从耻骨弓下娩出,胎体侧弯,后(左)肩从会阴前缘娩出,随即胎体及胎儿下肢取侧位娩出(图 4-14)。此时,分娩全过程完成。

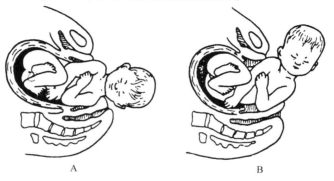

图 4-14　胎肩娩出示意图

A. 前肩娩出;B. 后肩娩出

第 3 节　临产的诊断及产程分期

情境案例 4-1

孕妇小王,25 岁,孕 1 产 0,妊娠 37^{+5} 周来医院检查。孕妇自述:前一天晚上 10 点钟左右出现下腹部阵发性胀痛,自觉腹部有紧缩感,10~20 分钟一次,每次胀痛时间长短不一,为 8~15 秒,躺在床上休息 1 小时余,下腹胀痛消失。因担心快要分娩而来医院检查,咨询是否需住院待产。产前检查:血压 110/70mmHg,枕左前位,胎心 142 次/分,无规律宫缩,骨盆外测量无异常。经询问孕妇未出现阴道流血、流水现象。

一、先 兆 临 产

分娩发动之前,孕妇常出现一些预示不久即将临产的症状,称先兆临产。

(一) 假临产

临产前 1~2 周,孕妇常有不规律宫缩,称为假临产。假临产具有以下特点:①宫缩时仅有下腹部胀痛,休息后消失,子宫颈管不消失,宫口不扩张;②宫缩持续时间<30 秒,间歇时间长,且不规律,宫缩强度不逐渐增加;③常在夜间出现,次日清晨消失;④若给予镇静药物,宫缩可被抑制。

(二) 子宫底下降

初产妇在临产前因胎先露部进入骨盆入口、子宫底下降,孕妇自觉上腹部有轻松感,食欲增强,食量增多,呼吸较前舒适。同时下降的胎先露压迫膀胱,常出现尿频。

(三) 见红

见红是分娩即将开始比较可靠的征象。分娩发动前 24~48 小时内,因子宫颈内口附近的胎膜与该处的子宫壁分离,毛细血管破裂,可有少量出血与子宫颈管内黏液栓混合呈淡红色并经阴道排出,称为"见红",一般少于平时月经量。若阴道流血超过平时月经量,应考虑为妊娠晚期出血的可能。

二、临产的诊断

临产开始的重要标志是规律且逐渐增强的子宫收缩,持续 30 秒或 30 秒以上,间歇 5~6 分钟,伴有进行性子宫颈管消失、宫口扩张和胎先露部下降。

考点:临产的诊断

情境案例 4-1 问题分析 1

该孕妇下腹胀痛是临产吗?

该产妇夜间出现的下腹部阵发性胀痛持续时间短(8~15 秒),间歇时间长(10~20 分钟一次),宫缩不规律,强度也无逐渐增强,休息后消失,属于假临产。临产时的宫缩是规律且逐渐增强的,持续 30 秒或 30 秒以上,间歇 5~6 分钟。

护考链接

下列哪项不是临产的表现　A. 规律宫缩　B. 子宫颈管展平　C. 胎先露下降　D. 子宫颈口扩张　E. 见红

点评:答案是 E。因为临产开始的重要标志是规律且逐渐增强的子宫收缩,伴有进行性子宫颈管消失、宫口扩张和胎先露下降,见红是分娩即将开始比较可靠的征象。

三、产 程 分 期

总产程即分娩全过程,是指从规律宫缩开始至胎儿、胎盘全部娩出为止。临床上将总产程划分为三个产程。

1. 第一产程(子宫颈扩张期)　从规律宫缩(临产)开始至宫口开全(10cm)为止。初产妇子宫颈较紧,扩张慢,需 11~12 小时;经产妇子宫颈较松,扩张快,需 6~8 小时。

2. 第二产程(胎儿娩出期) 从宫口开全至胎儿娩出为止。初产妇需 1~2 小时,不应超过 2 小时;经产妇仅数分钟即可完成,也有长达 1 小时者,不应超过 1 小时。

3. 第三产程(胎盘娩出期) 从胎儿娩出至胎盘胎膜娩出为止。一般需 5~15 分钟,最长不超过 30 分钟。

考点:分娩时各产程时期的临床分期

情境案例 4-1 问题分析 2

护士应告知孕妇出现哪些情况需住院待产?

护士应告知孕妇出现见红、胎膜破裂和 5~6 分钟一次逐渐增强的规律性子宫收缩时来医院住院待产。因为见红是分娩即将开始比较可靠的征象。足月胎膜早破也是即将临产的征兆。逐渐增强的规律性子宫收缩是临产的重要标志,说明分娩开始且已进入第一产程。

第 4 节　分娩期产妇的护理

情境案例 4-2

王某,28 岁,初产妇,妊娠 38^{+4} 周。产妇自述:凌晨 3 点钟开始出现 5~6 分钟一次腹痛,无阴道流血、流水现象,9 点钟门诊医生以"妊娠 38^{+4} 周临产"收入院。检查:血压 120/80mmHg,枕左前位,胎心 146 次/分,估计胎儿体重约 3200g,宫缩持续 45 秒,间歇 3~4 分钟。骨盆测量:髂棘间径 24cm,髂嵴间径 26cm,骶耻外径 19cm,坐骨结节间径 9cm,耻骨弓角度 90°。阴道检查:宫口开大 2cm,S^{-2},未破膜。家属和产妇多次问医生能顺产吗?剖腹产有危险吗?

一、第一产程的临床经过及护理

(一)临床经过

1. 规律宫缩　分娩开始时宫缩持续时间较短,约 30 秒,间歇时间较长,为 5~6 分钟,宫缩强度较弱。随着产程进展,宫缩强度不断增强,持续时间逐渐延长至 50~60 秒,间歇时间逐渐缩短至 2~3 分钟。宫口近开全时,宫缩持续时间可达 1 分钟或更长,间歇时间仅为 1~2 分钟。

2. 宫口扩张　随着子宫收缩增强,子宫颈管逐渐缩短直至消失,宫口逐渐扩张。通过肛门检查或阴道检查可确定宫口扩张程度。当宫口开全时,子宫颈边缘消失,子宫下段及阴道形成宽阔的筒腔,便于胎儿通过。初产妇宫口扩张分为潜伏期和活跃期两个阶段。

潜伏期:是从规律宫缩开始至子宫颈口开大 3cm,此期间扩张速度较慢,平均 2~3 小时扩张 1cm,约需 8 小时,最大时限为 16 小时。

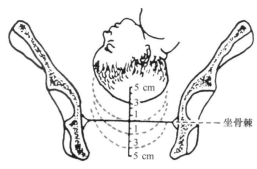

图 4-15　胎头下降示意图

活跃期:是指宫口扩张 3cm 至宫口扩张 10cm(开全),此期间扩张速度加快,约需 4 小时,最大时限 8 小时。目前国际上趋向于将宫口扩张 4cm 作为活跃期的开始,且不主张在宫口扩张 6cm 前采取过多的干预措施。

3. 胎头下降　临床上以坐骨棘平面作为判断胎头下降程度的标志。通过肛门检查或阴道检查可明确胎头颅骨最低点与坐骨棘平面的位置关系,判断胎头下降程度。胎头颅骨最低点平坐骨棘平面时,以"0"表示;在坐骨棘平面上 1cm 时,以"−1"表示;在坐骨棘平面下 1cm 时,以"+1"表示(图 4-15),依此类推。潜伏期胎头下降不明显,活跃期下降加快,平均每小时下降 0.86cm,胎头下降程度可作为评估分娩是否顺利的重要指标。

护考链接

临床上以哪项作为判断胎头下降程度的标志 A. 骶骨岬   B. 坐骨棘   C. 骶尾关节   D. 坐骨结节
E. 尾骨

点评:答案是 B。因为临床上通过阴道检查或肛查可明确胎头颅骨最低点与坐骨棘平面的位置关系来判断胎头下降程度,故判断胎头下降程度以坐骨棘平面为标志。

4. 胎膜破裂 简称破膜。胎儿先露部衔接后,将羊水阻断为前后两部分,在胎先露部前面的羊水为前羊水,量约 100ml。随着宫缩增强,当前羊膜腔内压力增加到一定程度时,胎膜自然破裂。正常破膜多发生在宫口近开全时。

考点:第一产程的临床经过

(二) 护理评估

1. 健康史 查阅产前检查记录,了解产妇的一般情况,如年龄、身高、体重、营养状况、孕产次、月经婚育史,核实预产期;了解既往有无不良孕、产史及原因;询问本次妊娠有无阴道流血,是否存在高危妊娠因素;了解规律性宫缩开始的时间、有无阴道流水等。

2. 身心状况

(1) 身体状况:观察产妇的生命体征,检查心肺有无异常,皮肤有无水肿;记录宫缩(持续时间、间歇时间及强度)、宫口扩张、胎先露下降、破膜时间及羊水性状;了解胎产式、胎先露、胎方位及胎心率情况;初产妇及有难产史的经产妇需再次行骨盆测量;评估产妇宫缩痛程度及产妇的耐受性。

(2) 心理-社会状况:入院后,产妇面临陌生的住院环境、分娩阵痛、其他产妇的影响和医护人员的服务态度与服务质量会产生紧张、无助的心理。同时,因为担心分娩能否顺利、害怕手术产、新生儿的健康状况及性别与期盼不相符、家庭经济状况等因素,使产妇产生焦虑、紧张情绪。护理人员应注意评估产妇的休息、饮食、精神和体力状况,评估产妇及家属对分娩过程的认知、分娩信心及应对方式,能否听从护理人员的解释与指导,配合护理过程。

(3) 辅助检查:用胎儿电子监护仪了解胎心率的变化与宫缩及胎动的关系,可了解胎儿宫内情况。

(三) 护理诊断及医护合作性问题

1. 疼痛 与规律宫缩和子宫颈扩张引起腹部疼痛有关。

2. 焦虑 与产妇缺乏分娩知识、担心分娩能否顺利和胎儿健康状况有关。

3. 舒适改变 与子宫收缩、膀胱充盈、胎膜破裂、环境嘈杂有关。

4. 潜在并发症 产力异常、胎儿窘迫。

情境案例 4-2 问题分析 1

该产妇目前存在的主要护理问题是什么?

该产妇目前存在的主要护理问题是焦虑。因为产妇生命体征平稳,宫缩、胎方位、胎心率及骨盆外测量均无异常,产妇和家属担心分娩能否顺利,且害怕剖宫产而反复向医生咨询。

(四) 护理目标

1. 产妇对疼痛的耐受力增强,疼痛减轻。

2. 产妇情绪稳定,能描述正常分娩过程并配合分娩期护理。

3. 产妇舒适度增加,能主动配合医护人员,顺利分娩。

4. 产力异常、胎儿窘迫被及时发现和处理。

（五）护理措施

1. 心理护理　提供温馨的住院分娩环境,有条件者可提供家庭式产房,给产妇以精神支持;加强与产妇的沟通,建立良好的护患关系,护理人员应守在产妇身边,及时提供分娩过程中的信息,向产妇及家属耐心讲解分娩的生理过程,帮助产妇树立自然分娩的信心,使产妇在分娩过程中密切配合,分娩得以顺利完成。

2. 减轻疼痛,促进舒适　保持待产室内舒适、安静,减少不良刺激。指导产妇学会减轻产痛的方法,如宫缩时深呼吸或用双手轻揉下腹部,腰骶部胀痛者可用拳头按压腰骶部,宫缩间歇期指导产妇学会放松,听音乐或聊天,采取自由体位等方法使疼痛感减轻。

3. 一般护理

（1）监测血压:宫缩时血压上升 5~10mmHg,间歇期恢复。产程中应隔 4~6 小时测血压 1 次,发现血压升高应增加检查次数,并配合医生进行处理。

（2）清洁卫生:协助产妇沐浴、更衣、剪指甲。

（3）活动与休息:指导产妇在宫缩间歇期取左侧卧位休息,以改善胎盘血液循环,防止胎儿窒迫。临产后胎膜未破,宫缩不强者,可在病室内走动,以加速产程进展。

（4）饮食:鼓励产妇少量多餐进食高热量、易消化食物,注意补充足够的水分,不能进食者可通过静脉补液以维持水、电解质平衡。

（5）排尿与排便:鼓励产妇 2~4 小时排尿 1 次,并及时排便,以避免膀胱和直肠充盈影响宫缩及胎头下降。不能自行排尿者,予导尿排空膀胱。初产妇宫口扩张<4cm、经产妇<2cm 可行温肥皂水灌肠,以排空直肠,刺激宫缩加速产程进展,同时灌肠还可清洁肠道,避免产时污染。但存在以下情况的产妇禁忌灌肠:胎膜早破、胎头未衔接、胎方位异常、阴道流血、瘢痕子宫、宫缩较强估计 1 小时内可能分娩者、严重心脏病患者等。

4. 观察产程进展,防治并发症

（1）观察宫缩情况:产程中应密切观察并记录宫缩的持续时间、间歇时间及强度。最简单的方法是助产人员将手掌放在产妇腹壁上,宫缩时宫体部隆起变硬,间歇期松弛变软。也可用胎儿监护仪描记宫缩曲线,可观察到每次宫缩的持续时间、宫缩强度及频率,是反映宫缩的客观指标。

（2）监测胎心:正常情况下宫缩时,胎心率可加快或减慢;宫缩间歇期,胎心率恢复。若宫缩间歇期胎心率不能恢复正常,提示胎儿缺氧。监测胎心率的方法有两种:①听诊胎心音。在宫缩间歇期听诊,潜伏期每隔 1~2 小时听胎心 1 次,活跃期每 15~30 分钟听胎心 1 次,每次听诊 1 分钟。②胎儿电子监护仪监测胎心音。多用外监护描记胎心曲线,观察胎心率变异与宫缩、胎动的关系,能较客观地判断胎儿在宫内的状态。一般每 15 分钟对胎心监护曲线评估 1 次,宫缩强时每隔 5 分钟评估 1 次。

考点 第一产程听诊胎心音的时间

（3）观察宫口扩张及胎头下降情况:通过肛门或阴道检查了解宫口扩张及胎头下降情况,并将检查结果绘制成产程图(图 4-16),可用于观察产程进展情况,并能指导产程的处理。

（4）胎膜破裂的护理:一旦胎膜破裂,前羊水流出,应立即听胎心并记录破膜时间,观察羊水的颜色、性状、流出量及有无宫缩。若胎头未衔接发生破膜,应指导产妇取臀高侧卧位休息,以防止脐带脱垂。破膜超过 12 小时尚未分娩者,给予抗生素预防感染。

考点 胎膜破裂的护理措施

（5）肛门检查和阴道检查:①肛门检查能了解子宫颈软硬度、子宫颈厚薄、宫口扩张程度、是否破膜、骨盆腔大小,确定胎方位及胎头下降程度。潜伏期 2~4 小时检查 1 次,活跃期 1~2 小时检查 1 次,整个产程中检查次数不应超过 10 次。②阴道检查能直接扪清子宫颈管是否消退、宫口扩张程度、是否破膜、胎先露及下降程度,并进一步了解骨盆腔情况。若先露部为头,还能根据矢状缝及囟门确定胎方位。因阴道检查可减少手指进出肛门的次数而降低感染概率,故有取代肛门检查的趋势,但必

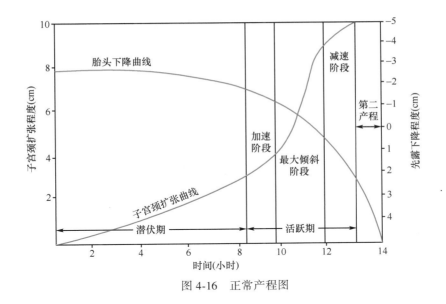

图 4-16　正常产程图

须在严格消毒后进行。

5. 健康指导　指导产妇保持轻松愉快的心情,树立自然分娩的信心,积极配合医护人员的处理与护理,做好迎接新生命的准备。

（六）护理评价

1. 产妇疼痛是否减轻,是否掌握了应对疼痛的措施。
2. 产妇能否描述正常分娩过程并主动配合分娩期护理。
3. 产妇舒适度是否得到增加,并积极参与配合分娩的处理和护理。
4. 产力异常和胎儿窘迫是否发生,是否得到及时处理。

二、第二产程的临床经过及护理

（一）临床经过

1. 宫缩频且强　宫口开全后,宫缩频率和强度进一步增强,持续时间可达1分钟或更长,间歇时间1~2分钟。此时胎膜多已破裂,若仍未破膜应行人工破膜,以加速产程进展。

2. 排便感　当胎头降至骨盆出口,压迫骨盆底组织和直肠,反射性引起排便感,产妇不自主向下屏气用力,促使胎儿下降直至娩出。此时会阴体逐渐膨隆、变薄,肛门括约肌松弛。

3. 胎头拨露与着冠　进入第二产程后,宫缩时胎头露出于阴道口,宫缩间歇期胎头又缩回阴道内,称为胎头拨露;经几次胎头拨露后,胎头露出部分不断增大,双顶径越过骨盆出口,宫缩间歇时胎头不再回缩,称为胎头着冠(图4-17)。

4. 胎儿娩出　胎头着冠后会阴极度扩张,产程继续进展,当胎头枕骨露出于耻骨弓下时,胎头以耻骨弓为支点完成仰伸动作,胎儿额、鼻、口、颏部相继娩出。随后胎头复位及外旋转,胎儿前肩、后肩、胎体相继娩出,后羊水涌出,宫底平脐。经产妇的第二产程短,有时仅需几分钟即可完成。

（二）护理评估

1. 健康史　了解第一产程的临床经过及处理,了解产妇的生

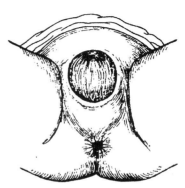

图 4-17　胎头着冠示意图

命体征、产程进展及胎儿宫内情况。

2. 身心状况

（1）身体状况：了解宫口开全及破膜时间；观察胎心率及基线变化、羊水的性状与颜色，了解胎儿宫内情况；观察宫缩持续时间、间歇时间和强度，胎头拨露与着冠情况；询问产妇有无排便感及不自主向下屏气用力，观察宫缩及屏气用力时产妇有无会阴体膨隆变薄、肛门括约肌是否松弛；评估会阴条件，结合胎儿大小判断是否需要行会阴切开术；评估产妇是否掌握了正确使用腹压的方法。

（2）心理-社会状况：进入第二产程，因剧烈腹痛及体力过度消耗，加之急于结束分娩，产妇常感到无助和恐惧，家属也因此表现出焦虑和紧张心理。护理人员应注意评估产妇对自然分娩是否有信心及目前的心理状态。

（3）辅助检查：用胎儿电子监护仪监测胎心率，发现异常及时处理。

（三）护理诊断及医护合作性问题

1. 疼痛　与宫缩和会阴伤口有关。

2. 焦虑　与担心分娩能否顺利和胎儿健康状况有关。

3. 知识缺乏　与产妇缺乏正常分娩知识和正确使用腹压的技巧有关。

4. 有受伤的危险　与可能造成的软产道裂伤、胎儿窘迫、新生儿窒息或产伤有关。

（四）护理目标

1. 产妇情绪稳定，有信心配合助产人员完成正常分娩。

2. 产妇能忍受宫缩痛，配合助产人员正确使用腹压。

3. 产妇能正确使用腹压，配合助产人员。

4. 胎儿窘迫被及时发现和处理，未发生新生儿窒息和产伤。会阴无裂伤或切口无进一步撕裂损伤。

（五）护理措施

1. 心理护理　进入第二产程，助产人员应陪伴在产妇身边，及时提供产程进展信息，给产妇以精神和心理支持，缓解其紧张和恐惧心理。

2. 指导产妇正确使用腹压　正确使用腹压能加速产程进展，缩短第二产程。助产人员应指导产妇两手紧握产床把手，双足蹬在产床上，宫缩时，深吸气后屏住，然后如排便样向下屏气用力增加腹压；宫缩间歇期，呼气并放松全身肌肉，安静休息。如此反复屏气用力，以加速产程进展。

3. 观察产程进展　第二产程宫缩强而频，应注意观察宫缩的强度和频率以及拨露时胎先露的下降情况；若胎膜尚未破裂，应于宫缩间歇期行人工破膜术，以免影响胎先露下降；同时应勤听胎心，于宫缩间歇期每 5～10 分钟听诊 1 次，有条件者用胎儿监护仪监测胎心音及宫缩，注意胎心率及基线变异与宫缩的关系，以便及早发现胎儿有无急性缺氧。若发现第二产程延长、胎心率减慢或基线变异异常，应尽快采取措施结束分娩。

考点：第二产程听胎心音的时间

4. 做好接生准备　初产妇宫口开全、经产妇宫口扩张 4cm，应将产妇转入分娩室，做好接产准备工作。

（1）产妇准备：做好外阴冲洗、消毒工作。让产妇仰卧在产床上，双腿屈曲分开，露出外阴部，臀下垫防水臀垫及清洁便盆，用消毒纱布球蘸肥皂水擦洗外阴部，顺序：大阴唇→小阴唇→阴阜→两大腿内侧上 1/3→会阴→肛门周围（图 4-18）。然后用消毒干纱布球堵住阴道口，防止冲洗液流入阴道，用温开水将肥皂水冲洗干净，冲洗顺序：上→下，内→外→内。以消毒干纱布球拭干后，再用 0.5% 碘伏（聚维酮碘）消毒外阴，消毒顺序和方法同外阴冲洗，取下阴道口纱布球、臀下防水臀垫及便盆，铺无菌巾于臀下。

考点：产时会阴冲洗、消毒的方法

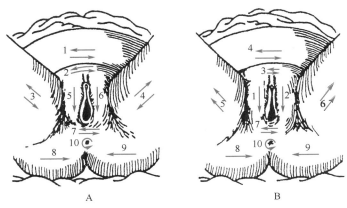

图 4-18　消毒的顺序示意图

A. 外阴冲洗顺序；B. 外阴消毒顺序

（2）接产者准备：接产者按无菌操作要求常规洗手、穿手术衣、戴无菌手套。准备好接产所需物品与器械，打开产包，铺好消毒巾，准备接产。

5. 接生

（1）评估会阴条件，必要时行会阴切开术。会阴切开指征：胎儿过大、会阴过紧或瘢痕，估计分娩时会阴撕裂不可避免或母儿有病理情况需尽快结束分娩时，应行会阴切开术。

（2）接产步骤：接产者站在产妇右侧，当胎头拨露使阴唇后联合紧张时开始保护会阴。方法：在会阴部铺盖消毒巾，接产者右手肘部支在产床上，大拇指与其余四指分开，用手掌大鱼际肌在宫缩时向上向内托压会阴部，左手轻轻下压胎头枕部，协助胎头俯屈，使胎头缓慢下降。宫缩间歇时，保护会阴的右手可稍放松，但不能离开会阴部，以免压迫过久引起会阴水肿。经过几次拨露后胎头着冠，胎头枕部在耻骨弓下露出，此时接产者右手用力保护会阴，左手协助胎头仰伸，嘱产妇宫缩时张口哈气消除腹压，宫缩间歇时稍向下屏气用力，使胎头以最小径线（枕下前囟径）在宫缩间歇时缓慢通过阴道口娩出，以免造成会阴裂伤。胎头娩出后，右手继续保护会阴，左手自鼻根向下颏轻轻挤压，挤出口、鼻腔内的黏液和羊水，然后协助胎头复位及外旋转，使胎儿双肩径与骨盆出口前后径相一致。然后左手下压胎儿颈部，使前肩自耻骨弓下娩出，再托胎颈向上使后肩从会阴前缘缓慢娩出。双肩娩出后，方可松开保护会阴的右手，然后双手协助胎体及下肢相继以侧位娩出（图 4-19）。在胎头娩出时发现脐带绕颈，若绕颈一周且较松时，可用手将脐带顺胎肩上推或从胎头滑下；若绕颈两周以上或绕颈过紧，可用两把止血钳夹住其中一段脐带并从中间剪断，先松解脐带后再协助胎儿娩出，注意应避免伤及胎儿颈部。胎儿娩出后立即将聚血器置于阴道口收集阴道流血量，记录胎儿娩出时间及出血量。

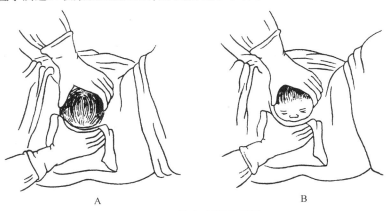

图 4-19　接产步骤示意图

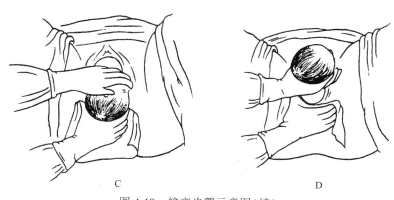

C   D

图 4-19　接产步骤示意图(续)

A. 保护会阴协助胎头俯屈;B. 协助胎头仰伸;C. 助前肩娩出;D. 助后肩娩出

考点:接产的步骤

护考链接

第二产程何时开始保护会阴　A. 宫口开全　B. 胎头拨露　C. 胎头着冠　D. 胎头仰伸　E. 胎肩娩出

点评:答案是 B。因为第二产程胎头拨露使会阴后联合紧张时开始保护会阴。

6. 健康指导　指导产妇积极与医护人员配合,及时补充营养和水分,防止体力衰竭及电解质紊乱,以保证母儿安全。

(六)护理评价

1. 产妇情绪是否稳定,是否能主动配合分娩过程。
2. 产妇能否正确运用腹压。
3. 新生儿有无产伤,产妇会阴有无裂伤或原会阴切口有无进一步撕裂。

三、第三产程的临床经过及护理

情境案例 4-2(续)

　　护士向家属和产妇解释分娩的生理过程,告知暂未发现难产因素,产妇和家属情绪稳定,能配合治疗护理措施。于 14:10 宫口开全,15:30 行会阴侧切术娩出一男婴,重 3270g,Apgar 评分 9 分,15:45 胎盘娩出,检查胎盘胎膜完整,软产道Ⅰ度裂伤,缝合会阴伤口。护士协助母婴皮肤接触及新生儿第一次吸吮乳头,产妇留产房观察 2 小时无异常,送回母婴同室病区。

(一)临床经过

1. 子宫收缩　胎儿娩出后,宫底降至平脐,产妇感到轻松,宫缩暂时停止,几分钟后重新出现。

2. 胎盘剥离与娩出　胎儿娩出后,宫腔容积突然明显缩小,胎盘不能相应缩小而与子宫壁发生错位剥离,剥离面出血形成胎盘后血肿,随血肿继续增大和子宫收缩,胎盘剥离面不断扩大,直至胎盘完全从子宫壁剥离而娩出。

(1)胎盘剥离征象:①宫体变硬呈球形,因剥离的胎盘下降,子宫下段被扩张,宫体呈狭长形被推向上,宫底升高达脐上(图 4-20);②阴道口外露的一段脐带自行下降延长;③阴道少量流血;④接产者用手掌尺侧缘在产妇耻骨联合上方轻压子宫下段时,宫体上升而外露的脐带不回缩。

考点:胎盘剥离的征象

(2)胎盘剥离及娩出方式:①胎儿面先娩出,胎盘从中央开始剥离,形成胎盘后血肿,然后边缘剥离,其特点是胎盘的胎儿面先娩出,随后有少量阴道流血,临床上多见;②母体面先娩出,胎盘从边缘开始剥离,然后中央剥离,血液沿胎盘剥离面流出,而后中心剥离,其特点是先有较多量阴道流血,后

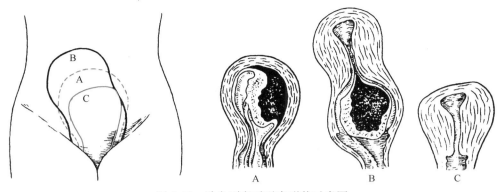

图 4-20　胎盘剥离时子宫形状示意图
A. 胎盘开始剥离；B. 胎盘降至子宫下段；C. 胎盘完全娩出

见胎盘母体面排出，临床上少见。

（二）护理评估

1. 健康史　了解第一、二产程的临床经过及护理。

2. 身心状况

（1）身体状况：①产妇。询问产妇有无不适，观察产妇神志、呼吸、心率、血压；判断胎盘是否完全从子宫壁剥离，胎盘娩出后检查胎盘胎膜是否完整，有无胎膜及胎盘小叶或副胎盘残留；观察宫缩及阴道流血情况；检查软产道有无裂伤。②新生儿。新生儿娩出后 1 分钟内，以心率、呼吸、肌张力、喉反射及皮肤颜色五项为依据进行 Apgar（阿普加）评分，判断新生儿有无窒息及窒息程度。具体评分标准见表 4-1。

表 4-1　新生儿 Apgar 评分标准

体征	0 分	1 分	2 分
每分钟心率	0	<100 次	≥100 次
呼吸	0	浅慢，不规则	规则，哭声响亮
肌张力	瘫软	四肢稍屈曲	四肢屈曲，活动好
喉反射	无反应	有皱眉动作	恶心、咳嗽、啼哭
皮肤颜色	青紫、苍白	躯干红，四肢青紫	全身红润

考点：新生儿 Apgar 评分标准内容

护考链接

新生儿 Apgar 评分标准不包括以下哪项　A. 新生儿呼吸　B. 肌张力　C. 喉反射　D. 皮肤颜色　E. 胎心率

点评：答案是 E。因为新生儿 Apgar 评分以出生后 1 分钟的心率、呼吸、肌张力、喉反射五项为标准。

（2）心理-社会状况：评估产妇对新生儿性别、健康、外貌等是否满意，是否进入母亲角色，家庭成员（尤其是产妇丈夫）对分娩结果的反应。

（3）辅助检查：根据产妇及新生儿状况进行必要的检查。

（三）护理诊断及医护合作性问题

1. 疲乏　与分娩过程中体力消耗有关。

2. 有母儿依恋关系改变的危险　与产后疲乏、会阴伤口疼痛、新生儿性别与期盼不相符有关。

3. 潜在并发症　新生儿窒息、产后出血。

（四）护理目标

1. 产妇体力得到恢复。
2. 产妇及家属接受新生儿并进行亲子互动。
3. 未出现新生儿窒息和产后出血。

（五）护理措施

1. 新生儿护理

（1）清理呼吸道：是预防新生儿窒息的首要措施。新生儿娩出后，迅速用纱布拭净新生儿面部，然后用新生儿吸痰管或导管吸净咽部及鼻腔的黏液和羊水，以免发生新生儿窒息和吸入性肺炎。当确认呼吸道已通畅而仍未啼哭时，可用手指轻弹或用手轻拍新生儿足底，促其啼哭。新生儿大声啼哭，表示呼吸道已通畅。

（2）处理脐带：新生儿娩出后，用两把止血钳在距脐轮10~15cm处夹住脐带，于两钳中间剪断脐带。临床上结扎脐带常用的方法有：①双重粗棉线结扎法。用75%乙醇消毒脐带根部及周围，在距脐根0.5cm处用无菌粗棉线结扎第一道，在第一道结扎线上0.5cm处结扎第二道，在第二道结扎线上0.5cm处剪断脐带，挤出残余血液，用75%乙醇或5%碘伏溶液消毒脐带断面，待脐带断面干后，以无菌纱布覆盖，再用脐带布包扎。②气门芯结扎法。用75%乙醇消毒脐带根部及周围，将栓有丝线的无菌气门芯套于血管钳上，在距脐根部0.5cm处钳夹脐带，距离血管钳0.5cm处剪断脐带，牵拉丝线将气门芯套在脐带上，松钳，挤出残余血液，同上方法消毒包扎断面。③其他。目前还有用脐带夹、止血钳等方法结扎脐带。

链接：处理脐带时的注意事项

①新生儿要注意保暖；②脐带应扎紧，以防出血，但要避免用力过度导致脐带断裂；③避免消毒药液接触新生儿皮肤，以防皮肤灼伤。

（3）新生儿Apgar评分：新生儿娩出1分钟Apgar评分标准中，每项0~2分，满分为10分。8~10分为正常新生儿；4~7分为轻度（青紫）窒息，需清理呼吸道、人工呼吸、给氧、用药等措施才能恢复；0~3分为重度（苍白）窒息，缺氧严重需紧急抢救，在喉镜直视下行气管内插管并给氧。缺氧较严重的新生儿应在出生后5分钟、10分钟时再次评分，直至连续两次评分均≥8分。

（4）一般护理：擦净新生儿身上的血迹和羊水，在新生儿出生记录单上摁上新生儿足印及产妇拇指印。对新生儿进行体格检查，将标有母亲姓名、床号、新生儿性别、体重、身长和出生时间的腕带系在新生儿手腕上，将新生儿抱给母亲确认性别，并进行首次吸吮乳头。给新生儿穿衣、包裹，新生儿包被上系与腕带内容相同的小吊牌。给新生儿滴抗生素眼药水预防眼病。

2. 协助胎盘娩出 正确处理胎盘娩出可减少产后出血的发生。当确认胎盘已完全剥离，于宫缩时，接产者一手轻拉脐带，另一手拇指放于子宫前壁，其余四指放在子宫后壁，握住宫底并按压，嘱产妇增加腹压，协助胎盘娩出。当胎盘娩出至阴道口时，双手捧住胎盘向一个方向旋转，并轻轻向下、向外牵拉，使胎盘胎膜完整娩出（图4-21）。若发现胎膜部分断裂，可用止血钳夹住断裂上端的胎膜继续向原方向旋转，直至胎膜全部娩出。胎盘胎膜娩出后，按摩子宫促进子宫收缩，减少阴道流血量。胎盘未剥离前，切忌过早用力按揉、下压子宫底或牵拉脐带，以免引起胎盘剥离不全而出血，或拉断脐带，甚至子宫内翻。

3. 检查胎盘胎膜 将胎盘铺平，用纱布轻轻擦去胎盘母体面的血凝块，先检查胎盘小叶有无缺损，然后将胎盘提起，检查胎膜是否完整，再检查胎儿面边缘有无血管断裂，及时发现有无副胎盘存留。若发现有部分胎盘、副胎盘或大部分胎膜残留，应在无菌操作下徒手入宫腔取出残留组织，手取胎盘困难时，可用大号刮匙刮取残留组织。若仅有少许胎膜残留，给子宫收缩剂待其自然排出，但应严密观察阴道流血情况。

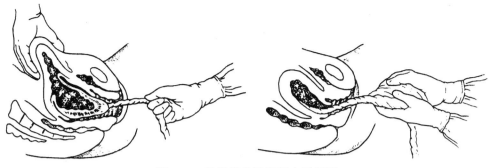

图 4-21　协助胎盘胎膜娩出示意图

4. 检查软产道　胎盘娩出后,应仔细检查会阴、小阴唇内侧、尿道口周围、阴道、阴道穹隆及子宫颈有无裂伤。若有裂伤应及时缝合。

5. 预防产后出血　正常分娩出血量不超过 300ml。存在产后出血高危因素者(如曾有产后出血史、分娩次数≥5 次、多胎妊娠、巨大儿、羊水过多、滞产等),可在胎儿前肩娩出时,可给缩宫素 10U 肌内注射或加入 0.9% 氯化钠溶液 20ml 快速静脉注射,加强宫缩,促使胎盘剥离,减少出血。若第三产程超过 30 分钟,胎盘仍未排出且出血不多时,应排空膀胱后,轻轻按压子宫及静脉注射子宫收缩剂,若仍不能使胎盘剥离排出时,行手取胎盘术。若胎盘娩出后出血较多时,可经下腹部直接在宫体肌壁内注入缩宫素 10U 或麦角新碱 0.2mg,并将缩宫素 20U 加于 5% 葡萄糖液 500ml 内静脉滴注,均可通过加强宫缩减少产后出血。

6. 产后观察　产后出血 80% 发生在产后 2 小时内,故第三产程结束后,产妇应留在产房观察 2 小时。应注意观察子宫收缩、子宫底高度、阴道流血量、膀胱充盈情况、会阴及阴道有无血肿等,并监测血压、脉搏。发现异常及时配合医生处理。观察 2 小时无异常,将产妇送回母婴同室病区休息。

考点: 产后 2 小时产妇留产房观察的内容

7. 提供舒适,情感支持　为产妇提供舒适、清洁的休养环境,及时更换臀下污染的臀垫、会阴垫及床单;为产妇擦汗、更衣;提供清淡易消化的流质饮食,帮助产妇恢复体力。帮助产妇接受新生儿,进入母亲角色,若新生儿无异常,于产后 30 分钟协助产妇进行第一次母乳喂养和母婴皮肤接触,促进乳汁分泌,加深母婴感情。

8. 健康指导　鼓励产妇产后 2~4 小时排尿,若产后 6 小时未排尿,应及时处理,必要时行导尿术。指导产妇产后充分休息,不可过度兴奋或抑郁,做好母乳喂养的心理准备。

情境案例 4-2(续)问题分析

如何对该产妇实施护理?

1. 第一产程的护理　①帮助产妇树立自然分娩的信心,教会产妇减轻产痛的方法;②指导产妇取左侧卧位,鼓励进食,补充水分,注意排尿、排便;③严密观察宫缩、胎心、宫口扩张和胎先露下降情况,发现异常及时报告医生处理。

2. 第二产程的护理　①严密观察产程进展和胎心情况;②指导产妇正确使用腹压;③进行会阴冲洗、消毒;④评估会阴条件,正确保护会阴,按分娩机制协助胎儿顺利娩出。

3. 第三产程的护理　①正确处理新生儿(清理呼吸道、断脐、体检);②确认胎盘剥离后,协助胎盘胎膜娩出,并检查胎盘胎膜是否完整;③检查软产道有无裂伤,正确缝合会阴伤口;④产妇留产房观察 2 小时,及时发现和处理产后出血;⑤指导产妇母乳喂养。

(六) 护理评价

1. 有无新生儿窒息发生,产后出血量是否超过 500ml,生命体征是否平稳。

2. 产妇是否接受新生儿,是否与新生儿有目光交流、皮肤接触和早吸吮。

情境 4-2　护患对话

病房护士(产前观察及处理)

产妇:"护士你好! 我能顺产吗?"

护士:"您不要紧张,生孩子是一个自然的生理过程,相当于一次重体力活,现在您的骨盆、胎方位、胎心都正常,孩子不算太大,子宫收缩很好,没发现有难产因素。相反,如过度紧张有可能会导致宝宝缺氧、子宫收缩乏力而难产。只要您放松心情,配合处理,相信能顺产的。"

产妇:"护士,我痛得受不了了(产妇喊叫不止……)。"

护士:"您腹痛是因为子宫收缩和宫口扩张引起的,请不要紧张。我现在教您些减轻疼痛的方法,您会舒服些。您尽量不要大喊大叫,以免体力消耗过多。"

产妇:"好的。"

(护士教产妇及家属呼吸减痛法、按压腰骶部、听音乐等方法使疼痛感减轻)

护士:"您现在好受点了吧? 您要少量多餐吃些易消化食物,注意补充水分以保持体力。"

……

护士:"8床小王的家属您好! 您爱人现在宫口开全了,我们要送她进产房了,请您换上我们的参观衣进去陪她,给她些鼓励。"

(护士送产妇入产房,产房护士接胎儿监护仪,进行会阴冲洗、消毒、铺敷,准备接生)

产房护士(产时观察及处理)

护士:"小王! 您的宝宝胎心是正常的,请您放心。您现在两手紧握产床把手,双足蹬在产床上,腹痛时深吸气后屏住,然后像排大便一样向下屏气用力,腹痛过后,呼气并放松。"

产妇:"好的,谢谢你。"

(胎头拨露,护士开始保护会阴,几次宫缩后,胎头着冠)

护士:"小王,您的宝宝很快就要出生了。您现在腹痛时张口哈气,腹痛过后,缓慢向下屏气用力,让宝宝在宫缩间歇期缓慢娩出,以防止会阴裂伤。"

护士:"小王,恭喜您,生了个儿子,宝宝现在很好,来,您先看看宝宝。"

(护士断脐后,给产妇辨认新生儿性别)

护士:"8床小王您现在要留在产房观察2小时,请您闭上眼睛好好休息。"

(护士帮助母婴皮肤接触、擦汗、更衣,观察生命体征、阴道流血和宫缩,观察2小时,无异常送回母婴同室病房)

病房护士(住院观察及处理)

护士:"8床小王的家属您好! 您爱人出血不多,您提醒她每4~6小时排尿一次,因为膀胱充盈会影响子宫收缩,导致出血增多。"

家属:"护士你好! 请问我妻子饮食方面应注意些什么?"

护士:"产后要多吃含蛋白质、铁和维生素高且容易消化的饮食,还要注意多吃含纤维素多的蔬菜,多喝汤。"

家属:"好的,谢谢!"

(住院期间每天按常规巡视病房,了解产妇情况,并给予指导)

护士:"小王您好! 这几天观察下来你和宝宝都很好,明天可以出院了。回家后要保持心情愉快,注意休息、合理饮食;大小便后要擦洗外阴,避免感染;如果出汗多应勤换内衣,可以用热水擦浴;产后42天内禁止性生活和盆浴;做好宝宝的护理。有什么问题请及时和我们联系,也可以到社区妇幼保健机构咨询。祝你们阖家幸福!"

产妇:"好的,谢谢你们!"

第5节　分娩镇痛

分娩疼痛主要来自子宫收缩、子宫颈扩张、盆底组织受压、阴道扩张、会阴拉长等,经脊神经传至大脑痛觉中枢,是一种生理现象。但分娩时的过度疼痛可使产妇产生焦虑、恐惧和紧张等应激情绪,使产妇交感神经兴奋,体内儿茶酚胺类物质分泌增加,产妇血管收缩,血压升高,心率加快,呼吸急促,导致子宫胎盘缺血缺氧,宫缩乏力,产程延长,胎儿宫内窒迫,对产妇和胎儿十分不利。因此,良好的分娩镇痛可减少产痛对母婴的不良影响,且有十分重要的意义。

一、理想的分娩镇痛标准

1992 年美国妇产科学院分娩镇痛委员会指出,理想的分娩镇痛必须具备以下特征:①对母婴影响小;②易于采用,起效快,作用可靠,适合各产程;③无运动阻滞,不影响产妇的宫缩运动;④产妇清醒,可参与分娩过程;⑤满足必要时剖宫产手术的需要。

二、分娩镇痛的方法

分娩镇痛的方法有药物性分娩镇痛和非药物性分娩镇痛两种。

(一) 药物性分娩镇痛法

1. 药物分娩镇痛常用的方法及进展　目前常用的分娩镇痛方法有:①连续硬膜外阻滞镇痛;②腰麻-硬膜外联合阻滞镇痛;③微导管连续脊麻镇痛;④病人自控硬膜外镇痛;⑤产妇自控静脉瑞芬太尼镇痛;⑥氧化亚氮吸入镇痛。其中,硬膜外镇痛被认为是最有效的分娩镇痛方法,不仅镇痛效果理想,万一镇痛失败,还可继续用于剖宫产麻醉。以上镇痛方法在第一、二产程均适用。

近年来倡导在产妇分娩接受硬膜外镇痛时应不影响产妇的活动能力,使产妇在产程中可下床活动,即"可行走的硬膜外镇痛",其优点在于使产妇在分娩早期处于自然状态,提高产妇的自信心和自控力,产妇可活动下肢,减少放置导尿管的需要,产妇直立位可缓解疼痛,缩短产程,有利于胎儿娩出,提高自然分娩率。

2. 常用的分娩镇痛药物

(1) 麻醉性镇痛药:常用的有芬太尼、舒芬太尼、瑞芬太尼,能提高痛阈,抑制痛觉,因剂量过大时对胎儿呼吸有抑制作用,故常采用椎管内小剂量持续给药。特点是起效快,持续时间短。

(2) 吸入麻醉药:氧化亚氮不引起呼吸循环抑制,可增加子宫的收缩力和频率,优点是起效快、苏醒快。但需防止产妇缺氧或过度通气。

(3) 局部麻醉药:布比卡因和罗哌卡因,不易对胎儿呼吸产生抑制作用,麻醉效能强,并能保持产妇清醒。

(4) 静脉麻醉药:氯胺酮有镇痛、增强子宫肌张力的作用。

3. 药物分娩镇痛时机的选择　分娩镇痛从临产开始至第二产程均可用。目前认为没有分娩镇痛禁忌的产妇,当开始出现规律宫缩,疼痛 VAS 评分>3 分时,可以开始镇痛。但国内许多研究至活跃期才实行分娩镇痛。

(二) 非药物性分娩镇痛法

常用的非药物分娩镇痛方法有:拉玛泽呼吸法、导乐陪伴分娩、水中分娩、音乐疗法、体位疗法、穴位镇痛(针刺镇痛、穴位按摩、水针镇痛)等。

三、分娩镇痛选择的原则

非药物性分娩镇痛具有操作简单、对母婴无不良反应的优点,但不能达到完全镇痛的境界。就全球应用情况来说,脊麻-硬膜外联合阻滞镇痛是应用最多、效果最好的分娩镇痛方法。一般认为,在没有绝对禁忌的情况下,医生应选用最熟悉且对产妇和胎儿影响最小的镇痛方法。

小结

分娩是指妊娠满 28 周及以后,胎儿及其附属物从母体产道全部娩出的过程。分娩能否顺利进行取决于产力、产道、胎儿及产妇的精神心理因素,四者均正常且相互适应分娩才能顺利。临床上将分娩全过程划分为三个产程时期,各产程时期产妇均有不同的临床经过,应采取相应的护理措施,促进产程进展。第一产程护理要点主要是加强产程观察,及时发现和处理产力异常与胎儿窘迫;第二产程的护理要点是指导产妇正确使用腹压,注意观察宫缩及胎心,正确保护会阴,按分娩机制协助胎儿娩出;第三产程的护理要点是注意观察胎盘剥离征象,正确协助胎盘胎膜娩出,正确处理新生儿;加强产后留观。护理人员应掌握各产程的临床经过和护理措施,帮助产妇顺利度过分娩期,保障母婴安全。

自测题

A₁型题

1. 下述不是正常宫缩特征的是
   A. 节律性　　　　　　B. 对称性
   C. 极性　　　　　　　D. 持续性
   E. 缩复作用

2. 关于第一产程的护理不正确的是
   A. 了解规律宫缩开始的时间
   B. 腹部四步触诊
   C. 观察产程
   D. 指导产妇合理进食
   E. 指导产妇正确运用腹压

3. 下述哪个征象可以肯定进入第二产程
   A. 宫缩时产妇向下屏气用力
   B. 胎膜破裂
   C. 先露最低点达坐骨棘水平
   D. 宫口全开
   E. 宫缩频而强

4. 枕先露时,胎头以哪条径线通过骨盆最小平面
   A. 枕额径　　　　　　B. 枕颏径
   C. 枕下前囟径　　　　D. 双顶径
   E. 双颞径

5. 产后 2 小时观察的内容不包括
   A. 阴道流血量　　　　B. 血压
   C. 宫缩　　　　　　　D. 膀胱是否充盈
   E. 肢体末端温度

6. 临产后,每隔多长时间应鼓励产妇排尿一次
   A. 4~6 小时　　　　　B. 2~4 小时
   C. 1~2 小时　　　　　D. 1 小时
   E. 半小时

7. 临产后下列哪种情况可以灌肠
   A. 臀位
   B. 胎膜破裂
   C. 心功能Ⅲ级
   D. 估计 1 小时内可以分娩
   E. 枕先露,宫缩乏力,宫口开大 2cm

8. 临产后,关于胎心监护下述错误的是
   A. 速率在 110~160 次/分　B. 应在宫缩间歇期听诊
   C. 应在宫缩时听诊　　　　D. 破膜后应立即听胎心
   E. 听诊的时间为每次 1 分钟

A₂型题

9. 26 岁,孕 1 产 0,妊娠 40 周,阵发性腹痛 8 小时于凌晨 3 点入院,宫口开大 2cm,6 点宫口开大 3cm,10 点宫口开大 5cm,15 点 30 分宫口开大 10cm,16 点行阴道助产娩出一男婴,16 点 20 分胎盘娩出。该产妇第一产程的时间为
   A. 8 小时　　　　　　B. 11 小时
   C. 15 小时　　　　　D. 15 小时 30 分
   E. 20 小时 30 分

10. 患者,女性,31 岁,孕 1 产 0,孕 39⁺周,不规则宫缩 2 天,阴道少许血性分泌物,查血压 120/80mmHg,宫高 40cm,腹围 110cm,LOA,胎心 158 次/分,宫缩 20 秒/10~15 分,查宫口开 1 指尖,胎心监护出现早期减速。下列哪项不存在
    A. 胎儿宫内窘迫　　　B. 头先露
    C. 足月活胎,巨大儿　D. 先兆临产
    E. 宫内足月妊娠

11. 临产 4 小时,宫缩 25~35 秒,间隔 4~5 分钟,胎心 140 次/分,先露浮,突然阴道流水,色清,宫口开大 1 指,下列护理措施不恰当的是
    A. 立即听胎心
    B. 记录破膜时间
    C. 卧床抬高臀部
    D. 超过 12 小时未分娩,加用抗生素
    E. 指导产妇在宫缩时运用腹压加速产程进展

12. 初产妇,25 岁,规律宫缩 11 小时,于上午 10 点钟宫口开大 10cm,11 点 28 分顺利娩出一个男婴,体重 3000g,10 分钟后胎盘娩出。新生儿娩出后首先应采取的护理措施是
    A. 保暖　　　　　　　B. 清理呼吸道
    C. 结扎脐带　　　　　D. 新生儿 Apgar 评分
    E. 为新生儿体检

13. 初产妇,宫口已开 10cm,阴道检查胎头矢状缝与骨盆横径一致,小囟门在 9 点钟处,大囟门在 3 点钟处,胎儿胎方位为
    A. 枕左前位　　　　　B. 枕右前位
    C. 枕左横位　　　　　D. 枕右横位
    E. 骶左前位

14. 李某,初产妇,28 岁,规律宫缩 12 小时,于 8 分钟前顺利娩出一个女婴,体重 3200g,胎盘尚未娩出,阴道无流血,此时的护理措施不正确的是
    A. 给产妇肌内注射缩宫素 10U
    B. 观察外露的脐带是否自行下降延长
    C. 观察阴道流血量
    D. 牵拉脐带,按揉子宫,促进胎盘剥离
    E. 等待胎盘剥离征后再助娩胎盘

15. 某经产妇,孕 2 产 1,无难产史,孕 38 周,3 小时前

开始出现规律宫缩,急诊检查:宫缩 40~50 秒/3~4 分钟,胎心 140 次/分,头先露,宫口开 4cm,前羊水囊明显膨出,下列最恰当的护理是

A. 留急诊室观察

B. 破膜后收住院

C. 收待产室住院待产

D. 急收产房消毒准备接生

E. 灌肠清洁肠道,避免产道污染

16. 某 30 岁初产妇,妊娠 39 周,临产 10 小时,骨盆正常,胎心 142 次/分,ROP,宫口开大 3cm,羊水清,S^{-1},宫缩 20 秒/7~8 分,目前应配合医生采取的措施是

A. 肌内注射哌替啶

B. 抬高双脚,防止脐带脱垂

C. 剖宫产

D. 待宫口开全行阴道助产

E. 遵医嘱静脉滴注缩宫素

17. 某初产妇,孕 38 周,胎心率 140 次/分,宫口开大 2cm,头先露,S^{-1},胎膜已破,宫缩 30 秒/3~4 分,下列护理措施不恰当的是

A. 观察生命体征

B. 听胎心,做肛诊检查

C. 备皮

D. 灌肠

E. 收产妇住院待产

18. 初产妇,孕 40 周,阵发性腹痛 7 小时,查宫缩 30~40 秒/4~5 分,胎心 145 次/分,肛查:宫口开大 2cm,可扪及前羊膜囊,你认为目前最恰当的护理措施是

A. 待破膜后入院待产

B. 待宫缩变频后再入院

C. 立即收住院待产

D. 注射哌替啶 100mg 以区别真假临产

E. 暂留门诊观察

19. 经产妇,36 岁,孕 39 周,因阵发性腹痛 5 小时来诊,查:宫缩 45 秒/3 分,胎心 146 次/分,宫口开大 5cm,水囊明显膨出,骨盆各径线正常,你认为目前最佳的护理措施是

A. 用电子监护仪监测宫缩与胎心

B. 人工破膜

C. 立即住院待产

D. 急送产房消毒接生

E. 灌肠减少污染

20. 新生儿出生后,心率 90 次/分,呼吸浅慢不规律,全

身软瘫,口唇青紫,全身苍白,吸痰时,喉部有轻微反射,请问该新生儿 Apgar 评分为

A. 2 分　　　　　　B. 3 分

C. 4 分　　　　　　D. 5 分

E. 6 分

21. 李某,26 岁,孕 1 产 0,临产 10 小时入院,骨盆外测量正常,估计胎儿体重 3200g,宫口开大 4cm,胎膜未破,LOA,S^{-1},宫缩 30~40 秒/3~4 分,首选的护理措施是

A. 等待自然分娩　　B. 肌内注射哌替啶

C. 静脉注射地西泮　D. 人工破膜

E. 静脉滴注缩宫素

A_3/A_4 型题

(22~23 题共用题干)

初产妇,孕 39 周,不规则宫缩 2 天,阴道少许血性分泌物,血压 120/80mmHg,枕右前位,胎心 150 次/分。骨盆外测量各径线正常,肛查宫口未开。

22. 该产妇目前处于

A. 第一产程　　　　B. 第二产程

C. 早产临产　　　　D. 先兆临产

E. 足月临产

23. 病人入院 24 小时后,宫缩规律,30~40 秒/4~5 分,胎心 140 次/分,S^{+1},宫口开大 1cm,下列护理措施不妥的是

A. 送产妇到待产室待产

B. 静脉滴注缩宫素加速产程进展

C. 每隔 1~2 小时听胎心 1 次

D. 观察产程进展

E. 肥皂水灌肠

(24~25 题共用题干)

初产妇,临产 12 小时,破膜 2 小时,有少量液体流出。产妇精神紧张,因宫缩痛一直未进食而口渴疲倦,宫缩 25 秒/7~9 分,胎心 142 次/分,肛诊宫口开大 2cm,S^{-1},不能自解小便,查下腹耻骨联合上方有一包块。

24. 根据上述情况,该产妇的护理诊断不存在的是

A. 疼痛　　　　　　B. 焦虑

C. 有感染的危险　　D. 疲乏

E. 潜在并发症　胎儿窘迫

25. 作为护士采取下列哪项护理措施不恰当

A. 鼓励产妇进食,必要时补液

B. 关心产妇,设法减轻其疼痛

C. 勤听胎心发现异常及时报告医生

D. 导尿

E. 肥皂水灌肠,反射性加强宫缩

(张庆桂)

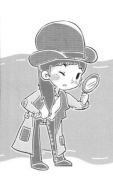
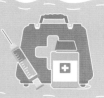

第5章
正常产褥期产妇的护理

引言: 产褥期是产妇分娩后恢复健康的重要时期,在产妇住院分娩出院前,护理人员应向产妇及家属进行健康宣教,介绍正常产褥期的生理表现,指导产妇及家属学会对母儿实施生活护理及观察护理,并按照妇幼保健的要求接受产后访视及产后检查,以保障母儿身心健康,促进产妇康复。

第1节 产褥期妇女的生理变化

产妇全身各器官(除乳腺外)从胎盘娩出至恢复或接近正常未孕状态所需的时间,称产褥期,一般为6周。以生殖器官和乳房的变化最为显著。

考点: *产褥期的概念*

一、生殖系统的变化

1. 子宫复旧 妊娠子宫自胎盘娩出后逐渐恢复至正常未孕状态的过程称子宫复旧。

(1)子宫体的变化:胎盘娩出后,子宫收缩变得圆而硬,宫底在脐下一横指。随着子宫肌纤维的不断收缩与缩复,子宫体积逐渐缩小,宫底平均每天下降1~2cm,产后10日子宫降入盆腔,至产后6周恢复正常非孕大小。

(2)子宫内膜修复:胎盘胎膜娩出后,子宫蜕膜变性坏死脱落,随恶露排出,由子宫内膜基底层再生出新的功能层修复子宫内膜。产后3周左右除胎盘附着部位之外的子宫内膜再生修复,胎盘附着处子宫内膜完全修复约需6周。

(3)子宫颈:产后7~10日子宫颈内口关闭,在产后4周后恢复至正常状态。初产妇的子宫颈外口由产前的圆形(未产型)变成"一"字形横裂(已产型)。

2. 阴道及外阴 产后3周左右阴道逐渐缩小,黏膜皱襞于3周后复现,但不能完全恢复到未孕时状态。产后外阴轻度水肿,2~3日内可自行消退。会阴部缝合的伤口,在产后3~5日内愈合。

3. 盆底组织 如无严重损伤,产后1周内水肿和淤血逐渐消失,组织的张力逐渐恢复。如产褥期坚持康复运动,盆底组织可恢复或接近未孕状态,如盆底组织损伤严重或产褥期过早参加体力劳动,可导致阴道壁膨出,甚至子宫脱垂。

二、乳房的变化

乳房的主要变化是泌乳。产后体内雌、孕激素水平急剧下降,解除对垂体催乳素的抑制,婴儿吸吮乳头可促进乳汁的分泌及促进宫缩。产后7日内,分泌的乳汁称初乳,其色淡黄、质稠,含有丰富的蛋白质,少量的脂肪和乳糖,易消化,并含有大量分泌型IgA,极易消化,是新生儿早期理想的天然食品;产后7~14日分泌的乳汁称过渡乳;产后14日以后分泌的乳汁称成熟乳,呈白色。

三、血液循环系统的变化

妊娠期血容量增加,于产后2~3周逐渐恢复至未孕状态。但是在产后的3日内,由于子宫胎盘血循环停止,大量的子宫血液进入体循环,同时妊娠期组织中潴留的水分回吸收入血,使血容量增加15%~25%,心脏负担加重,患有心脏病的产妇易发生心力衰竭。产褥早期血液仍处于高凝状态,有利于减少产后出血。白细胞总数仍较高,2周后恢复正常。红细胞沉降率于产后3~4周恢复正常。

四、消化系统的变化

由于产时体力消耗及失血,产妇常感口渴,食欲缺乏,1~2 日后恢复;产后因卧床时间长、活动少、腹肌及盆底组织松弛,加之肠蠕动减弱,易发生便秘和肠胀气。

五、泌尿系统的变化

妊娠期体内潴留于组织间隙的大量水分在产后逐渐回吸收入体循环,经肾脏排出,故产后 1 周尿量增多。分娩时膀胱受压致使肌张力降低,以及会阴伤口疼痛等易发生尿潴留。

六、内分泌系统的变化

产后 1 周,雌、孕激素降至未孕水平。不哺乳者一般于产后 6~10 周恢复排卵、月经复潮。哺乳者平均在产后 4~6 个月恢复排卵;较晚恢复月经者,首次月经来潮前多有排卵,故哺乳期月经未来潮也有受孕的可能,应引起重视。

七、腹壁的变化

产后腹壁松弛,需 6~8 周才能恢复其紧张度。在妊娠期下腹正中线出现的色素沉着逐渐消退。腹壁上的妊娠纹由紫红色变成银白色。

考点:产褥期各器官有哪些主要变化

第 2 节　产褥期产妇的护理

情景案例 5-1

王女士,25 岁,孕 1 产 0,妊娠 40 周,阵发性腹痛 2 小时入院待产。入院后产程进展顺利,宫口开全后行会阴侧切,平产一女婴,新生儿体重 3400g,Apgar 评分 10 分。产妇告诉护士会阴部疼痛,分娩已 6 小时,不能自解小便。

一、概　　述

加强产褥期产妇的护理,促进产妇健康,是产后保健的重要内容。产后护理的重点是加强对产妇生命体征和恶露的观察,有效预防并发症的发生,并对产妇出现的便秘、尿潴留、会阴伤口胀痛等护理问题进行科学指导及有效处理,促进产妇舒适。

二、护理评估

(一) 健康史

了解产妇此次妊娠及分娩的情况、有无妊娠期并发症、分娩方式、是否难产、有无产后出血、既往健康状况等。

(二) 身体状况

1. 生命体征　分娩后 24 小时内,体温可略为升高,但一般不超过 38℃;产后 3~4 天如排乳不畅,体温也可升高达 37.8~39℃,称泌乳热,一般持续 4~16 小时。产后脉搏较缓慢,60~70 次/分;呼吸深慢,为 14~16 次/分。血压变化不大,比较平稳。

2. 产后宫缩痛　产褥早期因宫缩引起下腹部阵发性剧烈疼痛,称产后宫缩痛。多见于经产妇,于产后 1~2 天出现,持续 2~3 天后自然消失。

3. 恶露　产后随蜕膜组织的脱落,血液、坏死蜕膜组织及子宫颈黏液等经阴道排出,称恶露,可分为三种。①血性恶露(红色恶露):色鲜红、量多,含大量血液和少量胎膜及坏死蜕膜组织,持续 3~4 天。②浆液性恶露:血性恶露之后,色淡红似浆液,含少量血液,较多的坏死蜕膜组织、子宫颈黏液及细菌,持续 10 天左右。③白色恶露:黏稠、色较白,含大量白细胞、坏死蜕膜组织、表皮细胞及细菌等,约持续 3 周。正常恶露有血腥味,但无臭味,持续 4~6 周,总量为 250~500ml。若子宫复旧不全,宫腔内有残留胎盘、胎膜,或宫内感染时,血性恶露持续时间延长,恶露量可增多,并可有臭味。

4. 乳房 由于产后哺乳延迟或没有及时排空乳房,产后 2~3 天可出现乳房胀痛,有时可形成硬块,并伴腋下淋巴结肿大。产妇可因产前或产后乳房护理不当出现乳头平坦、皲裂,乳汁分泌不足等情况。

5. 褥汗 产褥早期皮肤汗腺分泌旺盛,排出大量汗液,尤以夜间睡眠和初醒时明显,褥汗于产后 1 周内自行消失。

6. 其他 可出现便秘、尿潴留、会阴伤口胀痛或伤口愈合不佳等情况。

考点:产褥期恶露的定义与表现;子宫复旧情况

(三)心理社会评估

此期是产妇在生理及心理上变化较大的一个阶段,产妇产后的心理状态和情绪,将会影响到母儿的健康。产后访视时应注意了解产妇有无焦虑、抑郁存在,了解丈夫及亲属对产妇的态度。产妇可因焦虑等不良情绪导致内分泌紊乱,影响宫缩,引发产后出血;导致乳汁分泌量减少,影响新生儿的健康发育。因此,应注意加强心理健康指导。

> **护考链接**
>
> 刘女士,产后 14 天恶露色鲜红,多于月经量,属于下列哪项 A. 正常产后血性恶露 B. 正常产后浆液性恶露 C. 正常产后白色恶露 D. 正常产后混合性恶露 E. 异常产后恶露
>
> **点评:**答案是 E。因为血性恶露(红色恶露):色鲜红、量多,含大量血液和少量胎膜及坏死蜕膜组织,持续 3~4 天。该产妇产后 14 天仍有多量血红色恶露为异常表现。

(四)辅助检查

根据产妇情况必要时做血、尿常规检查,盆腔 B 超检查等了解产后恢复情况。

三、处 理 要 点

加强产后保健、预防并发症、促进产妇康复。

四、护理诊断及医护合作性问题

1. 疼痛 与产后宫缩痛、产伤等有关。
2. 母乳喂养无效 与缺乏喂养知识及正确方法有关。
3. 潜在并发症 产后出血、产褥感染、尿潴留等。

五、护 理 目 标

1. 产妇能正确认识产后宫缩痛,疼痛缓解。
2. 产妇能开展母乳喂养,并掌握正确的哺乳方法。
3. 产妇排尿正常,无便秘发生。
4. 产妇能学会自我保健及新生儿的常规护理。

六、护 理 措 施

(一)一般护理

指导产妇注意休息,保证充足睡眠,宜取健侧卧位,产后 24 小时后可适当下床活动,早下床活动可促进子宫复旧,增进肠蠕动。产后 4 小时提醒及鼓励产妇排尿,以免膀胱充盈影响子宫收缩。给予高蛋白、高热卡、高维生素饮食,并多进富含纤维素及汤汁的饮食,防止便秘。应注意皮肤清洁卫生,勤换衣裤。

(二)严密观察

1. 观察生命体征 每天测 2 次体温、脉搏、呼吸及血压,若体温超过 38℃,血压、脉搏异常应严密观察并及时报告医生。

2. 观察子宫复旧　注意评估子宫复旧及恶露情况。①嘱产妇排空膀胱,按摩子宫后测量子宫底高度;②观察恶露的量、色及气味,发现异常及时报告医生处理。出现产后宫缩痛一般不需处理,如影响休息时可遵医嘱给予适量止痛剂。

3. 观察会阴伤口情况　观察会阴部是否清洁、干燥,伤口有无红、肿、热、痛,若出现硬块、波动感、伤口裂开等应及时通知医生。

(三) 会阴护理

1. 外阴护理　保持会阴清洁,每天用 0.02% 碘伏溶液冲洗或擦洗外阴 2 次,便后擦洗,预防感染。

2. 外阴水肿　可用 95% 乙醇或 50% 硫酸镁局部湿热敷、红外线照射。

3. 会阴伤口护理　每天注意观察伤口有无渗血、渗液、红肿、硬结等。会阴伤口应单独擦洗。一般于产后 3~5 天拆线,伤口感染应提前拆线引流;伤口愈合不佳,可在产后 7~10 天后用 1:5000 高锰酸钾溶液坐浴。

(四) 尿潴留及便秘的护理

若排尿困难,可试用诱导、热敷、针灸、药物等方法,无效者给予导尿。若有便秘可口服缓泻剂或用肥皂水灌肠。

(五) 母乳喂养指导

向产妇及家属宣传母乳喂养的优点,指导产妇掌握正确的喂养方法,促进母乳喂养成功。

(六) 心理护理

鼓励产妇尽快适应母亲角色,保持良好心态,主动说出身体及心理的不适;丈夫及亲属应安慰产妇,不断给予精神上及生活上的支持。

(七) 健康指导

1. 产后锻炼　产后 6~12 小时内即可起床轻微活动,产后 24 小时可在室内随意走动,并可进行产后锻炼,以促进子宫复旧、盆底肌、腹肌张力恢复和体形健美。指导孕妇避免重体力劳动及长时间站立及蹲位,以防止子宫脱垂。

2. 计划生育指导　产褥期内禁忌性交,以免感染。产褥期后应采取避孕措施,未哺乳者可口服避孕药,哺乳者以工具避孕为宜。

3. 健康教育　宣传母乳喂养优点,鼓励父亲参加日常护理,教会家长日常新生儿护理方法,告知出院后继续照顾的重要性。

4. 产后检查　①产后访视:由社区医疗保健人员分别在产妇出院后的 3 天内、产后 14 天、产后 28 天做 3 次访视,了解产妇饮食、睡眠、大小便情况;检查乳房,了解哺乳情况;观察子宫复旧及恶露情况;观察会阴伤口或剖宫产腹部伤口情况等,若发现异常应给予及时指导。②产后健康检查:分娩后 6 周产妇应协同新生儿去医院做健康检查,包括全身检查,主要测血压、脉搏、查血、尿常规等;妇科检查主要了解盆腔内生殖器是否已恢复至非孕状态。

考点: 产褥期的会阴如何护理

七、护 理 评 价

1. 产妇生理变化是否恢复,疼痛是否缓解,是否保持心情愉快。
2. 是否开展母乳喂养,产妇是否已掌握正确哺乳的方法。
3. 产妇是否排尿正常,无便秘发生。掌握有关的保健知识。
4. 产褥期常见症状是否及时发现及处理;有无并发症发生。

第 3 节　新生儿的护理

正常新生儿是指胎龄 ≥37 周至 <42 周,出生体重在 2500~4000g,无畸形或疾病的活产婴儿。

考点：正常新生儿的概念

一、正常新生儿生理特点

（一）呼吸系统

胎儿肺内充满液体，分娩时儿茶酚胺释放使肺泡液分泌减少，足月儿为 30～35ml/kg，出生时经产道挤压，约 1/3 肺泡液经口鼻排出，其余在建立呼吸后由肺间质内毛细血管和淋巴管吸收，如吸收延迟，则出现湿肺症状。正常新生儿呼吸频率较快，为 40～60 次/分，胸廓呈圆桶状，肋间肌薄弱，呼吸主要靠膈肌的升降，呈腹式呼吸。

（二）循环系统

出生后血液循环途径和血流动力学发生重大变化，包括胎盘-脐血循环终止、肺循环压力下降、体循环压力上升、卵圆孔及动脉导管功能上关闭。新生儿心率波动范围较大，通常为 90～160 次/分，血压平均为 70/50mmHg。

（三）消化系统

足月儿出生时吞咽功能已经完善，但食管下部括约肌松弛，胃呈水平位，幽门括约肌紧张，易发生溢乳、呕吐。肠壁较薄、通透性高，有利于营养物质的吸收，但肠腔内毒素和消化不全产物也容易进入血循环，引起中毒症状。淀粉酶分泌不足，不宜过早喂淀粉类食物。出现生理性黄疸；肝脏对多种药物处理能力差，易发生药物中毒。足月儿在生后 24 小时内开始排出胎便，呈墨绿色糊状，无臭味，由胎儿肠道分泌物、胆汁及咽下的羊水等组成，2～3 天排完过渡到正常粪便。若出生后 24 小时仍不排胎便，应排除肛门闭锁或其他消化道畸形。

（四）泌尿系统

足月儿出生时，肾结构发育已完成，但功能仍不成熟。由于肾小球滤过率低，浓缩功能差，易发生水肿或脱水。新生儿一般在生后 24 小时内排尿，若生后超过 48 小时仍无尿，需查找原因。出生后第一周内每天排尿可达 20 次。

（五）血液系统

足月儿出生时血红蛋白偏高，一般为 140～200g/L，平均为 170g/L。血红蛋白中胎儿血红蛋白占 70%～80%，以后逐渐被成人型血红蛋白取代。出生时白细胞计数为（15～20）×10⁹/L，分类以中性粒细胞为主，出生后 4～6 天与淋巴细胞相近，以后以淋巴细胞为主，4～6 岁时两者比例相等，以后以中性粒细胞为主。血小板数与成人接近。血容量为 85～100ml/kg。

（六）神经系统

新生儿脑相对较大，占体重的 10%～12%。大脑皮质的兴奋性低，睡眠时间长。脊髓相对长，其末端在第 3～4 腰椎下缘，故腰穿时应在第 4～5 腰椎间隙进针。足月儿出生时已具备多种原始反射，如觅食反射、吸吮反射、握持反射、拥抱反射等，生后数月自然消失。若生后原始反射减弱或消失，常提示有神经系统疾病。此外，正常足月儿也可出现年长儿的病理性反射，如凯尔尼格（Kernig）征、巴宾斯基（Babinski）征等，腹壁和提睾反射不稳定，偶可出现阵发性踝阵挛。

（七）体温调节

新生儿体温调节中枢功能发育不完善，皮下脂肪薄，体表面积相对较大，如保暖不当，可发生低体温、低氧血症、低血糖、代谢性酸中毒或寒冷损伤。当环境温度过高，进水少，可导致脱水热。新生儿适宜的环境湿度应在 50%～60%。

（八）能量及体液代谢

新生儿每天所需总能量为 418～502kJ/kg（100～120kcal/kg）。新生儿需水量因出生体重、胎龄、日龄而异。生后第 1 天需水量为 60~100ml/kg,以后每天增加 30ml/kg,直至每天 150~180ml/kg。新生儿生后 10 天内血钾较高,一般不需补充。

(九) 免疫系统

新生儿非特异性和特异性免疫功能均不成熟。新生儿皮肤黏膜柔嫩易受损伤;脐残端未完全闭合,细菌易通过脐部进入血液;呼吸道纤毛运动差,胃酸、胆酸分泌少,杀菌力差,分泌型 IgA 缺乏,易患呼吸道和消化道感染;血脑屏障发育未完善,易引起细菌性脑膜炎。IgA 和 IgM 不能通过胎盘给胎儿,因此新生儿易患细菌感染,尤其是革兰阴性杆菌感染。

考点:正常新生儿的生理特点

护考链接

符合正常新生儿的条件是　A. 胎龄满 37~42 周　B. 体重在 2500g 以上　C. 身长在 47cm 以上
D. 无任何畸形　E. 以上都是

点评:答案是 E。解析:正常新生儿是指胎龄 37~42 周,出生体重 2500~4000g,无畸形或疾病的活产婴儿。

二、护 理 措 施

(一) 一般护理

1. 保暖　生后应立即采取各种保暖措施,室温一般宜保持在 22~24℃,相对湿度为 55%~65%。对新生儿进行检查和护理时,避免不必要的暴露,接触新生儿的手、仪器、物品等均应保持温暖。因新生儿头部散热量大,寒冷季节可戴绒布帽。

2. 呼吸管理　新生儿刚娩出时在开始呼吸前应迅速清理口、鼻腔的黏液及羊水,保持呼吸道通畅,防止吸入性肺炎或窒息的发生。喂乳后应竖抱婴儿轻拍背部帮助排出空气,放置时应右侧卧位,防止溢乳或呕吐引起窒息。

(二) 指导母乳喂养

母乳喂养指除母乳外,不给婴儿添加任何食物(包括糖水)。

1. 母乳喂养的优点

(1) 母乳含各种营养素,且比例适当,最易消化吸收,生物利用率高。

(2) 母乳中含有大量的免疫物质如 IgA、IgG、IgM、IgE、溶菌酶、补体、抗葡萄球菌因子等,可增强新生儿抗病能力,并可预防过敏。

(3) 母乳哺育婴儿能避免外源性感染,且经济、方便,又省时、省力。

(4) 通过母乳喂养,母婴皮肤接触,有利于婴幼儿心理和社会的适应性健康发育,有利于母婴感情沟通。

(5) 母乳喂养促进子宫复旧、减少产后出血等并发症的发生;降低乳腺癌和卵巢癌的发生率。

考点:母乳喂养的优点

2. 促进母乳喂养的成功措施

(1) 宣传母乳喂养的优点,正确指导产妇哺乳。不能母乳喂养者先试喂 5%~10% 的糖水 10ml,无异常者可给配方乳。

(2) 协助产妇在产后 30 分钟开始哺乳。正常新生儿生后 30 分钟内即可抱至母亲处哺乳,以促进乳汁分泌。

(3) 实行母婴同室(母婴分离不超过 1 小时),使产妇与新生儿亲切接触。

(4) 提倡纯母乳喂养,除母乳外,禁止给新生儿喂养任何食物或饮料。

(5) 鼓励按需哺乳。每 3~4 小时 1 次,提倡按需哺乳。奶量根据所需能量及婴儿耐受情况计算,遵循从少量渐增的原则,以食奶后安静、无腹胀和理想的体重增长(15~30g/d,生理性体重下降期除外)为标准。

(6)不要给婴儿吸橡皮奶头或使用奶头作安慰物。

考点:促进母乳喂养的成功措施

(三)预防感染

(1)婴儿室工作人员应严格遵守消毒隔离制度,注意手部清洁和无菌操作。工作人员或新生儿如患感染性疾病应立即隔离,防止交叉感染。避免到过分拥挤的环境,防止空气污染,杜绝乳制品污染。

(2)皮肤黏膜护理:保持皮肤清洁,勤洗澡,勤换尿布,每次大便后用温水清洗臀部,防止红臀或尿布疹发生。脐带残端保持清洁和干燥,脱落后如有分泌物可用碘伏消毒;如有肉芽组织,可用硝酸银局部烧灼;如有化脓感染,用过氧化氢溶液或碘酒消毒。口腔黏膜不宜擦洗。衣物宜宽大,质软,不用纽扣。尿布应选用柔软、吸水性强的棉布。

(四)预防接种

生后第1天、1个月、6个月时应各注射重组乙肝病毒疫苗1次,5~10μg/次。母亲若为乙肝病毒携带者或乙肝患者,婴儿出生后应立即肌内注射高价乙肝免疫球蛋白0.5ml,同时换部位注射重组乙肝病毒疫苗。生后3天接种卡介苗,对有皮肤病变或发热等其他疾病者暂缓接种;疑有先天性免疫缺陷的新生儿,应绝对禁忌接种卡介苗。

考点:正常新生儿的预防接种有哪些

(五)新生儿筛查

应积极开展先天性甲状腺功能减退症及苯丙酮尿症等遗传性代谢缺陷病的筛查。

小结

产褥期是一个特殊的生理时期,由于产妇全身及局部抵抗力比较低下,可发生子宫内膜创面及会阴伤口感染等异常情况。应注意观察产妇生命体征、子宫复旧及恶露等情况,做好产褥期生活及卫生指导,加强产妇饮食、大小便、会阴、乳房及心理等护理,同时还应指导产妇学会新生儿喂养、沐浴等,护理好新生儿。对产妇及家属即时进行产后健康教育,发现母儿异常情况应及时就诊。

自测题

A₁型题

1. 产后子宫颈内口关闭时间是在产后

   A. 1~3天   B. 4~6天

   C. 7~10天   D. 11~14天

   E. 15~20天

2. 关于产后产妇内分泌变化错误的是

   A. 产后1周,雌、孕激素降至未孕时水平

   B. 不哺乳者一般在产后6~10周月经复潮

   C. 不哺乳者一般在产后10周恢复排卵

   D. 哺乳者一般在4~6个月恢复排卵

   E. 哺乳者首次月经未来潮前不会受孕

3. 产妇在产后第1天的生命体征变化为

   A. 体温升高,脉搏升高,呼吸加快,血压升高

   B. 体温升高,脉搏降低,呼吸减慢,血压正常

   C. 体温降低,脉搏升高,呼吸减慢,血压正常

   D. 体温升高,脉搏升高,呼吸减慢,血压升高

   E. 体温升高,脉搏升高,呼吸减慢,血压降低

4. 不属于产褥期生理的是

   A. 分娩后2~3天乳汁开始分泌

   B. 产后24小时内体温38.5℃

   C. 产后脉搏每分钟60~70次

   D. 子宫体约6周恢复到正常大小

   E. 产褥初期白细胞略高

5. 在指导产妇喂养的方法中,正确的是

   A. 产后1小时内开始哺乳

   B. 乳胀时可用冷毛巾敷乳房

   C. 哺乳后将婴儿横抱并轻拍背

   D. 哺乳期以10个月至1年为宜

   E. 乳头皲裂者应停止哺乳

6. 在产后健康教育与计划生育措施中,不妥的是

   A. 产后2周可胸膝卧位,防子宫后位

   B. 产褥期内禁忌性交

C. 产后 6 周采取避孕措施

D. 哺乳者可采用药物避孕

E. 产后 42 天母婴回医院健康检查

7. 产褥期禁止性生活的时间是产后

　A. 2 周　　　　　　　B. 4 周

　C. 6 周　　　　　　　D. 8 周

　E. 10 周

8. 关于产褥期的处理,描述错误的是

　A. 每天清洗外阴

　B. 产后多饮水,尽早排尿

　C. 产后 6 周内禁止性生活

　D. 哺乳前常规消毒乳头

　E. 产后 6 周左右需进行复诊

9. 有关产褥期的护理,不正确的是

　A. 产后不宜尽早参加体力劳动

　B. 产后适宜多取蹲位

　C. 测生命体征,每日 2 次

　D. 饮食应富于营养

　E. 产妇应多吃蔬菜水果

10. 产褥期评估产妇的身体状况,不包括

　A. 测量生命体征

　B. 检查乳房

　C. 观察子宫复旧、恶露情况

　D. 检查会阴伤口

　E. 了解产妇的感受

11. 有促进乳汁分泌作用的是

　A. 吸吮动作　　　　B. 前列腺素

　C. 大剂量雌激素制剂　D. 孕激素制剂

　E. 口服溴隐停

12. 关于母乳喂养错误的是

　A. 除母乳外不添加任何食物

　B. 母乳不必定时

　C. 产妇哺乳时取侧卧位或坐位

　D. 哺乳后将新生儿竖抱,轻拍其背部

　E. 哺乳后不必排空乳房内乳汁

13. 有关恶露的描述,错误的是

　A. 有血腥味,但无臭味

　B. 持续 4~6 周

　C. 恶露分为血性恶露、浆液恶露和白色恶露三种

　D. 总量为 500ml

　E. 血性恶露持续约 1 周

14. 关于产褥期妇女的临床表现,错误的是

　A. 产后第 1 天,宫底平脐

　B. 产后初期,产妇红细胞沉降率仍较快

C. 产后宫缩多见于初产妇

D. 子宫可在 6 周左右复旧

E. 恶露通常持续 4~6 周

A₂ 型题

15. 初产妇,从分娩后第 2 天起,持续 3 天体温在 37.5℃左右,子宫收缩好,无压痛,会阴伤口红肿、疼痛,恶露淡红色,无臭味,双乳软,无硬结。发热的原因最可能是

　A. 会阴伤口感染　　　B. 乳腺炎

　C. 产褥感染　　　　　D. 上呼吸道感染

　E. 乳头皲裂

16. 某产妇会阴侧切伤口,术后 5 天拆线,用高锰酸钾溶液清洗,每天的清洗安排是

　A. 每晚一次　　　　　B. 每晨一次

　C. 每天 2~3 次　　　　D. 大便后清洗

　E. 每次小便后

17. 某产妇,产后 4 天,有下列主诉,不是正常产褥现象的是

　A. 出汗多　　　　　　B. 阴道分泌物颜色鲜红

　C. 呼吸急促　　　　　D. 哺乳时腹痛

　E. 低热,体温 37.7℃

18. 一名产后 21 天的产妇,恶露为鲜红色、量多、有腥臭味,应采取的最佳措施为

　A. 查明原因,必要时用抗生素

　B. 应用止血药物

　C. 输液、供给营养

　D. 保证睡眠,适当活动

　E. 正常生理现象,不用干预

A₃/A₄ 型题

(19~20 题共用题干)

　李某,经产妇,昨日经阴道顺产一正常男婴,目前诉说乳房胀痛,下腹阵发性轻微疼痛。查乳房胀痛,无红肿,子宫硬,宫底在腹正中脐下 2 指,阴道出血同月经量。

19. 该孕妇乳房胀痛首选的护理措施是

　A. 用吸奶器吸乳　　　B. 生麦芽煎汤喝

　C. 少喝汤水　　　　　D. 让新生儿多吸吮

　E. 芒硝敷乳房

20. 对该孕妇下腹疼痛问题,可以告诉她

　A. 是产后宫缩痛

　B. 是不正常的子宫痛

　C. 一般一周后消失

　D. 需要用止痛药

　E. 与使用缩宫素无关

(马　红)

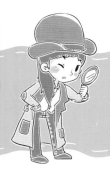
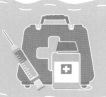

第 6 章
围生期母儿的护理

引言:围生期是孕产妇及围生儿病死率较高的发期,也是衡量一个国家医疗水平高低的重要依据,如何提高围生期护理水平,是有效降低围生儿、孕产妇死亡率和病残儿出生的重要手段,本章的重点是围生期的概念和围生期保健措施,加强对围生期保健重要意义的认识,提供保健知识健康教育和服务,不断提高母儿健康水平和人口素质。

情境案例 6-1

女孩,出生 6 天。3 天前发现巩膜黄染,颜面、躯干也逐渐出现黄染。无发热、咳嗽、呕吐,无抽搐,尿便颜色较深,食欲尚好。母孕期健康,未服过任何药物。第一胎第一产,无胎膜早破和产程延长,足月会阴侧切阴道分娩,出生体重 3.5kg,Apgar 评分 9 分。母乳量少,以鲜牛乳喂养为主。

体格检查:体温 36℃,脉搏 120 次/分,呼吸 42 次/分。发育良好,营养中等,哭声响亮,神志清楚。巩膜、颜面明显黄染,躯干及四肢可见黄染,颜色鲜亮。前囟 1.5cm×1.5cm,张力不高。脐部清洁干燥,肝脏于肋下 2cm,质软,脾脏未触及。四肢肌力及肌张力正常。辅助检查:血总胆红素 205μmol/L,结合胆红素 22μmol/L。其他实验室检查阴性,肝功能检查无异常。B 超示肝、脾、胆囊无异常。

一、围生期的概念

围生期是指产前、产时、产后的一段时期。我国将围生期定为孕满 28 周至出生后 7 天之内。围生医学是专门研究孕母、胎儿和新生儿在围生期的各种健康问题,涉及产科、新生儿科及有关遗传、免疫、营养等领域,是一门边缘学科,它与提高人口素质和降低围生期小儿的死亡率、病残率密切相关。

考点:围生期的概念

二、围生期保健意义

围生期保健是以围生医学的理论为指导,采用围生医学新的方法与技术,对孕产妇、胎儿和新生儿进行系统的管理和疾病防治。例如,对胎儿生长发育及高危孕妇进行筛查和有效监护,防治妊娠并发症;加强产时、产褥期母婴监护;以达到降低围生儿、孕产妇死亡率和病残儿出生率,提高母儿健康水平和人口素质为目的。

三、围生儿及孕产妇死亡原因

1. 围生儿死亡的主要原因 缺氧、早产或低出生体重、新生儿窒息、缺氧、早产或低出生体重、新生儿肺炎、畸形、产伤等。

2. 产妇死亡的主要原因 产科出血性疾病(后出血、异位妊娠、前置胎盘、胎盘早剥)、妊娠期高血压疾病、羊水栓塞、妊娠合并心脏病、妊娠合并病毒性肝炎、产褥感染等。

考点:围生儿及孕产妇的死亡原因

四、围生期保健措施

(一) 孕前保健

加强孕前卫生咨询与指导,有计划地安排受孕和生育指导,避免遗传和环境的不利因素影响,保护母体健康,建立健康生活方式,为孕育新生命创造良好环境;调整计划受孕前避孕措施;选择最佳年龄受孕和最适宜季节分娩等。

(二) 孕期保健

1. 通过妇幼保健网早期发现孕妇,建立联系卡。

2. 定期检查与访视,通过系统检查与监护及时筛选出高危妊娠,并加强对高危孕妇的管理。

3. 开展孕期保健及指导:重视孕期营养,防止孕期感染、有害因素影响,注意孕期劳动保护护理,注意休息,指导孕妇进行自我胎动监护,做好产后授乳准备等。

(三) 分娩期保健

1. 要求正常产妇在乡以上医疗单位住院分娩,凡属高危孕妇尽可能送区、县以上医院分娩。

2. 分娩时做好产妇的心理护理,创造良好的分娩环境。

3. 正确处理产程,做到"五防"、"一加强":即防滞产、防感染、防产伤、防出血、防窒息和加强监护。

4. 提倡产科和儿科医生的密切合作,共同参与高危儿的检查和抢救。

(四) 产褥期保健

1. 做好母婴同室、母乳喂养的宣传和指导。

2. 进行产褥期健康教育和指导,促进产妇早日康复。

3. 做好计划生育指导等。

考点: 围生期的保健措施

小结

通过学习加强对围生期保健重要意义的认识,熟悉围生期概念、掌握导致围生儿及孕产妇死亡的主要疾病,为围生期的妇女和围产儿提供有效的护理措施和保健服务。

自 测 题

A₁型题

1. 我国围生期的定义为
   A. 孕满 28 周至出生后 7 天之内
   B. 孕满 36 周至出生后 7 天之内
   C. 孕满 28 周至出生后 7 周之内
   D. 孕满 28 周至出生后 2 周之内
   E. 孕满 28 周至出生后 7 天以上

2. 关于早产儿的护理,应特别注意
   A. 加强营养　　　　B. 保暖
   C. 预防感染　　　　D. 加强脐部护理
   E. 加强臀部护理

3. 早产儿护理中不妥的是
   A. 预防窒息　　　　B. 尽早输液输血
   C. 预防感染　　　　D. 合理营养
   E. 注意保暖

4. 我国新生儿败血症最常见的病原菌是
   A. 厌氧菌　　　　B. 葡萄球菌

C. 大肠埃希菌　　　　D. 溶血性链球菌
E. 肺炎球菌

5. 新生儿败血症常见的感染途径是
   A. 脐部感染　　　　B. 宫内感染
   C. 胎膜早破　　　　D. 羊水穿刺
   E. 消化道的感染

6. 产时窒息的紧急治疗措施首先是
   A. 弹足底,刺激呼吸
   B. 吸氧
   C. 人工呼吸
   D. 注射呼吸兴奋剂
   E. 清除呼吸道分泌物

7. 教会孕妇自我监护胎儿的方法是
   A. 分析胎儿监测图形　　B. 家属听胎心
   C. 胎动记数　　　　D. 观察尿量
   E. 记录出入水量

A₂型题

8. 足月儿,剖宫产,生后呼吸困难,鼻扇,口周较青,双肺有细小水泡音,经吸氧、抗感染等治疗,第二天明显好转,该患儿可能是
   A. 胎粪吸入综合征　　B. 新生儿肺炎
   C. 肺透明膜病　　　　D. 湿肺
   E. 先天性心脏病

9. 一新生儿于生后 24 小时内出现黄疸,最恰当的处理是
   A. 正常现象,可暂时观察
   B. 做细菌培养及药敏试验
   C. 肝功能血清学检查
   D. 检测母子血型
   E. 肝胆 B 超

A₃/A₄型题

(10~11 题共用题干)

新生儿出生后,护理评估时,发现全身皮肤苍白,呼吸微弱,规则。口唇青紫,心率<80 次/分,弱,肌张力松弛,喉反射消失。

10. 该新生儿 Apgar 评分判断为
    A. 轻度窒息　　　　B. 缺氧
    C. 重度窒息　　　　D. 呼吸衰竭
    E. 死亡

11. 首先应对新生儿采取的护理措施是
    A. 改善缺氧　　　　B. 清理呼吸道
    C. 预防感染　　　　D. 复苏后护理
    E. 评价

(马　红)

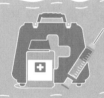

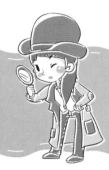

第7章
异常妊娠孕妇的护理

引言:异常妊娠是指妇女在怀孕期间出现的许多异常问题,如果不及时处理将危及胎儿、孕妇健康,严重者可导致妊娠终止或母儿死亡。注重孕期健康指导,早期发现、早期诊断,早期治疗及护理能够防患于未然。本章学习的主要内容有流产、异位妊娠、前置胎盘、胎盘早剥、妊娠期高血压疾病、妊娠剧吐、羊水过多、多胎妊娠、早产、过期妊娠、高危妊娠等。

第 1 节　流　　产

情境案例7-1

王女士,28岁,已婚,停经51天,一天前因出现阴道少量流血(出血少于月经量)伴轻微下腹痛就诊。查体:一般状况良好,阴道见少量陈旧性血迹,宫口未开,子宫软,如孕50天大小。辅助检查:妊娠试验(+)。

一、概　　述

凡妊娠不足28周,胎儿体重不足1000g而终止者称流产。流产发生于妊娠12周以前者称早期流产;发生于妊娠13~28周者称晚期流产。本节内容属于自然流产,其发生率占全部妊娠总数的10%~15%,且大多数为早期流产。流产发生时若处理不当,可导致感染或大出血,甚至危及生命。

考点:流产的概念

(一) 病因

母体内分泌功能失调(如卵巢黄体功能不全、甲状腺功能低下)、严重感染(病毒)、高热、全身性疾病(重度贫血、心力衰竭)等引起胚胎发育不良、胚胎和胎儿死亡或子宫收缩致胎儿娩出;生殖器官疾病、免疫因素、身体或精神创伤,过多接触有害物、烟酒过度等均会引起流产。早期流产的主要原因是染色体异常;晚期流产的发生主要原因是子宫颈内口松弛。

考点:早期流产的主要原因

(二) 类型及发展过程

流产的类型主要有先兆流产、难免流产、不全流产、完全流产、稽留流产、习惯性流产。流产的发生发展过程如图7-1所示。

二、护理评估

(一) 健康史

询问病人的月经史、孕产史、既往史、停经时间及本次妊娠情况;了解有无导致流产的病因或诱因存在。

(二) 身心状况

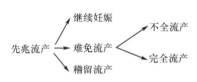

图 7-1　流产的发生发展过程

1. 身体状况　流产病人的主要症状是阴道流血和下腹痛,各种类型流产的具体表现如下所述。

(1) 先兆流产:停经后出现阴道少量流血,无腹痛或轻微下腹痛,可伴腰痛及下腹坠感。妇科检查:子宫颈口未开,子宫大小与停经周数相符。

（2）难免流产:流产不可避免。阴道流血量增多如月经量,阵发性腹痛加重或出现阴道流水(破膜)。妇科检查:子宫颈口已扩张,有时在子宫颈口内可见胚胎样组织或羊膜囊堵塞,子宫大小与停经周数相符或略小。

（3）不全流产:胚胎组织部分已排出体外,还有部分残留在子宫腔内。阴道持续流血不止,腹痛持续存在。妇科检查:子宫颈口扩张,常有胚胎组织堵塞于子宫颈口或部分组织已排到阴道内,子宫小于停经周数。若阴道流血时间过长,可导致失血性休克;同时因病人抵抗力低下,有可能引起宫腔内感染。

（4）完全流产:胚胎组织已全部排出。阴道流血逐渐停止,腹痛逐渐消失。妇科检查:子宫颈口关闭,子宫接近未孕的正常大小或略大。

（5）稽留流产:胚胎或胎儿在宫内已死亡,滞留尚未自然排出者。早孕反应消失,腹部不再继续增大或缩小,胎动消失。妇科检查:子宫颈口未开,子宫明显小于停经周数,胎心音消失。如胚胎或胎儿死亡后稽留过久,坏死组织释放凝血活酶进入母体血液循环,可引发弥散性血管内凝血(DIC)而出现失血性休克。

（6）习惯性流产:指连续发生自然流产3次或3次以上者。每次流产时间多发生在同一妊娠月份,其身体状况同一般流产。

流产若阴道流血时间过长,或组织残留宫腔均有可能引起宫腔内感染,发生流产合并感染;严重者可引起盆腔炎、腹膜炎、败血症及感染性休克等。

考点: 各类型流产的临床表现

护考链接

张女士,30岁,已婚。停经50多天,阴道流血2天,量少于月经,并伴有腰酸、腹坠痛。妇科检查:子宫颈内口能容1指,子宫软,孕50天大小,阴道见活动性出血,该病人的流产类型可能是　A. 先兆流产　B. 难免流产　C. 不全流产　D. 过期流产　E. 完全流产

点评:答案是B。其流产类型是难免流产。主要依据:子宫颈内口能容1指(开大),孕50天大小(与孕周相符),阴道有活动性出血。

2. 心理-社会状况　病人因出现阴道流血、下腹痛,缺乏孕育知识,担心自身和胎儿的安危,出现紧张、焦虑或恐惧情绪。

（三）辅助检查

1. 妊娠试验　采用放射免疫法进行血绒毛膜促性腺激素(hCG)及黄体酮水平测定,有助于诊断。

2. B超检查　可显示有无胎囊、胎动、胎心等,以确定胚胎或胎儿是否存活,是诊断流产及其类型的主要方法,并能指导处理。

3. 其他检查　血常规、凝血功能等。

情境案例7-1 问题分析1

该孕妇属于什么类型的流产?

阴道少量流血(出血少于月经量)伴轻微下腹痛。查体:宫口未开,子宫如孕50天大小。辅助检查:妊娠试验(+)。此孕妇属于先兆流产。

三、治疗原则

立即查明病因,保胎或及时清除宫腔内组织,积极防治休克、纠正贫血、预防感染。

1. 先兆流产　保胎治疗。

2. 难免流产、不全流产、稽留流产　尽快清除宫腔内容物,预防大出血、感染。稽留流产者应在术前检查凝血功能;使用雌激素以提高子宫的敏感性。

3. 完全流产　不需特殊处理。

4. 习惯性流产　查明原因,针对病因积极保胎治疗。

5. 流产合并感染者　阴道流血不多者,先控制感染,后行清宫术;阴道流血多者,应用抗生素的同时夹取宫腔内大块残留组织,并待感染控制后再行清宫。

考点:先兆流产、不全流产及稽留流产的处理原则

■ 护考链接

汪女士,28 岁,孕 12 周,因被车撞击后腹痛、阴道流血来院就诊。妇科检查:妊娠物已部分排出体外。初步确诊为不全流产。对于该病人,护士需立即　A. 加强心理护理,增强保胎信心　B. 及时做好清除宫内残留组织的准备　C. 左侧卧位　D. 嘱孕妇休息　E. 继续监测胚胎发育情况

点评:答案是 B。该孕妇属于不全流产,由于部分妊娠物残留在宫内,可导致阴道大量流血并发失血性休克;亦可致反复阴道流血,流血时间过长,并发失血性贫血及宫腔内感染。所以,最好的护理措施是立即做好清宫的准备。

四、护理诊断及医护合作性问题

1. 焦虑　与担心胎儿安危、自身健康有关。
2. 有感染的危险　与机体抵抗力下降、宫腔内有组织残留有关。
3. 组织灌注量不足　与不全流产引起阴道大量流血有关。

情境案例 7-1 问题分析 2

病人最主要的护理诊断是什么?

病人因出现阴道少量流血(出血少于月经量)伴轻微下腹痛 1 天,所以其主要的护理诊断是焦虑。

五、护理目标

1. 消除病人焦虑,情绪已稳定,能够积极配合治疗和护理。
2. 感染被及时发现并有效控制,体温、血象结果在正常范围内。
3. 病人出血症状得到有效控制,生命体征趋于平稳。

六、护理措施

(一) 先兆流产的护理

1. 一般护理　①绝对卧床休息,提供日常生活护理。②减少刺激,避免乳房护理、腹部按摩,禁止性生活,避免不必要的妇科检查(慎做肛查、阴道检查);保持大便通畅。③加强营养,提高机体抵抗力;注意饮食卫生,防止肠道感染而引起流产。

2. 病情观察　严密监护生命体征、面色;注意阴道出血量和性质,是否有组织物排出,必要时保留会阴垫供观察。如腹痛加剧、阴道流血增多,则流产不可避免,应立即报告医生。

3. 配合治疗　遵医嘱给予保胎药,并向病人解释用药的必要性。①镇静:适当口服对胎儿影响小的镇静剂,如苯巴比妥、氯氮䓬。②抑制宫缩:硫酸沙丁胺醇(舒喘灵)4.8mg,每天 3 次。③促进黄体功能:每天注射黄体酮 20mg。④促进胚胎发育:维生素 E、叶酸。也可用中药保胎。

考点:先兆流产的护理措施

(二) 终止妊娠者的护理

1. 一般护理　病人卧床休息,给予合理饮食。保持会阴清洁。
2. 病情观察　严密监护生命体征、面色;注意阴道出血量,及时发现休克征象。

3. 配合治疗　协助医生做好刮宫术或引产术的术前准备,密切观察病人的生命体征,建立静脉通道,及时补充血容量;做好手术中配合;术后注意观察阴道流血量及子宫收缩情况,遵医嘱肌内注射缩宫素,促进子宫收缩、减少出血,刮出组织送病理检查。

护考链接

杨女士,30 岁,停经 54 天,阴道少量流血 2 天,伴轻微下腹痛。妇科检查:宫口未开,子宫 8 周妊娠大小。初步诊断为先兆流产。为了明确诊断,确定治疗方案,遵医嘱拟为病人做 B 超检查。护士应如何指导运送病人去做 B 超检查　A. 病人自行到 B 超室　B. 通知其家属陪同去　C. 医务人员陪同步行去　D. 医务人员用平车送病人　E. 医务人员用轮椅运送病人

点评:答案是 D。病人初步诊断为先兆流产,需绝对卧床保胎治疗,为了减少腹压,用平车运送病人为妥。

(三) 预防感染

1. 各项检查和手术严格遵循无菌操作原则。
2. 严密监测体温、血常规、阴道出血,以及分泌物的性质、颜色、气味等,发现感染征象应立即报告医生。
3. 保持外阴清洁,每天常规用消毒液擦洗 2 次。
4. 若合并感染嘱病人取半卧位,注意床边隔离,遵医嘱给予抗生素。

情境案例 7-1 问题分析 3

如何对该病人实施护理?
1. 应绝对卧床休息,禁止性生活,慎做阴道检查、肛门检查,避免过度刺激诱发宫缩。
2. 注意饮食合理,防止便秘,避免用腹压。

(四) 心理护理

向病人及家属解释疾病发展过程及预后,了解治疗及护理措施,稳定情绪,增强信心,并取得配合。

(五) 健康指导

1. 加强孕期保健和卫生宣教,指导孕妇合理用药,妊娠早期及晚期避免性生活,勿做重体力劳动,防止流产发生。
2. 有习惯性流产史者,妊娠前需查找原因,孕前、孕中消除诱因,保胎时间应超过以往发生流产的妊娠周数,防止流产发生。
3. 清宫术后注意保持外阴清洁,禁止盆浴和性生活 4~6 周,预防感染。若病人术后出现以下症状需及时就诊:阴道流血淋漓不尽 10 天以上,出血超过月经量,阴道分泌物浑浊、有异味,或伴有发热、腹痛等。
4. 出院指导:加强营养,保证优质蛋白质、充足的维生素和无机盐的供给,尤其是应补充足够的铁质,防治贫血,增强抵抗力。定期复查,如阴道流血量多、淋漓不断或伴有发热、腹痛,及时到医院就诊。
5. 正确使用工具避孕,需间隔半年后考虑再次妊娠,妊娠后应加强孕期保健,定期产前检查。

七、护理评价

1. 病人的情绪是否稳定,能否配合治疗、护理。
2. 病人的体温、血象是否正常,阴道分泌物正常。

3. 失血性休克是否被及时发现及纠正,生命体征是否平稳。

小结

流产是妇科常见疾病,如处理不当或处理不及时,可致生殖器官炎症病变,或因大出血严重危害病人健康,甚至威胁病人生命。因此,因根据流产临床特点,及早确定临床类型,及时采取保胎或清宫术,避免病情进一步发展,有效预防失血性休克及感染的发生。

第 2 节　异 位 妊 娠

情境案例7-2

赵女士,29 岁,已婚,停经 52 天,无明显诱因出现右下腹疼痛,开始呈锐痛,无放射痛,持续半小时稍缓解,伴阴道少许流血,呈咖啡色,点滴状,未见肉眼组织排出,无肛门坠胀感,无腰背酸痛。辅助检查:hCG 为 1 651 900mIU/ml。

一、概　述

受精卵在子宫腔以外的部位着床发育者,称为异位妊娠(简称宫外孕),是妇产科常见急腹症之一,如不及时诊治可危及孕妇生命。常见类型有输卵管妊娠、卵巢妊娠、腹腔妊娠、子宫颈妊娠等(图7-2),以输卵管妊娠最为多见,约占异位妊娠的 95%(其中壶腹部最常见,其次为峡部、伞端和间质部)(图7-3)。本节主要阐述输卵管妊娠。

考点:异位妊娠的常见部位

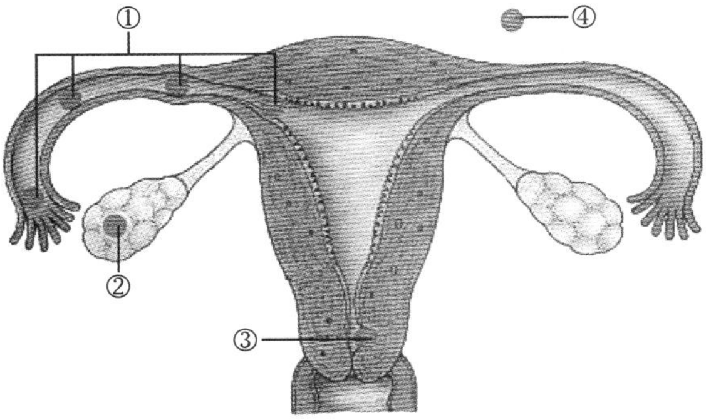

图 7-2　异位妊娠的常见类型
①输卵管妊娠;②卵巢妊娠;③子宫颈妊娠;④腹腔妊娠

(一)输卵管妊娠的病因

输卵管妊娠最常见的原因是慢性输卵管炎,输卵管绝育术后、输卵管发育异常或功能异常、受精卵游走、辅助生育技术、输卵管周围肿瘤的压迫,特别是子宫内膜异位症引起输卵管、卵巢周围组织的粘连,也可影响输卵管管腔通畅,使受精卵运行受阻。

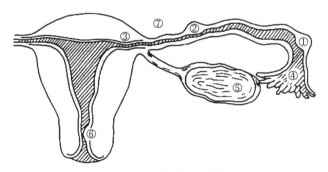

图 7-3　异位妊娠的部位
①输卵管壶腹部妊娠;②输卵管峡部妊娠;③输卵管间质部妊娠;④输卵管伞部妊娠;
⑤卵巢妊娠;⑥子宫颈妊娠;⑦腹腔妊娠

考点:输卵管妊娠的常见原因

（二）输卵管妊娠的结局

因输卵管管腔狭窄,管壁薄,妊娠时不能形成完好的蜕膜,即使受精卵着床也不能使胚胎正常生长发育,当受精卵发育到一定时期必然会发生以下结局。

1. 输卵管妊娠流产　因输卵管蜕膜发育不良,囊胚最终与管壁分离,局部出血,囊胚经伞部进入腹腔出现流产现象。出血一般不多(图7-4)。

2. 输卵管妊娠破裂　受精卵表面的绒毛可向输卵管管壁侵蚀,造成管壁破裂。在短时间内可发生腹腔内出血,甚至出现失血性休克(图7-5)。

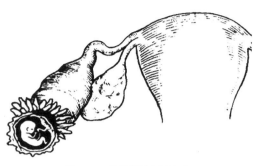

图7-4　输卵管妊娠流产　　　　　　　　　　　图7-5　输卵管妊娠破裂

3. 陈旧性异位妊娠或继发性腹腔妊娠　输卵管妊娠流产后,若胚胎死亡,内出血逐渐减少,盆腔血肿机化变硬并与周围组织粘连,形成包块,形成陈旧性异位妊娠;若胚胎存活,排入腹腔的胚胎继续生长发育,形成继发性腹腔妊娠。

二、护　理　评　估

（一）健康史

询问月经史,了解有无慢性输卵管炎等诱发输卵管妊娠的高危因素。

（二）身心状况

输卵管妊娠发生流产或破裂之前,病人多无临床异常征象,当发生流产或破裂时病人出现临床症状而就诊。典型病例有以下临床表现。

1. 症状

（1）停经:多数病人有6~8周停经史。

（2）腹痛:为病人就诊的主要症状。病人感觉下腹一侧隐痛、胀痛,突然出现下腹一侧剧烈撕裂样疼痛,因大量内出血,腹痛可迅速向全腹扩散,伴恶心、呕吐。

（3）肛门坠胀感:当血液集聚于直肠子宫陷凹时可出现肛门坠胀。

（4）阴道流血:量少、暗红色,呈点滴状。

（5）晕厥和休克:严重出血时病人可出现面色苍白、四肢湿冷、血压下降等休克征象,甚至晕厥。休克程度与阴道流血量不成正比。

2. 体征

（1）生命体征:腹腔内出血多时病人可出现贫血貌及休克征象。

（2）腹部检查:下腹压痛、反跳痛明显,尤以患侧为甚,内出血较多时叩诊移动性浊音阳性。

（3）妇科检查:阴道后穹隆饱满、触痛;子宫颈抬举痛及摇摆痛,子宫稍大而软,内出血较多时子宫可有漂浮感;子宫一侧或后方可触及边界不清、压痛明显的包块。

3. 心理-社会状况　因剧烈腹痛、阴道流血等表现,致病人及家属情绪紧张、恐惧;因此次妊娠终止或担心是否影响以后受孕,出现悲伤、失落等情绪反应。

考点:输卵管妊娠的临床特点

情境案例 7-2 问题分析 1

该病人现在属于何种临床状态?

该病人属于输卵管妊娠流产或破裂前症状,原因是"右下腹疼痛,呈锐痛",但"无放射痛",持续半小时稍缓解,伴阴道少许流血,无肛门坠胀感。说明此时病人腹腔内出血量不多。

(三) 辅助检查

1. 阴道后穹隆穿刺　是一种简便可靠的辅助诊断方法。若抽出暗红色、不凝固血液即可帮助诊断。

2. 妊娠试验　放射性免疫法测定 β-hCG,是目前早期诊断异位妊娠的重要方法。

3. 孕酮(P)测定　血清 P 水平低于 10ng/ml(放免测定),常提示异位妊娠,其准确率在 90% 左右。

4. 超声检查　若妊娠试验阳性,超声显示子宫腔未见妊娠征象,而在宫外可见轮廓不清的包块,可帮助诊断。阴道 B 超检查较腹部 B 超检查准确性更高。

5. 子宫内膜病理检查　诊断性刮宫适用于临床症状不典型、妊娠试验和 B 超检查不能确诊者。若宫腔内容物病理检查仅见蜕膜样变组织,而不见绒毛,即可排除宫内妊娠。

6. 腹腔镜检查　对部分诊断比较困难的病例,在腹腔镜直视下进行检查,可及时明确诊断,并可同时行手术治疗。

考点:诊断输卵管妊娠的简单可靠的方法

情境案例 7-2 问题分析 2

该病人应做何种检查可以帮助确诊?

医务人员应用平车送病人去做 B 超,如果检查结果显示"宫内未见孕囊,右侧附件低回声包块"即可确诊输卵管妊娠。

三、治　疗　原　则

异位妊娠以手术治疗为主,非手术治疗为辅。

1. 手术治疗　适用于内出血并发休克的急症病人,无生育要求者行患侧输卵管切除术;有生育要求的年轻妇女可以行输卵管开窗术。

2. 非手术治疗　适用于输卵管尚未破裂或流产的早期,内出血少、病情稳定的病人,适用化学药物或中医中药治疗。

3. 腹腔镜手术　已成为近年治疗异位妊娠的主要手段。

考点:输卵管妊娠破裂的主要治疗原则

四、护理诊断及医护合作性问题

1. 悲哀、恐惧　与失去胎儿、生命受到威胁、担心未来生育问题有关。

2. 自理能力缺陷　与病情及诊疗、护理需要卧床休息有关。

3. 组织灌注量不足　与腹腔内大出血有关。

4. 潜在并发症　贫血、感染,与内出血、手术等有关。

五、护　理　目　标

1. 病人悲哀、恐惧已消除,情绪趋于稳定,能够积极配合治疗与护理。

2. 病人的活动耐力逐渐增强,生活逐渐能自理。

3. 病人的血容量得到补充,生命体征维持在正常范围。

4. 病人贫血、感染得到有效防治。

六、护 理 措 施

(一)一般护理

为病人提供安静舒适的环境及日常生活护理;加强营养,纠正贫血。

(二)病情观察

1. 严密监测生命体征并记录。

2. 严密观察阴道流血情况。

3. 密切观察病人腹痛部位、性质、程度及伴随症状。一旦腹痛加重及时报告医生。

(三)治疗配合

1. 手术治疗病人的护理

(1)腹腔内大量出血伴失血性休克者,应立即去枕平卧、保暖、吸氧、迅速建立静脉通道,交叉配血;遵医嘱迅速输血、输液,补充血容量;记录24小时出入量,判断组织灌注量情况。

(2)迅速做好术前准备,加强术中配合及术后观察与护理。

2. 保守治疗病人的护理

(1)绝对卧床休息,保持大便通畅,避免增加腹压的动作。

(2)注意观察病人腹痛情况及生命体征。如出现面色苍白、四肢湿冷、血压下降、脉搏细数、尿量减少等休克征象,应立即报告医生,并配合抢救。

(3)及时送检复查血 β-hCG 及血常规,遵医嘱按时给药。

(四)心理护理

1. 关心、体贴、安慰病人,稳定病人及家属的情绪,耐心说明病情及手术的必要性。

2. 非手术治疗者,鼓励积极配合治疗,取得理解配合。

情境案例 7-2 问题分析 3

针对此病例护士应采取哪些护理措施?

虽然病人还没有出现休克征象,但是"右下腹部呈锐痛"。护士应首先告知病人及家属病情状况,嘱咐病人绝对卧床休息,保持大便通畅,避免腹压增加;严密观察生命体征及腹痛情况;做交叉配血等术前准备工作,做好随时手术的准备。

(五)健康指导

1. 嘱病人出院后注意休息,加强营养,纠正贫血,提高抵抗力。

2. 保持外阴清洁,勤换会阴垫,禁止盆浴和性生活 1 个月。

3. 遵医嘱使用抗生素,预防感染。

4. 采取有效的避孕措施,至少在半年之后再怀孕;一旦疑为早孕及时确诊。

七、护 理 评 价

1. 病人的情绪是否稳定,能否积极配合治疗与护理。

2. 病人的活动耐力是否增强,生活能否自理。

3. 病人的失血性休克是否被及时发现,血容量是否得到及时补充,生命体征是否在正常范围。

4. 病人贫血、感染是否得到有效防治。

情境案例7-2 护患对话

(病人刚入院)

护士: "赵女士您好,我是您的责任护士,现在根据医嘱要为您测量生命体征、采血等操作。请让我帮助您躺好,不要乱动,以免加重出血,谢谢(可请家属协助,配合我们的工作)。"

病人家属: "护士,我妻子的病情很严重吗?"

护士: "您妻子的目前状况还好,没有生命危险,但是必须立即手术治疗。"

病人家属: "我听说有几种手术方式,我妻子做什么手术?"

护士: "目前有两种方法。一是开腹切除患侧输卵管;二是通过腹腔镜手术修补患侧输卵管,保持输卵管的功能,这是现今提倡的最好的异位妊娠治疗方法。您不用着急,医生会根据具体的情况采取合适的方法进行治疗。"

病人家属: "她现在除了输液还要输血吗?"

护士: "是的。因病情的原因有可能随时发生腹腔内大出血,我们必须马上做术前准备及交叉配血……现在您需要安静地躺着,不要紧张! 我就在护士站,会定时巡视、观察您的情况。有什么问题可随时呼叫我,谢谢!"

护士: "赵女士,您不要担心,我们已经做好了术前准备,医生马上要在全麻下给您行腹腔镜下输卵管开窗术,这种手术瘢痕小、住院时间短、创伤小、疼痛轻、术后恢复快,并能保留患侧输卵管。一会手术室的医护人员会来接您,祝您手术成功。"

(术后病人回到病房,手术室护士与病房护士做详细的交接班)

护士: "您好! 祝贺您妻子的手术非常成功。根据医嘱病人需要去枕平卧6小时,身上的导管已经固定好,需要您配合护理,不要让病人动,防止导管扭曲或脱落。病人暂时需要低流量吸氧。同时我们会用这个床头监护仪密切监测病人的情况。病人现在不能进食,6小时后如无恶心、呕吐可以进少量米汤等流质饮食。您如有需要可以随时呼叫我。谢谢!"

护士: "赵女士,您醒了,您的状态很好。在家属的搀扶下可以下地活动,可以避免腹胀、肺部感染及深静脉血栓的形成,但是要注意活动的幅度要小。"

病人: "护士,我几天后可以出院呀?"

护士: "腹腔镜手术的病人一般在术后3~4天可以出院,医生会根据您的康复情况通知您的。"

(病人准备出院)

护士: "赵女士,今天您的气色真好。根据医嘱您可以出院了。出院后2周内适当休息,不要从事重体力劳动;1个月内禁止性生活、禁止盆浴,以防感染;服装应保持宽松,不要穿过于紧身的衣服;请补充足够的高蛋白、高热量、高维生素、易消化的食物,使身体尽快恢复;还有什么需要帮忙的吗?"

病人: "护士,我今后还能怀孕吗?"

护士: "手术不会影响到今后的生育。"

病人: "那我以后还会再得这种病吗? 多久我可以考虑再次妊娠?"

护士: "只要今后您注意了,不会的。您这次多亏了及时救治,差点危及生命。建议您一个月后到医院复查,一般情况下半年以后可以考虑;再次怀孕后要做B超,确定是宫内妊娠还是异位妊娠,避免同样的问题出现。"

病人: "听到你的这些话,我心里踏实多了,谢谢你!"

护士: "不客气,这是我应该做的。祝您早日康复!"

小结

异位妊娠是我国孕产妇死亡的主要原因之一。输卵管妊娠最为常见,主要致病原因是慢性输卵管炎症。因相当部分病人起病急、病情发展快,故及早确诊尤为重要。后穹隆穿刺术是临床最简便易行的辅助诊断方法,积极抗休克的同时及早手术治疗为其主要治疗措施。护士应严密观察病人的病情转归,迅速配合医生抢救危重病人,做好术前、术中和术后相关护理,以及非手术病人的观察等护理,促进病人康复。

第3节 前置胎盘

情境案例7-3

吴女士,28岁,孕1产0,孕33^{+3}周。3天前无诱因出现无痛性阴道流血,量少于月经量,今晨起床后加重,急诊入院。检查:宫高29cm,腹围86cm,胎心154次/分,LOA,未入盆。

一、概　述

妊娠28周后胎盘附着于子宫下段,甚至胎盘下缘达到或覆盖于子宫颈内口处,位置低于胎儿先露部,称为前置胎盘。

根据胎盘下缘与子宫颈内口的关系,将前置胎盘分为三种类型(图7-6):①完全性前置胎盘(又称中央性前置胎盘):胎盘组织完全覆盖子宫颈内口;②部分性前置胎盘:胎盘组织部分覆盖子宫颈内口;③边缘性前置胎盘:胎盘附着于子宫下段,或边缘接近子宫颈内口。

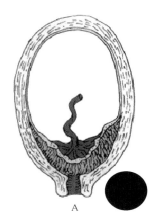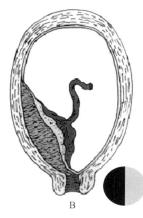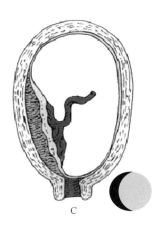

图7-6　前置胎盘的类型
A. 完全性;B. 部分性;C. 边缘性

二、护理评估

(一) 健康史

前置胎盘多见于因多次刮宫、多产造成子宫内膜损伤或子宫内膜病变者(如子宫内膜炎);也可因胎盘面积过大(如多胎妊娠)、受精卵发育迟缓等因素所致。

评估时应详细询问孕产史,了解有无造成子宫内膜损伤或炎症的高危因素。

考点: *前置胎盘的主要原因*

(二) 身心状况

1. **症状**　妊娠晚期或临产后出现无诱因、无痛性、反复阴道流血。评估时应注意询问阴道流血的时间、量和性质,有无并发症状。

病人阴道流血时间、出血量、反复发生的次数因前置胎盘类型的不同而不同。完全性前置胎盘:初次出血时间早,大约在孕28周,次数频,量较多;边缘性前置胎盘:初次出血发生晚,多在妊娠近足月时或临产后,出血量比较少;部分性前置胎盘:临床表现介于两者之间。

2. **体征**

(1) 评估有无贫血及休克征象:测量生命体征,观察神志、面色。

(2) 评估有无胎儿窘迫或死亡征象:出血多者多出现胎心、胎动改变或消失。

（3）腹部检查:子宫大小与孕周相符,腹壁柔软无压痛,胎位清楚;胎先露高浮,甚至胎位异常;可在耻骨联合上听到胎盘杂音。

3. 心理-社会状况　病人及家属因反复阴道流血,担心本人及胎儿的安危而感到紧张、害怕,出现焦虑。

考点:前置胎盘的典型症状

（三）辅助检查

1. B超检查　是目前诊断前置胎盘安全而可靠的首选方法。

2. 产后检查胎盘胎膜　产后见胎盘边缘有陈旧性血凝块和压迹,胎膜破裂口与胎盘边缘距离不足 7cm 者,可诊断为边缘性前置胎盘。

三、治 疗 原 则

以制止出血、纠正贫血、预防感染为原则。综合分析孕妇的一般情况、孕周、胎儿成熟度、出血量及产道条件等,制订治疗方案。

1. 期待疗法　在保证孕妇安全的前提下,尽量使胎儿能达到或接近足月,提高胎儿成活率。本法适用于阴道出血不多、全身情况良好、妊娠不足 36 周者。

2. 终止妊娠　剖宫产术是目前的主要手段,适用于大出血,但妊娠已近足月或病情危急必须结束分娩者;阴道分娩适用于在临产后发生出血,但出血量不多,产妇一般情况好,产程进展顺利,估计在短时间内可以结束分娩者。

四、护理诊断及医护合作性问题

1. 焦虑　与担心自身及胎儿的生命安全有关。

2. 有感染的危险　与失血量多导致机体抵抗力下降、胎盘剥离面已被细菌侵入有关。

3. 自理能力缺陷　与期待疗法需要绝对卧床有关。

4. 潜在并发症　早产、胎儿窘迫、失血性休克、产后出血。

情境案例 7-3 问题分析 1
病人最主要的护理诊断是什么?
目前病人阴道流血量较多,导致组织灌注量不足。

五、护 理 目 标

1. 病人的焦虑已消除,情绪稳定,并能够积极配合治疗与护理。

2. 病人无感染发生或感染被及时发现并得到控制,体温、血象趋于正常。

3. 病人卧床期间生活需要得到满足。

4. 早产、胎儿窘迫、失血性休克、产后出血被及时预防和处理。

六、护 理 措 施

（一）一般护理

1. 环境　保持环境安静舒适,提供生活护理。

2. 休息与活动　嘱病人绝对卧床休息,以左侧卧位为宜。避免各种刺激,操作时动作应轻柔,禁做阴道检查和肛门检查。

3. 饮食与营养　加强营养,进食富含蛋白质及铁的食品,增强抵抗力,纠正贫血。合理饮食,避免便秘。

4. 保持外阴清洁　勤换卫生垫,预防感染。

（二）病情观察

1. 监测病情,预防失血性休克　严密监测血压、脉搏、呼吸、面色及神志变化,观察阴道出血的时间、次数、性状及量,是否有腹痛,有异常者及时报告医生并配合做好各项处理。

2. 监测胎心、胎动　指导孕妇监测胎动,定时监护胎心。注意观察有无宫缩,及时发现和纠正胎儿窘迫。

(三)治疗配合

1. 期待疗法病人的护理

(1)预防早产:加强生活护理,遵医嘱间断吸氧,每天2次,每次1小时,提高胎儿的血氧供应。

(2)遵医嘱用药:①镇静药;②宫缩抑制剂;③估计妊娠难以继续者,及早使用糖皮质激素,促进胎儿肺成熟,预防新生儿呼吸窘迫综合征;④给予抗生素,预防感染。

2. 终止妊娠的护理　按分娩的方式做好相关准备。

(1)剖宫产者,术前应积极输液、输血以补充血容量,纠正休克;做好术后护理。阴道分娩者,协助医生严密监护产程及胎心,发现异常及时处理。

(2)做好抢救新生儿的准备,提高围生儿生存率。

考点:前置胎盘病人的护理措施

护考链接

秦女士,30岁,妊娠35周,因阴道流血就诊,诊断为前置胎盘,按急诊剖宫产收入院,护士首先应为病人做的是　A. 办理入院手续　B. 进行沐浴更衣　C. 检查阴道出血情况　D. 进行会阴清洗　E. 用平车送入病区

点评:答案为E。因病人现在出现活动性出血,为了避免因走路造成胎盘进一步剥离而加重出血,所以应使用平车接待病人。

3. 产后护理　胎儿娩出后立即遵医嘱给予缩宫素加强宫缩,严密监测生命体征、阴道出血及宫缩情况,防治产后出血。

4. 预防感染　保持外阴清洁,定时测量体温,观察恶露,查血常规,及时发现感染征象并报告医生。

(四)心理护理

耐心解答病人的疑问,关心、体贴病人,引导病人说出焦虑的心理感受,使病人心态平稳,积极配合护理和治疗。

情境案例7-3问题分析2

应对该孕妇制订何种治疗方案?

该孕妇3天前出现阴道流血,为了避免胎盘剥离的面积增大、减少出血量,需绝对卧床休息;同时因孕33^{+3}周,不足月,可能出现早产,所以要遵医嘱给予宫缩抑制剂;严密观察病情,如阴道流血增多,考虑终止妊娠,应遵医嘱使用糖皮质激素,促进胎儿肺成熟;随时做好终止妊娠的准备。

(五)健康指导

1. 做好计划生育,避免多次刮宫、多产而导致的子宫内膜损伤或子宫内膜炎。

2. 加强产前检查,指导孕妇自我监测胎动,出现晚期阴道流血、胎动异常应及时就诊,及早诊断、处理。

3. 保持外阴清洁,预防产后感染。

4. 加强营养,食用富含铁、蛋白质、维生素的食物,增加抵抗力,纠正贫血。

七、护 理 评 价

1. 病人的焦虑情绪是否减轻或消失,能否积极主动接受治疗和护理。

2. 病人无感染发生或及时被发现并得到有效控制。

3. 病人的生活需求是否得到满足。

4. 早产、胎儿窘迫、失血性休克是否被及时发现及处理,产后出血是否得到预防。

小结

　　前置胎盘是妊娠晚期出血性疾病之一,其临床特点是无诱因、无痛性、反复阴道流血,可导致孕、产妇出血,引起早产、胎儿窘迫、新生儿窒息等,严重威胁母儿生命安全。必须及早通过 B 超确诊,采取正确的处理方式。加强健康指导,避免由于子宫内膜损伤或子宫内膜炎而发生前置胎盘,有效降低此类疾病的发生。

第 4 节　胎 盘 早 剥

情境案例 7-4

　　郭女士,32 岁,孕 1 产 0,孕 34 周,昨天因不小心从楼梯摔倒,出现持续性剧烈腹痛,伴阴道流血。查体:急性病容,面色苍白,血压 86/58 mmHg,脉搏 90 次/分,呼吸 14 次/分,宫底在剑突下 2 横指,胎位不清楚,胎心不规则。

一、概　　述

　　妊娠 20 周后或分娩期,正常位置的胎盘在胎儿娩出前,部分或全部从子宫壁剥离者,称为胎盘早期剥离,简称胎盘早剥。

　　胎盘早剥主要病理变化是底蜕膜出血,形成胎盘后血肿,促使胎盘自附着处剥离。

　　胎盘早剥按出血方式可分为以下三种类型(图 7-7)。①显性出血:又称外出血,表现为阴道流血。出血量多,血液突破胎盘边缘,沿胎膜与子宫壁之间经阴道流出。②隐性出血:又称内出血,病人无或少量阴道流血。出血量少,胎盘后血肿积聚于胎盘与子宫壁之间,血液未经阴道流出。③混合性出血:当胎盘后血肿内血过多时,最终血液冲开胎盘边缘经阴道流出,由内出血并发外出血。

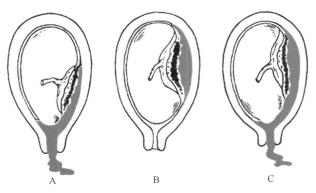

图 7-7　胎盘早剥的类型
A. 显性出血;B. 隐性出血;C. 混合性出血

二、护 理 评 估

(一) 健康史

　　了解有无妊娠期高血压疾病、慢性肾炎等血管病变,腹部有无创伤;是否存在多胎妊娠分娩、羊水过多放水等宫腔内压力骤变因素;是否因长期仰卧位使宫腔静脉压突然升高。

(二) 身心状况

　　妊娠晚期或临产后突然发生有诱因、持续性腹部疼痛,伴少量或无阴道流血。根据胎盘剥离面积大小、出血类型及孕妇情况,将胎盘早剥分为以下两型。

1. 轻型　为显性出血。胎盘剥离的面积不超过胎盘总面积的 1/3,阴道流血少,伴轻微腹痛或不明显。腹部检查:无明显变化,腹部稍有压痛。

2. 重型　为隐性出血或混合性出血。胎盘剥离面积超过胎盘总面积的 1/3,腹痛剧烈,伴或不伴阴道流血。病人因出血多可出现贫血征象,甚至出现面色苍白、血压下降、脉搏细数等失血性休克征象。阴道流血量与贫血及失血性休克程度不成正比。腹部检查:子宫底升高,硬如板状,压痛明显,胎位不清楚,胎心改变或消失。病情严重时可并发子宫胎盘卒中、弥散性血管内凝血(DIC)、产后出血、急性肾衰竭等。

相关链接:子宫胎盘卒中

子宫胎盘卒中又称库弗莱尔子宫。当胎盘早剥发生隐性出血时,胎盘后血肿积血较多,血液浸润子宫肌层,引起肌纤维分离、变性、断裂,严重者血液甚至达浆膜下,形成浆膜下血肿,子宫表面呈紫蓝色瘀斑,尤其在胎盘附着处更明显。

考点:胎盘早剥的典型表现

3. 心理-社会状况　孕妇及家属因病情突发,所以处于恐慌状态,因担心孕妇及胎儿的安危,表现出焦虑、忧伤、悲哀等情绪反应。

(三)辅助检查

1. B 超检查　明确显示胎盘与子宫壁之间有液性暗区,并可观察有无胎心和胎动的变化。

2. 实验室检查　血常规、凝血功能检测等,有助于判断有无贫血及其程度,了解有无凝血功能障碍。

考点:胎盘早剥的确诊方法

三、治疗原则

纠正休克,及时终止妊娠,防治并发症。根据孕妇的病情、胎儿情况、宫口开大情况等决定终止妊娠的方式。采用阴道分娩或剖宫产结束分娩,主要处理手段是剖宫产术。做好抢救新生儿的准备;预防产后出血及感染。

四、护理诊断及医护合作性问题

1. 恐惧　与担心自身及胎儿安危有关。
2. 组织灌注量不足　与胎盘隐性剥离大量出血导致休克有关。
3. 潜在并发症　产后出血、弥散性血管内凝血、急性肾衰竭、胎儿窘迫、子宫胎盘卒中。

情境案例 7-4 问题分析 1

病人最主要的护理诊断是什么?

虽然该病人阴道点滴样流血,但查体已经出现急性病容,面色苍白,血压 86/58mmHg,脉搏 90 次/分,说明大量内出血,故主要护理问题是组织灌注量不足。

五、护理目标

1. 病人恐惧已消除,情绪稳定,并积极配合治疗与护理。
2. 病人阴道出血被及时并有效控制,生命体征趋于平稳。
3. 病人未发生并发症或及时被发现并得到积极纠正。

六、护理措施

(一)一般护理

1. 嘱孕妇绝对卧床休息,取左侧卧位,吸氧。
2. 加强营养,多食用高蛋白、高维生素、高热量、富含铁的食物,纠正贫血,提高抵抗力。
3. 保持外阴清洁,预防感染。

（二）病情观察

1. 严密监测生命体征、面色、神志，记录24小时尿量；注意观察阴道出血量、颜色。

2. 监测胎动、胎心。

3. 注意观察腹痛的性质、程度，宫底高度，子宫壁的紧张度和压痛情况。

4. 严密观察有无并发症发生：①观察皮下黏膜或注射部位有无出血，观察若有不凝阴道出血、尿血、咯血及呕血等，考虑凝血功能障碍；②少尿、无尿者警惕急性肾衰竭；③胎心、胎动异常者应视为胎儿窘迫；④胎儿娩出后如出现宫缩不良、阴道流血，应警惕产后出血。

（三）治疗配合

1. 如出现血压下降、脉搏细数、休克征象，立即去枕平卧或中凹卧位、吸氧、保暖、交叉配血；遵医嘱迅速建立静脉通道，输液、输血纠正休克。

2. 估计短时间内不能阴道分娩者，立即做好剖宫产术前准备。同时做好抢救新生儿的准备。

3. 胎儿娩出后立即按摩子宫，遵医嘱给予宫缩剂。如发生子宫胎盘卒中，配合医生，做好输血和子宫切除的护理配合。

（四）心理护理

1. 解释病情，稳定孕妇及家属的情绪，消除恐惧，积极配合治疗、护理。

2. 耐心倾听病人述说，关爱病人，表示同情、理解，消除心理障碍，使其尽快恢复正常心态。

（五）健康指导

1. 加强产前检查，避免或及时发现高危因素，预防疾病的发生。

2. 注意休息，加强营养，纠正贫血，提高抵抗力。

3. 保持外阴清洁，预防感染。

考点：胎盘早剥的护理措施

情境案例7-4问题分析2

病人目前应采取的护理措施是什么？

立即置病人于去枕平卧位、保暖；遵医嘱建立静脉通道，输液、输血纠正休克，吸氧、交叉配血，做好剖宫产术前准备。

七、护 理 评 价

1. 病人的恐惧是否减轻或消失，是否能够接受病情，能够积极配合治疗和护理。

2. 病人的出血症状是否得到有效控制，生命体征是否平稳。

3. 病人有无并发症的发生或及时被发现、处理。

小结

胎盘早剥也是妊娠晚期出血性疾病之一，起病急，进展快，病情凶险。典型临床特点是突然发生持续性腹痛，可有或无阴道流血，主要以内出血为主，如抢救不及时，可出现产后出血、弥散性血管内凝血、急性肾衰竭、胎儿窘迫、子宫胎盘卒中。通过B超可及时确诊。紧急情况下可以采取剖宫产术终止妊娠，可在极大程度上保证孕妇、胎儿的健康。

第5节　妊娠期高血压疾病

情境案例7-5

金女士，初产妇，24岁，孕36周。近一周来下肢水肿加重，经休息不见好转，并伴有上腹不适、头痛。入院查体：血压160/120mmHg。实验室检查：水肿（++），尿蛋白（+++）。

一、概　　述

妊娠期高血压疾病是孕期特有的疾病,多发生于妊娠20周以后,孕妇出现高血压、水肿、蛋白尿三大临床特征,重者出现头痛、眼花,甚至抽搐、昏迷、心肾衰竭等,严重威胁母儿健康,是孕产妇及围生儿死亡的重要原因之一。国内报道发病率为9.4%。

其确切病因不清楚,目前有遗传易感性、免疫平衡失调、子宫胎盘缺血缺氧、血管内皮功能障碍、营养缺乏、胰岛素抵抗、氧化应激等学说。

高危因素:低龄或高龄初孕妇、寒冷季节、精神过度紧张或受刺激、中枢神经功能紊乱、子宫张力过高(如多胎妊娠、羊水过多、糖尿病巨大儿等)、营养不良(如贫血、缺钙、低蛋白血症者)、妊娠高血压疾病史及家族史等。

基本病理变化:全身小动脉痉挛。全身各组织器官因缺血、缺氧引起不同程度的损害,严重者可发生抽搐、昏迷、脑水肿、脑出血、心、肾衰竭、肺水肿、肝坏死、视网膜水肿、剥离、胎盘早剥、DIC、血小板减少综合征(HELLP综合征)。

考点:妊娠期高血压疾病的基本病理变化

二、护 理 评 估

(一)健康史

询问既往健康状况,是否存在病因、高危因素。询问本次妊娠情况,了解妊娠20周前、后血压是否有变化。

(二)身心状况

1. 症状　评估妊娠20周后是否出现高血压、蛋白尿、水肿;是否伴有头痛、眼花、右上腹不适等自觉症状。了解病人妊娠后体重变化,是否出现水肿及其程度;有无抽搐、昏迷发生,有无窒息、唇舌咬伤、摔伤等。根据妊娠期高血压疾病的分类不同,其具体临床表现见表7-1。

表7-1　妊娠期高血压疾病的分类

分度	临床表现
妊娠期高血压	血压≥140/90mmHg,妊娠期首次出现,于产后12周恢复正常;尿蛋白(−);可伴有上腹不适或血小板减少等,产后方可确诊
子痫前期	
轻度	血压≥140/90mmHg,妊娠20周以后出现;尿蛋白≥300mg/24h或(+),可伴有头痛、上腹部不适等症状
重度	血压≥160/110mmHg;尿蛋白≥2.0g/24h或(++);血肌酐>106μmol/L;血小板<100×10⁹/L;血乳酸脱氢酶(LDH)升高;血清谷丙转氨酶(ALT)或谷草转氨酶(AST)升高;持续性头痛或其他脑神经或视觉障碍;持续性上腹部不适
子痫	子痫前期的孕妇抽搐而不能用其他原因解释
慢性高血压并发子痫前期	妊娠20周前无尿蛋白,20周后出现蛋白尿≥300mg/24h;20周后突然尿蛋白增加,血压进一步升高或血小板<100×10⁹/L
妊娠合并慢性高血压	妊娠前或妊娠20周前血压≥140/90mmHg,但妊娠期无明显加重;或妊娠20周后首次诊断高血压并持续到产后12周后

子痫发作典型表现:抽搐突然发生,迅速发展。首先出现眼球固定、瞳孔散大、头扭向一侧、牙关紧闭,随即出现口角及面部肌肉开始抽动,数秒后双臂屈曲、双手紧握、肌肉强直,接着全身及四肢强烈抽动,持续1~2分钟。抽搐时无呼吸、面色青紫、意识丧失,然后抽搐停止、呼吸恢复,重者可陷入昏迷状态。

子痫根据发作时间分为:产前子痫(多见)、产时子痫和产后子痫。

2. 体征　①血压:血压升高至少应出现两次以上,且间隔≥6小时。②水肿、体重:评估其部位、程度;体重若增加≥0.9kg/周为隐性水肿,往往提示先兆子痫。本病水肿的特点是自踝部逐渐向上延伸的凹陷性水肿,经休息后不缓解。

3. 心理-社会状况　孕妇及家属缺乏对该疾病的认识,不能够引起重视,导致病情加重。但是一旦病情明显,又因担心自身健康及胎儿受到伤害而焦虑不安,甚至恐慌。

考点:妊娠期高血压疾病的各类临床表现

情境案例7-5 问题分析1

该孕妇目前的疾病类型是什么?

因孕妇目前血压为160/120mmHg,尿蛋白(+++),并伴有上腹不适、头痛。处于妊娠期高血压疾病子痫前期重度阶段。

(三)辅助检查

1. 尿液检查　尿常规、尿比重、尿蛋白等,如尿蛋白定性>++或定量≥2.0g/24h 表明病情严重。如有红细胞及管型,则表明肾脏损害严重。

2. 血液检查　血电解质、二氧化碳结合力、肝肾功能,了解病损程度;血红蛋白、血细胞比容、血浆及全血黏度,了解血液浓缩情况;血小板计数、出凝血时间,了解有无凝血功能障碍及 HELLP 综合征等严重并发症。

3. 眼底检查　正常眼底动、静脉管径比例为 2：3,若为 1：2,甚至 1：4,表明眼底小动脉痉挛,可通过此检查评估全身小动脉痉挛的程度。

4. 其他检查　心电图、B 超、胎心电子监护、胎盘功能、胎儿成熟度等。

三、治 疗 原 则

1. 妊娠期高血压　门诊治疗。加强产前检查,密切监测母儿情况。注意休息,调理饮食。必要时镇静、吸氧。

2. 子痫前期、子痫　住院治疗。应根据病情轻重分类进行个体化治疗,解痉、镇静、降压,合理扩容和利尿,适时终止妊娠,防止并发症发生。

考点:妊娠期高血压疾病的治疗原则

四、护理诊断及医护合作性问题

1. 焦虑　与担心疾病危及母儿安危有关。

2. 有受伤的危险　与子痫抽搐昏迷导致坠伤、唇舌咬伤等有关。

3. 体液过多　与水钠潴留、低蛋白血症等有关。

4. 潜在并发症　DIC、胎盘早剥、心力衰竭、急性肾衰竭、脑出血等。

五、护 理 目 标

1. 病人焦虑已消除,情绪稳定,并积极配合治疗与护理。

2. 病情被有效控制,消除母儿受伤的危险或降低到最低范围。

3. 病人的水肿减轻或消除。

4. 病人未发生并发症或得到及时发现并积极纠正。

六、护 理 措 施

(一)一般护理

提供安静舒适的环境,保持心情舒畅。保证充足睡眠,每天保证 8 ~ 10 小时休息,必要时可睡前口服地西泮 2.5~5mg。采取左侧卧位,改善胎盘供血供氧。无严重水肿者可不建议限制食盐摄入。

（二）病情观察

（1）严密监测生命体征,尤其是监测血压,每 4 小时测量 1 次;当平均动脉压（MAP）≥85mmHg 表示有发生子痫前期的倾向,立即报告医生。

MAP=（收缩压+2×舒张压）÷3。

（2）观察病人是否有胸闷、头痛、头晕、眼花、右上腹痛等。记录抽搐次数和昏迷的时间。

（3）加强胎儿监护,指导孕妇正确计数胎动,勤听胎心音,必要时胎心监护;间断吸氧,每天 3 次,每次 1 小时;妊娠晚期密切注意有无临产先兆。必要时做好剖宫产的准备。

（4）预防并发症:若 MAP≥140mmHg 或舒张压≥110mmHg,警惕脑血管意外和胎盘早剥的发生;注意观察有无宫缩及阴道流血等,早期发现胎盘早剥;观察每天体重变化,记录液体出入量,预防急性肾衰竭;注意皮下黏膜或注射部位是否有出血,阴道流血不凝,警惕 DIC。

考点:妊娠期高血压疾病的主要并发症

（三）治疗配合

1. 解痉 首选硫酸镁。用药方法:静脉注射→静脉滴注。首次剂量:25% 硫酸镁溶液 20ml 稀释于 25% 葡萄糖溶液 20ml 中,缓慢静脉注射（5~10 分钟）,继以 25% 硫酸镁溶液 60ml 加入 10% 葡萄糖溶液 1000ml 中静脉滴注,1~1.5g/h 为宜,每天总量不超过 30g。

注意事项:用药前、用药时、用药后应检测以下指标,观察硫酸镁的中毒反应。膝腱反射必须存在;呼吸不少于 16 次/分;尿量不少于 25ml/h。用药前备好解毒剂——钙剂。若发现中毒症状立即停用硫酸镁,并报告医生,同时遵医嘱静脉注射 10% 葡萄糖酸钙溶液 10ml。

考点:硫酸镁药物的正确使用

2. 镇静 遵医嘱使用地西泮、冬眠合剂（哌替啶 100mg、氯丙嗪 50mg、异丙嗪 50mg）或其他镇静药物,如苯巴比妥、异戊巴比妥。

3. 降压 适用于血压≥160/110mmHg 者,常用肼屈嗪（肼苯哒嗪）、硝苯地平。血压应平稳下降,且不应低于 130/80mmHg,以保证子宫胎盘血液灌注。

4. 扩容疗法 选用人血白蛋白、血浆和全血,但是可能导致肺水肿、脑水肿等严重并发症。因此,除非有严重的液体丢失如呕吐、腹泻、分娩失血,导致严重的低蛋白血症、贫血时可用,一般不推荐。

5. 利尿 仅限于全身性水肿、急性心力衰竭、脑水肿等病人,可用呋塞米。

6. 终止妊娠 子痫前期病人:①经积极治疗 24~48 小时无明显好转者应及时终止妊娠;②孕周已超过 34 周者;③孕周不足 34 周,有胎盘功能减退者,可用地塞米松促进胎儿肺成熟。子痫抽搐控制后 2 小时终止妊娠。根据产妇及胎儿情况选择分娩方式,可行阴道分娩或剖宫产术。

（四）子痫的特殊护理

做好特别护理记录,详细记录病情、检查结果和治疗经过。

1. 避免刺激 置病人于单间暗室,保持安静,避免声、光刺激。一切治疗与护理操作尽量集中进行,动作轻柔,以免诱发抽搐。

2. 专人特护,防止受伤 ①保持呼吸道通畅,取头低侧卧位。昏迷病人应禁食、进水,随时吸出呼吸道内黏液、呕吐物。面罩或气囊给氧,8~10L/min,维持呼吸、循环功能稳定。②密切观察生命体征、尿量（应留置导尿管监测）,及时发现并发症等。③床边加床挡以防坠伤。抽搐时,用开口器或缠有纱布的压舌板和舌钳置于上下磨牙间,防唇舌咬伤,或固定舌头以防后坠阻塞呼吸道。④做好口腔护理。同时协助医生迅速控制抽搐。

考点:子痫病人的护理

该孕妇的护理措施是什么？

从情境描述了解到目前孕妇处于妊娠期高血压疾病的子痫前期重度阶段,应遵医嘱用硫酸镁解除痉挛,口服降压药,间断吸氧,密切监护胎心音,嘱咐孕妇采用左侧卧位。随时记录宫缩情况,观察生命体征。如病情不能缓解或加重,及时报告医生以做进一步处理,必要时结束分娩。

（五）心理护理

向病人说明及时认真治疗可以取得良好效果,告知目前胎儿状况。提供倾诉的环境和机会,给予心理干预和支持,消除病人的思想顾虑和焦急的情绪,减轻心理压力,使病人保持情绪稳定,精神愉快乐观,并积极配合治疗,参与护理活动。

（六）健康指导

1. 加强妊娠期保健,定期产前检查。
2. 注意休息,妊娠期保证充足的睡眠,取左侧卧位。
3. 应进"三高一低"饮食,即高蛋白、高钙、高钾及低钠饮食。补充富含优质蛋白质、维生素 C、维生素 E、铁的食物,妊娠 20 周起每天补钙 1～2g,减少过量食盐摄入。

七、护 理 评 价

1. 病人焦虑是否得到缓解,是否能积极配合治疗和护理。
2. 病人病情是否得到控制,是否存在母儿受伤情况。
3. 病人水肿是否得到有效控制或消失。
4. 病人的并发症是否得到及时发现和正确处理。

小结

妊娠期高血压疾病是妊娠期特有的疾病,我国发病率为 9.4%～10.4%,目前居我国孕产妇死亡的第二位。主要临床特征为妊娠 20 周后出现高血压、蛋白尿、水肿,并伴有全身多脏器的损害,严重者可发生抽搐、昏迷、脑出血、心肾衰竭、胎盘早剥及弥散性血管内凝血。主要病理变化是全身小动脉痉挛。治疗原则:解痉、镇静、降压、合理扩容和利尿,适时终止妊娠。为病人提供及时、有效的抢救措施及良好的护理,可降低孕妇和围生儿的死亡率。

第 6 节　妊 娠 剧 吐

秦女士,28 岁,孕 1 产 0。停经 3 个月余,因恶心、进食即吐 2 个月而入院。查体:无特殊。辅助检查:血常规示 WBC 15.45×10⁹/L,N 0.928;尿常规示酮体(4+);生化全套示 ALT 176.1U/L,AST 127.3U/L,BUN 1.2mmol/L,SCR 35U。

一、概　　述

妊娠剧吐是指妊娠后出现严重的恶心、呕吐,不能进食,甚至厌食,食入即吐,引起电解质紊乱、新陈代谢障碍,严重者致肝、肾功能受损,危及母儿的生命。

病因:目前尚不明确,但是普遍认为与绒毛膜促性腺激素(hCG)的显著升高有关,同时雌二醇水平高、精神过度紧张、家庭经济状况差、感染幽门螺杆菌的孕妇发生率相对高。

二、护 理 评 估

（一）健康史

询问停经史、早孕反应出现的时间、严重程度,是否存在引起呕吐的诱发因素。

（二）身心状况

妊娠剧吐多见于年轻的初孕妇,频繁恶心、呕吐为主要症状。最初表现在晨间,随着病情发展而呕吐频繁(每天超过 3 次),甚至不能进食,并不再局限于晨间。严重呕吐可引起电解质紊乱、代谢性酸中毒。体重减轻≥5%,极度疲乏,面色苍白,皮肤干燥,眼球下陷,尿量减少。严重时还会出现血压下降,体温轻度增高,脉搏增快;可出现不同程度的脱水;甚至出现肝、肾功能损害,意识模糊。

（三）辅助检查

1. 尿液检查　尿比重增加、尿酮体阳性,可出现蛋白尿及管型尿。

2. 血液检查　测定红细胞数、血红蛋白含量、血细胞比容、全血及血浆黏度,了解血液浓缩、酸碱平衡、低血钾、血钠、凝血功能,以及肝、肾和甲状腺功能等。

3. 眼底检查　了解有无视网膜出血。

三、治疗原则

镇静、止吐、纠正电解质紊乱,防治并发症,必要时终止妊娠。

四、护理诊断及医护合作性问题

1. 焦虑　与担心胎儿健康有关。

2. 体液不足　与频繁呕吐、不能正常进食有关。

五、护理目标

1. 孕妇了解疾病的发生、发展,消除紧张情绪。

2. 呕吐得到控制,通过正常进食、补液治疗,体液不足得到纠正。

六、护理措施

（一）一般护理

保持病室整洁安静,温、湿度及光线适宜。注意休息,保证充足睡眠,避免疲倦;轻微的恶心、呕吐可以不必进行治疗,更不要禁食或少吃,晨起可吃些咸味饼干,少食多餐,避免空腹。呕吐较重者,以清淡、易消化的淀粉类食物为主(面食、土豆等)。补充足够的水分。保持大便通畅。呕吐后要及时漱口,注意口腔卫生。

（二）病情观察

注意观察生命体征、神智,观察并记录呕吐的次数,呕吐物的颜色、量、性质、气味及每日液体出入量。

（三）治疗配合

1. 补液治疗　补充各种维生素,特别是维生素 B_1、维生素 B_6 及维生素 C,遵医嘱每天静脉输入葡萄糖生理盐水 2500～3000ml,使每天尿量不少于 1000ml,酸中毒者加碳酸氢钠。

2. 止吐镇静　服用少量维生素 B_6(避免长时间服用引起维生素 B_6 依赖性),必要时应用氯丙嗪1～2 天。生姜也可减轻或消除症状,且无不良反应。

3. 纠正电解质紊乱　遵医嘱适当补钠。补液同时应补钾,一般每天剂量为 3～4g,严重低钾血症时予补钾 6～8g,须注意观察尿量多少,监测血清钾和心电图变化,随时调整剂量。

4. 终止妊娠　经治疗病情不见好转,体温达 38℃以上,心率超过 120 次/分或出现黄疸时,协助医生终止妊娠。

（四）心理护理

妊娠剧吐与孕妇的精神状态和生活环境有密切的联系,在精神紧张的状态下,呕吐会变得更频繁,所以要尽量让孕妇的心情舒畅,缓解压力。由于孕妇剧烈呕吐过后会出现害怕进食的状况,应予以解释和安慰,给予情绪的支持。

（五）健康指导

1. 关心、体贴孕妇,指导孕妇注意调整好精神状态,避免过度紧张和焦虑,保持愉悦的心情,使其以积极、乐观、平和的心态度过孕期。

2. 饮食合理调配,应以富含营养、清淡可口、容易消化、少刺激食物为原则,不宜空腹。少吃多餐的方法有利于预防妊娠剧吐。

3. 按孕期保健要求及时复查。

七、护理评价

1. 孕妇是否对早孕反应有正确的认识,解除思想负担,保持良好的心态。

2. 呕吐是否得到有效控制,通过正常进食、补液治疗,体液不足得到解决。

小结

妊娠剧吐与早孕反应有所不同。具体表现为妊娠 12 周后早孕反应不能消失,频繁恶心、呕吐,不能进食,导致母体重要脏器功能受损,甚至危及孕妇生命,也可导致胎儿生长受限,胎儿宫内死亡。在妊娠早孕反应时期,就应做好生活方面的调理,解除思想顾虑,保持心情愉快,劳逸结合,保证充足睡眠,避免症状加重。

第 7 节　羊水过多及多胎妊娠

羊 水 过 多

情境案例 7-7

方女士,32 岁,孕 1 产 0,妊娠 22 周。近一周自觉腹部增长迅速,腹胀。查体:双下肢水肿(++),腹部膨隆,腹壁皮肤发亮,腹型明显大于正常妊娠月份,宫高 26cm,腹围 92cm,触诊腹部张力大,有液体震颤感,胎位不清,胎心音较遥远。

一、概　　述

凡在妊娠期羊水量超过 2000ml 者称羊水过多。

病因:①胎儿畸形:20% ~50% 合并胎儿畸形,其中以中枢神经系统和上消化道畸形最常见。②多胎妊娠:多胎妊娠并发羊水过多是单胎妊娠的 10 倍,尤以单卵双胎居多。③孕妇疾病:如糖尿病、ABO 或 Rh 血型不合、高血压、急性病毒性肝炎和重度贫血等。④胎盘脐带病变:如胎盘绒毛血管瘤、脐带帆状附着。⑤特发性羊水过多:约占 30% ,不合并任何孕妇、胎儿或胎盘异常,其原因不明。

考点: 羊水过多的概念和常见原因

二、护理评估

（一）健康史

了解孕妇有无引起羊水过多的相关因素。

（二）身心状况

1. 症状评估

（1）急性羊水过多:较少见,发生于妊娠 20~24 周,数日内羊水量急剧增多,孕妇可出现明显的压迫症状,如呼吸困难、心悸气短、腹壁胀痛、不能平卧、下肢水肿等。

（2）慢性羊水过多:较多见,多发生于妊娠晚期。羊水量逐渐增多,症状较缓和,孕妇多能适应。

2. 体征评估　腹壁紧张发亮;宫底高度及腹围明显大于妊娠周数,子宫张力大,触诊液体震荡感明显,胎位触不清,胎心遥远或听不到。

3. 心理-社会状况　孕妇因腹部迅速异常增大、压迫症状明显、活动受限而烦躁不安。又因担心胎儿可能存在畸形并危及自身和胎儿健康,产生焦虑情绪。

（三）辅助检查

1. B超检查　如羊水最大暗区垂直深度或称羊水池(AFV)>7cm,或羊水指数(AFI)>18cm 提示羊水过多,并可发现神经管开放性畸形如无脑儿、脊柱裂等。

2. 甲胎蛋白(AFP)测定　羊水及血清中 AFP 异常升高有助于胎儿神经管畸形的诊断。

3. 母尿雌激素/肌酐(E/C)值测定　合并神经管缺损者会发现 E/C 值比同期正常妊娠的均值低 1 个标准差以上。

4. 胎儿染色体检查　羊水细胞培养,染色体核型分析,了解染色体数目、结构有无异常。

三、治 疗 原 则

根据胎儿有无畸形、孕周及孕妇自觉症状严重程度进行处理。有胎儿畸形者,应行引产术终止妊娠;无胎儿畸形者,应查找原因,积极治疗各种并发症,尽量延长孕期至 37 周。

四、护理诊断及医护合作性问题

1. 焦虑　与压迫症状明显及担心母儿健康有关。
2. 潜在并发症　早产、胎盘早剥、产后出血等。

五、护 理 目 标

1. 病人焦虑已消除,情绪稳定,并积极配合治疗与护理。
2. 病人未发生并发症或并发症得到及时发现并积极纠正。

六、护 理 措 施

（一）一般护理

1. 注意休息,采取左侧卧位,抬高下肢。有呼吸困难、心悸、腹胀等压迫症状的孕妇应取半卧位。

2. 多食水果、蔬菜等,保持大便通畅,适当低盐饮食。

3. 减少增加腹压的活动,预防胎膜早破、脐带脱垂和早产。

（二）病情观察

1. 监测生命体征,定期测宫高、腹围。及时发现并发症。

2. 观察胎心、胎动及宫缩情况,及早发现早产征象。密切观察胎心音变化情况,教会病人自我监测胎动,如发现异常,及时通知医师。

3. 产后注意子宫收缩及阴道流血情况,预防产后出血。

（三）治疗配合

1. 胎儿正常者,遵医嘱给镇静剂、宫缩抑制剂预防早产;前列腺素合成酶抑制剂(吲哚美辛),抑制胎儿排尿,减少羊水形成。

2. 经腹壁羊膜腔穿刺放羊水　①严格无菌操作。协助医生在 B 超下完成羊膜腔穿刺,放羊水时应防止流出速度过快、量过多。一般速度不超过 500ml/h,一次放羊水量不超过 1500ml。放羊水后腹部放置沙袋或腹带加压包扎。②严密观察孕妇生命体征、宫缩、胎心率、阴道流血等情况,及时发现胎盘早剥征象并配合处理。③遵医嘱给予镇静剂、宫缩抑制剂预防早产,给予抗生素预防感染。

3. 高位人工破膜引产　协助医生做好手术准备。①做好输液、输血准备;②严格无菌操作;③缓慢放出羊水,并在腹部放置沙袋或腹带加压包扎,同时在腹部将胎儿固定为纵产式;④严格监测孕妇血压、脉搏、阴道流血情况;⑤胎儿娩出后立即按摩子宫并用宫缩剂以预防产后出血。

考点:羊水过多孕妇放水的护理措施

情境案例 7-7 问题分析

病人最主要的护理措施是什么?

该孕妇妊娠 22 周,出现急性羊水过多症状,应协助孕妇进一步检查有无胎儿畸形。若无畸形应尽量延长妊娠周数,同时密切监测胎心音、宫高及腹围,发现异常及时报告医生处理。

(四) 心理护理

积极与病人及家属沟通,使他们了解羊水过多的相关内容,取得治疗、护理的配合;多给予心理安慰,让病人及家属接受事实。

(五) 健康指导

1. 注意休息、饮食。

2. 加强产前检查,及时发现异常,及时就诊,积极针对病因防治。

七、护 理 评 价

1. 病人焦虑是否得到缓解,是否能积极配合治疗和护理。

2. 病人的并发症是否得到及时发现和正确处理。

多 胎 妊 娠

一、概　　述

多胎妊娠系指一次妊娠同时有两个或两个以上的胎儿,其发生率与种族、年龄、遗传、应用促排卵药物及多胚胎宫腔内移植等因素有关。临床以双胎妊娠最多见,有单卵双胎和双卵双胎两种类型。本节主要介绍双胎妊娠。

双胎妊娠妊娠期母体可发生妊娠剧吐、羊水过多、前置胎盘、妊娠高血压、贫血、胎膜早破、早产等;胎儿可能发生胎儿生长受限、双胎输血综合征、胎儿畸形。分娩期可引起宫缩乏力、脐带脱垂、胎头嵌顿、胎头交锁、胎盘早剥、胎位异常、产后出血、产科休克等。因此,孕妇一经确诊为双胎妊娠,应列为高危妊娠管理,加强孕期及产时监护,减少并发症,保障母儿安全。

二、护 理 评 估

(一) 健康史

询问有无双胎妊娠家族史(尤其是双卵双胎有明显遗传史),是否有孕前应用促排卵药物或体外受精多个胚胎移植史。

(二) 身心状况

1. 症状　孕妇早孕反应较重,自觉子宫增大明显,体重增加过多,自述胎动频繁;孕晚期可出现呼吸困难、腰背部疼痛、下肢水肿、静脉曲张等压迫症状,可伴有贫血表现。

2. 体征　宫底高度大于正常妊娠周数,腹部可扪及两个以上胎头及多个小肢体,听到两个不同速率胎心音,胎心频率每分钟相差 10 次以上,两胎心间隔有无音区或胎心减弱区。

3. 心理-社会状况　孕妇及家属因孕育双胎妊娠而欣喜,但又因担心母儿安危而担忧。

(三) 辅助检查

1. B 超检查　妊娠 6~7 周时宫腔内可见到两个妊娠囊,妊娠 13 周后清楚显示两个胎头光环及各自拥有的脊柱、躯干、肢体等。

2. 多普勒超声检查　在妊娠 12 周后听到两个频率不同的胎心音。

三、治 疗 原 则

1. 妊娠期　加强孕期管理,增加产前检查次数;注意休息,加强营养;预防贫血、妊娠期高血压疾病、早产、羊水过多等并发症的发生。

2. 分娩期　密切观察产程进展和胎心变化。若双胎为双头位可行阴道自然分娩;非头位双胎以剖宫产为宜。

3. 产褥期　产后严密观察生命体征、面色、宫缩和阴道流血情况,及时补充能量。督促产妇排尿,按摩子宫,促进宫缩以减少出血。

四、护理诊断及医护合作性问题

1. 焦虑　与担心母儿的安全有关。
2. 舒适改变　与双胎妊娠引起的呼吸困难、下肢水肿等有关。
3. 知识缺乏　缺乏双胎妊娠的相关知识。
4. 潜在并发症　早产、脐带脱垂、胎盘早剥和产后出血。

五、护　理　目　标

1. 孕妇焦虑解除,情绪稳定,能够积极配合治疗和护理。
2. 为孕妇提供有效的生活护理,不适感减轻。
3. 孕妇能说出孕期保健相关知识,能接受治疗和护理方案。
4. 孕期及分娩期并发症得到及时发现和处理。

六、护　理　措　施

（一）一般护理

（1）协助孕妇制订合理的膳食计划,摄取足够的叶酸、热量、蛋白质、铁剂、钙剂。妊娠期孕妇体重增加 16～18kg 为宜。

（2）注意休息,避免过度劳累,取左侧卧位;妊娠 30 周后应多卧床休息,防止跌倒。

（二）观察护理

确诊后转入高危门诊进行监护,注意自觉症状,及时发现并发症,注意观察两个胎儿的胎心、胎动和发育情况。

（三）治疗配合

1. 妊娠期　及时处理妊娠期并发症。

2. 分娩期　双胎妊娠多能经阴道分娩,需做好输血、输液及抢救孕妇的应急准备,并熟练掌握新生儿抢救和复苏的技术。

（1）出现分娩先兆时,应立即住院观察,严密观察产程进展和胎心率的变化,发现问题及时报告医师给予处理。

（2）第一个胎儿娩出不宜过快,以免发生胎盘早剥;胎儿娩出后,立即断脐,以免第二个胎儿失血过多;协助固定第二个胎儿的胎位,保持纵产式;第一个胎儿娩出后,不宜过早干预,通常 20 分钟左右第二个胎儿自行娩出,若超过 15 分钟仍无宫缩,可行人工破膜或静脉滴注缩宫素。

（3）第二个胎儿娩出后立即肌内或静脉注射缩宫素,预防产后出血;腹部放置沙袋,防止腹压骤降引起休克。

3. 产褥期

（1）按早产儿护理原则加强新生儿观察护理,及时发现、处理并发症。

（2）注意观察产妇阴道出血量和子宫收缩情况,及时发现并处理产后出血。

（四）心理护理

（1）帮助孕妇实现角色转变。

（2）告知孕妇及家属有关双胎妊娠方面的知识,消除对母儿安危的担心,保持心情愉快,积极配合检查和治疗。

（3）指导家属准备双份新生儿用物,并协助父母做好照顾双胞胎的心理及环境的准备。

（五）健康指导

1. 一旦确诊,应做好保健和管理。加强产前检查,积极预防妊娠并发症,避免早产的发生。超声监测胎儿宫内生长发育情况。

2. 指导产妇正确母乳喂养。

3. 帮助产妇选择有效的避孕方法。

七、护理评价

1. 孕妇焦虑是否解除、情绪是否稳定,能够积极配合治疗和护理。

2. 是否为孕妇提供了有效的生活护理,孕妇的不适感是否减轻、消除。

3. 孕妇是否能说出相关的知识,是否能够接受现实。

4. 孕妇的并发症是否得到及时发现和处理。

小结

双胎妊娠与羊水过多均可表现为子宫增大过快,宫底大于相应的孕周,可通过产科腹部触诊及听诊进一步做出判断;必要时可借助 B 超检查帮助明确诊断。

羊水过多原因不明,常见于糖尿病和有胎儿畸形者。护士应指导病人及时检查有无胎儿畸形,确定有无胎儿畸形。有畸形者应及早终止妊娠;无畸形者可减轻压迫症状,继续妊娠。护士应做好心理护理及健康教育,稳定病人及家属的情绪,积极配合治疗和护理。

双胎妊娠因子宫增大过快可引起明显的压迫症状,孕产妇易发生并发症。护士应指导孕妇转入高危门诊加强监护;妊娠晚期做好终止妊娠的准备,帮助孕妇选择分娩方式;分娩期严格执行操作规程,积极防治并发症,降低围生儿死亡率。

第 8 节　早　产

情境案例 7-8

夏女士,25 岁,孕 1 产 0,孕 29⁺³ 周。1 周前开始夜晚腹部紧张,白天缓解。今晨腹部疼痛加剧,每隔 10 分钟左右出现一次,伴阴道少量血性分泌物。检查:孕妇一般情况良好,血压 115/80 mmHg,心率 90 次/分,呼吸 20 次/分。子宫颈口未开,ROA,胎心 140 次/分。

一、概　述

早产是指妊娠满 28 周至不满 37 周之间的分娩者,此期分娩的新生儿称早产儿,新生儿出生体重不足 2500g,各器官发育尚不成熟,极易发生并发症。因肺发育不成熟,发生肺透明膜病变,易致新生儿死亡。

常见病因如下所述。

1. 孕妇因素　吸烟、酗酒、精神受到刺激、合并感染性疾病、子宫因素(常见于子宫肌瘤)、急慢性疾病及妊娠并发症时易诱发早产。

2. 胎儿、胎盘因素　胎膜早破、绒毛膜羊膜炎时最常见;也见于前置胎盘、胎盘早剥、羊水过多等。

3. 其他　外伤、重体力劳动、妊娠晚期性交等。

考点: 早产的概念

二、护 理 评 估

(一)健康史

详细评估是否存在导致早产的高危因素,了解有无流产史、早产史,本次妊娠过程中是否出现过阴道流血、流液等情况。

(二)身心状况

1. 身体状况　早产的临床过程与正常分娩相似。

(1)先兆早产:妊娠28~37周出现不规律宫缩,伴下腹坠胀和少量阴道血性分泌物。

(2)早产临产:出现规律宫缩,20分钟内宫缩≥4次,且每次约持续30秒,并伴随子宫颈管缩短≥75%,子宫颈口进行性扩张2cm以上。

2. 心理-社会状况　由于在预产期前出现症状,孕妇及家属多产生自责感,同时又因未知预后,产生焦虑、恐惧、猜忌等情绪。

(三)辅助检查

B超检查:可测量双顶径大小、股骨长度以评估胎儿大小,同时还可以评估胎儿成熟度、胎方位等。

三、治 疗 原 则

1. 先兆早产　镇静、保胎,延长孕龄,尽量维持妊娠至足月。
2. 早产临产　促胎肺成熟,预防新生儿并发症,提高早产儿的存活率。

四、护理诊断及医护合作性问题

1. 焦虑　与担心胎儿、新生儿健康安全有关。
2. 有新生儿受伤的危险　与早产儿发育不良有关。

五、护 理 目 标

1. 病人能平静地接受现实,并配合治疗和护理。
2. 新生儿不存在因护理不当引发的并发症。

六、护 理 措 施

(一)保胎治疗的护理

(1)绝对卧床休息,以左侧卧位为宜,间断吸氧,以改善胎盘循环,增加胎儿供氧;避免一切诱发宫缩的活动,如乳房护理、性生活、抬举重物等;慎做肛查、阴道检查。

(2)指导孕妇加强营养,进食富含蛋白质、维生素、铁、钙的食物及新鲜蔬菜水果,避免便秘。

(3)病情观察:严密观察并记录宫缩、胎心音、破膜时间、阴道出血量等情况。教会孕妇自我监测胎动,发现异常及时报告医生。

(4)治疗配合:遵医嘱给药。使用镇静剂,如苯巴比妥、地西泮等;宫缩抑制剂,如β肾上腺素受体激动剂(沙丁胺醇、利托君)、硫酸镁、钙通道阻滞剂(硝苯地平,已用硫酸镁者慎用)等;同时还应注意观察药物副作用。

(二)早产临产的护理

1. 妊娠35周前分娩者,应遵医嘱给予糖皮质激素(地塞米松,连用3天),以促进胎儿肺成熟,避免发生新生儿呼吸窘迫综合征。

2. 给产妇吸氧;阴道分娩者,临产后慎用镇静剂;产程中严密观察宫缩、胎心音;可行会阴切开术,缩短第二产程,防止新生儿颅内出血。

3. 做好新生儿保暖、复苏的准备,并加强护理。

4. 加强早产儿护理,常规给予维生素 K_1 肌内注射,防治颅内出血。

（三）心理护理

介绍妊娠的相关知识,并给予充分的心理支持,保持孕妇良好的心态,减少精神创伤。

（四）健康指导

1. 加强孕期保健。指导孕妇加强营养,保证睡眠;避免过多的妇科检查,避免创伤;保持外阴清洁,及早发现生殖道感染并及早处理。

2. 指导孕妇及家属识别先兆早产征象,发现异常及时就诊。

3. 子宫颈内口松弛者应于妊娠 14~16 周或更早应行子宫颈内口缝合术,防止早产的发生。

考点：早产的护理措施

情境案例 7-8 问题分析

病人最主要的护理措施是什么?

因该孕妇妊娠 29 周,出现腹痛,宫口未开,考虑先兆早产。处理原则:保胎。护理措施:绝对卧床休息,遵医嘱给予宫缩抑制药物;加强心理护理,保持孕妇良好的心态,积极配合治疗、护理;密切观察宫缩、胎心音、阴道流血情况,如有临产征象,立即报告医生选择适当的分娩方式,提高早产儿的存活率。

七、护 理 评 价

1. 病人是否能面对现实,积极配合治疗、护理。

2. 母儿是否安全度过产程,是否有并发症发生并及时得到处理。

小结

早产是导致围产儿死亡的主要原因。据统计,早产儿中约有 15% 于新生儿期死亡,围生儿死亡中与早产有关者占 75%。因此,加强孕期保健,定期检查,及早发现和治疗妊娠并发症,预防早产,可降低围生儿死亡率。

第 9 节　过 期 妊 娠

情境案例 7-9

张女士,27 岁,孕 1 产 0,孕 42^{+3} 周,今晨就诊。检查:宫底在剑突下 1 横指,LOA,胎心 145 次/分。骨盆测量无异常。

一、概　　述

既往月经周期规律,妊娠达到或超过 42 周尚未分娩者,称过期妊娠。

病因不明,可能与内源性前列腺素和雌二醇分泌不足、头盆不称、胎盘硫酸脂酶缺乏（罕见的伴性隐性遗传病）、遗传等有关。

过期妊娠者胎儿生长情况取决于胎盘功能:①胎盘功能正常者,胎儿继续发育,形成巨大胎儿,致分娩困难;②胎盘功能异常者,由于胎盘功能减退,胎儿缺氧,皮下脂肪减少,皮肤干燥多皱纹,新生儿容貌似“小老人”;易发生胎儿窘迫,围生儿发病率及死亡率增加。

考点：过期妊娠的概念

二、护 理 评 估

（一）健康史

询问既往月经是否规律,核实末次月经日期;了解早孕反应、胎动时间、子宫大小,进一步准确推算预产期。

（二）身心状况

1. 身体状况　妊娠期≥42周,孕妇自觉胎动减少,体重不再增加,宫底高度、腹围较大或小于孕周。

2. 心理-社会状况　因超过预产期仍无分娩征象,孕妇、家属担心胎儿安危而出现焦虑情绪;因不了解过期妊娠的危害性,不愿意接受终止妊娠的建议,出现矛盾心理。

（三）辅助检查

1. B超检查　测羊水量、胎头双顶径值、股骨长度、胎盘成熟度等以协助推断妊娠是否过期。超声波提示羊水减少。

2. 胎心电子监护 NST 试验出现异常。

3. 其他　尿雌三醇(E_3)<10mg/24h,雌三醇/肌酐(E/C)值<10,提示胎盘功能减退。

三、治疗原则

一旦确诊,应立即终止妊娠,根据孕妇及胎儿的综合情况,选择分娩方式,可采取引产术或剖宫产术。

考点: 过期妊娠的处理原则

四、护理诊断及医护合作性问题

1. 知识缺乏　缺乏过期妊娠的相关知识。

2. 有围生儿受伤的危险　与巨大儿或胎盘功能减退有关。

五、护理目标

1. 通过宣教,病人及家属了解有关过期妊娠的相关知识,能够配合治疗、护理。

2. 通过采取积极措施,降低围生儿受伤的危险。

六、护理措施

（一）一般护理

嘱孕妇采取左侧卧位,勤听胎心,遵医嘱给予吸氧等;指导孕妇自测胎动。

（二）观察护理

临产后观察产程进展和阴道流血、流水情况,并记录。勤听胎心,必要时给予吸氧和胎心电子监护。按高危儿加强过期产儿监护。

（三）治疗配合

过期妊娠一旦确诊,需立即协助医生做好引产术、剖宫产术准备;同时做好抢救新生儿窒息准备。遵医嘱给药,预防新生儿并发症。

（四）心理护理

通过向孕妇和家属讲解过期妊娠的危害性,消除对疾病的恐惧,能主动接受处理建议,积极配合医务人员。

（五）健康指导

1. 加强产前检查,能够为准确推算预产期提供有利依据。

2. 嘱孕妇超过预产期一周未临产,应及时到医院检查。

3. 教会孕妇自我监测胎动,若出现异常及时就诊。

七、护理评价

1. 孕妇是否获得过期妊娠的相关知识,是否积极配合治疗、护理。

2. 是否顺利结束分娩,胎儿窘迫得到及时纠正,避免了新生儿窒息的发生。

小结

过期妊娠的发生率占妊娠总数的 5% ~12%,因胎儿发育不成熟,围生儿发病率和死亡率增高,并随妊娠延长而加剧。因羊水过少,在分娩过程中易发生胎儿窘迫、胎粪吸入综合征,甚至出现新生儿窒息。加强产前检查,准确估计预产期,通过计划分娩可有效减少过期妊娠带来的危害性。

第 10 节　高 危 妊 娠

一、概　　述

妊娠期有个人或社会不良因素及有某种并发症,可能危害孕妇、胎儿及新生儿或导致难产者称为高危妊娠。因此,高危妊娠的范畴包括所有病理产科。主要包括以下几个方面。

1. 社会经济因素、个人条件　孕妇及丈夫职业稳定性差、收入低、居住环境差、未婚、年龄<16 岁或≥35 岁、妊娠前体重过低或过高、身高<145cm、遗传性疾病。

2. 异常孕产史　自然流产、异位妊娠、早产、死胎、难产、死产、新生儿死亡、新生儿溶血性黄疸、先天性或遗传性疾病史。

3. 妊娠合并症　心脏病、糖尿病、高血压、肾病、甲状腺功能亢进、肝炎、血液病、恶性肿瘤、性病。

4. 妊娠并发症　妊娠期高血压疾病、前置胎盘、胎盘早剥、羊水过多或过少、过期妊娠、胎儿宫内发育迟缓、母儿血型不合。

5. 异常分娩史　胎方位异常、骨盆异常、软产道异常、多胎妊娠、巨大儿。

6. 不良接触史　妊娠期接触大量放射线、化学毒物及服用对胎儿有影响的药物、病毒感染。

7. 不良嗜好　大量吸烟、饮酒、吸毒。

8. 其他　明显生殖器发育异常、盆腔肿瘤或盆腔手术史(剖宫产)、智力低下、明显精神异常。

二、护 理 评 估

(一) 健康史

了解孕产妇的年龄、职业、生育史、有无疾病史、有无不良接触史等高危因素存在,了解本次妊娠的经过。

(二) 身心状况

1. 全身检查　了解营养情况、身高、体重;身高<145cm,易出现头盆不称;步态异常者注意有无骨盆不对称;体重<40kg 或>80kg 者危险性会增加;孕晚期每周体重增加>500g 者,注意有无水肿或隐性水肿;血压≥140/90mmHg 或较基础血压升高 30/15mmHg 者视为异常。

2. 产科检查　测量宫底高度和腹围,评估孕龄、胎儿大小,若<2500g 或>4000g 应予以重视;通过四步触诊了解有无胎方位异常及胎先露是否衔接;听诊胎心音,若<120 次/分或>160 次/分,提示胎儿窘迫;骨盆测量了解骨盆形态、大小有无异常;若 12 小时内胎动计数≤10 次或低于孕妇自我测胎动规律的 50% ,排除药物影响后,考虑胎儿窘迫。

3. 绘制妊娠图　将产前检查获得的血压、体重、宫底高度、腹围、水肿、尿蛋白、胎方位、胎心率等数值记录于妊娠图上,动态观察妊娠变化。其中宫底高度曲线是最主要的曲线。

4. 心理-社会状况　孕妇担心自身、胎儿安危,产生恐惧、焦虑,又因病情的不良发展而产生悲哀、无助、失落。应动态评估孕妇的心理状态、应对机制、心理承受能力及社会支持系统。

(三) 辅助检查

1. 实验室检查　血、尿常规检查;肝、肾功能测定;血糖、糖耐量测定;出凝血时间、血小板计数检查等。

2. B 超检查　测量双顶径,了解胎儿大小,如双顶径>8.5cm,则 91% 的胎儿体重超过 2500g;了解胎儿有无畸形、胎盘功能分级等。

3. 胎心电子监护　了解基线胎心率、周期性胎心率;通过无应激试验(NST)、宫缩压力试验(CST)、缩宫素激惹试验(OCT)预测胎儿宫内储备能力。

4. 胎儿心电图　振幅超过 40～60mV 表示胎盘功能不全。

5. 羊膜镜检查　通过羊水的颜色了解有无胎儿窘迫。

三、护理诊断及医护合作性问题

1. 焦虑　与自身健康、胎儿安危有关。

2. 知识缺乏　缺乏高危妊娠的相关知识。

3. 自尊紊乱　与分娩的愿望及对孩子的期望得不到满足有关。

四、护 理 目 标

1. 孕妇焦虑减轻或消失,对疾病充满信心。

2. 孕妇了解高危妊娠的相关知识,能够配合治疗和护理。

3. 孕妇维持良好的自尊,能正确面对病情。

五、护 理 措 施

(一) 一般护理

1. 增加营养,给予孕妇足够的营养。孕妇忌挑食、偏食,注意各种营养的合理搭配。补充足够的维生素、铁、钙及各种微量元素、多种氨基酸,积极纠正贫血。

2. 注意休息,取左侧卧位较好。孕期要保证午休 1～2 小时。

3. 保持环境空气清新,注意个人卫生。

(二) 病情观察

1. 严密观察并记录生命体征,有无阴道流血、腹痛、头痛、眼花、心悸、水肿、胎儿缺氧等症状、体征,及时报告医生处理。

2. 教会孕妇自我监测胎动,如有异常及时报告。

3. 临产后严密观察产程进展,注意观察胎心及羊水性状,做好母儿监护及监护配合。

(三) 治疗配合

认真执行医嘱,做好检查、处理配合。遵医嘱做好各种标本的采集、血糖测定;按医嘱给药,提供药物指导和用药观察;做好急救准备及配合。间歇给予孕妇吸氧。提高胎儿对缺氧的耐受力,10% 葡萄糖 500ml 加维生素 C 2g,静脉缓慢滴注,每天 1 次,5～7 天为一疗程。

(四) 心理护理

动态评估孕妇的心理状态,鼓励孕妇诉说内心的忧虑、不悦。通过提供良好的指导、护理,建立良好的社会支持系统,消除孕妇焦虑,安全度过妊娠、分娩期。

(五) 健康指导

向孕妇、家属进行宣教,提供高危妊娠的相关信息;嘱孕妇按期进行产前检查,出现异常及时就诊;根据孕妇个人状态给予健康指导。

六、护 理 评 价

1. 孕妇焦虑是否减轻或消失。

2. 孕妇是否能够说出高危妊娠的相关知识,是否积极配合治疗和护理。

3. 孕妇的高危因素是否得到有效控制,能否维持良好的自尊。

小结

　　高危妊娠孕妇和新生儿的发病率及死亡率均明显高于正常妊娠。应加强产前检查,进行孕期系统管理,做到早预防、早发现、早治疗,及时有效地控制高危因素的发展,防止可能导致胎儿及孕妇死亡的各种危险情况出现,以保证母亲及胎儿顺利地度过妊娠期与分娩期。

自测题

A₁型题

1. 早期流产的主要原因是
   A. 染色体异常　　　　B. 孕妇接触有害物质
   C. 黄体功能不全　　　D. 子宫颈内口松弛
   E. 子宫肌瘤

2. 异位妊娠病人就诊的主要症状是
   A. 停经　　　　　　　B. 腹痛
   C. 阴道流血　　　　　D. 恶心、呕吐
   E. 头晕

3. 输卵管妊娠非手术治疗时的护理中,正确的是
   A. 病人可随意活动
   B. 应暂禁食
   C. 避免排便等增加腹压的动作
   D. 无再出血的危险可不必严密观察
   E. 抗菌药物不必常规应用

4. 前置胎盘最可靠的辅助检查方法是
   A. 放射线检查　　　　B. B超检查
   C. 肛门检查　　　　　D. 实验室检查
   E. 阴道检查

5. 妊娠期高血压疾病的基本病理改变是
   A. 脑血管痉挛　　　　B. 肾小血管痉挛
   C. 冠状动脉痉挛　　　D. 全身小动脉痉挛
   E. 胎盘血管痉挛

6. 妊娠期高血压疾病治疗首选硫酸镁,出现中毒反应时使用的解救药是
   A. 肾上腺素　　　　　B. 葡萄糖酸钙
   C. 阿托品　　　　　　D. 氯化钾
   E. 苯巴比妥

7. 过期妊娠是指孕妇妊娠期达到或超出
   A. 37周　　　　　　　B. 39周
   C. 40周　　　　　　　D. 42周
   E. 44周

A₂型题

8. 王女士,24岁,孕14周,1周前曾出现过轻微下腹阵发性疼痛,今早因阴道出现少量陈旧性血液就诊。妇科检查:宫口未开,子宫较孕周小,护士应首先考虑可能为
   A. 先兆流产　　　　　B. 不全流产

C. 难免流产　　　　　D. 完全流产
E. 稽留流产

9. 孕3个月,鉴别宫内妊娠、异位妊娠、多胎最简便有效的方法是
   A. X线　　　　　　　B. 胎心电图
   C. 超声多普勒　　　　D. B超
   E. 甲胎蛋白

10. 某妇女,28岁,已婚,停经50多天,阴道流血2天,量少于月经,并伴有腰酸、腹坠痛。妇科检查:宫口未开,子宫软,孕50天大小,阴道有少量活动性出血,诊断可能性最大的是
    A. 先兆流产　　　　　B. 难免流产
    C. 不全流产　　　　　D. 过期流产
    E. 完全流产

11. 孕妇,28岁,孕36周,因阴道大量出血就诊,确诊胎盘早剥,现进入产程,治疗原则是
    A. 清洁灌肠　　　　　B. 期待疗法
    C. 抑制宫缩　　　　　D. 终止妊娠
    E. 禁止人工破膜

12. 初孕妇,妊娠39周,因车祸受到撞击出现持续剧烈腹痛4小时入院。检查:贫血貌,血压80/50mmHg,脉搏120次/分,子宫硬,有局限性压痛,胎位不清,胎心110次/分,阴道少量流血,肛查宫口未开。此病人最可能的诊断是
    A. 前置胎盘　　　　　B. 先兆子宫破裂
    C. 异位妊娠　　　　　D. 先兆早产
    E. 胎盘早剥

13. 季女士,28岁,孕1产0。停经36周,血压150/110mmHg,尿蛋白(++),头痛、眼花2天,孕前血压100/70mmHg。诊断为重度妊娠高血压综合征先兆子痫,给予硫酸镁治疗时需要注意
    A. 使用前应测体温、脉搏
    B. 尿量每小时>15ml
    C. 呼吸每分钟不少于20次
    D. 膝跳反射迟钝或消失
    E. 严格控制滴注速度,以2g/h为宜

14. 王女士,35岁,初产妇,确诊为子痫前期重度。如果病人出现剧烈腹痛,伴有少量阴道流血,护士应

首先考虑出现

A. 前置胎盘　　　　B. 胎盘早剥

C. 早产　　　　　　D. 子宫破裂

E. 临产

A₃型题

（15～16题共用题干）

　　王女士,24岁,孕14周,下腹阵发性疼痛,阴道排出一大块肉样组织,同时大量出血,呈贫血貌。妇科检查:宫口已开,有组织堵塞宫口,子宫较孕周小。

15. 护士应首先考虑病人可能为

A. 稽留流产　　　　B. 先兆流产

C. 不全流产　　　　D. 难免流产

E. 感染性流产

16. 护士对该病人实施的护理措施除外

A. 监测血压、脉搏,并迅速建立静脉通路,遵医嘱及时补充血容量

B. 遵医嘱做血象检查准备

C. 遵医嘱肌内注射缩宫素

D. 遵医嘱肌内注射黄体酮

E. 及时做好负压吸引术准备

（17～18题共用题干）

　　迟女士,25岁。自述停经50天,少量阴道出血5天,2小时前突然下腹剧痛,伴肛门坠胀感,晕厥一次,前来急诊。既往身体健康,月经正常。检查:面色苍白,血压80/50mmHg,脉搏110次/分,下腹压痛、反跳痛。妇科检查:子宫颈口关闭,有举痛,后穹隆饱满并触痛,子宫稍大、软,子宫左侧扪及触痛明显的包块。实验室检查:白细胞 $7×10^9$/L。

17. 为进一步确诊,护士应协助医生对该病人做何种检查

A. 妊娠试验　　　　B. 超声波检查

C. 血常规检查　　　D. 阴道镜检查

E. 阴道后穹隆穿刺术

18. 护士应为该病人采取何种体位

A. 头低足高位　　　B. 去枕仰卧位

C. 中凹卧位　　　　D. 半坐卧位

E. 头高足低位

（朴红梅）

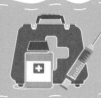

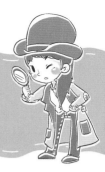

第8章
妊娠合并症孕妇的护理

引言: 妊娠虽是一个正常的生理过程,但如孕妇在孕期合并有内外科疾病,妊娠期特殊的生理变化将会与妊娠合并症形成相互影响,严重威胁母儿健康,甚至导致母儿死亡。加强孕期保健,严密产时监护,可有效防止疾病的发生和发展;及时发现、及时处理,能有效降低对母儿的危害,保障母儿安全度过妊娠、分娩及产褥期,促进母儿健康。本章重点学习妊娠合并心脏病、妊娠合并糖尿病、妊娠合并贫血、妊娠合并病毒性肝炎疾病的护理评估及护理措施,了解妊娠合并症各疾病的辅助检查及治疗要点。

第 1 节　妊娠合并心脏病

情境案例 8-1

25 岁,初产妇,妊娠 32 周,近日上班稍活动后感疲劳、心悸、气短,来医院就诊。孕妇由丈夫搀扶入诊室,面色红晕,呼吸稍急促。体格检查:血压 100/80mmHg,脉搏 106 次/分,呼吸 25 次/分。叩诊心浊音界稍向左扩大,心尖部闻及Ⅲ级收缩期吹风样杂音,双下肢水肿(+)。产科检查:胎位 ROA,宫底剑脐之间,胎心 148 次/分。

一、概　　述

妊娠合并心脏病是孕期严重并发症,也是造成孕产妇死亡的重要原因之一,患者因心力衰竭或严重感染而死亡。临床以先天性心脏病最多见,占 35%～50%,位居第一,其次是合并风湿性心脏病、妊娠期高血压疾病性心脏病、围生期心肌病、贫血性心脏病以及心肌炎等。

(一) 妊娠、分娩及产褥期对心脏病的影响

1. 妊娠期对心脏病的影响　妊娠期血容量自孕 6 周开始增加,32～34 周达高峰,较妊娠前增加 30%～45%,血容量增加使心率加快及心排血量增加,加重了心脏的负担。妊娠晚期子宫增大、膈肌上升使心脏向左向上移位,出入心脏的大血管扭曲,机械性地增加心脏负担。

2. 分娩期对心脏病的影响　分娩期是心脏负担最重时期。第一产程子宫收缩致大量的血液被挤入体循环,使回心血量增加、心排血量增加;第二产程除有宫缩外,腹肌及骨骼肌均参加活动,使周围循环阻力、肺循环阻力增加,心脏负担最重;第三产程子宫体积缩小,胎盘循环停止,回心血量增加。同时,腹腔内压力骤减,大量血液向内脏灌注,造成血流动力学急剧变化,加重心脏负担。

3. 产褥期对心脏病的影响　产后 3 天内,除子宫缩复使部分血液进入体循环,组织间潴留的液体也开始回到体循环,从而加重心脏负担。

因此,妊娠、分娩和产褥期心脏及血流动力学的改变,均可加重心脏负担而诱发心力衰竭。妊娠合并心脏病最危险的时间是妊娠 32～34 周、分娩期、产后最初 3 天,易发生心力衰竭,应严密监护。

(二) 心脏病对妊娠的影响

心脏病患者心功能正常时对妊娠无不良影响,但若孕妇发生心力衰竭,将会导致流产、早产、胎儿宫内发育迟缓、胎儿窘迫及胎死宫内的发生率明显升高,应引起高度重视。

考点: 妊娠合并心脏病容易发生心力衰竭的时间

二、护理评估

(一)健康史

1. 详细询问孕前有无心脏病病史,心功能分级及诊疗情况。

2. 了解本次妊娠经过,有无疲乏无力、心悸、胸闷、夜间阵发性呼吸困难等症状。

3. 了解既往孕产史。

(二)身心状况

1. 症状　孕妇劳累后出现心悸、气短、胸闷、疲乏无力、进行性呼吸困难、夜间端坐呼吸,咳嗽、发绀等。

知识链接:心脏功能等级评估

Ⅰ级:一般体力活动不受限制;Ⅱ级:一般体力活动稍受限制,休息时无自觉症状;Ⅲ级:一般体力活动明显受限,轻微活动即感心悸、呼吸困难,休息时无不适,或既往有心力衰竭史;Ⅳ级:不能进行任何活动,休息时仍有心悸、呼吸困难等心力衰竭的表现。

2. 体征　心界扩大,闻及Ⅱ级以上舒张期杂音或Ⅲ级以上粗糙的收缩期杂音。

3. 早期心力衰竭表现　①轻微活动后即出现胸闷、心悸、气短;②休息时心率>110次/分,呼吸频率>20次/分;③夜间常因胸闷而坐起呼吸,或需到窗口呼吸新鲜空气;④肺底部出现少量持续性湿啰音,咳嗽后不消失。

考点:妊娠合并心脏病的护理评估

护考链接

某女士,25岁,孕30周,轻微活动后即感心悸、气短,休息后无不适,心功能应为　A. Ⅰ级　B. Ⅱ级　C. Ⅲ级　D. Ⅳ级　E. Ⅴ级

点评:答案是C。轻微活动后即感心悸、气短,心功能应为Ⅲ级。

4. 心理-社会状况　孕妇紧张、焦虑和不安。因担心自身疾病影响胎儿健康而有自责、自卑感。因担心不能承受妊娠及分娩的压力,担心自身和胎儿的生命安全而焦虑不安。

(三)辅助检查

心电图检查、彩色超声心动图检查、胎儿电子监护仪等均可提供诊断帮助。

三、治疗原则

1. 非孕期　决定能否妊娠。心脏病变较轻、心功能Ⅰ~Ⅱ级、既往无心力衰竭史者,可在严密监护下妊娠。心脏病变较重、心功能Ⅲ~Ⅳ级、既往有心力衰竭史者不宜妊娠。

2. 妊娠期　决定能否继续妊娠。心功能Ⅲ~Ⅳ级不宜妊娠,争取早期行人工流产;心功能Ⅰ~Ⅱ级可以妊娠,应加强监护,预防心力衰竭、感染。

3. 分娩期　决定分娩的方式,预防心力衰竭、感染。心功能Ⅰ~Ⅱ级,严密监护下经阴道分娩。心功能Ⅲ级及以上、胎儿偏大、产道条件不佳者,均应择期剖宫产;不宜妊娠者,同时行输卵管结扎术。

4. 产褥期　决定能否哺乳,预防心力衰竭、感染。心功能Ⅰ~Ⅱ级者母乳喂养;心功能Ⅲ~Ⅳ级者人工喂养,并退乳。不宜再妊娠者可于产后1周行绝育术。

考点:妊娠合并心脏病的治疗要点

四、护理诊断及医护合作性问题

1. 活动无耐力　与心功能不良有关。

2. 知识缺乏　缺乏有关妊娠合并心脏病的自我护理知识。

3. 焦虑　与担心自己无法承担妊娠及分娩压力有关。

4. 潜在并发症　心力衰竭、感染、胎儿窘迫。

情境案例 8-1 问题分析

该孕妇发生了什么情况？护理问题主要是什么？

该孕妇孕周为 32 周，为妊娠期血容量达到高峰阶段，现于活动后出现疲劳、心悸、气短症状。查体：心浊音界稍向左扩大，心尖部闻及Ⅲ级粗糙的收缩期杂音，下肢轻微水肿。考虑：妊娠合并心脏病，并早期心力衰竭。存在的护理问题主要是活动无耐力。

五、护 理 目 标

1. 病情稳定，心功能得到改善，孕产妇的生活需要得到满足。
2. 掌握一定的自我护理知识。
3. 情绪稳定，焦虑减轻。
4. 并发症得到预防或被及时发现、处理。

六、护 理 措 施

（一）一般护理

避免过劳和情绪激动，充分休息；摄取高蛋白、高维生素、低盐、低脂肪，且富含铁、锌、钙的饮食，少食多餐，多食蔬菜水果；防止便秘、体重增加过多，整个孕期体重增加不宜超过 10kg。

（二）病情观察

1. 监测血压、脉搏、呼吸、心率、心律情况，以及四肢温度和皮肤颜色变化。
2. 观察孕妇有无呼吸困难和疲倦等症状，及早发现心力衰竭征象。
3. 临产后密切观察产程进展和产妇情况，每 30 分钟测胎心一次，注意有无呼吸困难、发绀等心力衰竭表现。
4. 产后 1 周内，尤其是前 3 天，仍需密切观察心功能情况。

（三）治疗配合

1. 加强高危监护　从确定妊娠开始时定期行产前检查。妊娠 20 周以前，应每 2 周产前检查 1 次；20 周后，应每周 1 次；出现问题随时就诊；防治诱发心力衰竭的各种因素。
2. 协助医师定期对孕妇进行相关检查，动态观察心脏功能。
3. 经阴道分娩者第一产程配合医生密切观察产程、合理用药；第二产程嘱产妇勿屏气用力，常规行会阴切开，必要时行阴道助产术，尽量缩短第二产程，以减轻心脏负担；第三产程胎儿娩出后腹部放置沙袋，或使用腹带加压包扎，持续 24 小时。积极预防产后出血，可肌内注射或静脉滴注缩宫素 10～20U，但禁用麦角新碱，以防静脉压升高。严格控制输液速度，防止急性肺水肿的发生。产后立即给镇静剂。
4. 胎儿偏大、产道条件不佳及心功能Ⅲ～Ⅳ级者，均应做好剖宫产准备。
5. 产后第一周卧床休息，保证充分睡眠；合理饮食，多食蔬菜、水果，预防便秘，必要时用缓泻剂；产后做好会阴清洁护理，预防感染。

（四）心理护理

鼓励家属多给予孕妇关爱及支持，保持心情开朗、情绪稳定；及时提供信息，消除其紧张心理，增强信心，积极配合治疗，保障母儿健康。

（五）健康指导

1. 对心脏病患者孕前指导，根据心脏功能决定是否妊娠。
2. 帮助孕妇及其家庭成员掌握妊娠合并心脏病的相关知识，积极治疗心脏病；告知加强产前检查的必要性及检查时间,教会孕妇自我监测心功能、监测胎动,出现心力衰竭或胎儿窘迫征象及时就诊。

3. 指导新生儿喂养。产妇心功能Ⅰ~Ⅱ级可以哺乳,心功能Ⅲ级及以上者不宜哺乳,应及时退乳(不宜使用雌激素),并指导新生儿喂养方法。

4. 指导避孕。不宜再次妊娠的患者,建议做绝育手术。心功能良好的患者,可于产后一周左右进行输卵管结扎术;未做绝育手术的病人应严格避孕,但不宜选用药物避孕。

5. 产后定期复查。

七、护 理 评 价

1. 孕产妇的心功能已得到改善。
2. 孕产妇了解相关知识,能进行自我护理。
3. 孕产妇情绪稳定,与医护人员积极配合。
4. 孕产妇平稳度过妊娠期、分娩期及产褥早期。

第2节　妊娠合并急性病毒性肝炎

一、概　　述

病毒性肝炎是妊娠期妇女肝病和黄疸最常见的原因。妊娠的任何时期都有被肝炎病毒感染的可能,以乙型肝炎病毒感染最常见。

病毒性肝炎对母体的影响:加重早孕反应,妊娠期高血压疾病发生率增高;易发生产后出血;常并发DIC,孕妇死亡率升高。对胎儿及新生儿的影响:流产、早产、死胎、死产及新生儿死亡的发生率均增高;通过垂直传播可致新生儿肝炎。妊娠可使病毒性肝炎加重,易发展为重症肝炎,危及母儿生命。

考点:病毒性肝炎对妊娠的影响

二、护 理 评 估

(一) 健康史

应询问有无与病毒性肝炎患者的密切接触史,半年内是否曾接受输血、注射血制品,有无肝炎病家族史及当地流行史等。

(二) 身心症状

1. 身体状况　评估有无全身乏力、食欲缺乏、厌油、恶心、呕吐、腹胀、肝区隐痛等;有无皮肤、巩膜黄染,肝脏轻度肿大,肝区叩痛或压痛等体征。

2. 心理-社会状况　孕妇感到自卑和焦虑,护士评估孕妇及家人对疾病的认知程度。

(三) 辅助检查

肝功能检查及病原学检查同传染病学;凝血功能检查包括纤维蛋白原和凝血酶原活动度等;B型超声波检查可监测胎儿在宫内的生长发育情况。

三、治 疗 原 则

肝炎活动期病人原则上不宜妊娠,已妊娠者在积极治疗的同时争取早期行人工流产;妊娠中晚期注意休息、加强营养。运用中西药进行保肝治疗,防止产后出血、感染等并发症。

四、护理诊断及医护合作性问题

1. 营养失调　与肝炎致食欲缺乏有关。
2. 知识缺乏　缺乏有关病毒性肝炎的自我护理知识。
3. 有感染的危险　与母婴传播有关。
4. 潜在并发症:产后出血、肝性脑病等。

五、护 理 目 标

1. 孕妇能摄入足够营养,满足母儿的需要。
2. 孕妇及家属了解病毒性肝炎的护理知识,减少其对母儿的危害。
3. 新生儿不被感染肝炎病毒。
4. 母儿健康状况良好,无并发症发生。

六、护 理 措 施

(一)一般护理

孕期注意休息,避免体力劳动;加强营养,增加优质蛋白、高维生素、富含碳水化合物、低脂肪食物的摄入,保持大便通畅。定期产前检查,积极治疗各种妊娠并发症,防止交叉感染。

(二)病情观察

密切观察有无口鼻、皮肤黏膜出血倾向,预防 DIC;严密观察有无性格改变、行为异常、扑翼样震颤等肝性脑病的前驱症状;产后严密观察阴道流血、子宫收缩、血压、脉搏、神志、尿量等情况。

(三)治疗配合

1. 防止交叉感染 设置专门诊室,执行消毒隔离制度,向病人讲解消毒隔离的重要性,取得其理解与配合。

2. 消毒隔离 对 HBsAg 及 HBeAg 阳性的孕妇,分娩时应严格执行消毒隔离制度,防止产道损伤及新生儿产伤、羊水吸入等,减少垂直传播机会。

3. 保肝治疗 遵医嘱给予保肝药物,给予多种维生素如 B_1、B_6、C、K、E 等。

4. 临产后应肌内注射维生素 K_1,预防产后出血,并配血。

5. 用胎头吸引术助产,缩短第二产程。胎儿娩出后立即静脉注射缩宫素以预防宫缩乏力致产后出血。重症肝炎病人病情控制 24 小时后,宜行剖宫产终止妊娠。

6. 遵医嘱给予对肝脏损害较小的抗生素预防感染。

7. 指导母乳喂养 目前认为母血 HBsAg、HBeAg 及抗-HBe 三项阳性及后两项阳性产妇均不宜哺乳。母亲为携带者(仅 HBsAg 阳性),建议母乳喂养。产后不宜哺乳者,可口服生麦芽或芒硝外敷乳房回乳。

8. 新生儿免疫 新生儿出生后 6 小时和 1 个月时各肌内注射乙型肝炎免疫球蛋白(HBIG)1ml;出生后 24 小时内注射乙型肝炎疫苗 30μg,出生后 1 个月、6 个月再分别注射 10μg。

(四)心理护理

给予关心和支持,介绍疾病的有关知识和处理原则,取得患者及家属的理解和配合,消除因传染病而产生的顾虑及自卑心理。

(五)健康指导

指导患者注意营养及休息,避免过度劳累。指导选择避孕套避孕,禁用避孕药。若需再生育者,待肝炎痊愈后 1 年方可怀孕。

护考链接

某女士,24 岁,妊娠合并肝炎的产后的正确护理为 A. 用四环素预防感染 B. 鼓励母乳喂养 C. 注射维生素 K_1 预防出血 D. 产妇分娩后回普通病房休息 E. 指导选择口服避孕药避孕

点评:答案是 C。因为凝血因子的合成是在肝脏里进行的,妊娠合并肝炎的产妇,容易出现出血现象,因此为了预防给予注射维生素 K_1。

七、护理评价

1. 病人及家属了解病毒性肝炎的相关知识,已积极面对现实。

2. 母婴健康,已顺利度过妊娠期、分娩期及产褥期。

3. 已学会隔离及自我调整,新生儿未被感染肝炎病毒。

4. 母儿健康状况良好,未发生并发症。

第3节　妊娠合并糖尿病

一、概　述

糖尿病是一组以慢性血糖水平升高为特征的全身性代谢性疾病,有家族遗传倾向。妊娠合并糖尿病包括两种情况,即妊娠前已有糖尿病及妊娠后才发生或首次发现的糖尿病。糖尿病可致早期流产、妊娠高血压疾病、羊水过多、产后出血发生率升高,孕期、产时易发生感染;致巨大儿、畸形胎儿、胎儿生长受限、新生儿呼吸窘迫综合征及新生儿低血糖发生。

二、护理评估

(一) 健康史

重点了解有无糖尿病家族史、年龄>30岁、孕妇体重>90kg和原因不明的死胎、死产、新生儿死亡史及分娩巨大儿、畸形儿史、本次妊娠胎儿偏大或羊水过多者,为妊娠期糖尿病的高危因素。

(二) 身心症状

1. **身体状况**　身心症状包括多饮、多食、多尿、体重下降,反复发作的外阴阴道假丝酵母菌感染症状、孕期尿糖多次检测为阳性。

考点:妊娠合并糖尿病的健康史

2. **心理-社会状况**　评估孕妇及家属对糖尿病的了解程度、认知态度,有无焦虑、恐惧心理,是否担心孕妇的健康和胎儿的安危。

(三) 辅助检查

1. 有条件的医疗机构于妊娠24~28周及以后进行75g葡萄糖耐量试验(OGTT)检查。空腹及餐后1小时和2小时的血糖值分别为5.1mmol/L、10.0mmol/L、8.5mmol/L。任何一项达到或超过即为妊娠期糖尿病。

2. 医疗资源缺乏地区建议于妊娠24~28周进行空腹血糖(FPG)检查,≥5.1mmol/L即可诊断。

3. 具有妊娠期糖尿病高危因素孕妇,首次OGTT正常者,可在妊娠晚期复查OGTT。

三、治疗原则

糖尿病妇女于妊娠前已有严重的心血管病史、肾功能减退或眼底有增生性视网膜炎者应避孕,如已妊娠须终止妊娠。器质性病变较轻,血糖控制良好者可允许妊娠。孕期应严密监护,尽可能将血糖控制在正常范围内,并选择终止妊娠的最佳时机和方式,防止并发症发生。

四、护理诊断及医护合作性问题

1. **焦虑**　与担心身体状况、胎儿预后有关。

2. **知识缺乏**　缺乏糖尿病及其饮食控制、胰岛素使用知识。

3. **有胎儿受伤的危险**　与糖尿病引起的巨大儿、畸形儿等有关。

五、护理目标

1. 病人血糖控制良好,焦虑减轻。

2. 病人能复述糖尿病知识、饮食控制及胰岛素使用方法。

3. 胎儿发育状况良好。

六、护 理 措 施

（一）一般护理

指导病人控制饮食、提倡少量多餐。注意休息、适当活动。控制体重,妊娠期体重增加控制在10~12kg内较为理想。能自行进行血糖或尿糖测试。

（二）病情观察

1. 监测母体情况　妊娠早期应每周1次至第10周。妊娠中期每2周检查1次,32周后每周检查1次。使血糖值接近正常水平。空腹血糖<7.0mmol/L(126mg/dl),餐后2小时血糖<10mmol/L。产程、产后应随时监测血糖、尿糖和尿酮体,防止母儿发生低血糖。必要时进行肾功能监测及眼底检查。

2. 监测胎儿宫内情况　了解胎儿发育情况,确定有无妊娠并发症。胎儿监测:定期B超检查,确定有无胎儿畸形,监测胎头双顶径、羊水量、胎盘成熟度等,了解胎儿宫内储备能力,及时判定胎盘功能。

（三）治疗配合

指导产妇正确控制血糖;遵医嘱及时调整胰岛素用量,准确、及时使用胰岛素;产程时间不超过12小时;遵医嘱用缩宫素和抗生素预防产后出血及产褥感染;新生儿无论体重大小均按早产儿处理,出生时取脐血检测血糖,30分钟后定时滴服25%葡萄糖溶液。多数新生儿在出生后6小时内血糖值可恢复正常。

（四）心理护理

向孕妇及家属介绍疾病的有关知识,以积极的心态面对压力,帮助澄清错误的观念和行为,积极配合治疗。

（五）健康指导

保持会阴清洁干燥,注意观察恶露情况,预防产褥感染及泌尿系统感染;鼓励母乳喂养;定期接受产科及内科复查,对其糖尿病病情进行重新评价;不宜妊娠的妇女应避孕。

考点: 妊娠合并糖尿病的治疗配合

■ **护考链接**

某女士,妊娠合并糖尿病需使用药物治疗时应选用　A. 格列本脲　B. 消渴丸　C. 胰岛素　D. 苯乙双胍　E. 二甲双胍

点评: 答案是C。因为胰岛素相比较其他降糖药物,副作用是对孕产妇、胎儿最小的。

七、护 理 评 价

1. 病人能正确了解有关糖尿病知识、主要治疗方法及手段。
2. 母儿有良好结局,无低血糖、产后出血、感染等并发症发生。

第4节　妊娠合并贫血

一、概　　述

贫血是妊娠期常见的并发症之一,以缺铁性贫血最为常见,占妊娠期贫血的95%。孕妇外周血红蛋白<110g/L,红细胞<$3.5×10^{12}$/L,血细胞比容<0.33为妊娠期贫血;孕妇血清铁<6.5μmol/L,可诊断为缺铁性贫血。妊娠期贫血分为轻度、重度,血红蛋白>60g/L为轻度,血红蛋白<60g/L为重度。

贫血孕妇的抵抗力低下,对分娩、手术、麻醉、产后出血的耐受力降低;产妇机体抵抗力低下,已发

生产褥感染。重度贫血者,胎盘供氧及营养供给不足,容易造成胎儿生长受限、胎儿窘迫、早产或死胎。

二、护 理 评 估

(一) 健康史

询问有无月经过多或消化道疾病引起的慢性失血性病史,有无不良饮食习惯或胃肠道功能紊乱导致的营养不良病史。

(二) 身心状况

1. 身体状况　评估孕妇的贫血程度,皮肤黏膜情况,有无疲倦感。评估胎儿宫内发育情况。

2. 心理-社会评估　评估孕妇对本病的了解程度,以及家庭、社会支持系统是否完善等。

(三) 辅助检查

孕妇外周血血红蛋白<110g/L,红细胞<$3.5×10^{12}$/L,血细胞比容<0.33 为妊娠期贫血;孕妇血清铁<6.5μmol/L,可诊断为缺铁性贫血。

考点:妊娠合并贫血的标准

三、治 疗 原 则

去除病因,补充铁剂,治疗并发症。同时积极预防产后出血和感染。

四、护理诊断及医护合作性问题

1. 活动无耐力　与供氧不足有关。

2. 有受伤的危险　与贫血引起的头昏、眼花等症状有关。

五、护 理 目 标

1. 病人活动耐力增加,贫血得到改善。

2. 无受伤的现象发生。

六、护 理 措 施

(一) 一般护理

应注意饮食搭配,纠正偏食、挑食等不良习惯。

(二) 病情观察

孕期加强母儿监护,产前检查时常规给予血常规检测,妊娠晚期应重点复查,积极纠正贫血。分娩期对中、重度贫血产妇临产前应配血备用,及时注射宫缩剂预防产后出血,密切观察子宫收缩及阴道流血情况。

(三) 治疗配合

遵医嘱给予首选口服铁剂,为减少对胃肠道的刺激宜餐后服用,与维生素 C 或酸性果汁同服可促进吸收。临产前遵医嘱给予维生素 K_1、维生素 C 等药物。产时加强监护,预防产程延长,缩短第二产程,预防产后出血。产后做好会阴清洁护理,使用抗生素预防感染。

(四) 心理护理

关心理解孕妇,及时提供正面信息,使其保持乐观情绪,积极配合治疗。

(五) 健康指导

1. 孕前应积极治疗失血性疾病,加强营养,补充铁剂。

2. 指导制订孕期膳食计划,注意合理饮食,给予高蛋白、高维生素、高铁饮食,必要时及时补充铁剂,纠正贫血。

3. 产后加强营养,重度贫血者不宜哺乳,指导人工喂养,退乳。

考点:妊娠合并贫血的治疗配合

七、护理评价

1. 病人活动耐力增加,贫血已得到改善。
2. 头昏、眼花等症状改善或消失。

小结

　　妊娠合并心脏病是孕产妇四大死因之一,其主要死亡原因是心力衰竭与感染。早期对心脏病孕妇进行宣教、指导,把握能否妊娠的指征,加强高危监护是减少孕产妇死亡的关键。病毒性肝炎会加重孕妇的肝脏负担,易发生产后出血,并能通过垂直传播致新生儿肝炎。应及时采取针对性的措施和健康指导使危险降到最低限度。妊娠合并糖尿病包括妊娠期合并糖尿病和妊娠期糖尿病,对母儿均有不良影响,应指导患者正确使用药物和监测血糖,积极处理,尽可能将孕妇血糖控制在正常范围内,合理饮食、休息是基础,应用胰岛素为控制血糖的主要手段。妊娠期贫血以缺铁性贫血最为常见,要正确分析贫血的病因,以便及时采取针对性的措施和健康指导,保障母儿的安全。

自 测 题

A₁型题

1. 妊娠合并心脏病产后什么时候结扎为宜
   A. 产后 24 小时内　　B. 产后 3 天左右
   C. 产后 1 周左右进行　D. 产后 1 个月内
   E. 产后 3 周

2. 下列对妊娠合并心脏病孕妇的处理,不合适的是
   A. 妊娠 4 个月起,限制食盐的摄入
   B. 妊娠 4 个月起,服用铁制剂及维生素
   C. 休息时,易采取左侧卧位
   D. 加强体育锻炼,增加机体的抵抗力
   E. 睡眠在 12 小时以上

3. 不会通过胎盘传给胎儿的肝炎病毒类型是
   A. 甲型肝炎病毒　　B. 乙型肝炎病毒
   C. 丙型肝炎病毒　　D. 丁型肝炎病毒
   E. 戊型肝炎病毒

4. 妊娠合并肝炎的正确处理为
   A. 妊娠早期一经确诊应做人工流产
   B. 妊娠中、晚期引产终止妊娠为最好
   C. 高脂、高蛋白、高糖饮食
   D. 产后常规用雌激素退奶
   E. 注意营养,多运动

5. 妊娠心脏病患者中,下列不属早期心力衰竭体征的是
   A. 休息时心率大于 110 次/分
   B. 休息时呼吸大于 20 次/分
   C. 肝脾大,有压痛
   D. 阵发性夜间呼吸困难
   E. 下肢严重水肿

6. 妊娠合并心脏病什么时候入院为宜

   A. 妊娠早期即开始
   B. 妊娠 32 周或临产前
   C. 应在预产期前 1~2 周入院
   D. 临产后
   E. 下肢水肿初期入院

7. 妊娠合并急性病毒性肝炎,下列不正确的是
   A. 原则上肝炎患者不宜妊娠
   B. 早孕期不宜终止妊娠,以免增加肝负担
   C. 妊娠继续时,注意防止妊娠高血压
   D. 分娩时注意缩短第二产程及防止产后出血
   E. 避免过劳,多注意休息

8. 关于妊娠合并糖尿病分娩后的处理,不正确的是
   A. 所生婴儿一律按早产儿处理
   B. 预防产褥期感染,保持皮肤清洁
   C. 一般不主张母乳喂养
   D. 避免感染
   E. 产后长期避孕,但是最好不用药物避孕及宫内避孕器具

9. 妊娠期糖尿病患者控制血糖的方法不合适的是
   A. 饮食治疗　　　B. 血糖的监测
   C. 胰岛素治疗　　D. 服用磺脲类药物
   E. 适当运动

10. 糖尿病对妊娠的影响不正确的是
   A. 受孕概率增加
   B. 羊水过多的发生率增加
   C. 妊娠高血压的发生率增加
   D. 泌尿生殖道的感染机会增加
   E. 易感染

11. 肝炎对妊娠造成的影响不正确的说法是

A. 受孕率低

B. 晚期妊娠高血压发生率增加

C. DIC 发生率增加

D. 产后出血发生率增加

E. 胎儿易垂直感染

A₂型题

12. 28 岁初孕妇,妊娠 36 周合并急性乙型肝炎,经门诊收入院治疗。下列治疗措施错误的是

A. 静脉滴注葡萄糖溶液内加维生素 C

B. 每天肌内注射维生素 K_1 10mg

C. 注意休息,避免过劳

D. 给予静脉滴注红霉素预防感染

E. 必要时口服阿莫西林胶囊

13. 29 岁初产妇正患重症病毒性肝炎。现妊娠 38 周,临产 3 小时,宫口开大 2cm。下列处置错误的是

A. 静脉滴注葡萄糖溶液内加维生素 C

B. 肌内注射维生素 K_1

C. 输新鲜血

D. 经阴道手术助产

E. 行剖宫产术

14. 25 岁初产妇妊娠 38 周,日常体力劳动时自觉疲劳、心悸、气短来医院就诊。检查血压 125/75mmHg,脉搏 90 次/分,呼吸 18 次/分。叩诊心浊音界稍向左扩大,心尖部闻及Ⅱ级柔软吹风样收缩期杂音,右肺底部闻及湿啰音,咳嗽后消失,下肢轻微水肿。本例最可能的诊断应是

A. 妊娠高血压疾病心脏病

B. 风湿性心脏病合并妊娠

C. 心脏病合并妊娠,性质待查

D. 正常妊娠改变

E. 妊娠合并心脏病早期

15. 张女士,40 岁,初产妇,空腹血糖 8.0mmol/L,下列与妊娠合并糖尿病无关的是

A. 羊水过多　　　B. 巨大胎儿

C. 妊娠呕吐　　　D. 霉菌性阴道炎

E. 畸形儿

16. 某女士,35 岁,第一胎,关节痛、心悸、气短来医院就诊。检查血压 145/75mmHg,脉搏 112 次/分,呼吸 20 次/分。叩诊心浊音界向左扩大,心尖部闻及收缩期杂音,诊断为妊娠合并心脏病,在妊娠合并

心脏病中最多见的是

A. 风湿性心脏病

B. 先天性心脏病

C. 冠状动脉粥样硬化性心脏病

D. 肺源性心脏病

E. 通风性心脏病

17. 王女士,初产妇,孕 27 周时,出现贫血,为保障铁剂治疗效果,应提醒孕妇不要在用药同时食用

A. 肝　　　　　B. 大米

C. 白面　　　　D. 牛奶

E. 果糖

18. 熊女士,24 岁,第一胎,怀孕早期,有严重的营养不良、缺铁性贫血,为保障铁剂治疗效果,口服铁剂的最佳时间是

A. 餐前　　　　B. 餐时

C. 餐后　　　　D. 两餐之间

E. 随意

A₃/A₄型题

(19~20 题共用题干)

28 岁初产妇妊娠 38 周,日常体力劳动时自觉疲劳、心悸、气短来医院就诊。检查血压 125/75mmHg,脉搏 110 次/分,呼吸 23 次/分。叩诊心浊音界向左扩大,心尖部闻及Ⅲ级吹风样收缩期杂音,右肺底部闻及湿啰音,下肢水肿诊断妊娠合并心脏病。

19. 在分娩期使用抗生素的原则是

A. 无感染征象不一定用抗生素

B. 有胎膜早破为预防感染给予抗生素

C. 胎膜早破时应给抗生素

D. 常规服用抗生素

E. 产程开始应给抗生素,维持至产后 1 周预防亚急性心内膜炎

20. 妊娠合并心脏病,于分娩期为减轻心脏负担应

A. 无论是否有产科指征,到预产期都应做剖宫产

B. 第一产程加强护理,第二产程避免使用腹压,采用人工助产术缩短产程

C. 为缩短产程,应静脉滴注缩宫素加强宫缩

D. 胎盘娩出后,不能使用哌替啶,以免发生产后出血而发生心力衰竭

E. 立即行剖宫产术

(周　清　马　红)

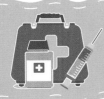
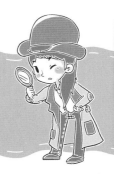

第9章
异常分娩产妇的护理

引言:决定分娩的因素有产力、产道、胎儿和精神心理因素,这些因素在分娩中互相影响又互为因果关系,其中一个或一个以上的因素异常或四个因素不能相互适应而使分娩进展受阻,称异常分娩,俗称难产。在产程观察中护士要学会识别异常分娩,及时报告医生,并实施恰当的护理措施以保证母儿安全。本章主要介绍产力、产道和胎儿异常的护理。

第 1 节 产 力 异 常

情境案例 9-1

唐女士,30 岁,初产妇,孕 1 产 0,孕 40 周,家住交通不便利的乡村。现因阵发性下腹痛 12 小时来诊。自诉昨天上午 8 时出现下腹阵痛,5~6 分钟一次、持续 30~40 秒,至今天上午 5 时转为 10 余分钟痛一次、持续 20~30 秒。产妇精神紧张,整晚休息不好,进食少。于今日上午 8 时接诊收入院。入院时查体:一般情况良好,心肺(-),胎儿足月,LOA,胎心 140 次/分,宫缩 10~15 分钟一次,持续 20~25 秒,宫缩高峰时子宫不硬。骨盆测量正常,胎膜未破。宫口开大 4cm,先露头,平棘。膀胱稍充盈。

一、概 述

产力异常主要指子宫收缩力异常,在分娩中宫缩的节律性、对称性及极性异常或强度、频率有改变,称为宫缩异常。子宫收缩力异常可分为子宫收缩乏力和子宫收缩过强两类,每类又分为协调性和不协调性两种(图 9-1)。

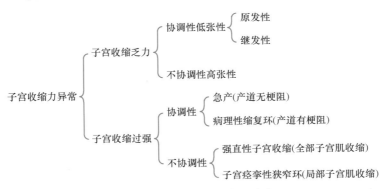

图 9-1 子宫收缩力异常的分类

临床上以继发性协调性宫缩乏力多见,即产程早期宫缩正常,在第一产程活跃期后或第二产程时宫缩减弱。当协调性宫缩过强,而产道又无阻力时,分娩可在极短时间内结束,可发生急产(即总产程不足 3 小时)。宫缩乏力与宫缩过强都对母儿不利,要及时处理。

考点:急产的定义

二、宫缩乏力

（一）护理评估

1. 健康史　了解是否有导致宫缩乏力的因素,例如:①头盆不称或胎位异常,是导致宫缩乏力最常见的因素。因胎先露下降受阻,不能紧贴子宫下段及子宫颈内口,不能引起反射性子宫收缩而导致宫缩乏力。②子宫因素,如发育不良、有器质性病变、多胎妊娠或羊水过多等致子宫过度膨大等。③精神因素,如过度紧张,睡眠减少,疲乏。④营养不良或贫血等导致的体质虚弱、内分泌失调等。⑤药物影响,如临产后使用大剂量的镇静剂、镇痛剂和麻醉剂。

情境案例 9-1 问题分析 1

该孕妇出现宫缩乏力的原因是什么? 入院时处于第几产程?

该孕妇为单胎,无头盆不称,产程中未使用过镇静麻醉药物,导致宫缩乏力主要是因为产妇精神过度紧张、休息不好,进食少所致。入院时宫口开大 4cm 处于第一产程活跃期。

2. 身心状况

（1）临床主要表现为产程延长。产妇疲乏或烦躁不安等,进食少、肠胀气,排尿困难、膀胱充盈,宫缩时腹痛不明显。

（2）协调性宫缩乏力表现为宫缩具有正常的节律性、对称性及极性,但收缩力弱(宫腔内压力低于 15mmHg),持续时间短,间歇期长且不规律,每 10 分钟宫缩<2 次,宫缩高峰时,宫体隆起不明显,手指按压宫底部可出现凹陷。

（3）不协调性宫缩乏力为宫缩极性倒置,宫缩时宫底部收缩不强而子宫下段收缩强(宫腔内压力达 20mmHg),间歇时子宫壁不能完全放松,持续性腹痛并拒按,这种宫缩不能促使产程进展,属无效宫缩。

（4）产程曲线异常:①潜伏期延长:初产妇潜伏期超过 16 小时称潜伏期延长。②活跃期延长:活跃期超过 8 小时称活跃期延长;进入活跃期后宫口扩张速度初产妇<1.2cm/h,经产妇<1.5cm/h,常提示活跃期延长。③活跃期停滞:进入活跃期后,宫口不再扩张超过 4 小时称活跃期停滞。④第二产程延长:第二产程初产妇超过 2 小时或硬膜外麻醉无痛分娩时超过 3 小时,经产妇超过 1 小时尚未分娩称第二产程延长(图 9-2)。⑤胎头下降延缓:活跃期晚期及第二产程,胎头下降速度初产妇<1.0cm/h,经产妇<2.0cm/h,称胎头下降延缓。⑥胎头下降停滞:活跃期晚期胎头不下降达 1 小时以上,称胎头下降停滞。⑦滞产:总产程超过 24 小时称滞产。

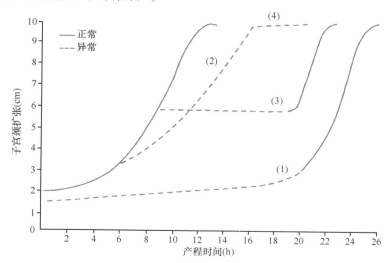

图 9-2　异常的子宫颈扩张曲线

——正常;……异常;(1)潜伏斯延长;(2)活跃期延长;(3)活跃期停滞;(4)第二产程延长

考点：协调性宫缩乏力的特点及产程异常的识别

▌ 护考链接

初产妇宫口开全超过多长时间胎儿未娩出为第二产程延长？　　A. 1 小时　B. 2 小时　C. 3 小时　D. 4 小时　E. 5 小时

　　点评：答案是 B。因为初产妇第二产程超过 2 小时,经产妇超过 1 小时胎儿尚未娩出称为第二产程延长。

　　(5) 心理-社会状况:多数产妇因临产时间长未能分娩而担心自身及胎儿的安危,倍感焦急,烦躁不安,对阴道分娩丧失信心。

　　3. 辅助检查　查阅胎心监护仪、血液生化检查、二氧化碳结合力等检查结果。

　　4. 对母儿的影响

　　(1) 对母体的影响:产妇疲乏、肠胀气、尿潴留,严重时可引起脱水、酸中毒、低钾血症;若第二产程延长,膀胱被压于先露部(特别是头部)与耻骨联合之间,致局部组织缺血、水肿、坏死,致膀胱阴道瘘或尿道阴道瘘;产后宫缩乏力影响胎盘剥离、娩出和子宫壁血窦的关闭,容易引起产后出血;多次肛查及阴道检查增加感染机会,产褥感染率增加。

　　(2) 对胎儿及新生儿的影响:发生胎儿窘迫、新生儿窒息、新生儿产伤、颅内出血等,导致围生儿死亡率增高。

（二）治疗原则

　　首先积极查找致病因素,若协调性宫缩乏力并有产科指征如头盆不称、胎位异常,应及时行剖宫产术;若无产科指征,考虑经阴道分娩者,应加强宫缩。对不协调性宫缩乏力者,给予镇静、休息恢复其宫缩特性,对不能纠正或有胎儿窘迫、头盆不称者,应及时剖宫产。

（三）护理诊断及医护合作性问题

　　1. 疲乏　产程延长、产妇体力消耗、进食少、水电解质紊乱。

　　2. 焦虑　与产程延长,担心自身与胎儿安危有关。

　　3. 潜在并发症　胎儿窘迫、产后出血;产褥感染;生殖道瘘。

（四）护理目标

　　1. 精神有所好转,食量有所增加,体力得到恢复。

　　2. 情绪稳定,配合医务人员的治疗与护理。

　　3. 胎儿窘迫、产后出血、产褥感染、生殖道瘘等并发症不发生或发生时能被及时发现及处理。

（五）护理措施

　　1. 一般护理

　　(1) 休息:指导产妇安静,消除紧张情绪。过度疲乏或烦躁不安者,遵医嘱给予镇静剂,如地西泮或哌替啶,使其休息后恢复正常宫缩,促进宫口扩张。

　　(2) 饮食:鼓励少量多餐进食,给予流食或半流质高热量食物,补充能量、保持体力,如不能进食应按医嘱输液。

　　(3) 大小便:对适宜灌肠者,给予温肥皂水灌肠排便,促进宫缩;鼓励 2~4 小时排尿 1 次,对排尿困难者,诱导排尿无效后及时导尿,排空膀胱,利于胎头下降。

　　(4) 保持外阴清洁,破膜 12 小时以上者给予抗生素预防感染。

　　2. 病情观察

　　(1) 密切观察产程进展:在上述的处理中,要严密观察宫缩的持续时间、间歇时间及宫缩强度;定期听诊胎心音,注意其频率、节律,有无胎儿窘迫出现;记录破膜时间与羊水性状;必要时做胎儿电子监护。

（2）观察产妇全身状况。

3. 治疗配合　不能经阴道分娩者遵医嘱做好剖宫产术前准备及新生儿抢救准备工作；对可经阴道分娩者，配合医生采取如下措施。

（1）协调性宫缩乏力

1）第一产程：加强宫缩。

A. 地西泮静脉注射：适用于过度疲乏、烦躁不安，宫口扩张缓慢及子宫颈水肿时。遵医嘱给药，可注射地西泮 10mg 或肌内注射哌替啶 100mg。

B. 人工破膜术：宫口扩张≥3cm、无头盆不称、胎头已衔接而产程延缓者，配合医师在宫缩间歇期行人工破膜术，以促使胎头下降，直接压迫子宫颈，加强宫缩。

C. 缩宫素静脉滴注：破膜后宫缩不理想、协调性宫缩乏力、宫口扩张≥3cm、胎心良好、胎位正常、头盆相称者遵医嘱静脉滴注缩宫素。原则：以最小浓度获得最佳宫缩，通常先用 0.9% 生理盐水 500ml 静脉滴注，然后加入缩宫素 2.5U 摇匀，使每滴液含缩宫素 0.33mU，调慢滴数，使滴数为 4～5 滴/分（1～2mU/分），之后每 15～30 分钟根据宫缩强弱调整滴数，每次增加 1～2mU/分为宜，最大滴数不超过 60 滴/分，以宫缩间隔 2～3 分、持续 40～60 秒为宜。在静脉滴注缩宫素的过程中，应有专人在床旁守护，监测宫缩、胎心、血压和产程进展等情况。如血压升高应减慢滴注速度，若 10 分钟内宫缩≥5 次、宫缩持续 1 分钟以上或胎心率异常，应立即停止滴注，并协助医师做好剖宫产准备。由于缩宫素有抗利尿作用，需警惕水中毒的发生。

如经过以上处理产程无进展，遵医嘱做好剖宫产准备。

考点： 协调性宫缩加强宫缩的方法及缩宫素静脉滴注使用原则与注意事项

情境案例 9-1 问题分析 2

如何对该产妇实施护理？

心理护理：该产妇一直很紧张，睡眠又不好，进食少，是引起宫缩乏力的重要因素，因而要使其放松心情。

一般护理：嘱其自解小便，若不能解则行导尿术排空膀胱；鼓励宫缩间歇时进半流质饮食，注意休息。

治疗配合：本例产妇为协调性宫缩乏力，LOA 为正常胎位，胎心率 140 次/分，正常，骨盆测量正常，无头盆不称、宫口已开至 4cm，处在活跃期，符合人工破膜适应证，配合医生或助产士行人工破膜术；若破膜后，宫缩仍不好，给予缩宫素静脉滴注以加强宫缩。

观察护理：专人护理，加强产程监护。严密观察产妇生命体征、胎心、宫缩及产程进展情况。

2）第二产程：若无头盆不称，遵医嘱静脉滴注缩宫素。配合医生、助产士行会阴侧切及胎头吸引术或产钳术结束分娩。

3）第三产程

A. 预防产后出血：胎儿前肩娩出时，立即遵医嘱注射子宫收缩剂，并密切观察宫缩及阴道流血情况。

B. 预防产后感染：对出现第二产程延长、软产道受压时间过长、产后出血的产妇，遵医嘱给抗生素防止感染。

（2）不协调性宫缩乏力：首先恢复宫缩正常特性。遵医嘱给予哌替啶肌内注射，使产妇充分休息后，有恢复协调性宫缩的可能。如不协调性宫缩未能得到纠正或出现胎儿窘迫，应协助医生做好剖宫产准备。

4. 心理护理　多陪伴产妇，向产妇解释疼痛的原因及产程进展情况，并将护理计划告知产妇及家属，使其心中有数，并通过交谈分散产妇注意力，缓解产妇紧张心理，减轻焦虑。

5. 健康教育　妊娠期嘱孕妇参加"孕妇学校"，了解分娩过程，避免精神紧张；临产后做好生活护理,从而预防宫缩乏力。

(六) 护理评价

1. 宫缩异常情况得到及时发现和处理。

2. 产妇及家属情绪稳定,能配合治疗和护理。

3. 胎儿窘迫等并发症得到及时发现与处理,未出现新生儿产伤。

4. 无产道损伤、产后出血及感染发生。

情境案例 9-1　护患对话

产房护士(入院护理)

产妇:"护士,我肚子痛了这么久了,怎么还没把小孩生出来呢?"

护士:"小唐您好! 经检查,您是因为太紧张了,所以睡不好,又吃得少,这样宫缩就不好,力量不够就不能把胎儿从子宫里逼出来。"

产妇:"那我现在应该怎么办呢?"

护士:"首先,您现在骨盆测量正常,胎儿情况也好,只是宫缩力量不够,我们会想办法让你的子宫收缩好起来,请不要太紧张了。没有阵痛时您要好好地休息,养足精神才有力气。能吃就尽量吃一些,饿了就没力气了。其次,我们会给您进行人工破膜,让胎头下来,宫缩会好些。人工破膜前我们会与您家人沟通的。"

产妇:"好的(医生找产妇爱人签手术同意书,护士遵医嘱建立静脉通道)。"

(护士陪伴在产妇身边,给予饮食指导,人工破膜后严密观察产程进展,宫缩得到改善,每2~3分钟腹痛一次,持续40~60秒,胎心好,产程进展顺利。)

护士:"小唐,吃了些瘦肉粥之后您现在感觉如何? 能自己解小便吗?"

产妇:"吃了些粥,加上给我滴了些药液,我觉得肚子痛得越来越密了。我已经按要求解小便了。"

护士:"您表现得很好! 您看现在宫缩好多了,刚才检查宫口已经快开全了,很快就可以见到宝宝了。"

(产妇入院后5小时顺娩一活婴,护士在胎儿前肩娩出时给予缩宫素静脉注射。)

护士:"您真棒,小孩顺利娩出了,恭喜您! 来看看您可爱的小宝宝。"

产妇:"谢谢你们"。

(护士继续观察生命体征、宫缩情况、宫底高度、阴道流血量、膀胱是否充盈等,产妇产后2小时一切正常,将产妇及新生儿一起护送回病房,告知产妇家属产后2~4小时督促产妇排尿。)

病房护士(产后观察)

护士:"小唐您好! 您感觉现在有什么不舒服吗?"

产妇:"我感觉很好,就是肚子有点痛(护士观察产妇宫缩及阴道流血情况)。"

护士:"您不要紧张,这是产后宫缩痛,属于正常表现。您现在出血不多,也没有其他异常情况,有需要请呼叫我们。"

产妇:"好的,谢谢您!"

病房护士(出院指导)

护士:"小唐,经过这几天的观察,您和宝宝目前情况良好,可以出院了。出院后应继续注意观察出血情况,若出血多随时来诊;另外,要注意休息、合理饮食、母乳喂养;社区妇幼保健员会到家里进行访视,给予指导。这是我们的服务热线电话,有什么问题可以随时咨询。祝您愉快!"

三、宫缩过强

(一) 护理评估

1. **健康史**　了解有无急产史、骨盆异常及胎儿异常、精神过于紧张、缩宫素使用不当、过多或粗暴的阴道检查等。

2. **身心状况**

(1) 因宫缩过强产妇腹痛难忍、烦躁不安、大声呼叫、拒按。

(2) 协调性宫缩过强:宫缩持续时间长、间歇时间短、宫体特别硬。若无头盆不称,易出现急产。若产道有梗阻者可出现"病理性缩复环"(详见第10章第2节先兆子宫破裂)。

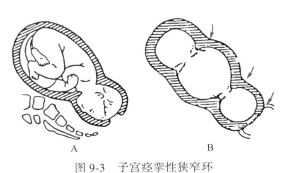

图 9-3 子宫痉挛性狭窄环
A. 狭窄环围绕胎颈；B. 狭窄环容易发生的部位

（3）不协调性宫缩过强：①强直性子宫收缩。宫缩间歇期短或无间歇，胎位触不清、胎心听不清，有时可见病理缩复环。②子宫痉挛性狭窄环。子宫局部平滑肌痉挛性不协调收缩，持续不放松，致宫口扩张缓慢，称为子宫痉挛性狭窄环。特点：多发生在子宫上下段交界处或胎体较细部位，如胎颈、胎肢等处，不随宫缩上升（图 9-3）。

（4）心理-社会状况：产妇因宫缩过强疼痛难忍，担心胎儿安危，常表现为紧张、忧虑，甚至恐惧等。

3. 辅助检查　查阅产前检查记录及胎心监护仪、血液生化检查、二氧化碳结合力等检查结果。

4. 对母儿的影响

（1）对母体的影响：易致初产妇软产道裂伤，有产道梗阻者易发生子宫破裂；宫缩过强致宫腔压力增高，增加羊水栓塞的风险；接产时来不及消毒可导致产褥感染；产后子宫肌纤维缩复不良，致胎盘滞留或产后出血。

（2）对胎儿及新生儿的影响：宫缩过强过频，子宫胎盘供血供氧减少，易发生胎儿窘迫、新生儿窒息、新生儿颅内出血与产伤、感染等。

（二）治疗原则

1. 协调性宫缩过强　应以预防为主，有急产史的孕妇，提前住院待产。

2. 不协调性宫缩过强　若为强直性子宫收缩，则及时给予宫缩抑制剂；如有梗阻性原因，则立即行剖宫产术；若为子宫痉挛性狭窄环，应停止一切刺激，如阴道内操作、停滴缩宫素等，并给予镇静剂后观察，可阴道分娩或行剖宫产术。

（三）护理诊断及医护合作性问题

1. 疼痛　与过强宫缩有关。

2. 潜在并发症　胎儿窘迫、软产道损伤、先兆子宫破裂、感染。

3. 焦虑　与宫缩过强、担心胎儿安危有关

（四）护理目标

1. 疼痛减轻，情绪稳定，能与医护人员配合。

2. 胎儿窘迫、软产道损伤、先兆子宫破裂不发生或发生时被及时发现及处理；产妇体温、血白细胞正常，恶露无臭味。

3. 情绪稳定，配合医务人员的治疗与护理。

（五）护理措施

1. 一般护理　提前入院：对有急产史者，告知孕妇提前 2 周住院待产，以免院外分娩发生意外。入院后经常巡视孕妇，嘱其勿远离病房，一旦发生产兆，卧床休息，左侧卧位。需解大小便时，先查宫口大小及胎先露下降情况，以防分娩在厕所内造成意外。及早做好接生、抢救新生儿等准备。

2. 观察护理　加强监护，定时观察宫缩持续时间、间歇时间及强度，定时听诊胎心音，必要时做胎儿电子监护，及时发现异常情况，立即报告医师。

3. 治疗配合

（1）抑制宫缩，减轻疼痛：对有急产史已出现产兆的产妇实施陪伴分娩，提供支持性措施，如按摩腰骶部、背部，指导产妇做深呼吸并不要向下屏气等，以减轻不适。

（2）子宫痉挛性狭窄环者，遵医嘱停止一切刺激，应用镇静剂，如不能纠正或出现胎儿窘迫，立即

做剖宫产术前准备。

（3）强直性痉挛性宫缩者，遵医嘱给予硫酸镁，抑制宫缩，并做好剖宫产术前准备。

（4）预防产后出血、感染：当急产者的胎头娩出后，立即遵医嘱用缩宫素、协助医师缝合会阴伤口，遵医嘱用抗生素。

4. 心理护理　对产妇在宫缩痛时的呼叫、烦躁，表示理解、同情。多与产妇交谈，解释疼痛原因及缓解措施，讲解与医务人员配合的重要性。同时，给产妇提供支持，如帮助产妇擦汗，宫缩时握住产妇的手等。

（六）护理评价

1. 宫缩异常情况得到及时发现和处理。

2. 产妇疼痛减轻。

3. 产妇及家属情绪稳定，能配合治疗和护理。

4. 胎儿窘迫得到及时发现与处理，未出现新生儿产伤。无产道损伤、产后出血及感染的发生。

小结

产力异常的类型有协调性和不协调性宫缩乏力、协调性和不协调性宫缩过强，临床主要表现为产程延长，对母儿造成不利影响，甚至危及母儿健康。临产后护士应严密观察产妇生命体征、宫缩情况及产程进展，识别各种异常产程，配合医生及时处理，防止并发症，以保证母婴安全。

第2节　产道异常

情境案例 9-2

初产妇，停经 38^{+6} 周，规律宫缩 5 小时。体查：一般情况良好，宫缩 30~40 秒/4 分，中等强度，胎位 LOA，胎心 156 次/分，跨耻征阳性。骨盆测量：髂棘间径 24cm，髂嵴间径 26cm，骶耻外径 16cm，坐骨棘间径 10.5cm，坐骨结节间径 8.5cm。内诊：子宫颈管展平，宫口开大 1cm，先露头，S^{-2}。

一、概　述

产道包括骨产道（骨盆腔）及软产道，是胎儿娩出的通道。产道异常可使胎儿娩出受阻，临床上以骨产道异常（狭窄骨盆）多见。狭窄骨盆可影响胎头衔接下降及内旋转，易出现胎膜早破，脐带脱垂，胎位异常，软产道损伤及胎儿窘迫等。软产道异常主要有阴道横隔、阴道纵隔、子宫颈水肿及子宫颈癌、子宫下段的子宫肌瘤等。

二、护理评估

（一）健康史

查阅《孕产妇保健卡》记录。重点询问是否有先天发育异常、佝偻病、髋关节或脊柱结核、脊髓灰质炎病及骨盆外伤史。若为经产妇则应详细询问既往分娩史，注意有无难产及其原因，是否有子宫手术史（如剖宫产、子宫肌瘤摘除术）等。

（二）身心状况

1. 一般检查　孕产妇身高、体型、步态，脊柱是否正直，有否悬垂腹（图 9-4）等。

2. 腹部检查　腹部是否有陈旧手术瘢痕，测宫高、腹围，四步触诊估计胎儿大小、胎位。对胎位异常、临产而胎头未衔接的产妇，应警惕骨盆有异常。

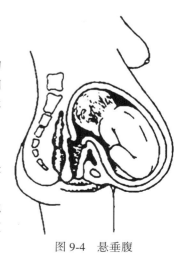

图 9-4　悬垂腹

3. 跨耻征检查　具体方法:孕(产)妇排空膀胱、仰卧、两腿伸直,检查者将手指放在耻骨联合上方,将浮动的胎头向骨盆腔方向推压。如胎头低于耻骨联合平面,表示胎头可以入盆,头盆相称,称跨耻征阴性;如胎头与耻骨联合在同一平面,表示可疑头盆不称,称跨耻征可疑阳性;如胎头高于耻骨联合平面,表示头盆明显不称,称跨耻征阳性(图9-5)。对出现跨耻征阳性的孕妇,应让其取两腿屈曲半卧位,再次检查胎头跨耻征,若转为阴性,提示为骨盆倾斜度异常,而不是头盆不称。

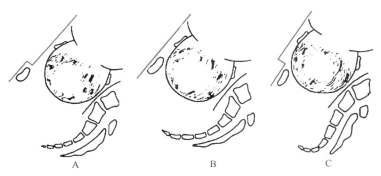

图9-5　检查头盆相称程度
A. 头盆相称;B. 头盆可能相称;C. 头盆不称

考点:跨耻证检查的判断

4. 骨盆测量　在骨盆外测量和内测量中,骨盆径线过短或形态异常,致使骨盆腔狭小,阻碍胎先露下降,称狭窄骨盆。狭窄骨盆类型如下所述。

(1)骨盆入口平面狭窄:入口平面横径正常而前后径小,入口平面呈横扁椭圆形,骶耻外径小于18cm,称扁平骨盆(图9-6)。

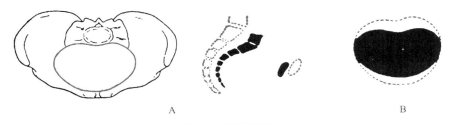

图9-6　扁平骨盆
A. 单纯扁平骨盆;B. 佝偻病性扁平骨盆

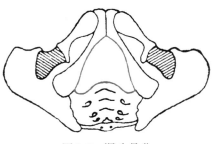

图9-7　漏斗骨盆

(2)中骨盆及骨盆出口平面狭窄:骨盆入口平面各径线正常,中骨盆及出口平面均明显狭窄,使坐骨棘间径、坐骨结节间径缩短,两侧骨盆壁向内倾斜,形状似漏斗,坐骨结节间径小于8cm,耻骨弓角度小于90°,称漏斗骨盆(图9-7)。

(3)骨盆各平面均狭窄:骨盆各平面的形态正常,各径线均比正常值小2cm或更多,称均小骨盆(图9-8)。骨盆入口、中骨盆、出口横径均缩短,前后径稍长,坐骨切迹宽,称横径狭窄骨盆(图9-9)。

(4)畸形骨盆:骨盆失去正常形态(图9-10)。

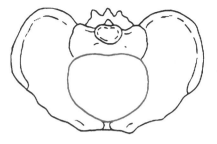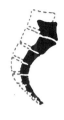

图 9-8　均小骨盆

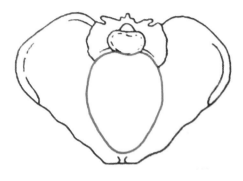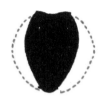

图 9-9　横径狭窄骨盆

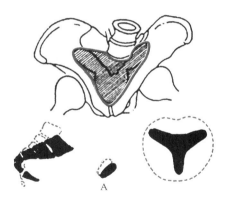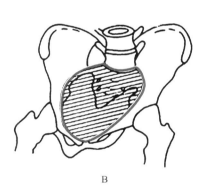

A   B

图 9-10　畸形骨盆

A. 骨软化症骨盆；B. 偏斜骨盆

▋▋护考链接

　　初产妇,36 岁,孕足月,诊断混合臀先露。宫缩 30~40 秒/5~6 分,规律。骨盆外测量髂棘间径 26cm,髂嵴间径 28cm,骶耻外径 19.5cm,坐骨结节间径 9.5cm。肛查:子宫颈管消失,触及羊水囊。

　　1. 该产妇骨盆诊断为　A. 均小骨盆　B. 正常骨盆　C. 扁平骨盆　D. 横径狭窄骨盆　E. 漏斗骨盆

　　2. 正确的护理措施是　A. 产妇可自由下床活动　B. 加速产程予灌肠　C. 勤做肛查,了解产程进展 D. 胎膜破裂立即听胎心　E. 阴道口见胎足立即消毒牵引

　　点评:①与骨盆外测量各径线正常值进行对比,各径线均在正常范围内,故为正常骨盆,参考答案为 B。②混合臀先露能比较充分地扩张阴道,可以阴道分娩(此产妇为高龄初产妇,临床上可以放宽剖宫产指征)。但产程中注意不宜走动,避免破膜时脐带脱出;臀位是灌肠的禁忌证;阴道口见胎足并不说明宫口开全;综合以上分析参考答案为 D。

5. 软产道检查　检查阴道、子宫颈有无下列情况：①阴道异常,如阴道横隔、阴道纵隔、阴道包块;②子宫颈异常:子宫颈粘连和瘢痕、子宫颈坚韧、子宫颈水肿、子宫颈癌。

（三）辅助检查

B超检查有助于确定胎位、预测胎儿体重。

考点: 狭窄骨盆类型的判断

情境案例 9-2 问题分析 1

该产妇骨盆异常吗? 能阴道分娩吗?

骨盆外测量仅骶耻外径小于正常值,余径线正常,属于扁平骨盆。跨耻征阳性,表明有明显头盆不称,故应剖宫产结束分娩。

三、治 疗 原 则

（一）骨产道异常

根据产道异常的类别与程度、胎儿及宫缩情况、宫口扩张程度,结合孕产史等综合判断,选择分娩方式。

1. 骨盆入口平面狭窄

（1）绝对性骨盆入口狭窄:骨盆入口前后径≤8.0cm,对角径≤9.5cm,胎头跨耻征阳性者,足月活胎,应行剖宫产术结束分娩。

（2）相对性骨盆入口狭窄:骨盆入口前后径8.5～9.5cm,对角径10.0～11.0cm,跨耻征可疑阳性。胎儿体重<3000g,胎心和产力正常者可试产。

2. 中骨盆平面狭窄　宫口开全时胎头双顶径达坐骨棘水平或更低,可阴道助产分娩,若未达坐骨棘水平或出现胎儿窘迫,则行剖宫产术结束分娩。

3. 骨盆出口平面狭窄　不应阴道试产。若坐骨结节间径与出口后矢状径之和>15cm者,多可经阴道分娩;反之,应行剖宫产术结束分娩。

4. 骨盆3个平面狭窄　若产力、胎位、胎心正常,胎儿不大,头盆相称,可阴道试产;明显头盆不称,估计胎儿较大,不能通过产道,应尽早行剖宫产术。

5. 畸形骨盆　骨盆畸形严重、明显头盆不称者,应及早行剖宫产术。

（二）软产道异常

根据局部组织的病变程度,选择局部用药、会阴侧切或剖宫产结束分娩。

1. 子宫颈水肿　轻者可抬高臀部,减轻先露部对子宫颈的压力,也可子宫颈注入0.5%利多卡因,重者剖宫产。

2. 瘢痕子宫　子宫破裂风险增加,近年来因初产妇剖宫产率上升,剖宫产再孕分娩者增多,但并非所有剖宫产再孕妇女均须剖宫产。对只有1次剖宫产史、前次剖宫产为子宫下段横切口、术后再孕间隔时间2年、胎儿大小适中者可阴道试产,试产过程中发现子宫破裂征象,立即行剖宫产术,同时修补子宫。

四、护理诊断及医护合作性问题

1. 焦虑　与担心自身及胎儿安危有关。

2. 潜在并发症　胎膜早破、产力异常、胎儿窘迫、先兆子宫破裂、会阴裂伤。

3. 有感染的危险　与产程长、急产等有关。

五、护 理 目 标

1. 情绪稳定,能与医护人员配合。

2. 预防与及时发现胎儿窘迫、软产道损伤、先兆子宫破裂,并及时处理。

3. 体温、血白细胞正常,恶露无臭味。

六、护 理 措 施

(一) 一般护理

1. 营养与休息　鼓励产妇进高热量、易消化饮食,必要时遵医嘱补液,并注意休息,使产妇保持良好体力。

2. 嘱咐产妇及时排便,必要时遵医嘱导尿。

(二) 观察护理

1. 密切观察产妇生命体征、一般情况,询问产妇自觉症状。

2. 观察宫缩、胎心,发现胎儿窘迫征象,嘱产妇左侧卧位并吸氧,通知医生;注意有无子宫收缩过强或乏力,发现异常及时报告医生。

(三) 治疗配合

1. 做好剖宫产术前准备　遵医嘱对明显头盆不称、不能从阴道分娩者(包括试产失败者)做好术前准备。

2. 做好阴道助产准备　中骨盆狭窄但可阴道分娩者,遵医嘱做好胎头吸引术、产钳术等阴道助产手术及抢救新生儿的准备。

3. 试产监护　轻度头盆不称,且胎心正常的产妇,遵医嘱做好试产监护。

(1) 专人护理:为产妇提供营养、可口的膳食;指导产妇在不用镇静、镇痛药情况下,利用宫缩的间歇时间小憩;必要时遵医嘱静脉给予电解质、维生素 C、缩宫素等,以保证产妇良好的产力。

(2) 观察产科情况:试产时间以 2~4 小时为宜。严密观察宫缩、胎心、破膜情况及羊水性状,试产成功与否的判定,除具有良好的宫缩外,还要以宫口扩张作为衡量标准。若胎头仍不能入盆,宫口扩张缓慢或出现胎儿窘迫、先兆子宫破裂征象,应停止试产,并遵医嘱做剖宫产术前准备。

考点:试产病人的护理措施

(四) 心理护理

向产妇及家属讲解阴道分娩的可能性及优点,增强产妇对试产的信心。解答产妇及家属提出的疑问,使其对产程进展有所了解,同时也要解释产道异常对母儿的影响,使其对手术分娩有思想准备,以取得良好合作。

(五) 健康教育

督促产妇定期进行产前检查,及早发现异常骨盆。对预产期前两周仍先露高浮的初产妇,告知其一旦在临产前胎膜破裂,应立即平卧并抬高臀部,急诊入院。

情境案例 9-2 问题分析 2

对该产妇应采取哪些主要护理措施?

该产妇以剖宫产结束分娩,故护士应做好剖宫产术前的各项准备工作,如备皮、更衣、皮试、备血、插尿管并固定、建立静脉通道、遵医嘱用药等,并做好抢救新生儿的准备工作。

七、护 理 评 价

1. 情绪是否稳定,焦虑是否减轻,是否能积极配合医护治疗与护理。

2. 能否预防与及时发现胎儿窘迫、软产道损伤、先兆子宫破裂,并及时处理。

3. 体温、血白细胞是否正常,恶露无臭味。

> **小结**
>
> 　　产道异常包括骨产道异常和软产道异常,临床以骨产道异常最为常见。骨盆的内、外测量是诊断骨盆狭窄的主要方法,跨耻征检查是判断头盆是否相称的检查方法。临床根据产力、产道及胎儿情况综合分析,决定分娩方式。轻度头盆不称者试产时护理人员应密切观察产妇生命体征、产力产程进展及胎儿情况,发现问题及时报告医生,试产失败应行剖宫产结束分娩。对手术产者,护士应积极配合医生做好术前、术中及术后护理。

第3节　胎儿异常

一、概　　述

　　胎儿异常包括胎位异常和胎儿发育异常。胎位异常是造成难产的常见原因之一,正常的胎位为枕前位。临产后凡胎头以枕后位或枕横位衔接,经充分试产,胎头枕部仍位于母体骨盆的后方或侧方,不能转向前方,致使分娩发生困难者,称持续性枕后位或持续性枕横位(图9-11,图9-12)。臀先露(臀位)是最常见的异常胎位;肩先露对母儿最不利。胎儿发育异常包括胎儿过大(胎儿体重达到或超过4000g者称巨大儿)及胎儿畸形(无脑儿、脑积水、联体双胎等)。

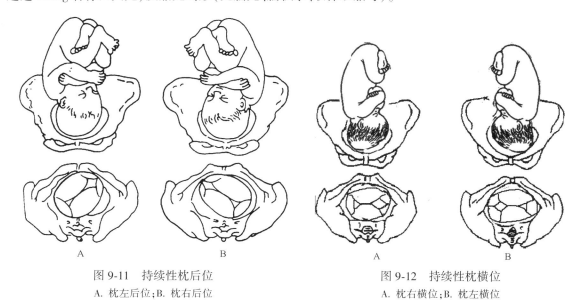

图9-11　持续性枕后位　　　　　　　图9-12　持续性枕横位
A. 枕左后位;B. 枕右后位　　　　　　A. 枕右横位;B. 枕左横位

二、护理评估

(一)健康史

　　查阅产前检查记录,注意每次检查胎位的情况,了解是否经产、有无骨盆狭窄、羊水过多、羊水过少、前置胎盘等。

(二)身心状况

　　1. 症状　询问本次妊娠腹部有无不适;临产前有无阴道突然流水;临产后早期即出现排便感而产程进展缓慢或延长等。

　　2. 体征　腹部检查:①持续性枕横位、枕后位:胎背偏向母体侧方或后方,前腹壁容易触及胎体,且在胎儿肢体侧容易听及胎心。②臀先露:在宫底部触到圆而硬的胎头,在耻骨联合上方触及宽而软且不规则的胎臀,胎心在脐左(右)上方胎背侧听得最清晰、响亮。③肩先露:宫高低于妊娠周数,宫体横径增宽,在子宫两侧分别触及胎头与胎臀;听诊胎心在脐周最清晰。

肛门或阴道检查:①当宫口开全时触到胎头矢状缝在骨盆斜径上,前囟在骨盆的左(右)前方,后囟在骨盆的右(左)后方,提示为持续性枕后位。②若触到软而宽且不规则的胎臀、胎足或生殖器等可确定为臀先露。③若触及胎儿肩胛骨、肋骨、腋窝则确定为肩先露。

（三）辅助检查

B超检查,了解胎儿大小、发育及胎位情况,估计头盆相称程度。

三、治疗原则

1. 持续性枕后位　若无骨盆异常、胎儿不大时可试产。试产过程中严密观察宫缩强度、胎心、宫口扩张及胎头下降情况。

2. 臀先露

（1）妊娠期:于妊娠30周前进行胎位矫正。

（2）分娩期:根据产妇年龄、胎产次、骨盆类型、胎儿大小、胎儿是否存活,臀先露类型及有无并发症,于临产初期做出正确判断,决定分娩方式。

3. 肩先露　妊娠期处理同臀先露;分娩期足月活胎,行剖宫产术结束分娩。

四、护理诊断及医护合作性问题

1. 焦虑　与担心难产或手术的预后有关。

2. 潜在并发症　胎膜早破、脐带脱垂、胎儿窘迫、新生儿窒息、子宫破裂等。

五、护理目标

1. 孕产妇了解异常分娩知识,情绪稳定,与医务人员配合,决定分娩方案。

2. 胎位异常能纠正,分娩过程顺利,无并发症发生,新生儿健康。

六、护理措施

（一）一般护理

1. 对可阴道分娩的产妇,应鼓励产妇进食,摄取足够的营养,保持良好的产力,必要时遵医嘱给予补液。

2. 确诊枕后位者,产妇向胎背对侧侧卧,严密观察胎心及产程进展。

3. 指导产妇定时排尿,避免膀胱充盈,影响产程进展。

（二）观察护理

1. 防止胎膜早破及其并发症,待产过程中少活动,尽量减少肛查次数,禁止灌肠。一旦发生胎膜早破,立即观察胎心音,取头低脚高位,有胎心音改变者,立即报告医师,及早发现脐带脱垂。

2. 试产者勤听胎心,严密观察宫缩及产程进展;注意有无子宫颈水肿等,发现异常及时报告医生。

（三）治疗配合

1. 妊娠期　纠正胎位,解除焦虑:若妊娠30周后仍为臀先露或肩先露者,协助医生指导孕妇矫正。常用的纠正方法:①排空膀胱后胸膝卧位(图9-13),2~3次/日,每次15分钟,连做1周后复查;②激光照射或艾灸至阴穴(足小趾外侧趾甲角旁0.1寸),1~2次/日,每次15~20分钟,5~7天为一疗程;③上述方法无效者,由医师酌情于妊娠32~34周行外倒转术,注意有发生胎盘早剥、脐带缠绕等严重并发症的可能,要密切观察相关表现;④不能纠正者,应嘱孕妇提前1周入院待产,以决定分娩方式。

考点:妊娠期发现臀位或肩先露纠正胎位的时机与方法

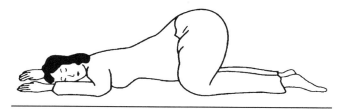

图 9-13 胸膝卧位

链接：臀位经阴道分娩时，第一产程的处理

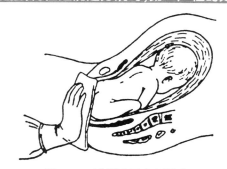

图 9-14 堵臀助子宫颈扩张

产妇不宜走动，取侧卧位，少肛查，禁灌肠。若胎膜破裂，立即听胎心音，如异常，报告医师处理。如见胎足脱出，此时宫口往往仅开 4~5cm，应消毒外阴，当宫缩时用无菌巾堵住阴道口（图 9-14），使宫口和阴道充分扩张；宫缩间歇时，手可放松但不能离开。在此过程中，每隔 10~15 分钟听胎心一次。当手掌感到冲力相当大，且宫口开全时做好协助接生与抢救新生儿的准备。

2. 分娩期　妊娠晚期、临产后综合分析产妇及胎儿的具体情况，选择对母儿损伤最小的分娩方式，减少母儿并发症。

（1）阴道分娩：加强产程监护。第一产程，对潜伏期持续性枕后（横）位试产的产妇，取胎儿肢体侧方向侧卧，以利胎头枕部转向前方；指导产妇不要屏气用力，以免引起子宫颈前唇水肿，影响产程进展；应禁灌肠，尽量少做肛查；臀位若胎足露出阴道口要协助医生堵外阴直到宫口开全。第二产程，指导产妇合理用力，避免体力消耗，做好胎头吸引术、产钳术、臀位助产术前准备；持续性枕横位、枕后位，宫口开全、先露在坐骨棘水平以下，可行阴道助产；臀位阴道助产时，胎儿脐部娩出后 2~3 分钟娩出胎头，最长不超过 8 分钟，以免新生儿窒息。

（2）择期剖宫产术者，做好手术准备：对胎位异常并有明显头盆不称的产妇，如横位、大部分臀位，应遵医嘱做好剖宫产术前相关护理。

（3）预防产后出血及感染：胎盘娩出后检查胎盘、胎膜是否完整；检查产道有无产伤，及时修补产道裂伤；遵医嘱给予宫缩剂，帮助子宫收缩，减少产后出血；遵医嘱给予抗生素，预防感染。

（4）做好新生儿复苏抢救的各项准备工作，新生儿娩出后注意检查有无产伤。

（四）心理护理

多陪伴产妇，针对产妇和家属的疑问、焦虑，给予详细的解释，将产程进展、产妇和胎儿评估状况及时告知产妇及家属。树立分娩信心，使之更好地与医护配合，安全度过分娩期。

（五）健康教育

加强孕期检查，告知剖宫产的利弊，剖宫产的指征等，降低剖宫产率。对剖宫产术后的产妇告知避孕两年后才可再次妊娠，为产妇提供出院后的避孕和今后的生育指导。

七、护 理 评 价

1. 孕产妇及家属能理解并接受预期分娩方式的改变，积极配合医务人员。

2. 妊娠与分娩过程顺利。

3. 母子平安。

小结

　　本节主要介绍胎位异常的护理,常见胎位异常有臀先露、持续性枕后(横)位、肩先露。持续性枕后(横)位易致产程延长,应及时处理;臀先露多数以剖宫产结束分娩,肩先露足月妊娠、活胎应剖宫产结束分娩。加强产前检查尤为重要,腹部触诊、B 型超声检查可了解胎先露、胎方位及胎儿发育情况等。在妊娠期能纠正异常胎位,可降低手术产率,临产后护士应做好产程观察,发现异常及时报告医生,积极做好治疗配合,以保证母婴安全。

自 测 题

A₁ 型题

1. 在护理评估中,扁平骨盆的骶耻外径应小于

　　A. 16cm　　　　　　B. 17cm

　　C. 18cm　　　　　　D. 19cm

　　E. 20cm

2. 对试产病人实施护理,下列错误的是

　　A. 专人护理

　　B. 必要时输液

　　C. 保持良好的产力

　　D. 用镇静、镇痛药

　　E. 观察产程进展 2~4 小时

3. 产妇持续性枕后位、枕横位,第一产程的护理不包括

　　A. 严密观察,不宜过早干预

　　B. 关心其情绪、休息和饮食

　　C. 指导产妇勿过早屏气用力

　　D. 注射缩宫素,预防后出血

　　E. 尽量向胎肢侧方向侧卧

4. 有关协调性子宫收缩乏力,下列描述不正确的是

　　A. 子宫收缩对称性和极性均正常

　　B. 容易发生胎儿宫内窘迫

　　C. 可静脉滴注低浓度缩宫素以加强宫缩

　　D. 常致产程延长

　　E. 不易发生胎盘滞留

5. 潜伏期延长是指时间超过

　　A. 8 小时　　　　　　B. 12 小时

　　C. 14 小时　　　　　D. 16 小时

　　E. 20 小时

A₂ 型题

6. 某孕妇,妊娠 24 周,产前检查为臀位。护士告知她纠正胎位的时间应在妊娠

　　A. 24 周后　　　　　B. 26 周后

　　C. 30 周后　　　　　D. 34 周后

　　E. 36 周后

7. 王女士,29 岁,孕 40 周,临产后出现协调性宫缩乏力,宫口开大 5cm,胎囊凸,无头盆不称。首选以下哪项护理措施

　　A. 遵医嘱用镇静剂

　　B. 等待产程自然进展

　　C. 静脉滴注缩宫素

　　D. 人工破膜后静脉滴注缩宫素

　　E. 剖宫产术

8. 某初产妇,孕 39 周,宫口开全 2 小时,频频用力未见胎头拨露。腹部检查:宫底部为臀,腹部前方可触及胎儿肢体部分,耻骨联合上触及胎头。肛查:胎头已达坐骨棘下 1cm,矢状缝与骨盆左斜径一致,大囟门在前方约 11 点钟处,诊断为

　　A. 头盆不称　　　　　B. 骨盆入口轻度狭窄

　　C. 持续性枕左后位　　D. 原发性宫缩乏力

　　E. 持续性枕右横位

9. 某孕妇,26 岁,孕 1 产 0,孕 40 周。阵发性腹痛 8 小时入院。骨盆外测量:25-27-19-7.5cm,后矢状径 8.5cm,头先露,胎心率 130 次/分。阴道检查:宫口扩张 7cm,胎方位 LOA,S⁺¹,胎膜已破,坐骨棘间径 10cm。因后矢状径与坐骨结节间径之和大于 15cm,给予试产。观察 3 小时,宫缩 50 秒/2 分,胎心率 100 次/分,宫口扩张为 8cm,S⁺²。考虑致活跃期产程延长的原因是

　　A. 中骨盆狭窄　　　　B. 骨盆入口平面狭窄

　　C. 扁平型骨盆　　　　D. 均小骨盆

　　E. 出口平面狭窄

A₃/A₄ 型题

(10~12 题共用题干)

某初产妇,孕 3 产 0,孕 38 周,按时产前检查,无异常。目前一般情况良好,枕左前位,胎心 140 次/分,规律宫缩已 17 小时,宫口开大 3cm,宫缩较初期间歇时间长,10~15 分钟一次,持续 25~30 秒,宫缩高峰时子宫不硬,经检查无头盆不称。

10. 该产妇除宫缩乏力外,还可诊断为

　　A. 潜伏期缩短　　　　B. 潜伏期延长

　　C. 活跃期停滞　　　　D. 活跃期延长

　　E. 第二产程延长

11. 对该产妇护理中不正确的是

A. 鼓励产妇进食　　B. 做好心理护理

C. 定时听胎心　　D. 指导产妇 6~8 小时排尿一次

E. 严密观察产程进展

12. 对该产妇正确的处理应为

A. 待其自然分娩　　B. 立即产钳结束分娩

C. 立即行剖宫产术　D. 行胎头吸引术

E. 静脉滴注缩宫素

(13~15 题共用题干)

　　初产妇,28 岁,妊娠 39 周,规律宫缩 8 小时。产科检查:胎位 ROA,胎心 145 次/分,宫缩 20~25 秒/7~8 分,骨盆测量无异常。阴道检查:头先露,宫口开大 5cm,先露平棘,胎膜未破。B 型超声检查示:胎儿双顶径为 9.0cm。

13. 出现以上情况,最可能的是

A. 子宫收缩过强　　B. 胎儿过大

C. 子宫收缩乏力　　D. 骨盆狭窄

E. 胎儿畸形

14. 目前,该病例首选的处理方式是

A. 人工破膜

B. 立即行剖宫产术

C. 缩宫素 2.5U 静脉滴注

D. 肌内注射哌替啶 100mg

E. 等待产程自然进展

15. 该病例若需要应用缩宫素,下列注意事项正确的是

A. 常采用肌内注射

B. 出现胎儿窘迫,立即停药

C. 原则是以较大浓度获得最佳宫缩

D. 适用于不协调宫缩

E. 适用于头盆不称

(黄爱松)

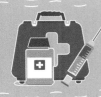
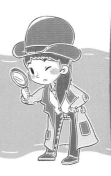

第 10 章
分娩期并发症妇女的护理

引言: 分娩期并发症是由分娩的直接或间接因素所导致的疾病。其严重威胁母儿健康,甚至导致母儿死亡。加强孕期指导,严密产时监护可有效预防并发症的发生;及时发现、及时处理,能有效降低其对母儿的危害。因此,本章学习内容是病理产科的重点内容之一,主要学习内容有胎膜早破、脐带脱垂、产后出血、子宫破裂、羊水栓塞。护生应学会对病人进行评估,提出护理问题,并实施有效的护理措施。

第 1 节　胎膜早破、脐带脱垂

情境案例 10-1

李女士,26 岁,孕 1 产 0,妊娠 39^{+3} 周,自诉 1 小时前在家突然出现阴道流水,用纸垫很快被浸湿,半小时前孕妇感腹痛,家人急送到医院就诊。此次妊娠期间无阴道流血史,无头晕、眼花等不适。近两周无性生活史,无异常白带。入院查体:体温 37.2℃,脉搏 82 次/分,呼吸 20 次/分,血压 124/78mmHg。宫高 39cm,腹围 98cm,宫缩不规律,胎心音 146 次/分。头先露,S^{-1},宫口容一指尖,上推胎头见阴道口有羊水流出。

一、概　　述

临产前胎膜自然破裂,称胎膜早破。其是分娩期常见的并发症,占分娩总数的 2.7%～17.0%,胎膜破裂后若胎先露衔接不良,易发生脐带脱垂;若破膜时间长可引起宫内感染。由于先露下降,子宫下段及子宫颈受压,引发宫缩导致早产,使围生儿死亡率增高。

胎膜未破,脐带位于先露部前方或一侧,称为脐带先露(又称隐性脐带脱垂)。脐带先露及胎先露未衔接者,当胎膜破裂后,脐带可脱出于胎先露的下方,经子宫颈进入阴道,甚至显露于外阴部,称脐带脱垂(图 10-1)。脐带先露或脐带脱垂均可使脐带受压,胎儿血循环受阻,引起胎儿窘迫,甚至死亡;此外,还可增加手术产率,使产道损伤与感染机会相应增加。

考点: 胎膜早破、脐带脱垂的概念

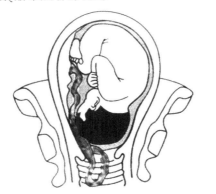

图 10-1　脐带脱垂

二、护理评估

（一）健康史

引起胎膜早破及脐带脱垂的常见诱因叙述如下。

1. **胎位异常、骨盆狭窄、头盆不称**　使先露部不能与骨盆紧密衔接，前羊膜囊压力不均，导致胎膜早破。

2. **子宫颈病变**　如子宫颈严重陈旧性裂伤、子宫颈内口松弛、慢性子宫颈炎等均可使胎囊失去正常的支持力，导致胎膜早破。

3. **羊膜腔压力增高**　双胎和羊水过多使前羊膜囊承受较大的压力，导致胎膜早破。

4. **胎膜本身病变**　如胎膜炎、胎膜发育不良（缺乏维生素 C、锌及铜）等使胎膜弹性降低，脆性增加而容易破裂。

5. **其他**　性交及其他机械性刺激、创伤，以及剧烈咳嗽使腹压突然增加等，均可造成胎膜早破。

对发生胎膜早破者，应进一步确定其妊娠周数、阴道流液发生的时间和流液量，了解是否伴有脐带先露、脐带脱垂，有无腹痛及阴道流血，并注意观察胎动及胎心。

考点：胎膜早破、脐带脱垂的常见诱因

（二）身心状况

1. **胎膜早破**

（1）症状：孕妇自觉突然有液体自阴道流出，不能自控，可呈间断性或持续性。当咳嗽、打喷嚏、负重等腹压增加时，阴道流水量增多。

（2）体征：行肛诊或阴道检查触不到羊膜囊，上推先露部可见流液量增多，流液中可混有胎脂或胎粪。

2. **脐带先露及脐带脱垂**

（1）症状：由于脐带受压致胎心率改变，可加快、减慢或不规则，变换体位或抬高臀部后可缓解。

（2）体征：未破膜时，行肛诊或阴道检查可触及搏动的条索状物，若已破膜，应立即行阴道检查，能触及或看到脐带。

情境案例 10-1 问题分析 1

该孕妇出现了什么问题？

该孕妇突然自觉阴道流水，阴道检查上推胎头见阴道口有羊水流出。考虑：胎膜早破。

---

3. **心理-社会状况**　发生胎膜早破后，孕妇及家属担心羊水流出过多造成分娩困难，担心发生早产、产褥感染等。发生脐带脱垂时，胎儿情况更危急，产妇及家属对母儿的安危感到焦虑不安。

（三）辅助检查

1. **阴道流液 pH 测定**　是简便易行的方法，用石蕊试纸检查，流出液 pH≥6.5。

2. **阴道液涂片检查**　取阴道后穹隆液体，置一滴于玻片上，干燥后镜检，可见羊齿植物状结晶，或涂片染色后可见胎儿上皮细胞、毳毛及脂肪小滴。比用试纸测 pH 可靠。

3. **胎心电子监护**　监测胎心等，判断有无脐带受压情况。

4. **羊膜镜检查**　可以直视胎儿先露部，看不到前羊水囊。

考点：胎膜早破、脐带脱垂的身心状况

三、治疗原则

（一）胎膜早破

孕妇应立即住院待产，卧床休息，抬高臀部，严密监测胎心。此外，应根据孕周和胎儿情况采取积

极措施。

1. 期待治疗　适用于妊娠28～35周发生胎膜早破不伴感染者,应严密观察,限制活动,抑制宫缩,预防感染,促进胎儿肺成熟。

2. 终止妊娠　适用于妊娠35周后发生胎膜早破者。若无头盆不称、胎位异常、脐带脱垂及感染征象等,可等待自然分娩,观察12～18小时仍未临产者,应给予引产。若有胎位异常、宫内窘迫等剖宫产指征者应行剖宫产结束分娩。

(二) 脐带先露、脐带脱垂

脐带先露:宫口未开全时,胎心好,应行剖宫产术。胎心异常者可抬高臀部或取膝胸卧位,待脐带自然退缩,并给予吸氧,胎心好转后立即行剖宫产术。宫口开全时,根据具体情况可采用剖宫产术或阴道助产术。

脐带脱垂:一旦确诊,立即抬高臀部或取膝胸卧位,改善胎儿缺氧状态。如有脐带搏动,说明胎儿存活。若宫口未开全应立即行剖宫产结束分娩;若宫口已开全,应根据具体情况立即采用阴道助产术或剖宫产术。如胎儿已死亡,可等待自然分娩。

考点:胎膜早破的治疗原则

四、护理诊断及医护合作性问题

1. 潜在并发症　胎儿窘迫、早产等。
2. 有感染的危险　与破膜时间过长、阴道检查过多等有关。
3. 焦虑　与担心胎儿生命安全有关。
4. 自理能力缺陷　与卧床休息,不能下床活动有关。

情境案例10-1 问题分析2

该患者的护理诊断及医护合作性问题主要有哪些?

由于胎膜早破,羊水流出,胎先露-1,可导致脐带脱垂、胎儿窘迫、早产、宫内感染,危及母儿健康。因此,其护理诊断及医护合作性问题主要有:潜在并发症和有感染的危险。

五、护 理 目 标

1. 预防与及时发现脐带脱垂,预防早产或早产得到有效治疗。
2. 预防宫内感染,体温和白细胞数维持在正常范围,阴道分泌物无臭味。
3. 病人情绪稳定,自述焦虑减轻。
4. 卧床期间生活需要得到满足。

六、护 理 措 施

(一) 一般护理

1. 卧床休息　胎先露未衔接或臀先露者,嘱其绝对卧床休息,采取左侧卧位,必要时抬高床尾或取头低臀高位。应向孕妇及家属说明胎膜早破,先露未衔接可导致脐带脱垂,甚至危及胎儿生命,需取得孕妇的合作。注意加强巡视,满足病人的生活需要,指导、协助产妇洗漱、进食、更衣、大小便等。

护考链接

某女士,孕37⁺⁵周,因胎膜早破入院。产科检查:宫底剑突下2横指,胎位LOA,胎心136次/分,胎先露-1,其余正常,下列护理措施错误的是　A. 绝对卧床休息　B. 禁灌肠　C. 严密观察胎心　D. 严密观察羊水的性状　E. 取半卧位

点评:答案是E。因为胎膜早破而胎先露未入盆者应取头低足高位或抬高臀部,以预防脐带脱垂的发生和减少羊水的流失。

2. 预防感染　做好外阴护理,指导病人使用消毒纸垫并及时更换,大小便后清洗外阴,每日用0.5%碘伏溶液擦洗外阴2次。

(二)观察护理

1. 破膜后立即听胎心音观察流出羊水的性状和量,记录破膜时间。注意有无脐带脱垂和胎儿窘迫,一旦发生立即给氧、抬高床位、左侧卧位,同时报告医生。

2. 观察治疗期间应严密监测宫缩、胎心、羊水性状等情况,避免不必要的肛查和阴道检查。嘱患者自我监测胎动次数,发现异常报告医生。

3. 密切观察体温变化、羊水性状及气味,定期检测血常规,了解有无感染征象。

(三)治疗配合

1. 期待治疗者　遵医嘱做好保守治疗的有关工作,如破膜12小时以上者给予抗生素预防感染,给予糖皮质激素促进胎儿肺的成熟。

2. 终止妊娠者　遵医嘱及时做好阴道分娩或剖宫产术的术前准备。一旦发现脐带脱垂,若宫口已开全,胎先露较低,应协助行阴道助产,争取数分钟内娩出胎儿;若宫口未开全,应立即帮助产妇取头低臀高位、给氧,必要时戴无菌手套,一手置阴道内上推先露部,并做好剖宫产及抢救新生儿窒息的准备。

(四)心理护理

在紧急处理时,护理人员应保持镇静。向孕妇及家属交代病情,告知即将采取的护理措施,并给予关心和安慰,减轻担忧、焦虑及恐惧心理,使其配合处理。

(五)健康指导

1. 指导孕妇妊娠期注意营养和卫生,及时纠正胎位异常,妊娠晚期禁止性生活,防止过度劳累、腹压增加及腹部受撞击等。

2. 妊娠晚期告知孕妇一旦破膜应立即平卧、抬高臀部,禁止直立行走,尽快到医院就诊。

考点:胎膜早破、脐带脱垂的护理措施

七、护理评价

1. 母儿是否安全,有无发生胎儿窘迫、早产、宫腔感染。

2. 病人和家属能否面对现实,配合医护人员进行治疗和护理。

小结

胎膜早破是分娩期常见的并发症,可导致早产、脐带脱垂、胎儿窘迫、宫内感染等,严重者危害母儿健康。尤其是脐带脱垂,一旦发生,围生儿死亡率明显增高。因此,孕期保健应做好健康宣教,积极预防胎膜早破和脐带脱垂,针对病人综合情况采取及时有效的措施保障母儿安全。

第2节　子宫破裂

情境案例10-2

秦女士,30岁,妊娠40⁺⁴周,胎位ROA。临产后到当地乡镇医院就诊,因住院待产18小时未分娩,医生告知家属产妇继发性宫缩乏力,给予静脉滴注缩宫素加强宫缩,半小时后产妇感下腹剧痛难忍,由家属陪伴转诊。入院时产妇表情痛苦,烦躁不安、大喊大叫。家属急切地向护士询问产妇及胎儿生命是否很危险?护士接诊查:血压100/70mmHg,腹部外形呈葫芦状,下腹压痛明显,胎位、胎心不清。

一、概　　述

子宫体部或子宫下段在妊娠期或分娩期发生破裂称为子宫破裂,为产科严重并发症,威胁母儿生命,若不能得到及时诊治常导致母儿死亡。近年来,随着城乡妇幼卫生三级保健网的建立和逐步健全,加强了基层医疗卫生机构产科能力建设,全面实施孕产妇保健,提高住院分娩率,使我国子宫破裂的发生率有了显著下降,有效降低了围生期母儿的死亡率,但在农村偏远地区子宫破裂仍然时有发生,应引起产科医护人员的高度重视,并积极防治。

子宫破裂的分类:根据病因分为自然破裂和创伤性破裂;根据破裂部位分为子宫下段破裂和子宫体破裂;根据病情发展的过程分为先兆子宫破裂和子宫破裂;根据破裂的程度可分为完全性子宫破裂和不完全性子宫破裂。

二、护 理 评 估

(一) 健康史

1. 梗阻性难产　骨盆狭窄、头盆不称、胎位异常(尤其是忽略性横位)或胎儿畸形等,致胎先露下降受阻。

2. 子宫病变　如有剖宫产术、肌瘤挖除术、输卵管间质部切除术或子宫穿孔后修补术等瘢痕子宫病史,子宫畸形和子宫壁发育不良等。

3. 阴道助产手术损伤　如宫口未开全行产钳或臀牵引助产手术,忽略性横位内倒转术、毁胎术、人工剥离胎盘术等操作不当。

4. 滥用宫缩剂　使用缩宫素、米索前列醇药物,药物剂量过大或给药速度过快,子宫颈不成熟,胎位不正,梗阻性难产,用药期间对产程观察不仔细等。

5. 外伤　意外车祸、跌伤、刀伤等。

考点: 子宫破裂的原因

(二) 身心状况

1. 先兆子宫破裂　典型表现为子宫病理性缩复环、下腹部压痛、胎心率改变及血尿。

先兆子宫破裂常见于临产后产程延长,胎先露下降受阻者。因子宫收缩过频过强,甚至呈强直性或痉挛性收缩,使子宫下段肌层逐渐拉长变薄,而子宫体部肌层增厚变短,两者之间形成明显环状凹陷,随产程进展,此凹陷可逐渐上升达脐平甚至脐上,称病理性缩复环。产妇感下腹部剧烈胀痛难忍,烦躁不安,甚至大喊大叫。检查:腹壁上可见一明显的凹陷,呈葫芦状腹(图 10-2),下腹压痛明显。由于宫缩过强,导致胎儿供血减少,胎动频繁、胎心改变或听不清。胎先露下降受阻,压迫膀胱,使膀胱黏膜受压充血,导致排尿困难或血尿。

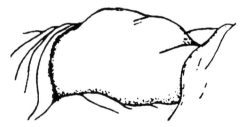

图 10-2　先兆子宫破裂时腹部外形

链接:病理性缩复环

因胎先露部下降受阻,子宫收缩力强,子宫体部肌肉增厚变短,下段肌肉变薄变长,两者间形成环形凹陷,称病理性缩复环。病理缩复环逐渐上升可达脐平或脐部以上,是子宫破裂的先兆征象。

考点: 先兆子宫破裂的身体状况

链接:子宫病理性缩复环与子宫痉挛狭窄环的鉴别(表10-1)

表 10-1　子宫病理性缩复环与子宫痉挛狭窄环的鉴别

子宫病理性缩复环	子宫痉挛狭窄环
因梗阻性难产子宫强直性收缩所致	因子宫局部肌肉呈痉挛性不协调性收缩所致
是先兆子宫破裂的主要临床表现	可导致产程停滞
在腹外可见腹部呈葫芦状	腹外不可见,阴道检查时在宫腔内可触及
狭窄环可随子宫收缩上升高达脐部以上	狭窄环不随宫缩移动,多出现在子宫上下段交界处

2. 子宫破裂

(1) 完全性子宫破裂:指子宫肌壁全层破裂,宫腔与腹腔相通,羊水及胎儿的一部分或全部被挤入腹腔。产妇突感下腹撕裂样剧痛,随之子宫阵缩消失,疼痛暂时缓解;之后因血液、羊水及胎儿迅速进入腹腔,产妇很快出现持续性全腹疼痛,面色苍白、出冷汗、呼吸急促,脉搏细数,血压下降等休克征象;可有阴道流血,量可多可少。腹部检查:全腹压痛、反跳痛,腹壁下触及胎儿肢体,胎体的一侧可扪及缩小的宫体,移动性浊音阳性,胎心音消失。阴道检查:胎先露上升,宫口缩小,有时可在宫腔内扪及破裂口。

(2) 不完全性子宫破裂:子宫肌层部分或全层破裂,而浆膜层完整,子宫腔与腹腔不通,胎儿仍留在宫腔内。腹部检查:子宫破裂处压痛明显,可触及逐渐增大的血肿,若出血量大可伴失血性休克及胎心变化。

考点:完全性子宫破裂的身体状况

3. 心理-社会状况　因腹痛和休克,产妇及家属担心母儿安危,常产生紧张、焦虑、担忧,甚至恐惧心理。若胎儿死亡或子宫切除则致产妇和家属产生悲伤、失望、愤怒等情绪。

(三) 辅助检查

1. 腹腔穿刺或后穹隆穿刺　可帮助明确有无内出血。

2. B 超检查　可协助确定破裂的部位及程度。

3. 常规检查　血常规检查可见血红蛋白降低、白细胞增加;尿常规检查可见红细胞。

情境案例 10-2 问题分析 1

该产妇发生了什么问题?

产妇因继发性宫缩乏力,使用缩宫素静脉滴注加强宫缩,后感下腹剧痛难忍、烦躁不安、大喊大叫。检查:见腹部外形呈葫芦状,下腹压痛明显,是典型的先兆子宫破裂征象。

三、治 疗 原 则

1. 先兆子宫破裂　立即抑制宫缩,如乙醚麻醉,肌内注射哌替啶,同时尽快行剖宫产术结束分娩。

2. 子宫破裂　无论胎儿是否存活,均应在积极抢救休克的同时,做好术前准备,及时行剖腹探查术。以尽快止血、取出胎儿为原则,根据产妇年龄、胎次、一般情况、子宫破裂程度和部位、发生破裂的时间及有无感染决定手术方式,可行子宫修补术、子宫次全切除术及子宫全切。术后给予抗生素防治感染,并注意纠正贫血。

考点:先兆子宫破裂及子宫破裂的治疗原则

四、护理诊断及医护合作性问题

1. 疼痛　与强烈宫缩、子宫破裂及腹膜刺激有关。

2. 组织灌注量不足　与子宫破裂大出血致失血性休克有关。

3. 预感性悲哀　与胎儿死亡、切除子宫、产妇生命受到威胁有关。

4. 潜在并发症　感染、贫血。

情境案例 10-2 问题分析 2

产妇存在的主要护理问题是什么？

1. 疼痛　由于宫缩剂的不正确使用,导致产妇子宫收缩强烈,出现剧烈腹痛。

2. 担心、焦虑　与产妇及胎儿生命受到威胁有关。

3. 潜在并发症　如不能够及时处理,可随时发生子宫破裂,引起大量出血,继发感染。

五、护 理 目 标

1. 产妇疼痛减轻。

2. 失血性休克病人血容量能够得到及时补充,生命体征维持在正常范围。

3. 产妇及家属悲痛的情绪有所缓解,能面对现实。

4. 产妇无发生感染或感染能够得到有效控制,贫血得到纠正。

六、护 理 措 施

(一) 一般护理

1. 休克病人取平卧位或中凹卧位,吸氧、保暖,迅速建立静脉通路,及时补充血容量,防治休克。

2. 帮助术后病人制订合理膳食计划,给高蛋白、高热量、高维生素、高铁饮食,纠正贫血,促进康复。

3. 术后病人每天擦洗外阴 2 次,保持外阴清洁,预防感染。

(二) 病情观察

1. 分娩期严密观察宫缩、腹形及产程进展,及时发现梗阻性难产及先兆子宫破裂的征象,并报告医生。

2. 术前、术中、术后严密观察病人的生命体征、出血量及尿量,并做好记录。

(三) 治疗配合

1. 发生先兆子宫破裂时,立即停止使用缩宫素,并遵医嘱给予宫缩抑制剂,如吸入或静脉全身麻醉,肌内注射或静脉注射镇静剂哌替啶 100mg,同时做好剖宫产术前准备,并尽快行剖宫产术。

2. 发生子宫破裂时,积极配合医生进行抢救,迅速建立静脉通道,遵医嘱及时补充血容量等,纠正休克的同时做好剖腹探查术术前准备,并加强术中护理。

3. 术后遵医嘱给予铁剂纠正贫血,给予抗生素防治感染。

考点：先兆子宫破裂的应急护理措施;子宫破裂的应急护理措施

(四) 心理护理

提供心理支持,耐心倾听产妇的感受,向产妇及家属告知产妇疼痛的原因,对病人的疼痛感受表示理解,并解释采取的治疗和护理措施,指导其做深呼吸。允许家属陪伴,从精神上减轻病人对疼痛的敏感性。与术后病人谈心,对他们的悲伤表示同情和理解,帮助其度过悲伤阶段。

(五) 预防护理及健康指导

1. 加强产前检查,及时纠正异常胎位。对有可能发生子宫破裂的高危妊娠者,应提早住院待产,制订分娩计划,密切观察产程进展,根据产科指征及前次手术经过决定分娩方式。必要时进行择期手术,防止子宫破裂。

2. 严格掌握应用缩宫素的指征、用法、用量,同时应有专人守护,严密观察宫缩、产程进展及胎心情况,对于先露高、有胎位异常的产妇试产更应仔细观察,手术助产时严格遵守操作规程。如有子宫瘢痕、子宫畸形的产妇试产,要严密观察产程并放宽剖宫产指征。

3. 帮助产妇拟定产褥期休养计划,指导胎儿死亡的产妇退乳。如需再次妊娠,应指导其避孕 2 年后再怀孕,并进行避孕指导。

情境案例 10-2 问题分析 3

护士立即为该病人实施的护理措施有哪些?

告知产妇及家属病情状况,取得病人及家属的配合,立即肌内注射或静脉注射镇静剂哌替啶 100mg,建立静脉通道,给氧,严密观察产妇腹痛及生命体征,做好剖宫术前准备,并配合医生尽快行剖宫产术,同时做好抢救新生儿的准备。

七、护理评价

1. 产妇是否积极配合治疗及护理,腹部疼痛有无减轻。
2. 产妇休克是否得到及时纠正,生命体征是否平稳。
3. 产妇及家属情绪是否稳定,能否面对现实。
4. 产妇贫血有无得到纠正,有无感染征象。

小结

子宫破裂是分娩期的严重并发症,一旦发生,将直接威胁母儿的生命,产妇及围生儿死亡率高。加强孕期监护,提高产科质量,是预防该病的有效措施。因此,临床护士应正确处理异常产程,严密观察宫缩及产程进展,及时发现先兆子宫破裂征象,及时采取应急措施,同时密切配合医生做好急救护理,保障母儿安全。

第 3 节　产后出血

情境案例 10-3

张女士,32 岁,孕 1 产 1,孕 40⁺³ 周,ROA,平产。胎儿娩出后 15 分钟胎盘胎膜完整娩出。产后半小时病人口述心悸、头晕,观察发现产妇面色苍白,触摸子宫软且轮廓不清,挤压子宫底见阴道大量暗红血液流出,并伴血凝块,估计总出血量约 800ml。

一、概　述

胎儿娩出后 24 小时内,阴道出血量超过 500ml 者,称为产后出血。其发生率占分娩总数的 2%～3%,大多发生在产后 2 小时内,是分娩期严重的并发症,也是目前我国导致孕产妇死亡的首位原因。疾病的预后与失血量、失血速度、产妇体质及是否得到及时有效处理有关,因此,应加强预防,及时处理。

考点: 产后出血的概念

二、护理评估

(一) 健康史

1. 子宫收缩乏力　是产后出血的最主要原因,其发生率占产后出血的 70%～80%。

(1) 全身性因素:产妇精神过度紧张,产程延长,产妇体力衰竭;临产后使用过量镇静剂、麻醉剂;合并急慢性全身性疾病等。

(2) 局部因素:①子宫过度膨胀使肌纤维过度伸展,如双胎妊娠、羊水过多、巨大胎儿;②子宫肌纤维退行性变,如多产、感染、刮宫过度所致;③子宫本身病变,如子宫发育不良、畸形或合并子宫肌瘤;④子宫平滑肌水肿、渗出,如妊娠高血压疾病、重度贫血、子宫胎盘卒中;⑤子宫下段收缩力弱致血窦不易关闭,如前置胎盘、胎盘面积过大。

2. 胎盘因素　胎儿娩出后 30 分钟,胎盘尚未娩出者,称为胎盘滞留。胎盘滞留宫腔影响子宫收缩,血窦不能很好关闭,导致多量出血。包括胎盘剥离不全,剥离后滞留、嵌顿、粘连、植入或胎盘胎膜残留等。

3. 软产道裂伤　常因急产、子宫收缩过强、胎儿过大等,导致子宫颈裂伤,甚至子宫下段撕裂伤。

4. 凝血功能障碍　较少见,但后果严重。①产科并发症,如重症妊娠高血压疾病、重度胎盘早剥、羊水栓塞、死胎滞留过久等均可导致凝血功能障碍,发生弥散性血管内凝血;②妊娠合并凝血功能障碍性疾病,如血小板减少症、白血病、再生障碍性贫血、重症肝炎等。

考点:产后出血的原因

(二) 身心状况

主要表现为阴道大量流血,并伴失血性休克及继发性贫血等。

1. 产后出血不同原因的临床表现(表 10-2)。

表 10-2　产后出血不同原因的临床表现

出血原因	临床表现
子宫收缩乏力	胎盘娩出后阴道大量流血,呈间歇性,色暗红,有血凝块;腹部触摸子宫体柔软,轮廓不清,挤压子宫有积血流出,经按摩子宫及使用宫缩剂后子宫变硬,阴道流血减少或停止
软产道裂伤	胎儿娩出过程中或胎儿娩出后即出现持续性、鲜红色血液从阴道流出,能自凝
胎盘因素	胎儿娩出后、胎盘尚未娩出,或胎盘、胎膜娩出不完整。出现阴道流血,血色暗红,能自凝
凝血功能障碍	胎盘娩出前、后持续性阴道流血,血液不凝,可伴有注射部位出血、鼻出血或其他部位出血,不易止血,实验室检查有凝血功能指标异常

2. 隐性出血　多为宫腔内积血。阴道流血少,血液积聚在阴道或宫腔内,触摸宫底升高,子宫软,挤压宫底时有血块和血液自阴道流出。

3. 失血征象　休克前常表现为口渴、恶心、呕吐、烦躁不安、打哈欠、头晕目眩,随之出现面色苍白、出冷汗、脉搏细数、胸闷、呼吸急促、血压下降等。

考点:产后出血的身心状况

护考链接

张女士,26 岁,妊娠足月临产,总产程 24 小时 35 分钟。胎盘娩出后出现间歇性阴道流血,血色暗红,有血凝块,出血量约 750ml。检查子宫软,轮廓不清。该病人出血的原因是　A. 产程延长　B. 子宫宫缩乏力　C. 软产道损伤　D. 胎盘滞留　E. 凝血功能障碍

点评:答案是 B。主要依据有:胎盘娩出后间歇性阴道流血,血色暗红、有血凝块,子宫软、轮廓不清。

4. 心理-社会状况　由于产后出血,产妇及家属出现精神紧张、焦虑、恐惧、担心产妇生命安危。

(三) 辅助检查

1. 血常规　根据红细胞计数减少及血红蛋白下降程度,判断有无贫血及贫血程度;根据白细胞总数及分类计数了解有无感染。

2. 血型、交叉配血试验　做好输血准备。

3. 凝血功能检查　了解有无凝血功能障碍。

情境案例 10-3 问题分析 1

该产妇产后出血的原因是什么?

因为检查子宫软、轮廓不清,挤压宫底有大量暗红色血液自阴道流出,并伴有血凝块,产后出血的原因是子宫收缩乏力。

三、治 疗 原 则

立即查明出血原因,采取针对性的有效措施迅速止血,同时积极防治休克、预防感染。

考点: *产后出血的治疗原则*

四、护理诊断及医护合作性问题

1. 组织灌注量不足　与失血过多有关。
2. 恐惧　与担忧生命安全等有关。
3. 有感染的危险　与机体抵抗力下降、胎盘剥离有创面、软产道伤口等有关。
4. 活动无耐力　与失血过多导致身体虚弱,以及营养摄入不足有关。

情境案例 10-3 问题分析 2

病人最主要的护理诊断是什么?

病人因大量阴道流血,心悸、头晕,观察产妇面色苍白,估计失血量为 800ml。故存在的最主要护理问题是组织灌注量不足。

五、护 理 目 标

1. 产妇阴道出血能够被及时发现和制止,眩晕、口渴、呕吐、烦躁不安等症状减轻至消失,生命体征维持在正常范围。
2. 产妇恐惧已消除,情绪稳定,并积极配合治疗与护理。
3. 产妇能说出感染的危险因素,体温和恶露无异常。
4. 产妇活动耐力逐渐增强。

六、护 理 措 施

(一) 一般护理

1. 为产妇提供安全、清洁、安静、舒适的环境,保证充足的睡眠;给予高热卡、高蛋白、高维生素、富含铁的饮食,宜少食多餐。
2. 病情稳定后,鼓励产妇下床活动。
3. 指导、协助产妇早期进行母乳喂养。
4. 保持外阴清洁干燥,每日用 0.2% 碘伏溶液擦洗外阴 2 次,大小便后冲洗外阴。

(二) 病情观察

1. 严密观察产妇的面色、血压、脉搏、呼吸、宫缩及阴道流血情况。检查宫底高度和子宫硬度,避免膀胱充盈影响子宫收缩。发现产妇宫缩不良、阴道流血多或有休克征兆时应立即报告医生。

链接:测量失血量的常用方法

(1) 容积法:用专用产后接血容器或弯盘收集血液后用量杯测量失血量。

(2) 根据休克程度估计失血量;休克指数 = 脉率/收缩压。

1) 指数 = 0.5,为血容量正常。

2) 指数 = 1.0,为血容量丢失 10%~30%(500~1500ml 血容量)。

3) 指数 = 1.5,为血容量丢失 30%~50%(1500~2500ml 血容量)。

4) 指数 = 2.0,为血容量丢失 50%~70%(2500~3500ml 血容量)。

2. 监测体温变化,观察恶露性状及伤口情况,遵医嘱定时送检血化验,了解有无感染迹象,发现异常及时报告医生。

(三) 治疗配合

密切配合医生及时采取有效的治疗措施,针对病因迅速采取措施止血、纠正休克及预防感染。争分夺秒进行抢救,挽救产妇生命。

1. 协助医生迅速止血

（1）宫缩乏力性出血（表 10-3）:主要措施是迅速按摩子宫,同时应用宫缩剂以加强宫缩,如无效再采用其他方法止血（图 10-3,图 10-4）。

表 10-3　宫缩乏力性出血的止血措施

止血措施	具体方法
腹壁按摩子宫或腹壁-阴道双手压迫按摩子宫（图 10-3）	先压出宫腔内积血,然后按摩子宫。①腹壁按摩子宫:手在耻骨联合上按压下腹中部,将子宫上推,另一手置于子宫底部,拇指在前壁,其余四指在后壁,均匀有节律地按摩子宫;②腹壁-阴道双手压迫按摩子宫:一手从腹部置于子宫体后壁,另一手置于阴道前穹隆处握拳挤压子宫前壁,两手相对挤压子宫并做按摩
应用宫缩剂	遵医嘱用缩宫素 10U 肌内注射或直接宫体注射,可加入 10% 葡萄糖溶液 20ml 缓慢静脉注射,也可用缩宫素 20U 加入 5% 葡萄糖溶液静脉滴注;可用米索前列醇舌下含服或阴道塞药;麦角新碱 0.2~0.4mg 肌内注射或子宫肌壁内注入（心脏病、妊娠高血压疾病、高血压患者慎用）
宫腔填塞纱条（图 10-4）	经按摩子宫和应用宫缩剂无效时,且无手术条件的情况下可采用。必须严格无菌,均匀填塞,不留空隙。填塞后应严密观察血压、脉搏、宫底高度及子宫大小变化等。24 小时后缓慢取出纱条,取出前先肌内注射宫缩剂,并给予抗生素预防感染
经阴道行子宫动脉结扎术、髂内动脉栓塞术或子宫切除术	经按摩子宫和应用宫缩剂无效时采用

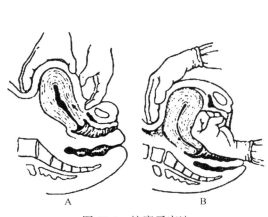

图 10-3　按摩子宫法
A. 腹壁按摩;B. 腹部-阴道双手按摩

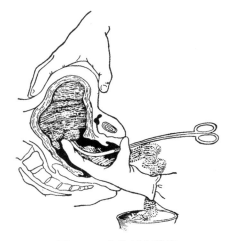

图 10-4　宫腔填塞纱条

（2）胎盘因素:胎盘胎膜残留,用刮匙刮取宫内残留物;胎盘嵌顿,排空膀胱协助胎盘娩出或使用乙醚麻醉,松解狭窄环后用手取出;胎盘粘连,则在无菌操作下行徒手剥离胎盘;植入性胎盘不能分离者,进行子宫次全切除。

（3）软产道裂伤:协助医生暴露裂伤部位,及时准确地修补、缝合伤口以有效止血。

（4）凝血功能障碍:去除病因,尽快输新鲜全血,补充血小板、纤维蛋白原或凝血酶原复合物、凝血因子等。若已经发生 DIC,则按 DIC 处理。

2. 纠正休克　产妇取平卧位或中凹位,及时给予吸氧、保暖,立即建立静脉通道,按医嘱输液、输血、纠正酸中毒,备好急救物品及药品,记录出入液量等。

3. 按医嘱使用抗生素预防感染;补充铁剂,纠正贫血。

考点:产后出血的治疗配合要点

(四)心理护理

注意向产妇解释出血的原因及所采取的治疗、护理措施的目的,并给予安慰和鼓励,以缓解产妇和家属的恐惧心理,可允许家属陪伴在产妇身旁,以增加安全感。护士参与抢救时应冷静、敏捷,以熟练的技术、高度的责任心和同情心及良好的服务态度,赢得产妇和家属的信任。

(五)健康指导

1. 对有产后出血危险的孕产妇需尽早做好准备工作。

2. 告知产妇产后子宫复旧及恶露变化等知识,如发现异常须及时就诊。

3. 为产妇制订出院后膳食计划,以保证充足的营养,纠正贫血、预防感染。嘱产妇多休息,保持心情舒畅,并及早下床活动。

4. 指导产妇遵医嘱服药。

情境案例 10-3 问题分析 3

如何对该病人实施护理?

1. 首先迅速评估病人血压、脉搏、呼吸、出血量并记录。取平卧位或中凹位,及时给予吸氧、保暖,立即建立静脉通路。

2. 立即按摩子宫,帮助子宫收缩,减少出血。

3. 迅速告知医生病人的病情,遵医嘱配合医生采取有效措施制止出血(见教材相应内容),同时遵医嘱补充血容量,积极防治休克。

4. 严密观察病人生命体征,直至生命体征平稳,恢复正常。

5. 协助病人制订膳食计划,补充营养,纠正贫血,保持外阴清洁,遵医嘱给予抗生素预防感染。

6. 与病人及家属沟通,告知病情。加强心理护理和健康教育,做好出院指导。

七、护 理 评 价

1. 失血性休克是否被及时发现及纠正,产妇生命体征是否平稳。

2. 产妇的情绪是否稳定,能否配合治疗。

3. 产妇的体温是否正常,恶露有无异味。

4. 产妇基本生活需要是否得到满足,疲劳感是否减轻,活动耐力有无增强。

情境案例 10-3 护患对话

产房护士(产后观察及处理)

护士:"小张你好! 你子宫收缩不好引起产后出血多,我们马上处理。但是你不要紧张,有什么不适及时告诉我。"

产妇:"我感觉有点心慌,严重吗? 请你告诉我爱人。"

护士:"我们已经告诉你爱人了。你现在血压 88/60mmHg,脉搏 98 次/分,基本正常,我给你按摩子宫可以帮助子宫收缩,出血就会减少。"

(护士及时通知医生处理病人,并遵医嘱处理。)

……

护士:"现在根据你的病情需要给你吸氧、输液,让我先给你检查一下,好吗?"

产妇:"好的。"

(护士检查病人鼻腔,进行吸氧操作;检查手背血管,进行静脉输液操作。)

护士:"氧气管已经给你上好,输液也调节好了。经过处理现在子宫收缩明显好转,出血也减少了,你放心休息吧!"

护士:"15 床小张的家属你好! 经过我们的处理,你爱人现在病情已经好转,血压、脉搏、呼吸都正常,请你放心。"

（护士注意严密观察阴道流血情况，每 10~15 分钟观察一次生命体征。无异常情况产后 2 小时护送病人到病房，并向病房护士交代病情。）

病房护士（住院观察及处理）

护士："小张你好！你感觉现在有哪里不舒服吗？"

产妇："谢谢你，我感觉还好。"

护士："15 床小张的家属你好！刚才你爱人在产房出血有点多，经过医生、护士处理现在基本上没有什么问题。但是，你要注意，每 4~6 小时提醒她排尿一次，因为如果膀胱充盈会影响子宫收缩。"

家属："护士你好！请问饮食和其他有什么特别要求吗？"

护士："产后要注意补充高蛋白、高铁、高维生素、易消化的饮食，还要注意多吃高纤维素蔬菜，多喝汤。"

"另外，还要注意保持外阴清洁，大小便后要擦洗，避免感染。如果出汗多可以用热水擦浴，她会感觉舒服很多。"

家属："好的，谢谢！"

（住院期间每天按常规巡视病房，了解产妇情况。）

病房护士（出院指导）

护士："小张你好！这几天观察下来你和宝宝都没有发现有什么问题，明天可以出院了，回去好好休息。在产褥期内要注意饮食、起居，保持良好的心情。这是我们的服务电话，有什么问题及时与我们联系，也可以向社区妇幼保健机构咨询。祝你们阖家幸福！"

产妇："好的，谢谢你们！"

小结

产后出血是我国孕产妇死亡的首位原因。临床护士应认真做好产程的观察，及时发现问题并采取恰当的处理，预防产后出血的发生；能够根据出血的特点，正确分析判断出血的原因，以便及时采取针对性的措施进行止血，同时积极防治休克、预防感染，做好心理护理及健康指导，促进病人康复。

第 4 节　羊　水　栓　塞

情境案例 10-4

李女士，28 岁，孕 1 产 0，孕 40⁺⁵周，ROA，临产 12 小时，胎心 105~115 次/分，宫缩间歇 1~2 分钟，持续 50~60 秒，宫口开 6cm，S⁰，诊断为胎儿宫内窘迫，立即行剖宫产术。手术途中当手术医生将胎儿取出后，产妇突然出现烦躁不安、恶心、呕吐、呼吸困难、呛咳、发绀。查体：血压 80/50mmHg，脉搏 120 次/分，呼吸 46 次/分，双肺听诊有湿啰音。

一、概　　述

羊水栓塞是指在产程中羊水及其有形成分进入母体血循环引起肺栓塞、休克、弥散性血管内凝血和肾衰竭等一系列变化的综合征。临床发病急，病情凶险，以致抢救常不能有效，病人在短时间内突发死亡，故应高度重视，积极预防。其病理生理变化主要有肺动脉栓塞、肺动脉高压、过敏性休克、弥散性血管内凝血及急性肾衰竭。

二、护理评估

（一）健康史

1. 羊水进入母体血液循环具备的三个条件　①胎膜破裂；②母体子宫壁血窦开放；③强烈的宫缩。

2. 羊水进入母体血液循环的途径　①经子宫颈内膜静脉；②胎盘附着处的血窦；③病理状态下开放的子宫壁血窦。

3. 发生羊水栓塞的诱因　胎膜早破、人工破膜；宫缩过强如急产或强直性宫缩；前置胎盘、胎盘早剥、子宫颈裂伤、子宫破裂、剖宫产术、中期引产羊膜腔穿刺术、钳刮术及巨大儿、死胎等均有可能诱发羊水栓塞。

考点：羊水栓塞的原因

（二）身心状况

羊水栓塞可能发生在胎膜破裂后的任何时间,但多数发生于分娩过程中宫缩较强时或分娩后短时间内。典型的临床表现分为三个阶段。

1. 呼吸循环衰竭及休克 因肺动脉高压可引起心力衰竭及急性呼吸循环衰竭,或由变态反应引起过敏性休克。产妇突然出现寒战、呛咳、气促、烦躁不安、面色苍白、四肢厥冷,继而出现呼吸困难、发绀、抽搐、昏迷、血压下降、心率增快、肺部听诊有湿啰音等。

2. DIC引起的出血 羊水中含有大量促凝物质,进入母血后,在血管内形成大量微血栓,消耗大量凝血因子,导致DIC。表现为难以控制的全身广泛性出血,血不凝,如大量阴道流血、切口渗血、针孔出血、皮肤黏膜出血、血尿甚至消化道大出血,产妇可因出血性休克而死亡。

3. 急性肾衰竭期 羊水栓塞后期产妇出现少尿、无尿和尿毒症的表现。

不典型者仅有大量阴道流血和休克。病情严重者,可无先兆症状,产妇仅尖叫一声或打一哈欠,即进入昏迷状态,血压迅速下降甚至消失,于数分钟内死亡。钳刮术出现羊水栓塞可表现为一过性的呼吸急促、胸闷后,出现阴道大量流血。

4. 心理-社会状况 由于起病急、病情发展快,病人和家属感到极度恐惧、惊惶、焦虑不安等,一旦母儿抢救无效,家属往往会产生抱怨、不满,甚至愤怒。

考点:羊水栓塞典型的临床表现

情境案例10-4 问题分析1

该病人发生了什么问题?

该产妇因第一产程出现宫内窒息,在术中突然出现烦躁不安、恶心、呕吐、呼吸困难、呛咳、发绀。查体:血压80/50mmHg,脉搏120次/分,呼吸46次/分,双肺听诊有湿啰音。首先考虑:羊水栓塞。

（三）辅助检查

1. 实验室检查 痰液涂片:可查到羊水内容物,下腔静脉取血镜检可见羊水的有形物质。血液检查:做血小板、浆纤维蛋白原测定,凝血酶原时间测定,出血时间测定及凝血功能检查,DIC各项指标呈阳性。

2. 心电图 提示右心房、右心室扩大,S—T段下降。

3. 床边X线 可见双侧肺部弥漫性点状、片状浸润影,沿肺门周围分布,伴轻度肺不张。

情境案例10-4 问题分析2

在对该病人进行积极抢救的同时,应做什么检查?

应在积极抢救的同时行床边X线检查,可见双肺有弥漫性点、片状浸润阴影,沿肺门周围分布;抽取下腔静脉血,镜检可见羊水成分。

三、治 疗 原 则

抗过敏、纠正呼吸循环衰竭和改善低氧血症、抗休克、防止DIC及肾衰竭。尽快结束分娩,使用抗生素防治感染。

考点:羊水栓塞的治疗原则

四、护理诊断及医护合作性问题

1. 气体交换受损 与肺栓塞、肺动脉高压导致肺血管阻力增加及肺水肿有关。

2. 组织灌流量不足 与过敏性休克、弥散性血管内凝血引起失血致循环衰竭有关。

3. 潜在并发症 休克、肾衰竭、DIC、胎儿宫内窘迫。

4. 恐惧 与病情急骤、危重有关。

情境案例 10-4 问题分析 3

该病人的主要护理问题是什么?

其护理问题是:①气体交换受损。因羊水经提供开放的血窦进入血循环,导致肺栓塞、肺动脉高压及肺水肿,出现急性呼吸困难、发绀表现。②组织灌注量不足。由于羊水进入血循环,引起过敏性休克,病人血压下降。

五、护 理 目 标

1. 产妇呼吸困难、缺氧等症状得到及时发现和处理。

2. 产妇生命体征维持在正常范围,尿量正常,阴道出血减少,皮肤黏膜出血停止。

3. 并发症能及时得到防治,胎儿及新生儿安全。

4. 病人恐惧感减轻,舒适感增加。

六、护 理 措 施

(一) 急救护理

1. 改善缺氧状态　立即就地抢救,取半卧位,保暖,面罩正压给氧,必要时行气管插管或气管切开人工呼吸机给氧,以减轻肺水肿,改善脑缺氧。

2. 迅速补充血容量　快速建立静脉通路,使用静脉留置针,并接上三通管,至少建立三条静脉通路,确保快速输入药物及各种抢救药品。①右旋糖酐 500ml 静脉滴注,补充新鲜血液和血浆;②做中心静脉压测定(CVP),抽取血做有关羊水有形成分检查;③用 5% 碳酸氢钠溶液 250ml,纠正酸中毒。

(二) 治疗配合

1. 解除肺动脉高压　遵医嘱迅速使用解痉药使支气管平滑肌及血管平滑肌解除痉挛,以解除肺动脉高压,纠正缺氧,扩张脑血管及冠状动脉。①盐酸罂粟碱:为首选药物,一般 30~90mg 加入 10%~25% 葡萄糖溶液 20ml 中静脉注射,能解除平滑肌痉挛,扩张肺、脑血管及冠状动脉。与阿托品合用效果更佳。②阿托品:1mg 加入 10%~25% 葡萄糖溶液 10ml 中静脉注射,每 15~30 分钟 1 次,直到病人面色潮红,微循环改善。③氨茶碱:250mg 加于 25% 葡萄糖溶液 20ml 中缓慢静脉注射。

2. 抗过敏　遵医嘱及时静脉注射肾上腺皮质激素,用氢化可的松 100~200mg,加入 5%~10% 葡萄糖溶液 50~100ml 中快速静脉注射,之后用氢化可的松 300~800mg,加入 5% 葡萄糖溶液 250~500ml 中静脉滴注。可用地塞米松 20~40mg 静脉注射后再静脉滴注。

3. 纠正休克和酸中毒　用低分子右旋糖酐补充血容量后,若血压仍不回升,可用多巴胺 10~20mg 加入 10% 葡萄糖溶液 250ml 中静脉滴注,从每分钟 20 滴开始,以后酌情调节滴速。同时使用 5% 碳酸氢钠 250ml 静脉滴注。

4. 防治心力衰竭　遵医嘱使用强心剂,如毛花苷丙 0.4mg 加入 50% 葡萄糖溶液 20ml 中静脉注射,或加入葡萄糖溶液中静脉滴注;或毒毛花苷 K 0.125~0.25mg,同法静脉缓慢注射,必要时 4~6 小时重复用药。

5. 防治 DIC　DIC 早期遵医嘱应用肝素抗凝,后期继发性纤溶亢进时给予抗纤溶药物治疗,同时输新鲜血,也补充凝血因子,防止大出血。

6. 防治肾衰竭　循环血容量已补足后,如仍出现少尿或无尿,应遵医嘱及时使用利尿剂,以消除肺水肿,防治急性肾衰竭。如呋塞米、依他尼酸、甘露醇等。

7. 防治感染　应遵医嘱使用对肾脏毒性小的广谱抗生素以防治感染。

情境案例 10-4 问题分析 4

护士应立即采取哪些护理措施?

①帮助病人取半卧位,正压给氧;②立即建立静脉通道,快速给盐酸罂粟碱、肾上腺皮质激素、阿托品、氨茶碱。

护考链接

患者,女,30岁,急产,胎儿娩出后产妇突然发生呼吸困难,发绀,血压下降。

1. 该孕妇最可能的诊断是　A. 休克　B. 子痫　C. 虚脱　D. 羊水栓塞　E. 心力衰竭

2. 首选药物是　A. 硫酸镁　B. 麦角新碱　C. 葡萄糖酸钙　D. 盐酸罂粟碱　E. 5% 碳酸氢钠

（三）病情观察

1. 严密观察产程进展、宫缩强度与胎儿情况。

2. 注意观察皮肤黏膜有无出血点及瘀斑。观察阴道出血量、血液凝固情况,如子宫出血不止,应做好子宫切除的术前准备。

3. 密切观察体温、脉搏、呼吸、血压、神志、尿量、尿色,监测肺部有无湿啰音,并及时记录,发现异常,立即报告医生。

4. 产科处理的护理:原则上遵医嘱先改善产妇呼吸、循环功能,纠正凝血功能障碍,待病情稳定后协助立即结束分娩。①第一产程,应行剖宫产终止妊娠;②第二产程,阴道助产结束分娩,避免子宫强烈收缩和产妇用力;③发生产后大出血,积极处理后,短时间内仍不能止血者可行子宫切除,减少胎盘剥离面开放的血窦出血,争取抢救时机。

（四）心理护理

1. 医护人员应向家属介绍病情的严重性,以取得配合;理解家属的情绪反应,并给予安慰;陪伴、鼓励、支持产妇及家属,使其有信心,配合医疗和护理。

2. 因病情需要切除子宫时应向家属详细交代,并获取手术同意书。

3. 若家属因病人抢救无效死亡,应尽量给予解释并陪伴在旁,帮助其度过哀伤阶段。

（五）健康指导

病人治愈出院时,指导制订康复计划,应向其讲解保健知识,增加营养,加强锻炼,产后42天复查尿常规及凝血功能,防止并发症的发生。

（六）预防措施

加强产前检查,及时发现并处理导致羊水栓塞的并发症,如有前置胎盘、胎盘早剥等并发症者,应提高警惕,争取及早发现与抢救;严密观察产程进展,正确掌握缩宫素的使用方法,防止宫缩过强;人工破膜应选在宫缩间歇期,位置宜低,破口宜小,羊水流出的速度宜慢;中期妊娠引产者羊膜穿刺次数不应超过 3 次,针头要细;钳刮时应先刺破胎膜,使羊水流净后再钳夹胎块。

考点:羊水栓塞的主要护理措施

七、护 理 评 价

1. 病人呼吸困难、缺氧等症状是否得到改善。

2. 病人的生命体征及尿量是否恢复正常,阴道出血是否减少,皮肤黏膜出血是否已停止。

3. 病人有无出现并发症及是否得到及时处理;胎儿及新生儿是否安全。

4. 病人的恐惧感是否减轻或消失,舒适感有无增加。

小结

羊水栓塞是在分娩过程中羊水进入母体血液循环,引起急性肺栓塞、肺动脉高压、过敏性休克、弥散性血管内凝血、肾衰竭等,病人因急性呼吸循环衰竭于数分钟内突发死亡。因起病急骤,病程进展快,为分娩期严重并发症,一旦发生将严重危及产妇生命,在分娩期及中期引产术处理时应注意预防羊水栓塞的发生。护士应严密观察产妇的神志、生命体征、宫缩、阴道出血量,以及出血是否凝固等,发现异常立即给氧、建立静脉通路等,同时及时通知医生,并密切配合做好相应的急救护理工作。

自 测 题

A₁型题

1. 胎膜早破是指
   A. 胎膜在临产前破裂
   B. 胎膜在潜伏期破裂
   C. 胎膜破裂发生在活跃期
   D. 胎膜破裂发生在第一产程末
   E. 胎膜破裂发生在第二产程末

2. 有关胎膜早破的处理,下列错误的是
   A. 立即听胎心并记录破膜时间
   B. 破膜超过 12 小时尚未临产者应给予抗生素预防感染
   C. 产妇应卧床休息,抬高臀部,避免脐带脱垂
   D. 头先露、未临产,不需要观察胎心情况
   E. 注意观察羊水的性状和颜色

3. 不属于先兆子宫破裂的临床表现为
   A. 子宫收缩力强、间歇时间短
   B. 子宫病理性缩复环
   C. 子宫下段压痛明显
   D. 胎心率 140 次/分
   E. 腹壁下清楚触及胎儿肢体

4. 分娩期产妇一旦发现先兆子宫破裂,首选的措施是
   A. 抗休克,静脉输液、输血
   B. 停止一切操作,抑制宫缩
   C. 行阴道助产,尽快结束分娩
   D. 大量抗生素预防感染
   E. 立即采取措施,迅速止血

5. 子宫破裂的原因不包括
   A. 手术操作不当
   B. 瘢痕子宫
   C. 宫缩剂使用不当
   D. 胎先露下降受阻
   E. 尿潴留

6. 完全性子宫破裂的典型临床表现是
   A. 产程中出现阴道大量流血
   B. 出现病理性收缩环
   C. 产妇喊叫腹痛难忍
   D. 子宫缩小,腹壁下清楚扪及胎体
   E. 胎心、胎动消失

7. 产妇腹部见病理性缩复环提示可能会发生
   A. 胎盘早剥　　B. 软产道损伤
   C. 头盆不称　　D. 子宫破裂
   E. 羊水栓塞

8. 下列有关宫腔内积血的叙述错误的是

A. 阴道出血少
B. 出血呈暗红色
C. 宫底高且柔软
D. 按压宫底时大量血块及血液从阴道流出
E. 失血症状与外出血相符

9. 产后出血是指
   A. 胎盘娩出后 24 小时内出血达 500ml
   B. 胎儿娩出后 24 小时内出血达 500ml
   C. 产后 10 天内出血达 500ml
   D. 产后 2 周内出血达 500ml
   E. 产褥期出血 500ml

10. 有关产后出血的急救护理,错误的是
    A. 立即建立静脉通路,迅速补充血容量
    B. 产妇取半卧位,及时给予吸氧、保暖
    C. 密切配合医生找出出血原因,争分夺秒进行抢救,挽救产妇生命
    D. 遵医嘱用血管活性药,改善组织灌注
    E. 严密监测生命体征并详细做好记录

11. 引起产后出血的最常见原因是
    A. 子宫收缩乏力
    B. 胎盘残留
    C. 软产道损伤
    D. 弥散性血管内凝血
    E. 胎盘嵌顿

12. 产后出血的处理原则
    A. 止血、扩容、抗休克、抗感染
    B. 输血、抗凝、抗感染、抗休克
    C. 纠酸、扩容、抗感染
    D. 切除子宫、扩容、抗感染
    E. 病情观察,不予处理

13. 羊水栓塞的临床表现不包括
    A. 休克　　　　B. 出血
    C. 肾衰竭　　　D. 呼吸困难
    E. 宫缩强、腹痛

A₂型题

14. 经产妇,35 岁,孕 40⁺⁶ 周,规律宫缩 20 小时,宫缩 35 秒/5～6 分钟,宫口开大 4cm,给予静脉滴注缩宫素 10U,出现腹痛加重。查:宫缩 1～2 分钟/1 分钟,胎心 100 次/分,脐上有压痛,腹部有一环状凹陷,应考虑为
    A. 胎盘早剥　　B. 先兆子宫破裂
    C. 高张性宫缩乏力　D. 子宫收缩过强
    E. 痉挛性子宫

145

15. 某妇女,因子宫破裂,胎儿死亡,行子宫切除术,术后制订心理调适的护理措施,不妥的是
    A. 允许产妇诉说内心感受
    B. 适当时候向产妇解释胎儿死亡原因
    C. 安排与哺乳产妇同住一室
    D. 鼓励家属多陪伴产妇
    E. 观察产妇的情绪变化

16. 张女士,第一胎,足月顺产,胎儿娩出后10分钟胎盘完整娩出,随即出现阴道大量流血,约800ml,血液呈暗红色,有血凝块,根据上述情况,考虑出血原因最大的可能是
    A. 宫缩乏力　　　　B. 软产道损伤
    C. 胎盘滞留　　　　D. 胎盘残留
    E. 凝血功能障碍

17. 一产妇足月分娩一男婴。胎儿娩出后产妇突然出现烦躁不安、呛咳、呼吸困难、寒战、发绀、血压下降。首先应考虑的疾病是
    A. 重度妊娠期高血压疾病
    B. 羊水栓塞
    C. 妊娠合并心脏病
    D. 产后出血
    E. 产褥感染

A₃/A₄型题

(18~20题共用题干)

初产妇,26岁,孕39周,规律宫缩1小时后入院,由于宫缩过强,立即将产妇放在产床上,未来得及消毒及保护会阴,胎儿急速娩出,随即见阴道有较多鲜红色血液流出。腹部检查见子宫收缩良好。

18. 该产妇出血的原因可能是
    A. 子宫收缩乏力　　B. 软产道损伤
    C. 胎盘因素　　　　D. 凝血功能障碍
    E. 急产

19. 该产妇主要的护理问题是
    A. 焦虑　　　　　　B. 组织灌注量不足
    C. 贫血　　　　　　D. 继发感染
    E. 加强子宫收缩

20. 该产妇应首选的措施为
    A. 按摩子宫,同时肌内注射缩宫素
    B. 监测生命体征,注意观察尿量
    C. 立即建立静脉通道,同时检查软产道有无损伤,并及时修补
    D. 宫腔探查
    E. 阴道内填塞纱布止血

(黎　梅)

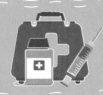

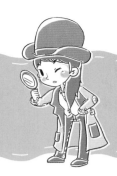

第11章
高危儿的护理

引言:高危儿指在孕期、分娩期、新生儿期受到各种高危因素的危害,已发生或可能发生危重疾病的胎儿及新生儿。绝大多数高危儿经临床积极治疗可健康地生长发育,部分高危儿因病情危重或处理不及时,可危及健康和生命,可致运动障碍、智力低下、语言障碍、癫痫、多动、学习困难、自闭、行为异常等后遗症发生。因此,应做好孕期及产时监护,及时发现、处理高危因素,降低围生儿死亡率,促进胎儿、新生儿健康成长。

第 1 节　胎 儿 窘 迫

情境案例 11-1

　　初孕妇,41^{+5}周,自觉胎动明显减少 3 天。体格检查:血压 128/80mmHg,心肺无异常。产科检查:枕左前位,胎头未入盆,胎心率 165 次/分。B 超测胎头双顶径 9.3cm,见胎儿颈部有脐带回音,胎盘Ⅲ级呈老化胎盘图像,最大羊水池深度 2.3cm。临床诊断:胎儿窘迫,脐带绕颈。

一、概　　述

　　胎儿窘迫指胎儿在子宫内因急性或慢性缺氧,危及胎儿健康和生命的综合症状。其是剖宫产的主要适应证之一,病因主要有以下几方面。

　　1. 母体因素　高血压、慢性肾炎和妊娠期高血压疾病等微小动脉供血不足;严重贫血、严重心肺疾病等红细胞携氧量不足;产前出血性疾病(前置胎盘、胎盘早剥)和创伤等急性失血;急产或子宫不协调性收缩等;缩宫素使用不当,引起过强宫缩;胎膜早破,脐带可能受压等子宫胎盘血运受阻,以及孕妇使用镇静剂和麻醉药过量,抑制胎儿呼吸。

　　2. 胎盘、脐带因素　过期妊娠、重度妊娠期高血压疾病等,可引起胎盘功能减退;脐带异常,如脐带绕颈、脐带打结等,也可导致母胎间物质交换障碍。

　　3. 胎儿自身因素　胎儿严重的心血管疾病、呼吸系统疾病、畸形、母儿血型不合等。

　　考点:胎儿窘迫的概念

情境案例 11-1 问题分析 1

　　引起胎儿窘迫的原因是什么?

　　引起该胎儿窘迫的原因:由于过期妊娠,胎盘老化变性,致使胎盘功能明显下降,胎儿长时间缺氧和营养不良。脐带绕颈,影响胎儿与胎盘间的血循环量,进而影响胎儿供氧。

二、护 理 评 估

（一）健康史

　　了解孕妇的年龄、生育史、有无内科疾病(高血压、慢性肾炎、心脏病等);有无妊娠期高血压疾病、胎膜早破、脐带受压、打结、脱垂,有无产程延长、子宫收缩异常、缩宫素使用不当等。了解有无胎儿畸形、胎盘功能情况。

(二)身心状况

1. 胎心率异常   是急性胎儿窘迫最早出现的临床征象。正常胎心率 120~160 次/分。缺氧初期可出现胎心率加快,>160 次/分;缺氧进一步加深,胎心率减慢,<110 次/分。当胎心率<100 次/分时提示胎儿缺氧严重,可随时发生胎死宫内的情况。

2. 胎动异常   缺氧初期为胎动频繁,缺氧严重时,胎动逐渐减弱、次数减少,直至胎动消失。临床上常见胎动消失 24 小时后胎心音消失。

3. 胎粪污染羊水   羊水胎粪污染时,若胎心监护异常,且有宫内缺氧情况存在,可能引起胎粪吸入综合征,导致胎儿结局不良;若胎心监护正常则不必做特殊处理。

链接:羊水污染分度

羊水根据污染程度不同分为 3 度:Ⅰ度呈淡绿色、质稀薄;Ⅱ度呈深绿色或黄绿色,较稠,可污染胎儿皮肤、黏膜及脐带;Ⅲ呈棕黄色,稠厚。

考点:胎儿窘迫的临床表现

4. 心理-社会状况   孕妇夫妇因为胎儿的生命受到威胁而产生焦虑,对需要手术结束分娩感到恐惧。胎儿不幸死亡的孕产妇夫妇,感情会受到强烈创伤,经历否认、愤怒、抑郁、接受的过程。

(三)辅助检查

1. 胎盘功能检查   监测 24 小时尿 E_3 值,急剧减少 30%~40%,或妊娠末期多次测定在 10mg 以下,提示胎盘功能不良。

2. 胎心率监测   胎动时胎心率加速不明显,基线变异率≤3 次/分,出现晚期减速、变异减速等。

3. 羊膜镜检查   见羊水浑浊呈浅绿色、黄绿色甚至棕黄色,提示胎儿缺氧。

考点:胎儿窘迫辅助检查结果的判断

护考链接

电子胎心监护时,下列哪项提示胎儿窘迫   A. 胎动时胎心率明显加速   B. 基线变异率≥6 次/分,持续 20 分钟   C. 胎动时胎心率加速不明显   D. 早期减速   E. 胎心率波动范围在 10~25 次/分

点评-NST 预测胎儿宫内储备能力,胎动时胎心率加速≥15 次/分,持续时间≥15 秒为有反应,表示胎儿宫内储备能力好;若胎动时胎心率加速≤15 次/分,持续时间≤15 秒为无反应,提示胎儿窘迫,因此答案应为 C。

三、治 疗 原 则

积极寻找原因并给予纠正。如子宫颈未完全扩张,胎儿窘迫情况不严重,嘱产妇左侧卧位、吸氧,经处理后胎心率恢复正常,继续观察;若病情紧迫或经上述处理无效者,应立即行剖宫产术结束分娩。如宫口开全,胎先露部已达坐骨棘平面以下 3cm 者,尽快阴道助产娩出胎儿。

四、护理诊断及医护合作性问题

1. 气体交换受损(胎儿)   与子宫胎盘的血流改变、血流中断(脐带受压)或血流速度减慢有关。
2. 焦虑   与胎儿宫内窘迫状态有关。
3. 预感性悲哀   与胎儿可能死亡有关。

五、护 理 目 标

1. 胎儿情况改善,胎心率为 120~160 次/分。
2. 孕妇能运用有效的应对机制控制焦虑。
3. 产妇能够接受胎儿死亡的事实。

六、护 理 措 施

（一）一般护理

1. 体位　指导孕、产妇左侧卧位,改善子宫胎盘血液循环,增加胎儿的血氧供应。
2. 吸氧　间断吸氧,每天 2~3 次,每次 30 分钟,改善胎儿缺氧状况。
3. 缓解宫缩　因缩宫素使用不当而导致宫缩异常引起的胎儿窘迫,应立即停止使用缩宫素。

（二）病情观察

严密监测胎心变化,一般每 15 分钟听一次胎心或进行胎心监护。

（三）治疗配合

1. 做好术前准备　宫口未开全或虽宫口开全胎先露位于坐骨棘平面以上者,应行剖宫产结束分娩;宫口开全、胎先露已达坐骨棘平面以下 3cm 者,应尽快阴道助产娩出胎儿。
2. 做好新生儿抢救和复苏的准备。

（四）心理护理

1. 向产妇提供分娩的相关信息,告知预期结果及孕产妇需做的配合。指导丈夫陪伴孕产妇,倾听其诉说内心感受,以减轻焦虑。
2. 对胎儿不幸死亡的父母亲,可安排其入住远离其他婴儿和产妇的单人房间,让家人陪伴他们,鼓励其诉说悲伤,接纳其哭泣及抑郁情绪,产妇经过否认、愤怒、挫伤、抑郁过程后才能接受事实。

> **情境案例 11-1 问题分析 2**
>
> 　对该孕妇应采取哪些护理措施?
> 　应对该孕妇采取以下护理措施:①向孕妇解释引起胎儿窘迫的原因,安慰孕妇及其家属,减轻焦虑情绪;②共同制订护理计划及目标,争取孕妇主动配合治疗及护理;③指导孕妇左侧卧位,间断吸氧;④做好胎心、胎动监测,发现异常及时报告医生;⑤配合医生做好剖宫产及抢救新生儿的准备。

（五）健康指导

1. 加强高危妊娠监护和产前胎儿监护,指导高危孕妇到医院就诊,积极治疗妊娠并发症,增加产检次数,消除胎儿窘迫的诱因。
2. 向孕妇宣传孕期自我保健常识,指导孕妇妊娠晚期以左侧卧位为宜,学会自我监测胎动,一般从 32 周开始监测胎动计数,发现异常及时到医院检查。

考点:胎儿窘迫的主要护理措施

七、护 理 评 价

1. 胎儿情况改善,胎心率为 120~160 次/分,新生儿出生后正常。
2. 孕妇能运用有效的应对机制来控制焦虑。
3. 孕妇能接受胎儿死亡的现实,经历了理智和情感的反应过程。

第 2 节　新生儿窒息

> **情境案例 11-2**
>
> 　上述案例,行剖宫产术分娩,新生儿出生后 1 分钟评估:四肢青紫,心率 90 次/分,呼吸微弱,不规则,肌张力弱,喉反射微弱。

一、概　　述

（一）概念

新生儿窒息是指胎儿娩出后一分钟,仅有心跳而无呼吸或未建立规律呼吸的缺氧状态。新生儿窒息是新生儿死亡及致残的主要原因之一,必须积极抢救,精心护理,以降低死亡率,预防远期后遗症。

（二）病因

1. 胎儿窘迫　胎儿在分娩前即处于缺氧状态,未能得到及时纠正。

2. 呼吸中枢受抑制或损害　常见胎头受压时间过长,颅内缺氧,造成脑水肿、脑出血,导致颅内压升高,影响延髓生命中枢氧的供应,致使呼吸中枢受损害。也可因分娩过程中应用麻醉剂、镇静剂,抑制呼吸中枢。

3. 呼吸道阻塞　胎儿在娩出过程中吸入羊水、黏液、胎粪等,引起呼吸道阻塞,导致气体交换受损。

4. 早产或胎儿发育异常　早产儿、先天性心血管疾病、肺发育不良、呼吸道畸形等均可导致新生儿窒息。

二、护 理 评 估

（一）健康史

了解有无导致新生儿窒息的诱因,如妊娠期高血压疾病、急性失血、心脏病、产程过长、胎膜早破、前置胎盘、胎盘早剥等;分娩过程中是否使用大量镇静剂;有无胎儿先天性心脏病、颅内出血、胎儿畸形、脐带脱垂、胎儿窘迫等。

（二）身心状况

1. 轻度窒息(青紫窒息)　Apgar 评分 4~7 分。新生儿面部与全身皮肤呈青紫色,呼吸表浅、不规则,心跳规则、有力,心率减慢(80~120 次/分),对外界刺激有反应,喉反射存在,肌张力好,四肢稍屈。如果抢救治疗不及时,可转为重度窒息。

2. 重度窒息(苍白窒息)　Apgar 评分 0~3 分。新生儿全身皮肤苍白,口唇暗紫,无呼吸或仅有喘息样微弱呼吸,心跳不规则,心率<80 次/分,对外界刺激无反应,喉反射消失,肌张力松弛。如果抢救不及时可致死亡。

出生后 5 分钟 Apgar 评分对估计预后很有意义。评分越低,酸中毒和低氧血症越严重,如 5 分钟的评分≤3 分,则预后较差。

情境案例 11-2 问题分析 1

该新生儿 Apgar 评分是多少?

本案例的新生儿出生 1 分钟评分是 5 分:皮肤颜色(四肢青紫)1 分,心率(≤100 次/分)1 分,呼吸微弱不规则 1 分,肌张力弱 1 分,喉反射微弱 1 分。其属轻度窒息,应积极抢救。5 分钟后应再次评分以评估抢救效果及预后。

3. 心理-社会状况　产妇因担心新生儿出现意外、留有后遗症而产生焦虑、悲伤心理,表现为忽略分娩、切口的疼痛,急切询问新生儿情况,神情不安。

（三）辅助检查

检测新生儿血氧分压、二氧化碳分压、新生儿头皮血 pH,了解缺氧及酸中毒的程度。

三、治 疗 原 则

及早预测,分娩期评估有无引起新生儿窒息的危险因素,做好新生儿复苏的准备,如药品、器械、氧气等。一旦发生新生儿窒息要迅速准确地实施复苏方案,以免留下后遗症,降低新生儿死亡率。

四、护理诊断及医护合作性问题

1. 气体交换受损 与呼吸道存在羊水、黏液有关。
2. 有受伤的危险 与抢救操作、脑缺氧有关。

五、护 理 目 标

1. 新生儿呼吸道通畅,建立自主、规律的呼吸。
2. 减少新生儿受伤的情况发生。

六、护 理 措 施

(一) 一般护理

估计胎儿出生后可能发生窒息者,提前做好复苏准备工作,包括人员、吸氧、吸引设备、远红外线辐射抢救台、急救药品和器械等。新生儿娩出后迅速擦干全身羊水,注意保暖,及时实施复苏。

链接

新生儿窒息的复苏应分秒必争,窒息后病理生理的改变在一定时间内是可逆的,复苏越早,可逆越快。如急性完全窒息超过 8 分钟脑损伤就开始,16 分钟以上再复苏,成功机会极少。慢性不完全缺氧超过 25 分钟脑损伤就开始。据统计80% ~ 90%缺氧发生于宫内,出生时难以精确估计已发生缺氧的时间,所以必须争分夺秒积极抢救,尤其对于 0~3 分的新生儿更应积极复苏。

(二) 新生儿复苏护理

及时复苏,实施 ABCDE 复苏方案。前三项最为重要,其中 A 是根本,B 是关键,评价贯穿于整个复苏过程。

A. 清理呼吸道:①当胎头娩出时用手挤压清理口鼻咽部黏液、羊水;②胎儿娩出断脐后,取仰卧位、头略后仰低于躯干、颈部伸直,在自主呼吸前继续用吸痰管吸出新生儿口鼻咽黏液和羊水,注意先吸口后吸鼻,以免刺激呼吸,引起吸入性肺炎。操作时动作轻柔,避免损伤气道黏膜。

B. 建立呼吸:①触觉刺激。呼吸道确认通畅后刺激新生儿呼吸,可采用轻拍足底和摩擦婴儿背部来刺激建立自主呼吸。②正压通气。如无自主呼吸、喘息和(或)心率<100 次,应立即用复苏器加压给氧,每分钟 30 次,氧气压力不可过大,开始压力为 15~20mmHg,以后减至 11~15mmHg,待自主呼吸建立后,改为一般给氧。③如无上述设备,可口对口人工呼吸:将纱布四折置于新生儿的口鼻上,一手托起新生儿颈部使其头后仰;另一手轻压腹部以防气体进入胃内,然后对准新生儿口鼻部轻轻吹气,见到胸部微微隆起时停止吹气,然后轻压腹部,协助气体排出,如此反复,每分钟 30 次,直至患儿建立自主呼吸为止。

C. 维持正常循环:经正压给氧 30 秒,新生儿心率<60 次/分或心脏停搏者,可在正压通气的同时进行胸外心脏按压,方法:新生儿取仰卧位;①双拇指法,操作者双拇指并排或重叠置于患儿胸骨中下1/3 处,其他手指围绕胸廓托在背后;②中示指法,用一手示指及中指按压胸骨中下 1/3 处(图 11-1),

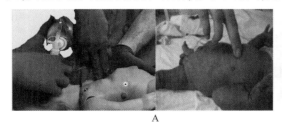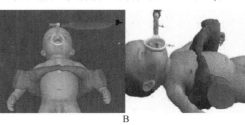

A B

图 11-1 新生儿窒息胸外按压指法

A. 中示指法;B. 双拇指法

另一手或硬垫支撑患儿背部。每分钟 100 次,按压深度为胸廓下陷 1～2cm,每次按压后随即放松,按压与放松时间大致相同,按压有效者可摸到颈动脉和股动脉搏动。

D. 药物治疗:建立有效静脉通道,保证药物应用。肾上腺素 0.2ml/kg 静脉注射以刺激心跳;5% 碳酸氢钠溶液 3～5ml/kg,溶于 25% 葡萄糖溶液 20ml 中,5 分钟内自脐带静脉缓慢注射,纠正酸中毒;扩容可用全血、生理盐水、5% 清蛋白等。

E. 评价:在复苏过程中随时评价患儿的皮肤颜色、自主呼吸、心率、喉反射、肌张力,为确定进一步的抢救方案提供依据。

(三)复苏后护理

1. 继续保暖、吸氧直至皮肤红润、呼吸平稳。

2. 保持呼吸道通畅,给予侧卧位或平卧位,头偏向一侧,及时吸出呼吸道分泌物,清除呕吐物,防止再度窒息和并发吸入性肺炎。

3. 适当延缓哺乳,以免呕吐。

4. 密切观察新生儿面色、呼吸频率及节律、心率、体温、出入量等,发现异常及时报告医生。

5. 保持病室安静,暂不沐浴,操作轻柔。

6. 遵医嘱给药,预防感染及颅内出血。

情境案例 11-2 问题分析 2

对该新生儿如何进行抢救?

该新生儿属轻度窒息,应立即在 30～32℃ 的保温床上迅速进行复苏。首先清理呼吸道,用吸痰管吸出新生儿咽部黏液和羊水;刺激其恢复呼吸,同时给予吸氧,5 分钟后进一步评估新生儿,指导进一步的抢救。

(四)心理护理

1. 及时向产妇提供感情支持,在合适时间将新生儿的情况告诉产妇,尤其是缺氧时间长,新生儿可能因此而出现后遗症,争取产妇的理解。

2. 新生儿重度窒息抢救无效致新生儿死亡时,应选择合适的语言和时机解释病情,以利于产妇及家属接受。

(五)健康指导

1. 指导产妇及家属观察新生儿的变化,如是否面色红润、呼吸均匀、哭声响亮、吸吮有力,有无大小便异常,以利于及时发现异常情况就诊治疗。

2. 重度窒息的患儿还应指导产妇及家属观察新生儿的精神、神经情况及远期表现,及早发现、治疗智障等远期后遗症。

七、护理评价

1. 新生儿 5 分钟 Apgar 评分明显提高。

2. 新生儿无受伤及感染征象。

第 3 节　新生儿产伤

一、概　述

新生儿产伤指在分娩过程中发生机械性或缺氧性损伤。近年来由于加强了产前检查,以及产科技术的提高,产伤发生率已明显下降,但仍是引起新生儿死亡及远期致残的原因之一,尤其是在基层单位。常见的产伤有头颅血肿和新生儿骨折。

二、护 理 评 估

（一）健康史

1. 头颅血肿　可因胎头负压吸引、产钳手术不当、头盆不称、急产使胎头长时间受压,颅骨骨膜下血管破裂,血液积留在骨膜下所致。亦可见于自然分娩的新生儿。

2. 新生儿骨折　多因难产时助产手法不当所致,很少发生于自然分娩。

（1）锁骨骨折:是产时损伤性骨折中最常见的一种。常发生在巨大胎儿肩周径过大、肩部娩出困难时,亦可发生在臀位牵引时,顺产时偶尔见到。

（2）肱骨骨折:大都因臀位助产术引起。

（二）身体状况

1. 头颅血肿　血肿多位于顶骨,偶见于枕骨和额骨。一般在产后数小时甚至数天内逐渐增大,常以颅骨边缘为界限,而不越过骨缝。血肿开始时饱满,在吸收过程中渐变软而有波动感。血肿外覆盖的头皮不变颜色,血肿下的颅骨一般无骨折,但偶有颅骨线形骨折者。由于骨膜边缘的钙质沉着,血肿基底周围形成硬环。血肿若过大,可因红细胞破坏产生胆红素而引起新生儿黄疸加重,应警惕胆红素脑病的发生。头颅血肿需与胎头水肿鉴别(表 11-1,图 11-2)。

表 11-1　头颅血肿与胎头水肿的鉴别

项目	头颅血肿	胎头水肿（产瘤）
部位	骨膜下	先露部皮下组织
范围	不超越骨缝	不受骨缝限制
局部特点	波动感	凹陷性水肿
出现时间	产后 2~3 天	娩出时即存在
消失时间	出生后 3~8 周	出生后 2~3 天

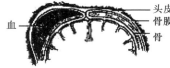

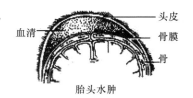

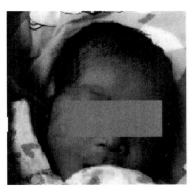

图 11-2　新生儿头颅血肿与胎头水肿

2. 新生儿骨折　患肢活动障碍,局部肿胀,有骨摩擦音或骨擦感,抬举患侧肢体,新生儿因疼痛而啼哭。

（1）锁骨骨折:多位于锁骨中外 1/3 交界处,局部软组织肿胀、压痛,患侧肩部活动受限或完全不能活动,拥抱反射减弱或消失。

（2）肱骨骨折:多见于肱骨中段。患侧上肢活动受限,抬举患侧上肢时,患儿疼痛而啼哭。

（3）辅助检查:可用 X 线片确诊。

三、治 疗 原 则

1. 头颅血肿　多无需特殊处理,可自行吸收,但吸收较慢,3~8 周后逐渐吸收,应保护头皮,防止揉搓,以免损伤感染。

2. 新生儿骨折　锁骨骨折可在患儿腋下置一棉垫,将患侧上肢用绷带固定于胸部,两周后常可愈合,预后良好。

四、护理诊断与合作性问题

1. 焦虑　与担心新生儿留下后遗症有关。
2. 活动受限　与新生儿骨折有关。

五、护理目标

1. 新生儿头颅血肿消失。
2. 新生儿肢体活动自如,疼痛减轻或消失。

六、护理措施

(一)一般护理

使患儿保持安静,避免压迫受伤处、揉擦血肿部位或牵动患肢,以免加重出血和引起疼痛。

(二)观察病情

注意除受伤局部表现外,有无全身症状出现,如呼吸、心率、面色的改变及黄疸的程度等。

1. 头颅血肿　注意失血征象,观察呼吸、体温和血肿的变化。
2. 新生儿骨折　观察患肢血液循环情况,如局部皮肤颜色、温度等。

(三)治疗配合

1. 头颅血肿　防止揉擦,表皮擦伤时应局部处理。勿穿刺血肿内液体,以防感染。血肿大,发展快者应冷敷。遵医嘱给予维生素 K_1 10mg,连用 3 天。
2. 新生儿骨折　协助医生做好骨折复位固定。

(四)心理护理

耐心向家长解释患儿的病情及其预后,减轻其焦虑、恐惧感,并指导一些促使患儿功能恢复的方法,使之与医务人员配合,促进患儿早日康复。

(五)健康指导

指导产妇及家属对头颅血肿的患儿保持安静,勿频繁搬动,勿使之大声啼哭,禁止揉搓局部,减少刺激。骨折的患儿保持患肢处于功能位,夹板、绷带松紧度适宜,指导并示范骨折愈合后新生儿恢复肢体功能的方法,嘱咐定期来医院复查。

七、护理评价

1. 新生儿头颅血肿是否消失。
2. 新生儿肢体活动是否受限。

小结

胎心改变是急性胎儿窘迫最早出现的临床征象,产程中护士必须严密观察胎心变化,及时发现胎儿窘迫,并协助医生果断正确地处理。

新生儿窒息指胎儿娩出后的缺氧状态,根据出生后 1 分钟的心率、呼吸、喉反射、肌张力、皮肤颜色进行评分,来估计窒息程度。护理重点是积极协助医生按 ADCDE 步骤进行复苏抢救,复苏后仍应加强护理、密切观察病情、预防并发症发生。

自 测 题

A_1 型题

1. 引起急性胎儿窘迫的原因下列不正确的是
   A. 宫缩过频、过强
   B. 脐带脱垂
   C. 孕妇合并中度贫血
   D. 前置胎盘发生急性大出血

E. 妊娠合并心脏病发生心力衰竭

2. 急性胎儿窘迫最早出现的征象是

　A. 胎心率持续>160 次/分

　B. 胎心率持续<120 次/分

　C. 胎动减少

　D. 胎动增加

　E. 羊水Ⅲ度污染

3. 下述哪项不是 Apgar 评分的依据

　A. 心率　　　　　　B. 皮肤颜色

　C. 体温　　　　　　D. 肌张力

　E. 对刺激的反应

4. 新生儿重度窒息的得分是

　A. ≤3 分　　　　　B. 3~4 分

　C. 4~5 分　　　　　D. 6 分

　E. ≥8 分

5. 抢救新生儿首选措施是

　A. 人工呼吸　　　　B. 氧气吸入

　C. 清理呼吸道　　　D. 应用呼吸中枢兴奋剂

　E. 纠正酸中毒

6. 新生儿头颅血肿常发生的部位是

　A. 顶骨　　　　　　B. 枕骨

　C. 颧骨　　　　　　D. 颞骨

　E. 颏骨

7. 对于新生儿头颅血肿,错误的做法是

　A. 初期给予局部冷敷

　B. 保持患儿安静

　C. 遵医嘱给予抗生素预防感染

　D. 遵医嘱给予维生素 K_1

　E. 血肿不断增大时,可行血肿内穿刺放出血液

A₂型题

8. 新生儿,女,出生后 30 分钟,诊断为"新生儿窒息",护士配合医生进行抢救,错误的是

　A. 患儿仰卧肩部垫高 2~3cm

　B. 面罩应密闭口、鼻给氧

　C. 首先刺激啼哭,促进呼吸

　D. 通气有效可见胸廓起伏

　E. 通气频率为 30~40 次/分

9. 某妇女,28 岁,孕 41 周,LOA,宫口开大 4cm,胎心率 120 次/分,电子胎心监护显示"晚期减速",胎儿头皮血 pH 7.16,最恰当的处理是

　A. 左侧卧位,面罩吸氧

　B. 继续观察,待其自然分娩

　C. 剖宫产术

　D. 缩宫素静脉滴注

　E. 待宫口开全产钳助产

10. 王某,27 岁,经阴道娩出一 3200g 女婴,出生后医生对该新生儿进行评估,下列 Apgar 评分为 1 分的是

　A. 经刺激有咳嗽、恶心　B. 心率 110 次/分

　C. 四肢稍屈　　　　　D. 呼吸规则、间断哭声

　E. 皮肤红润

11. 男婴,34 周宫内妊娠,顺产,体重 2.2kg,唇周发绀,呼吸急促,此时应给予

　A. 纯氧　　　　　　B. 间歇低流量给氧

　C. 间歇高流量给氧　D. 持续高流量给氧

　E. 持续高浓度给氧

12. 一刚出生的新生儿,男,心率为 95 次/分,呼吸佳,四肢能活动,弹足底时有皱眉,吸引口腔分泌物刺激喉部时有些动作反应,全身皮肤红润。该新生儿按 Apgar 评分法可评为

　A. 10 分　　　　　　B. 9 分

　C. 8 分　　　　　　D. 7 分

　E. 6 分

A₃型题

(13~16 题共用题干)

　一刚出生的新生儿,全身苍白,心率 70 次/分,呼吸 20 次/分、不规则,四肢略屈曲,吸引口腔分泌物刺激喉部时有动作反应,弹足底无反应。

13. 该新生 Apgar 评分为

　A. 8 分　　　　　　B. 7 分

　C. 6 分　　　　　　D. 5 分

　E. 4 分

14. 该新生儿窒息程度属于

　A. 正常

　B. 轻度窒息(苍白窒息)

　C. 重度窒息(青紫窒息)

　D. 轻度窒息(青紫窒息)

　E. 重度窒息(苍白窒息)

15. 护士为患儿进行胸外心脏按压时胸廓下陷应为

　A. 1~2cm　　　　　B. 2~3cm

　C. 3~4cm　　　　　D. 4~5cm

　E. 0~1cm

16. 护士为患儿进行胸外心脏按压,按压的部位是

　A. 胸骨体 1/5　　　B. 胸骨体 1/4

　C. 胸骨体中下 1/3　D. 胸骨体中段

　E. 胸骨体左侧

(刘　珍)

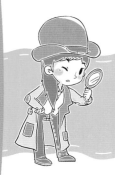

第12章
异常产褥妇女的护理

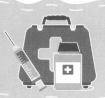

引言：产褥期是妇女妊娠、分娩后身心调整恢复的一段特殊时期,此期产妇不仅需要促进解剖、生理功能的恢复,亦需要心理的调适。由于受产前、产时及产后等不利因素的影响,少数产妇在产褥期会发生一些异常情况,影响产妇的身心健康,严重者甚至危及母儿的生命安全。本章重点学习产褥感染、产褥期抑郁症。

第1节　产褥感染

情境案例12-1

张某,22岁,第一胎足月自然分娩后10天,自诉畏寒、高热、腹胀、腹痛、恶露多,且有臭味,伴少尿2天。孕期饮食较差,轻度贫血。查体:体温39.2℃,脉搏88次/分,呼吸25次/分,血压90/60mmHg。神志清,焦虑状,两肺无干湿啰音,乳房无红肿压痛。下腹部有压痛;宫底耻骨上2横指,压痛明显;外阴切口无红肿,愈合好;恶露暗红色、量少、有恶臭。

一、概　　述

产前、产时及产褥期病原体侵入生殖道,引起局部和全身的炎性变化,称产褥感染,是导致产妇死亡的常见原因之一。产褥病率是指分娩24小时以后的10天内,每天用口表测量4次体温,间隔时间4小时,有2次体温≥38℃。引起产褥病率的原因主要是产褥感染,也可以是生殖道以外的因素,如急性乳腺炎、泌尿系统感染、上呼吸道感染等。产褥感染、产科出血、妊娠合并心脏病及严重的妊娠期高血压疾病,是导致孕产妇死亡的四大原因。

考点：产褥感染及产褥病率的概念

正常女性阴道寄生有大量微生物,包括需氧菌、厌氧菌、真菌、衣原体和支原体,可分为致病微生物和非致病微生物。有些非致病微生物在一定条件下可以致病称为条件病原体。但即使致病微生物也需要达到一定数量或机体免疫力下降时才会致病。产褥感染多为需氧菌和厌氧菌的混合感染,常见需氧菌如β-溶血性链球菌、大肠埃希菌、金黄色葡萄球菌等;厌氧菌如消化链球菌、消化球菌、脆弱类杆菌、产气荚膜梭菌等。也可由并有支原体及衣原体感染。

感染的来源:①自身感染。正常孕妇生殖道或其他部位寄生的微生物,一般不致病,当机体抵抗力下降、病原体数量和毒力增加时,加之产道损伤后可致病。②外来感染。产妇接触被污染的生活或医疗用品造成感染,妊娠晚期性生活导致病原体侵入产道而感染。

考点：产褥感染的病原体及感染来源

二、护理评估

(一) 健康史

了解有无产褥感染的诱因:孕期有无贫血、营养不良或其他慢性疾病,分娩期有无胎膜早破、产前出血性疾病、产程延长、产道损伤、胎盘滞留、手术操作、产后出血过多、多次子宫颈检查等,产后护理不当及个人卫生不良也可能是感染诱因。只有在机体免疫力、细菌毒力、细菌数量三者之间的平衡失调时,才会增加感染的机会,导致感染发生。

（二）身心状况

1. 症状、体征　发热、疼痛、异常恶露，为产褥感染的三大主要症状。根据感染部位的不同,临床表现有所不同。

（1）急性外阴、阴道及子宫颈炎:会阴部伤口感染表现为伤口局部红、肿、痛、触痛、溢脓;阴道与子宫颈裂伤部位感染时表现为局部黏膜充血、溃疡、脓性分泌物增多;子宫颈裂伤感染向深部蔓延,出现高热,可播散达子宫旁组织,引起盆腔结缔组织炎。

（2）子宫感染:病原经胎盘剥离面入侵,可引起急性子宫内膜炎、子宫肌炎,两者常伴发。发热、下腹疼痛、子宫压痛、子宫复旧不良,恶露多且臭;重者寒战、高热、头痛、白细胞升高等。

（3）急性盆腔结缔组织炎、急性输卵管炎:病原体沿宫旁淋巴或血行达宫旁组织,出现急性炎性反应,形成炎性包块,即急性盆腔结缔组织炎;炎症波及输卵管形成急性输卵管炎。患者出现寒战、高热、下腹痛等症状。检查:下腹压痛、反跳痛、肌紧张,宫旁一侧或双侧结缔组织增厚、压痛,可扪及边界不清的包块,严重者蔓延至整个盆腔形成"冰冻骨盆"。

（4）急性盆腔腹膜炎、弥漫性腹膜炎:炎症局限于盆腔腹膜,为急性盆腔腹膜炎;若炎症扩散至腹腔则引起弥漫性腹膜炎,出现寒战、高热、下腹或全腹疼痛及压痛、反跳痛、肌紧张。

（5）血栓性静脉炎:盆腔血栓性静脉炎常于产后1~2周后出现寒战、高热、下腹疼痛和压痛。下肢血栓性静脉炎多继发于盆腔血栓性静脉炎,可引起下肢持续性疼痛、水肿、皮肤发白,局部静脉压痛或触及硬条索状,习称"股白肿"。病变轻时无明显阳性体征,彩色多普勒超声检查可协助诊断。

（6）脓毒血症和败血症:感染血栓脱落进入血液循环可引起脓毒血症,若细菌大量进入血液循环并繁殖形成败血症,表现为高热、寒战、全身明显感染中毒症状,甚至感染中毒性休克,严重者危及生命。

考点:产褥感染的身体状况评估

情境案例 12-1 问题分析 1

该产妇高热、腹痛的原因是什么?

患者产后 10 天,发热、腹痛、异常恶露,首先考虑:产褥感染。根据腹部检查结果:下腹部有压痛,宫底耻骨上 2 横指,子宫复旧不良,压痛明显,支持产褥感染,子宫内膜炎、子宫肌炎。

2. 心理-社会状况　由于持续高热、寒战、局部疼痛使产妇产生焦虑情绪,因自己不能照顾新生儿而感到内疚。

（三）辅助检查

1. 血液检查　检查血清 C-反应蛋白>8mg/L,有助于早期诊断感染。

2. 细菌培养及药敏试验　通过宫腔分泌物、脓肿穿刺液、后穹隆穿刺液做细菌培养及药敏试验可查出致病菌,有助于协助诊断及指导用药。

3. B 型超声、彩色多普勒超声、CT、MRI　对炎性包块、脓肿及静脉血栓做出定位及定性诊断。

三、治疗原则

1. 支持疗法　增加营养,取半卧位休息,纠正贫血与电解质紊乱。

2. 抗生素的应用　应联合、足量、足疗程。未确定病原时,根据临床表现及临床经验,选用广谱高效抗生素,然后根据药敏试验选用敏感、高效广谱抗生素。中毒症状严重者,短期加用肾上腺皮质激素,提高机体应激能力。

3. 局部病灶处理　胎盘胎膜残留者抗感染同时清除宫腔残留物,会阴、盆腔脓肿应及时切开引流处理局部病灶。

4. 肝素治疗　血栓性静脉炎时,在应用大剂量抗生素的同时,加用肝素、双香豆素等。

四、护理诊断及医护合作性问题

1. **体温过高**　与生殖道创面及全身感染有关。
2. **急性疼痛**　与盆腔炎及伤口炎症刺激有关。
3. **焦虑**　与持续高热、寒战、局部疼痛和不能照顾孩子有关。
4. **知识缺乏**　与产妇及家属不了解产褥感染的相关预防和护理知识有关。

> **情境案例 12-1 问题分析 2**
>
> 　　该病人有哪些护理诊断？
> 　　患者产后畏寒、高热、腹胀、腹痛、恶露多、有臭味,体温 39.2℃。存在:体温过高、急性疼痛、焦虑、知识缺乏问题。

五、护理目标

1. 产妇感染得到控制,体温正常。
2. 产妇疼痛程度减轻或消失。
3. 产妇焦虑情绪减轻或消失。
4. 产妇与家属能说出产褥感染的相关预防和护理知识。

六、护理措施

1. **一般护理**　保持环境清洁、空气清新;保证产妇充足休息和睡眠;嘱产妇少量多餐,摄入高热量、高蛋白、高维生素、易消化的饮食;鼓励产妇多饮水,保证足够的液体摄入。指导产妇采取半卧位,以促进恶露排出,防止感染扩散。

2. **病情观察**　监测产妇生命体征、意识、全身情况,观察恶露的量、颜色、气味,伤口愈合及腹痛情况,做好细菌培养和药物敏感试验标本的送检及结果的报送,若有异常及时报告医生并协助治疗;可进行床边隔离。

3. **治疗配合**　会阴侧切者取健侧卧位,保持切口干燥、清洁,每天擦洗或冲洗外阴 2 次,每次大便后擦洗外阴;会阴水肿者,局部用 50% 硫酸镁湿热敷或红外线照射;下肢血栓性静脉炎者,抬高患肢,局部保暖和热敷;体温超过 39℃者给予物理降温,遵医嘱静脉输液,并有针对性地使用抗生素。配合医生做好病灶清除及切开引流术。

> **情境案例 12-1 问题分析 3**
>
> 　　护士应如何配合医生控制感染?
> 　　嘱病人增加营养、注意休息,纠正贫血以增强机体抵抗力。指导产妇采取半卧位;会阴侧切取健侧卧位,保持切口干燥、清洁,每天擦洗或冲洗外阴 2 次,每次大便后擦洗外阴;遵医嘱静脉输液及使用抗生素。给病人讲解使用抗生素药物早期、联合、足量、足疗程使用的意义,以取得病人的配合。

4. **心理护理**　向产妇及家属介绍病情,关心、安慰产妇,减轻心理负担,同时取得产妇及家属的配合。

5. **健康指导**　加强孕期卫生宣教,孕晚期应避免性生活及盆浴,防止胎膜早破。加强产褥期卫生及营养指导,向产妇介绍产褥期生理变化及正常产褥期恶露的表现,做好会阴护理,保持会阴清洁。教会产妇识别产褥感染的早期表现,有异常情况及时就诊,防止严重感染的发生。

> **情境案例 12-1 问题分析 4**
>
> 　　护士应重点做哪些健康指导?
> 　　病人原有饮食较差,轻度贫血,故须加强营养指导,注意休息,适当运动,增强体质。做好外阴护理,保持外阴清洁。教会产妇自我观察,识别产褥感染的征象,如恶露异常、腹痛、发热要及时就诊,防止严重感染的发生。

■■■■ 护考链接 ■■■■

　　第一胎,产钳助产,产后第 4 天,产妇自述发热,下腹微痛。查体:体温 38℃,双乳稍胀,无明显压痛,子宫底脐下 2 横指,轻压痛,恶露多而浑浊,有臭味,余无异常发现。在护理中,告知产妇取哪一种卧位最为恰当
A. 俯卧位　B. 平卧位　C. 半卧位　D. 头低足高位　E. 侧卧位

　　点评:患者发热、腹痛、异常恶露,首先考虑的疾病是产褥感染,半卧位利于恶露引流,使炎症局限于盆腔,故答案为 C。

七、护理评价

1. 产妇感染是否得到控制,体温是否恢复正常。
2. 产妇疼痛程度有无减轻或消失。
3. 产妇焦虑情绪是否减轻或消失。
4. 产妇及家属能否说出产褥感染的相关知识。

第 2 节　产褥期抑郁症

情境案例 12-2

　　某产妇,35 岁,孕 4 产 1,2 周前足月顺产 1 女婴。全家都很高兴。但她自己却高兴不起来,近 3 天来感到焦虑、恐惧、睡眠差、疲劳,口服地西泮无明显效果。对生活缺乏信心,对什么也不感兴趣,对家人、丈夫乱发脾气,对宝贝也没有什么感情反应,感到非常无助,独自伤心、落泪,甚至感到活着没有意思,多次产生了轻生的念头。

一、概　　述

　　产褥期抑郁症是指产妇在产褥期出现抑郁症状,是产褥期精神综合征最常见的一种类型。主要表现为持续和严重的情绪低落,以及一系列症候如疲劳、失眠、对事物缺乏兴趣,甚至影响对新生儿的照料能力,严重者出现自杀或杀婴倾向。一般发生在分娩后 2 周,症状可持续数月,少数持续一年以上。发病率国外报道约为 30%。

二、护理评估

(一) 健康史

　　产褥期抑郁症的原因叙述如下。①内分泌因素:可能为主要的促发因素,与分娩前后体内激素水平变化有关。②分娩因素:产时及产后并发症、手术等均可造成产妇情绪紧张,导致生理及心理的应激性增强。③个性特征:敏感、内向型性格及情绪不稳定人群易发生。④社会心理因素:孕期或产褥期发生的不良生活事件是产褥期抑郁症发生的危险因素,如缺少丈夫及家庭长辈的关爱,婴儿性别不是自己所期待的,对各种产后所遇到的问题心理准备不充分,均可导致情绪紊乱,形成心理障碍。⑤遗传因素:是产褥期抑郁症的潜在因素。

(二) 身心状况

　　产妇常出现以下临床表现。①情绪改变:情绪淡漠、沮丧、过度担忧,甚至焦虑、恐惧、易怒,夜间加重;有时表现为孤独、不愿见人、伤心、流泪。②自我评价降低:自暴自弃、自罪感,对身边的人充满敌意,与家人、丈夫的关系不协调。③对事物缺乏兴趣,出现厌食、睡眠障碍、易疲劳,甚至绝望,出现自杀或杀婴倾向,严重者精神错乱。

　　美国精神病学会(APA)在《精神疾病的诊断与统计手册》一书中,制订的产褥期抑郁症的诊断标准见表 12-1。

表 12-1 产褥期抑郁症的诊断标准

1. 在产后 2 周内出现下列 5 条或 5 条以上的症状,必须具备(1)、(2)两条	(5)精神运动性兴奋或阻滞
	(6)疲劳或乏力
(1)情绪抑郁	(7)遇事皆感毫无意义或自罪感
(2)对全部或多数活动明显缺乏兴趣或愉悦	(8)思维减退或注意力不集中
(3)体重明显下降或增加	(9)反复出现死亡的想法
(4)失眠或睡眠过度	2. 在产后 4 周内发病

考点:产褥期抑郁症的诊断标准

情境案例 12-2 问题分析 1

产妇出现身心表现与何种疾病有关?

产妇在产后 2 周内,出现了:情绪抑郁;对全部或多数活动明显缺乏兴趣或愉悦;失眠;疲劳或乏力;遇事皆感毫无意义或自罪感;反复出现死亡的想法。对照美国精神病学会在《精神疾病的诊断与统计手册》一书中制订产褥期抑郁症的诊断标准,产妇出现以上表现与产褥期抑郁症有关。

(三) 辅助检查

产褥期抑郁症诊断困难,产后常规进行问卷调查对早期发现和诊断很有帮助。

链接:Edinburgh 产褥期抑郁症评估量表

请您评估过去 7 天内自己的情况(表 12-2)

表 12-2 Edinburgh 产褥期抑郁症评估量表

编号	项目	0分	1分	2分	3分
1	我能看到事物有趣的一面,并笑得开心	同以前一样	没有以前那么多	肯定比以前少	完全不能
2	我欣然期待未来的一切	同以前一样	没有以前那么多	肯定比以前少	完全不能
3	当事情出错时,我会不必要地责备自己	没有这样	不经常这样	有时候这样	大部分时候这样
4	我无缘无故感到焦虑和担心	一点也没有	极少有	有时候这样	经常这样
5	我无缘无故感到害怕和惊慌	一点也没有	不经常这样	有时候这样	相当多时候这样
6	很多事情冲着我而来,使我透不过气	一直都能应付得好	大部分时候您都能像平时那样应付得好	有时候您不能像平时那样应付得好	大多数时候您都不能应付
7	我很不开心,以致失眠	一点也没有	不经常这样	有时候这样	大部分时候这样
8	我感到难过和悲伤	一点也没有	不经常这样	相当时候这样	大部分时候这样
9	我不开心到哭	没有这样	只是偶尔这样	有时候这样	大部分时候这样
10	我想过要伤害自己	没有这样	很少这样	有时候这样	相当多时候这样

注:各项目为 0~3 分,总分 30 分。总分 9 分以下,绝大多数为正常。总分 10~12 分,有可能为忧郁症,需注意及追踪并近期内再次评估或找专科医师处理。总分超过 13 分,代表极可能已受忧郁症所困,应找专科医师处理。

三、治 疗 原 则

以心理治疗为主,药物治疗辅助。通过心理咨询,解除致病的心理因素,如婚姻关系紧张,想生男孩却生女孩,既往有精神障碍史等,对产妇关心照顾,指导产妇对情绪和生活进行自我调节。中重度产褥期抑郁症需药物治疗,应用抗抑郁药,如盐酸帕罗西汀、阿米替林等。

考点:　产褥期抑郁症的治疗原则

四、护理诊断及医护合作性问题

1. 应对无效　与产妇的抑郁行为有关。
2. 有施行暴力的危险　与产后严重的心理障碍有关。

五、护 理 目 标

1. 产妇情绪稳定,能配合护理人员与家人采取有效应对措施。
2. 产妇的生理心理行为正常。

六、护 理 措 施

1. 一般护理　为产妇提供舒适、安静的环境,保证充足睡眠,给予高蛋白、高维生素、高钙、高铁饮食,及时为产妇提供生活所需。

2. 病情观察　注意观察产妇的情绪变化及睡眠状况,观察行为、举止有无异常,注意有无伤害性行为倾向,并注意安全防范,避免发生意外。

3. 治疗配合　遵医嘱用药。其治疗原则同一般抑郁症。常用三环、四环类抗抑郁剂。但对于哺乳妇女,应慎重用药。亦可使用雌激素治疗。

4. 心理护理　心理治疗如人际心理治疗能有效减轻抑郁症状,改进社会关系,对哺乳期妇女更适合。医护人员、家属及社会支持系统应给予产妇更多的心理支持。建立良好的护患关系,取得病人的信任,倾听产妇诉说心理问题,对有焦虑症状、手术及存在抑郁高危因素的产妇给予足够的重视,提供必要的帮助。对病人进行心理疏导。指导产妇适应母亲角色,与新生儿进行良好沟通,并能够护理新生儿。帮助协调家庭关系,调动社会支持系统对病人的关爱,提供病人与他人沟通的机会,调整病人情绪。

5. 健康教育　产褥期抑郁症不仅影响产妇的健康,危害产妇及婴儿,而且影响到婚姻、家庭和社会。因此,对产褥期抑郁症应给予充分的重视。应加强对孕妇围生期保健,帮助她们在生理和心理上做好准备,安全、健康地度过孕期。对存在高危因素的孕产妇,医务人员和家庭都要给予充分的重视,提供更多的帮助,并协助调整好其心理状态,减轻可能存在的心理压力。同时,发挥社会支持系统的作用,让孕产妇及家属了解保持心理健康对母儿健康的重要性,尤其是对丈夫进行教育和指导,改善夫妻、婆媳关系,改善家庭生活环境,缓解压力,避免刺激。

6. 做好出院指导与家访工作。

情境案例 12-2 问题分析 2

如何对该患者做好心理护理?

医护人员、家属及社会支持系统应给予产妇更多的心理支持。病人入院,主动介绍建立良好的护患关系,取得病人的信任,倾听产妇诉说心理问题,对有产妇给予足够的重视,提供必要的帮助。对病人进行心理疏导。指导产妇适应母亲角色,与新生儿进行良好沟通,并能够护理新生儿。帮助协调家庭关系,调动社会支持系统对病人的关爱,提供病人与他人沟通的机会,调整病人情绪。

七、护 理 评 价

1. 住院期间产妇情绪稳定,能配合诊治方案。
2. 产妇与婴儿健康安全。

小结

本章重点讲述了产褥感染和产褥期抑郁症的相关知识。产褥感染是产褥期常见的并发症,发热、疼痛、异常恶露是产褥感染的三大主要症状,严重病例可导致产妇死亡。加强孕期保健、分娩期处理,强调无菌操作,以及注意产褥期卫生和健康教育是预防产褥感染的重要环节。原则上根据药敏试验选用敏感、高效广谱抗生素治疗。护理措施以病情观察、治疗配合及心理护理为主,强调病人应取半卧位,有利于炎症的局限和恶露的排出。

产褥期抑郁症是产褥期精神综合征最常见的一种类型。治疗以心理治疗为主,药物治疗为辅。加强健康教育,减轻孕产妇的心理压力,调节孕妇情绪,是预防产褥期抑郁症的主要措施。强调家庭、社会支持系统对产妇的关心、支持和帮助,有利于促进产妇的身心健康。

自 测 题

A₁ 型题

1. 关于产褥感染的病因,错误的是
    A. 妊娠末期性交、盆浴
    B. 各种手术器械的接触
    C. 缩宫素的使用
    D. 胎膜早破
    E. 产道本身存在细菌

2. 病原经胎盘剥离面入侵,可引起
    A. 急性外阴炎
    B. 急性子宫内膜炎
    C. 急性输卵管炎
    D. 急性盆腔结缔组织炎
    E. 急性盆腔腹膜炎

3. 引起产褥感染最常见的病原菌是
    A. 大肠埃希菌
    B. 金黄色葡萄球菌
    C. 产气荚膜杆菌
    D. 厌氧性链球菌
    E. 衣原体

4. 关于产褥期抑郁症,下列说法不正确的是
    A. 分娩后体内雌激素突然下降可能为重要的促发因素
    B. 社会心理因素是造成产褥期抑郁症的主要因素
    C. 指产妇在产褥期发生的非精神病性抑郁综合征
    D. 产褥期抑郁症只需进行心理治疗
    E. 通常在产后 2 周出现抑郁症状

A₂ 型题

5. 一产妇,因会阴切口疼痛,红肿硬结,有较多的脓性分泌物,不能坐起有效哺乳而焦虑、哭泣,诊断为产褥感染,下列哪项护理措施无关
    A. 让产妇抬高下肢
    B. 指导产妇侧卧位哺乳
    C. 耐心向产妇解释疼痛的原因
    D. 倾听产妇对疼痛的心理感受
    E. 指导产妇向健侧卧位

6. 某产妇,足月产后 7 天,出现下腹痛,体温不高,恶露多,有臭味,子宫底脐下 1 横指,子宫体软,压痛。考虑其最可能的病变部位是
    A. 外阴伤口感染
    B. 子宫内膜炎、子宫肌炎
    C. 盆腔结缔组织炎
    D. 急性输卵管炎
    E. 腹膜炎

7. 产妇王女士,产后 2 周出现弛张热,下腹疼痛并且压痛明显,下肢肿胀、疼痛、皮肤紧张发白,最可能的诊断是
    A. 子宫肌炎
    B. 下肢血栓性静脉炎
    C. 急性盆腔结缔组织炎
    D. 急性盆腔腹膜炎
    E. 产后关节炎

8. 产后第三天突然出现畏寒、高热,体温 40℃,伴有恶心、呕吐,下腹剧痛,压痛、反跳痛、腹肌紧张感明显。最可能的诊断是
    A. 子宫内膜炎
    B. 下肢血栓性静脉炎
    C. 急性盆腔结缔组织炎
    D. 急性盆腔腹膜炎
    E. 产后宫缩

9. 某产妇,产后第 6 天发热达 40℃,恶露多而浑浊,有臭味,子宫复旧不佳,有压痛。下述护理不妥的是
    A. 半卧位
    B. 注意观察恶露情况
    C. 物理降温
    D. 抗炎治疗
    E. 坐浴 1~2 次/天

A₃/A₄ 型题

(10~12 题共用题干)

第一胎,产钳助产,产后第 4 天,产妇自述发热,下腹微痛。查体:体温 38℃,双乳稍胀,无明显压痛,子宫脐下 2 指,轻压痛,恶露多而浑浊,有臭味,余无异常发现。

10. 首先考虑的疾病是
    A. 乳腺炎
    B. 慢性盆腔炎
    C. 急性胃肠炎
    D. 肾盂肾炎
    E. 急性子宫内膜炎

11. 在护理中,告知产妇取哪一种卧位最为恰当
    A. 俯卧位
    B. 平卧位
    C. 半卧位
    D. 头低足高位
    E. 侧卧位

12. 在护理中,下列护理措施错误的是
    A. 监测生命体征
    B. 少饮水
    C. 每天擦洗或冲洗外阴 2 次
    D. 观察恶露的量、颜色和气味
    E. 保持切口干燥、清洁

(杨 静)

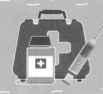

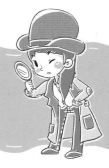

第 13 章
产科手术妇女的护理

引言:常用的产科手术有会阴侧切术、产钳助产术、胎头吸引术及剖宫产术。护士要做好术前物品与病人准备、术中配合及术后护理,才能配合医师,共同为病人提供优质的服务。

第 1 节　会阴切开缝合术

情境案例 13-1

　　某初产妇,32 岁,由于宫缩乏力,第二产程延长达 2 小时,胎儿尚未娩出,会阴部坚韧。

　　会阴切开缝合术为产科常用手术之一,目的是减少分娩时会阴阻力,避免严重会阴裂伤,有时是为便于阴道助产手术而行会阴切开缝合术。常用术式有会阴后-侧切开术及会阴正中切开术(图 13-1)。临床以左后-侧切开术为多。

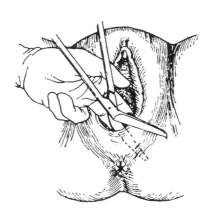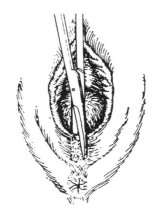

图 13-1　会阴后-侧切开术及会阴正中切开术

一、适　应　证

1. 会阴过紧或胎儿过大,估计分娩时会阴撕裂难以避免。
2. 母儿有病理情况急需结束分娩。
3. 预防早产儿颅内出血。
4. 初产妇需阴道助产,如产钳术、胎头吸引术及足月臀位助产术。

考点:会阴切开术适应证

二、术 前 准 备

1. 环境准备　整理干净,光线充足,空气流通,各种设施齐全。
2. 护士准备　换鞋,穿工作服,戴工作帽,戴口罩,仪表端正,对病人态度和蔼,关心体贴病人。
3. 病人准备　取膀胱截石位,外阴备皮。
4. 物品准备　无菌会阴切开缝合包 1 个(内有会阴侧切剪 1 把、无齿和有齿镊各 1 把、持针器 1

把、止血钳 4 把、2 号缝合针三角针及圆针各 1 枚、1 号丝线及 0 号肠线或 2-0 可吸收缝线、纱布 10 块)、2% 利多卡因 20ml、注射用水 30ml、10ml 注射器 1 个、弯盘 1 个,碘伏、棉球若干。

三、操作步骤

1. 消毒外阴皮肤　用碘伏以侧切口为中心,由里向外消毒,直径大于 10cm,消毒 2 次,铺无菌巾。

2. 麻醉　通常采用 1.5% 利多卡因阴部神经阻滞麻醉及局部皮下浸润麻醉。

3. 会阴切开术　麻醉起效后,选择胎头着冠或手术助产时估计胎儿 5～10 分钟内可娩出者,当宫缩时,术者以左手示、中指伸入胎先露和阴道侧后壁之间,撑起产妇左侧阴道壁,右手持会阴侧切剪自会阴后联合中线向左侧 45°方向(会阴高度膨隆时呈 60°～70°)剪开 4～5cm 长的切口。如为正中切开,沿会阴后联合正中向下垂直剪开 2～3cm。切口出血时应立即用纱布压迫止血,有小动脉出血时应予结扎。

4. 缝合切口　胎盘娩出后,检查阴道无裂伤及切口延长,阴道内置一带尾纱布团,防止子宫腔血液外流影响手术视野,利于缝合。用 0 号铬制肠线从切口顶端上方 0.5～1cm 处开始连续褥式缝合阴道黏膜及黏膜下组织,直至缝到阴道口并对齐处女膜,在处女膜外缘打结。采用 2-0 可吸收性缝线间断或连续缝合会阴部肌层和皮下组织,1 号丝线间断缝合皮肤(或皮内缝合),缝合时进、出针点应对称,以恢复原解剖关系,且不留无效腔。缝线不宜过紧,以免组织水肿缝线嵌入组织内。

5. 术后检查　缝合结束后取出阴道纱布团,检查有无纱布遗留阴道内,并常规进行肛门检查,观察有无肠线穿过直肠黏膜,如有,应拆除缝线,重新缝合。

四、护理措施

1. 术前护理　准备好手术所需物品和器械。严密观察产程,配合医生正确掌握会阴切开的手术时机。向产妇及家属解释手术的目的、意义及必要性,消除其紧张心理。

2. 术中护理　陪伴产妇,擦汗、喂水,指导产妇正确使用腹压,使胎儿经阴道顺利娩出。观察产妇生命体征,查看宫缩及阴道出血情况。协助医生顺利完成手术操作。

3. 术后护理　产后留产房观察 2 小时;提供安静、舒适的休息环境,健侧卧位,保证睡眠,尽快恢复体力。保持外阴部清洁、干燥,及时更换会阴垫,擦洗切口 2 次/天,大便后及时擦洗。遵医嘱应用抗生素,预防感染。如会阴切口肿胀、疼痛者,局部可用 50% 硫酸镁湿热敷或红外线照射,但应防止烫伤。观察切口有无感染、硬结,如有异常及时报告医生,进行相应处理。正常切口 3～5 天拆线,若感染化脓提前拆线。

考点:会阴切开缝合术后会阴肿胀的护理方法;会阴后-侧切开术后的体位

情境案例 13-1 问题分析

如何协助医生缩短第二产程?

1. 初产妇,子宫收缩乏力,第二产程延长,会阴坚韧,具有会阴切开缝合术手术指征,护士应协助医生做好会阴切开缝合术。

2. 术前准备好手术用品,严密观察产程,配合医生正确掌握会阴切开的手术时机。

3. 术中陪伴产妇,关心、鼓励产妇,消除其紧张心理。指导产妇正确使用腹压。观察产妇生命体征,查看宫缩及阴道出血情况。

第 2 节　胎头吸引术与产钳术

情境案例 13-2

某女,25 岁,孕 1 产 0,孕 40 周,LOA,妊娠合并心脏病,心功能 Ⅱ 级,经阴道分娩。

胎头吸引术

胎头吸引术是将胎头吸引器置于胎头,形成一定负压后吸住胎头,通过牵引协助胎儿娩出的一种助产手术。常用的胎头吸引器有金属直角形空筒胎头吸引器、牛角形空筒胎头吸引器和金属扁圆形胎头吸引器(图 13-2)。

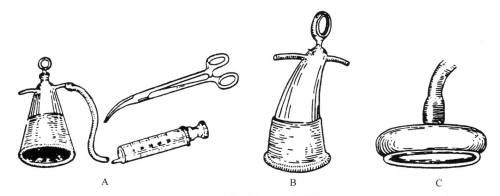

图 13-2　常用的胎头吸引器
A. 直角形空筒胎头吸引器;B. 牛角形空筒胎头吸引器;C. 金属扁圆形胎头吸引器

一、适　应　证

1. 产妇有妊娠期高血压疾病、心脏病或胎儿有宫内窘迫,为缩短第二产程者。
2. 子宫收缩乏力,第二产程延长者。
3. 曾有剖宫产史或子宫壁有瘢痕者,不宜过分屏气用力者。
4. 持续性枕后位或枕横位需做胎头内旋转并牵引胎头助产者。
5. 必备条件;头盆相称,活胎、顶先露,双顶径已达坐骨棘以下,宫口开全并且胎膜已破。

考点:胎头吸引术适应证

二、禁　忌　证

1. 胎儿不能或不宜经阴道分娩者,如骨盆异常、头盆不称、阴道畸形或尿瘘修补术后。
2. 宫口未开全或胎膜未破者,胎先露未达阴道口者。
3. 胎位异常,面先露、额先露等。
4. 早产儿因易引起脑室出血的危险不宜做此手术。

三、术　前　准　备

1. 环境准备　整理干净,光线充足,空气流通,各种设施齐全。
2. 护士准备　换鞋,穿工作服,戴工作帽,戴口罩,仪表端正,对病人态度和蔼,关心体贴病人。
3. 病人准备　取膀胱截石位,导尿排空膀胱。
4. 物品准备　会阴切开缝合包 1 个、胎头吸引器 1 个、50ml 注射器 1 个、止血钳 1 把、治疗巾 2 块、无菌纱布 4 块、润滑剂、氧气、新生儿吸引器、一次性吸引管、吸氧面罩、抢救药品等。

四、操　作　步　骤

1. 产妇取膀胱截石位,常规导尿,消毒铺巾。行阴道检查,查看宫口开大程度及胎儿双顶径位置。胎膜未破者,先行破膜。如为初产妇或会阴部坚韧者宜先行会阴切开。
2. 放置胎头吸引器　左手示、中指撑开阴道后壁,右手持涂好润滑油的吸引器,沿阴道后壁缓慢滑入;再以左手示、中指掌面向上拨开右侧阴道壁,使开口端右侧缘滑入阴道内;然后手指向上撑起阴道前壁,使胎头吸引器从前壁进入;最后以右手示、中指撑起左侧阴道壁,整个胎头吸引器滑入阴道内,使边缘与胎头贴紧。

3. 检查吸引器　左手支撑吸引器,以右手示指沿吸引器检查一周,了解吸引器是否紧贴头皮,有无阴道壁及子宫颈组织夹于吸引器及胎头之间,检查无误后调整吸引器横柄,使之与胎头矢状缝方向一致,作为旋转胎头的标记。

4. 抽吸空气形成负压　助手用 50ml 注射器连接吸引器的橡皮管,抽出吸引器内空气 150~180ml 或以电动吸引器抽吸,一般以每分钟使负压增加 $0.2kg/m^2$ 为度,最大负压以 $0.6kg/m^2$ 为度,使负压达 200~300mmHg,使吸引器内变成负压,用血管钳夹住橡皮连接管,等候 2~3 分钟,使吸引器与胎头吸牢。

5. 牵引与旋转吸引器　牵引前缓慢适当用力试牵,了解吸引器与胎头是否衔接或漏气,避免正式牵引时滑脱或造成胎儿损伤。牵引方向根据先露所在平面,循产道轴所取的方向在宫缩时进行。宫缩间歇停止牵引,使胎头俯屈、仰伸、旋转娩出,保护好会阴(图 13-3)。在胎头娩出后放开橡皮管止血钳,取下吸引器,协助胎肩及胎体娩出。若吸引器滑脱,可重新放置,超过 2 次失败应放弃,改用产钳助产或剖宫产术。牵引时间不应超过 20 分钟。

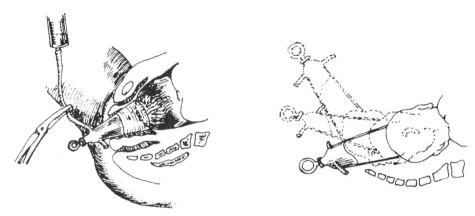

图 13-3　胎头吸引器放置方法及胎头牵引方向

五、护理措施

1. 术前护理　向产妇讲解胎头吸引术助产目的及方法,产妇及家属知情同意,取得产妇积极配合。做好新生儿抢救准备工作。

2. 术中护理　指导产妇配合操作。指导产妇屏气用力,促进胎先露下降;当胎头双顶径越过骨盆出口时,指导产妇张口呼气,避免用力增加腹压。观察产程进展,发现异常及时报告医生并配合处理。协助抽吸负压,检查吸引器有无漏气,注意保护会阴。

3. 术后护理　仔细检查软产道,有撕裂伤应立即缝合。留产妇在产房观察 2 小时,注意监测产妇生命体征、宫缩及阴道流血等,每天清洗外阴并观察切口愈合情况,术后遵医嘱常规使用抗生素。

4. 新生儿护理　按手术产儿护理,严密观察新生儿面色、反应、肌张力、有无头皮血肿等,警惕颅内出血。出生后静卧 24 小时,出生后 3 天内禁止沐浴。遵医嘱给予维生素 K_1 10mg 肌内注射,防止颅内出血。

5. 健康指导　产妇在分娩中体力消耗较大,产后应进食高能量、易消化、富含维生素及微量元素的饮食。卧床休息,消除疲劳,恢复体力。注意观察宫缩及阴道流血情况,有异常及时就诊。加强育儿知识教育,注意母乳喂养指导,观察新生儿吸吮、排尿、排便情况,保持呼吸道通畅,保证充足睡眠,指导按时接种,预防感染,注意随访和健康检查。

产　钳　术

产钳术是用产钳牵拉胎头,协助胎儿娩出的手术。根据手术时胎头所在位置分为出口产钳术、低位产钳术、中位产钳术、高位产钳术4种。目前临床仅行出口产钳术及低位产钳术。不用分开小阴唇即能看到胎儿头皮时应用的产钳术为出口产钳术;若胎头颅骨达骨盆底,胎头位置达+3,则为低位产钳术。产钳由左右两叶组成,每叶分为钳叶、钳茎、钳锁扣和钳柄4部分(图 13-4)。

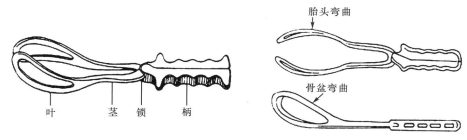

图 13-4　产钳及其结构

一、适　应　证

1. 同胎头吸引术。
2. 胎头吸引术失败者。
3. 臀位分娩后出胎头困难者。
4. 剖宫产娩出胎头困难者。
5. 颏前位娩出困难者。

考点:产钳术的适应证

二、禁　忌　证

1. 同胎头吸引术。
2. 胎头颅骨最低点在坐骨棘水平或坐骨棘以上,有明显头盆不称者。
3. 确定为死胎、胎儿畸形者,应行穿颅术,避免产钳术损伤产妇软产道。

三、术　前　准　备

1. 环境准备　整理干净,光线充足,空气流通,各种设施齐全。
2. 护士准备　换鞋、穿工作服、戴工作帽、戴口罩,仪表端正,对病人态度和蔼,关心体贴病人。
3. 病人准备　取膀胱截石位,导尿排空膀胱。
4. 物品准备　会阴切开缝合包 1 个、无菌产钳 1 副、20ml 注射器 1 个、9 号穿刺针头 1 个、无菌导尿管 1 根、无菌纱布 4 块、吸氧面罩 1 个、润滑剂、麻醉药、抢救药品等。

四、操　作　步　骤

1. 会阴后-侧切开　放置产钳前多行会阴后-侧切开术,切口宜大。
2. 放置产钳　以枕前位的产钳术为例。术者左手持产钳左叶钳柄,涂上润滑剂,右手掌面伸入阴道与胎头之间,将左叶沿右手掌面伸入手掌与胎头之间,在右手引导下将钳叶缓缓向胎头左侧及深部推进,将钳叶置于胎儿左耳前,钳叶及钳柄与地面平行,由助手持钳柄固定。然后术者右手持产钳右叶钳柄,在左手引导下以同样方法将钳叶引导至胎头右侧,与左叶产钳相对应位置。产钳放置好后,检查钳叶与胎头之间无软组织及脐带夹入,胎头矢状缝在两钳叶正中(图 13-5)。
3. 产钳合拢　产钳右叶在上、左叶在下,两钳叶柄平行交叉,扣合锁扣,钳柄对合。
4. 牵拉产钳　宫缩时术者双手握住钳柄向外、向下缓慢牵拉产钳,然后再平行牵拉,宫缩间隙略

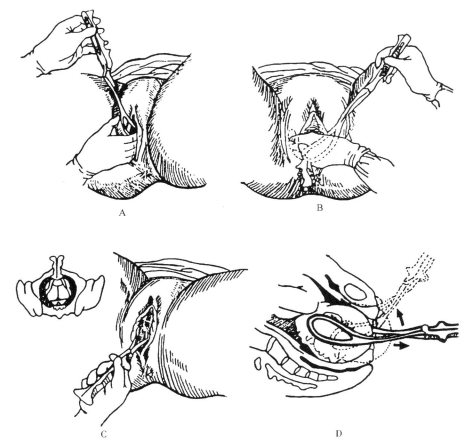

图 13-5 产钳放置方法
A. 放置左叶产钳；B. 放置右叶产钳；C. 合拢锁扣；D. 牵拉

微放松钳锁,以缓解产钳对胎头的压力。当胎头枕部达耻骨弓下时将钳柄向上、向外牵引,使胎头仰伸娩出。

5. 取下产钳　当胎头双顶径越过骨盆出口时,松开产钳,先取下产钳右叶,钳叶应顺胎头慢慢滑出,再同法取出产钳左叶,然后按分娩机制协助娩出胎体。

6. 检查　术后常规检查子宫颈、阴道壁及会阴切口,并予以缝合。

五、护 理 措 施

1. 术前护理　明确胎位,检查产钳是否完好。向产妇及家属说明行产钳术的目的,产妇及家属知情同意,指导产妇正确运用腹压,减轻其紧张情绪。

2. 术中护理　放置及取出产钳时,指导产妇全身放松,张口呼气,产钳扣合时,立即听胎心,及时发现有无脐带受压。术中注意观察产妇宫缩及胎心变化,为下肢麻木和肌痉挛的产妇做局部按摩。根据需要给产妇吸氧或补充能量。

3. 术后护理　检查新生儿有无产伤,产妇宫缩、阴道流血、会阴伤口及排尿情况等。

4. 新生儿护理　同胎头吸引术。

5. 健康指导　同胎头吸引术。

情境案例 13-2 问题分析

护士应如何协助医生助产？

25 岁初产妇，妊娠合并心脏病，心功能Ⅱ级，胎位正常，头盆相称，可经阴道分娩。但妊娠合并心脏病，第二产程屏气用力会增加心脏负担。对于该病人护士应协助医生做会阴切开、胎头吸引术或产钳助产术。术前做好用物准备，向产妇讲解胎头吸引术或产钳助产术的目的及方法，取得产妇积极配合。术中指导产妇配合操作，术后仔细检查软产道，及时行缝合术。术后留产妇在产房观察 2 小时，注意监测产妇生命体征、宫缩及阴道流血情况等；遵医嘱常规使用抗生素，并注意新生儿的观察及护理。

第 3 节　剖 宫 产 术

情境案例 13-3

某产妇，29 岁，孕 2 产 0，孕 40 周，LOA，规律宫缩 2 小时入院。查：髂棘间径 23cm，髂嵴间径 25cm，骶耻外径 17.5cm，坐骨结节间径 9cm，枕左前位，胎心 140 次/分，估计胎儿体重 3800g，头盆跨耻征可疑阳性。肛查：宫口开大 2cm，S^{-1}。严密监护下试产 2 小时后产妇腹痛难忍，烦躁不安，呼吸急促，血尿。查体：子宫呈强直性收缩，宫体及下段之间形成明显凹陷，胎心 166 次/分。

剖宫产术是经腹壁切开子宫取出胎儿及其附属物的手术。主要施行于不能经阴道分娩或若经阴道分娩将给母儿带来危害的产妇。手术应用恰当能使母婴转危为安，但也存在出血、感染和脏器损伤的危险，故应严格掌握剖宫产术的适应证。主要术式有子宫下段剖宫产术、子宫体部剖宫产术和腹膜外剖宫产术三种。子宫下段剖宫产术术中出血少、盆腔粘连和再次妊娠发生子宫破裂的概率低、术后切口愈合良好，故临床最常用。

一、适 应 证

1. 产道异常　如骨盆狭窄、头盆不称，肿瘤阻塞产道，子宫颈水肿、坚韧或瘢痕导致子宫颈口扩张困难等。

2. 胎儿异常　胎位异常如横位、颏后位、初产妇臀位，巨大胎儿，胎儿窘迫短时间内不能经阴道分娩等。

3. 产力异常　如宫缩乏力经处理无效。

4. 异常妊娠　严重的产前出血性疾病如前置胎盘、胎盘早期剥离，重度妊娠高血压疾病治疗无效，妊娠合并心脏病心功能Ⅲ～Ⅳ级等。

5. 子宫异常　有前次剖宫产史、子宫瘢痕、先兆子宫破裂者。

6. 其他　如高龄初产、多年不孕、多次难产无胎儿存活者等。

考点：剖宫产术的适应证

二、麻　　醉

常用连续硬膜外麻醉，也可选用腰部麻醉和局部麻醉。

考点：剖宫产术常用麻醉方法

三、手术方式及步骤

1. 子宫下段剖宫产术　此术式切口愈合好，术后并发症少，临床广泛应用。

（1）消毒手术野、铺巾。

（2）取 12～14cm 下腹正中切口或下腹横切口。

（3）打开腹壁及腹膜腔，弧形切开子宫下段的膀胱腹膜反折，约 12cm，钝性分离反折腹膜，下推膀胱，暴露子宫下段。

（4）在子宫下段前壁正中做一小横切口，用两手示指向左右两侧钝性撕开，延长切口约10cm，刺破胎膜，抽吸羊水后，一手伸入宫腔达胎头下方，将胎头托起；另一手在宫底加压，两手协助将胎头娩出，随之胎体娩出，断脐后交助手处理。

（5）向宫体注射宫缩剂，等待胎盘剥离娩出，出血多者可徒手剥离。

（6）缝合子宫切口及腹膜反折，清理腹腔，清点敷料及器械无误后，缝合腹壁各层直至皮肤。

2. 子宫体剖宫产术　取子宫前壁正中纵切口，长3~4cm，中、示指入宫腔，扩大切口至10~12cm。此方法出血多，仅用于急于娩出胎儿或不能在子宫下段手术者。

3. 腹膜外剖宫产术　在腹膜外分离推开膀胱，暴露子宫下段，切开取胎。此术式较复杂，但不进入腹腔，可减少术后腹腔感染的危险，多用于子宫有严重感染者。

情境案例13-3问题分析1

应协助医生采取什么措施结束分娩？

产妇骶耻外径17.5cm，跨耻征可疑阳性，骨盆入口有轻度狭窄，试产2小时后出现先兆子宫破裂征象，有剖宫产指征，应协助医生尽快行剖宫产结束分娩。

四、护 理 措 施

1. 术前护理

（1）告知产妇及家属剖宫产术的必要性、手术操作过程及麻醉方式，耐心解答有关疑问，缓解其焦虑，使患者以积极的心态接受并配合手术。

（2）备皮，腹部和外阴按一般妇科手术备皮范围准备。

（3）做好普鲁卡因、青霉素等药物过敏试验。

（4）密切观察宫缩及胎心变化，如发生胎儿窘迫立即给产妇吸氧，取左侧卧位，并及时报告医生，遵医嘱用药。

（5）测量生命体征，复核各项辅助检查结果，如有异常及时报告医生。

（6）核实交叉配血情况，协助医生联系好血源。

（7）指导产妇练习术后在床上翻身、饮水、用餐，双手保护切口咳嗽、吐痰的技巧。

（8）术前安置导尿管。

（9）饮食护理：择期剖宫产于术前晚进食流质饮食，手术当日早晨禁食禁饮。急诊手术术前4小时禁食禁饮。

（10）术前用药：术前30分钟注射基础麻醉药，禁用吗啡、哌替啶等呼吸抑制剂。

（11）手术室护士术前核查手术室内术中所用物品的数量，是否处于完好备用状态。并做好新生儿抢救的人员、物品及药品的准备。

2. 术中配合

（1）密切观察并记录产妇的生命体征，保证手术所需各种物品供应，必要时按医嘱输血。若因胎头入盆太深致取胎头困难，助手可在台下戴无菌手套自阴道向宫腔方向上推胎头。

（2）观察并记录产妇导尿管是否通畅，尿量、尿液颜色，当刺破胎膜时，应注意产妇有无咳嗽、呼吸困难等症状，出现异常，立即报告医生。

（3）器械护士要熟悉手术步骤，手术中递送器械及敷料要及时、准确、灵活，方法正确。术前、术后认真清点器械、敷料，确保清楚无误。

（4）助产士携带产包、新生儿衣被、抢救器械、药品到手术室候产。胎儿娩出后及时清理呼吸道，并协助医生抢救新生儿窒息。

3. 术后护理

（1）床边交接班：产妇被送回病房时，手术室护士与病房值班护士在床边交接班，了解手术中情况及目前状况,测血压、脉搏、呼吸,检查输液管、腹部切口、阴道流血及尿管的通畅情况,并做好记录。

（2）注意观察子宫收缩和阴道流血情况。若阴道流血量多,遵医嘱及时给予宫缩剂,如缩宫素10~20U 或麦角新碱 0.2mg 肌内注射。

（3）缓解疼痛:教会产妇深呼吸、自己默默数数等方法,分散注意力,缓解疼痛;给产妇提供安静舒适的休养环境,减少不良刺激,一般术后 2~3 天疼痛可自行缓解,必要时按医嘱给予止痛药物。注意伤口有无渗血、血肿、感染,一旦发现异常应立即报告医生。

（4）保持外阴清洁,每天擦洗外阴 2 次。留置尿管 24 小时,拔管后指导产妇自行排尿。

（5）做好乳房护理,保持乳头周围清洁,教会产妇按需哺乳及喂奶方法。

（6）安排舒适体位,术后平卧 6~8 小时,以防血压波动。术后 24 小时改换半卧位,协助产妇翻身,鼓励产妇撤出输液管及尿管后下床活动,避免肠粘连。

（7）做好心理护理,术后不适如切口疼痛、腹胀、发热等仍能引起病人紧张、焦虑,护士应经常看望病人,了解病人的身心状况,告知术后注意事项,帮助病人提高自理能力,做好家属的健康教育,取得其积极的配合,有效降低术后病人的不良心理反应。

（8）遵医嘱补液,应用抗生素 2~3 天预防感染,腹部切口缝线一般术后 5~7 天拆除。

（9）饮食护理:根据肠道功能恢复状况,指导产妇进食,补充高热量、高蛋白、高纤维素的食物。

（10）新生儿按手术产儿常规护理。

考点:剖宫产术后卧位安置

情境案例 13-3 问题分析 2

术后病人疼痛应如何护理?

术后平卧 6~8 小时后协助安置舒适体位,24 小时后半卧位,协助产妇翻身,教会产妇深呼吸、自己默默数数分散注意力等方法缓解疼痛;给产妇提供安静舒适的休养环境,减少不良刺激,双手保护切口咳嗽、吐痰,必要时按医嘱给予止痛药物,如哌替啶,安慰病人一般术后 2~3 天疼痛可自行缓解。

4. 健康指导

（1）教会产妇出院后床上做产后保健操。

（2）补充高热量、高蛋白、高纤维素的食物和蔬菜。

（3）保持外阴清洁,术后禁性生活 6 周,6 周后到医院复查。

（4）落实避孕措施,半年后放置宫内节育器,需再生育者,术后需避孕 2 年。

小结

会阴侧切术、胎头吸引术与产钳术、剖宫产术是常用的产科手术,是解决难产和降低围生儿伤亡率的主要手段,熟悉各种手术的适应证,熟练掌握术前、术中及术后护理措施,对保证母婴健康有重要的意义。

自 测 题

A₁型题

1. 会阴侧切术后 3 天,伤口感染,以下护理不妥的是
   A. 局部红外线照射
   B. 应用抗生素
   C. 患侧卧位
   D. 外阴擦洗
   E. 提前拆线

2. 有关胎头吸引术的叙述错误的是

A. 胎儿有宫内窒迫,为缩短第二产程者可用胎头吸引术
B. 头盆不称者不能应用胎头吸引术
C. 宫口未开全,可上胎头吸引器
D. 胎位异常者不能应用胎头吸引术
E. 妊娠合并心脏病经阴道分娩可用胎头吸引术

A₂型题

3. 某产妇,剖宫产后第二天。该产妇的体位最好是

A. 平卧位　　　　B. 右侧卧位

C. 左侧卧位　　　　D. 半卧位

E. 随意卧位

4. 某初产妇,26 岁,因巨大胎儿行剖宫产术。护士为其做术前护理准备,其中错误的是

A. 皮肤准备　　　　B. 测量生命体征

C. 准备血源　　　　D. 阴道准备

E. 留置导尿管

5. 某初产妇,34 岁,孕 3 产 0,孕 41 周,ROA,检查:宫口开大 1.5 小时,先露+3,宫缩 30 秒/(4~5)分,宫缩高峰期子宫壁不硬,膀胱不充盈,胎心 170 次/分。针对该产妇出现的现象,应协助医生实施的措施是

A. 灌肠

B. 导尿

C. 行会阴切开、阴道助产术结束分娩

D. 肌内注射缩宫素

E. 继续观察等待分娩

6. 某初产妇,妊娠 39 周,规律宫缩 2 小时入院,查:骼棘间径 24cm,骼嵴间径 25cm,坐骨结节间径 7.5cm,出口后矢状径 6cm。阴道检查宫口开大 5cm,先露胎头 S^{-1},应协助医生采取的护理措施是

A. 静脉滴注缩宫素

B. 继续观察产程,等待自然分娩

C. 立即肌内注射哌替啶或地西泮

D. 等待宫口开全行产钳术

E. 做好剖宫产术的术前准备工作

7. 某孕妇,孕 1 产 0,孕 36 周,LOA,血压 190/110mmHg,尿蛋白(++),下腹及面部水肿;今晨起头痛剧烈,伴眼花、呕吐,胎位、胎心正常,无宫缩,经解痉、镇静、降压后病情好转,护士应配合医生做好哪种方式结束分娩的准备

A. 缩宫素静脉滴注引产

B. 立即行剖宫产术

C. 胎头吸引术

D. 产钳助产术

E. 等待自然分娩

（杨　静）

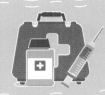
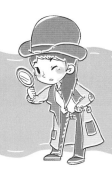

第14章
妇科护理病历

引言:妇科护理病历是对妇科护理对象的健康状况进行评估,运用护理程序做出护理诊断、护理措施及其效果评价的系统文件,把收集的资料进行分析归纳和整理的书面记录。妇科病史采集、体格检查的内容和方法与其他各临床科室相同,但盆腔检查是妇产科所特有的检查方法。妇科病史采集和体格检查应及时、准确、系统、全面,护士应熟悉妇科病人常见的临床表现和特有的检查方法,以便配合医生诊治,并正确书写妇科护理病历。

一、护 理 评 估

(一)护理评估方法

护理评估是收集病人的全面资料,并加以整理、综合、分析、判断的过程,是实施护理程序的基础。妇科病史是护理评估的重要依据,其全面性、准确性对正确制订护理计划有决定作用。由于女性生殖系统解剖生理的特殊性,疾病常涉及护理对象个人或家庭隐私,护士应具有良好的职业道德,在采集病史过程中要做到态度和蔼、语言亲切、关心体贴和尊重病人,注意保护病人个人隐私,消除紧张情绪和思想顾虑,积极配合,保障采集病史的真实性。

(二)护理病史内容

1. 一般项目 包括病人姓名、年龄、婚姻状况、籍贯、职业、民族、文化程度、宗教信仰、家庭住址、联系方式等;并记录入院日期,观察病人入院的方式及配偶情况。

2. 主诉 是指病人就诊时主要症状发生的时间、性质和严重程度。妇科病人的主诉常有阴道流血、白带异常、下腹痛、腹部包块、外阴瘙痒、闭经、不孕等。

3. 现病史 包括发病的时间、原因和可能的诱因、病情发展经过、就医情况、采取的护理措施及效果。通常按时间顺序进行询问,并了解病人主要症状及伴随症状出现时间、特点和演变过程,主要症状与伴随症状的关系。此外,还应了解病人的睡眠、饮食、活动能力及心理反应等情况。

4. 月经史 询问初潮年龄、月经周期、经期、经量、颜色和性状,有无痛经及其他不适,注明末次月经日期(LMP)或绝经年龄。记录形式为:初潮年龄$\dfrac{行经时间}{月经周期}$末次月经日期或绝经年龄。例如,初潮13岁,周期28~30天,经期4~5天,50岁绝经,可简写为:$13\dfrac{4\sim5}{28\sim30}50$。月经异常者应了解末次前月经日期,绝经后病人应询问绝经年龄、绝经后有无不适等。

5. 婚育史 包括初婚年龄,是否近亲结婚,配偶的年龄、健康状况,同居情况,初孕和初产年龄,足月产、早产、流产次数及现存子女数,记录方式:足月产数-早产数-流产数-现存子女数,例如,足月产1次,无早产,流产3次,现存子女1人,可简写为"1-0-3-1"或孕4产1(G_4P_1)。询问末次分娩或流产日期,分娩方式和经过,有无大出血或感染史。采用何种避孕措施及效果。

6. 既往史 询问既往健康状况及患病史。重点应了解与妇产科和现病史有关的既往史、手术史。同时应询问过敏史(对何种食物或药物过敏)、外伤史、输血史等。

7. 个人及家族史 询问个人生活和居住状况,有无特殊嗜好、生活方式、卫生习惯,家庭成员健康状况及有无传染病和遗传性疾病,了解病人与家人的关系及与周围人群交往适应能力,对待生活工作的态度和满意度。

（三）身体状况评估

1. 全身检查　测量体温、脉搏、呼吸、血压、身高和体重，注意神志、发育、营养、体态、第二性征、毛发；检查皮肤、淋巴结、甲状腺、乳房、心、肺、脊柱及四肢等。

2. 腹部检查　观察腹部有无隆起，腹壁有无瘢痕、静脉曲张、妊娠纹、腹壁疝等；触诊肝、脾、肾有无增大及压痛，其他部位有无压痛、反跳痛、肌紧张，腹部能否扪到包块及包块的部位、大小、形态、质地、活动度、表面光滑度、有无压痛等；叩诊时注意有无移动性浊音；听诊肠鸣音有无亢进或减弱。

3. 盆腔检查　为妇科特殊检查，又称妇科检查。包括外阴检查、阴道窥器检查、双合诊、三合诊、直肠-腹部诊。

（1）护理配合及注意事项：①护理人员要热情接待病人，做到态度和蔼，语言亲切、关心体贴，使其尽量放松；耐心向病人解释检查方法、目的及注意事项，消除病人紧张、羞怯心理，做好屏风遮挡，注意保护病人隐私，取得病人的信任和配合；冬季应注意保暖，保证检查室温度适宜。②准备用物，如照明灯、无菌手套、阴道窥器、无齿长镊子、无菌持物钳、臀垫、消毒敷料、生理盐水、液体石蜡、污物桶、内盛消毒液的器具浸泡盆等。③检查前嘱咐病人排空膀胱，必要时先导尿。大便充盈者应在排便或灌肠后进行。在检查床上铺消毒臀垫，取膀胱截石位，协助患者脱去一侧裤腿，仰卧于检查台上，两手平放于身旁，腹部放松；尿瘘病人有时需要取膝胸位接受妇科检查；危重病人及老年病人不能上检查台者可协助医生在病床上检查。④每检查完一人，及时更换置于臀下的臀垫、无菌手套和检查器械，以防交叉感染；对于检查使用过的物品及时消毒处理。⑤月经期应避免阴道检查，对异常阴道出血必须行阴道检查者，配合医生做好外阴、阴道的严格消毒。⑥未婚妇女禁做阴道窥器检查及双合诊，应行直肠-腹部诊；若确有检查必要，应向病人及家属说明情况并征得同意后方可进行。⑦男医生检查时需女护士在场，避免不必要的误会。⑧对精神高度紧张、腹壁肥厚无法实施检查者，可先行 B 超检查，怀疑有盆腔内病变者可在麻醉下或使用镇静剂后行妇科检查。

（2）检查方法及步骤

1）外阴检查：观察外阴的发育情况、阴毛疏密及分布、有无畸形、充血、水肿、溃疡及赘生物，注意皮肤和黏膜色泽，有无增厚、变薄或萎缩。用一手拇指和示指分开小阴唇，了解前庭、尿道口、阴道口及处女膜情况。必要时嘱病人用力向下屏气，观察有无阴道前后壁膨出、直肠膨出、尿失禁、子宫脱垂等。

2）阴道窥器检查：根据病人年龄、身高及阴道大小选用合适的阴道窥器，以免给病人造成不适或影响检查效果。将阴道窥器涂上润滑剂，左手拇指和示指分开小阴唇以暴露阴道口，右手持窥器将两叶合拢沿阴道后壁斜行轻轻插入阴道，边插入边将两叶转平后缓慢张开，完全暴露子宫颈、阴道壁及穹隆部，固定窥器于阴道内（图 14-1）。冬季气温较低时，可将窥器置入 40～50℃水中预热。

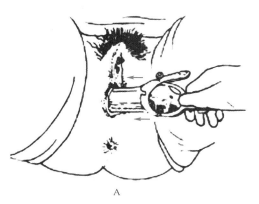
A

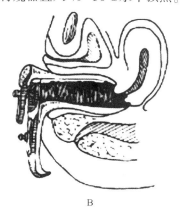
B

图 14-1　阴道窥器检查

检查内容包括:①阴道。观察阴道黏膜色泽、皱襞,有无红肿、溃疡、肿物。注意观察分泌物的量、颜色、性状、有无臭味,白带异常者行涂片或培养找病原体。②子宫颈。注意子宫颈大小、位置、颜色、外口性状,有无裂伤、糜烂、息肉、赘生物和接触性出血,注意分泌物的量、颜色、性状,必要时可采集子宫颈分泌物或进行宫颈刮片检查及子宫颈脱落细胞 TCT 检查。

子宫颈阴道检查完毕,旋松阴道窥器侧部螺丝,将两叶合拢后缓慢退出,以免引起病人不适或损伤阴道及阴唇黏膜。如拟做宫颈刮片或阴道上 1/3 段涂片细胞学检查,则不宜用润滑剂,以免影响检查结果,可改用生理盐水。

3)双合诊:检查者一手戴手套,示指和中指涂擦润滑剂后伸入阴道内;另一手放在腹部配合检查,称双合诊检查,为盆腔检查最重要的检查项目(图 14-2)。依次检查阴道、子宫颈、子宫、输卵管、卵巢、宫旁结缔组织和韧带及盆腔内壁情况。了解阴道的深度和通畅度,有无畸形、瘢痕、肿块和子宫颈的大小、形状、硬度、有无接触性出血及宫颈举痛等;将两手指置于子宫颈下方,将子宫颈向上推,了解子宫的位置、大小、形状、硬度、活动度及有无压痛;将阴道内收指分别移向左右两侧穹隆,同时与腹部手指相互配合,触摸两侧附件有无增厚、肿块或压痛。若有包块应仔细检查其形状、大小、硬度、活动度、有无压痛及与子宫的关系,正常卵巢偶可扪及,正常输卵管不能扪及。

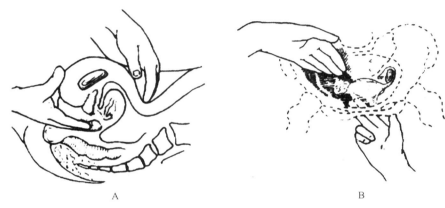

A   B

图 14-2 双合诊检查

4)三合诊:经阴道、直肠、腹壁的联合检查。将一手的示指放入阴道,中指插入直肠;另一手置于下腹部配合检查(图 14-3)。多用于了解后位子宫、子宫后壁、子宫直肠陷凹及盆壁有无病变。三合诊是对盆腔肿瘤、炎症、子宫内膜异位症、生殖器官结核等诊断尤为重要。

5)直肠-腹部诊:经直肠、腹壁的联合检查。将一手示指伸入直肠;另一手置于腹壁配合检查,适用于未婚、阴道闭锁及经期不宜做阴道检查者。

(3)检查结果记录:盆腔检查结束后应将结果按解剖位顺序记录如下。

外阴:发育情况及婚产式(未婚、未产或经产式),有无异常等。

阴道:是否通畅,黏膜情况,分泌物的量、色、性状及有无异味等。

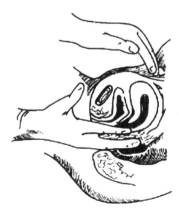

图 14-3 三合诊检查

子宫颈:位置、大小、色泽、硬度、有无糜烂、裂伤、息肉、囊肿,有无接触性出血、举痛等。

宫体:位置、大小、硬度、形态、活动度、有无压痛等。

附件:左右两侧分别记录。有无肿块、增厚或压痛,如扪及肿物应记录其位置、大小、硬度、表面是否光滑、活动度、有无压痛及与子宫和盆腔的关系。

（四）心理-社会状况评估

妇科病人常由于病痛或手术涉及个人性生活、生育等隐私,影响家庭和夫妻生活,所以思想顾虑多、压力大,尤其应注意心理-社会因素对其康复的影响。

注意观察病人的仪表、行为、语言、情绪、沟通能力、思维能力、判断能力。有无焦虑、恐惧、否认、绝望、自责、愤怒、悲哀等情绪变化。了解病人对自己所患疾病的性质和程度的理解,了解病人对疾病的态度和接受治疗的态度,对治疗和护理的期望和感受。

了解病人对健康问题的认知,对病人角色的接受程度,是否对疾病相关知识缺乏认识而表现得无所谓,或过分担心会查出更严重的疾病而不愿就医,或因为经济原因、工作忙碌、知识不足延误就医。评估病人的社会关系、生活方式、家庭关系、经济状况对疾病治疗、护理、康复的实施可能产生的影响。

（五）妇科常用特殊检查

1. 阴道分泌物悬滴检查　该检查通常用于检查有无滴虫或假丝酵母菌。

检查滴虫:用无菌长棉签取阴道后穹隆处白带少许,放在盛有 1ml 0.9% 生理盐水的试管内混匀,立即送显微镜下检查,查找活动的滴虫。

检查假丝酵母菌:将取出的分泌物直接涂片后在玻片上滴上 10% 氢氧化钾作悬液,染色后镜检查找芽胞和假菌丝。

护理配合:除妇科检查用物外,另备生理盐水、10% 氢氧化钾、小玻璃试管、清洁玻片。协助检查后立即将标本送检,并收集检查结果。

2. 生殖道脱落细胞检查　用于了解体内性激素水平以测定卵巢功能,并用于生殖器官肿瘤的诊断。适用于群体性防癌普查,尤其对子宫颈癌的早期发现、早期诊断有重要价值。

（1）阴道侧壁刮片:阴道窥器扩张阴道后,用刮板在阴道侧壁上 1/3 处刮取细胞,均匀地涂在玻片上,干燥后放入 95% 乙醇中固定后染色镜检。对于未婚女性可用无菌长棉签深入阴道取材涂片,主要用于了解卵巢功能。

（2）宫颈刮片:用阴道窥器暴露子宫颈,用无菌干棉签轻轻拭去子宫颈表面黏液,在子宫颈外口鳞-柱状上皮交界处,将宫颈刮板以外口为中心轻轻旋刮一周,将刮取物涂片后固定 20 分钟,经巴氏染色后检查异常细胞。

（3）宫颈管涂片:用吸管（或细胞刷）在颈管内获取分泌物涂片或洗脱于保存液中,采用液基超薄细胞学检测技术（TCT）和计算机细胞扫描技术（CCT）用于子宫颈癌的细胞学检查。

（4）宫腔抽吸涂片:严格消毒外阴、阴道及子宫颈,阴道窥器暴露子宫颈后用子宫探针探测宫腔方向和深度,然后用吸管吸出宫腔内分泌物做涂片检查。

（5）局部印片:从病变部位表面直接印片检查。

护理配合:①取材前 24 小时避免阴道冲洗、检查、上药、性交。向病人说明检查的意义和步骤,消除思想顾虑,取得病人的配合;②准备无菌干燥的阴道窥器、刮板、吸管、宫腔探针、长棉签、脱脂处理的玻片、细胞刷、固定液等;③协助病人取合适体位,取材时动作应轻巧,避免出血,如白带较多可先用无菌干棉球轻拭后再行取材;④涂片应薄而均匀,禁止来回涂抹损伤细胞,涂片标记后用 95% 乙醇或 10% 甲醛溶液固定,及时送检并收集结果。

3. 子宫颈黏液检查　了解子宫颈黏液在卵巢激素的影响下其量、性质及结晶形态的周期性变化,从而间接测定卵巢功能、排卵时间,诊断妊娠和月经失调。方法:用阴道窥器暴露子宫颈,先观察子宫颈口黏液的量与透明度,然后用干燥长镊子伸入子宫颈管内 0.5~1cm 处夹取少量子宫颈黏液,取出后缓慢张开镊子,观察黏液拉丝度,再将黏液涂于玻片上,待干燥后镜下观察其结晶形态。

护理配合:准备阴道窥器、手套、无齿镊、长吸管、清洁玻片、棉球等用物。根据月经周期确定检查日期,标本及时送检。

4. 子宫颈活体组织检查（简称子宫颈活检）　是确诊子宫颈及子宫颈管病变常用的诊断方法,适用于异常阴道流血、子宫颈脱落细胞学检查巴氏Ⅲ级以上者、阴道镜检查反复可疑阳性或阳性者、慢性非特异性炎症、子宫颈溃疡或赘生物等。方法：阴道窥器暴露子宫颈消毒后，用子宫颈活检钳在子宫颈鳞-柱状上皮交界处 3 点钟、6 点钟、9 点钟、12 点钟处及可疑病变区(涂复方碘溶液后不着色区)各钳取小块组织，或在阴道镜观察下对可疑部位多点取材。疑有子宫颈管癌变时，可用小刮匙搔刮子宫颈管内组织。将取出的组织分别放在盛有 10% 甲醛(或 95% 乙醇)的标本瓶内，贴上有病人姓名及取材部位的标签送检。取材时应严格执行无菌操作。取材后检查局部，如有出血，可用带尾纱布球压迫或纱布填塞止血，尾部留于阴道口外。

护理配合：①向病人说明检查的目的、方法，取得配合，并指导病人于月经干净后 3~7 天内进行检查，术中陪伴给予心理支持；②急性炎症需治愈后再行活检；③物品准备，如子宫颈钳、活检钳、小刮匙、带尾纱布球、盛有 10% 甲醛或 95% 乙醇的标本瓶、病理检查申请单；④对多点钳取的组织应分别装于标本瓶中固定，做好标记后及时送检；⑤创面用带尾无菌纱布球压迫止血，嘱病人 24 小时后自行取出，如出血量多应及时就诊；⑥嘱病人术后保持会阴清洁，一个月内禁止盆浴及性生活。

5. 诊断性刮宫　刮取宫腔内容物进行病理检查，确定子宫内膜的病变。常用于诊断功能失调性子宫出血、子宫内膜结核、子宫内膜癌等疾病，对了解不孕患者有无排卵、子宫内膜对性激素的反应有诊断价值，对大出血者还有止血作用。

方法：病人排尿后取膀胱截石位，外阴、阴道常规消毒、铺巾。双合诊了解子宫大小、位置，阴道窥器暴露子宫颈后再次消毒子宫颈与子宫颈管。钳夹子宫颈前唇或后唇，用探针探测宫腔方向及深度。用小刮匙从宫底至子宫颈内口、前后及两侧全面刮取宫腔内膜，尤其注意宫底和两侧角部，力求刮到所有内膜。刮取的标本装于盛有固定液的标本瓶内，标明病人姓名及取材部位并送病理组织检查。疑有子宫颈管癌或子宫内膜癌时，应做分段诊刮，即先刮子宫颈管组织再刮宫腔，标本分别装瓶。刮出物肉眼怀疑为癌性组织时，应停止操作，以防出血和扩散。

护理配合：①向病人耐心解释诊刮的目的和方法，消除其思想顾虑，取得病人的主动配合；帮助选择合适的检查时间，功能失调性子宫出血或不孕症病人应在月经前或月经来潮 12 小时内刮宫；术前禁用激素类药物。②准备好灭菌刮宫包[内有阴道窥器、子宫颈钳、宫颈扩张器 1 套、子宫探针、刮匙(钝、锐各 1 把)、敷料钳、弯盘、洞巾、脚套、棉球、棉签、纱布等]、消毒液、标本瓶等。③术中陪伴病人，协助医生完成手术，观察病人血压、脉搏、呼吸及腹痛情况，发生异常及时报告医生。④术后留观 1 小时，注意病人腹痛和出血征象，确认无异常后方可回家休息；嘱病人术后 1 周复诊、取病理报告；术后 2 周内禁盆浴及性生活，保持外阴清洁。

6. 基础体温测定　基础体温(BBT)又称静息体温，是指机体经过较长时间(6~8 小时)睡眠醒来后，未进行任何活动时测得的体温，反映静息状态下的能量代谢水平。正常妇女的基础体温受性激素的影响而呈现周期性变化，排卵前由于雌激素作用，基础体温偏低，排卵时最低，排卵后由于孕激素的作用使体温上升 0.3~0.5℃，至月经前 1~2 天下降。因此，正常月经周期基础体温呈前半期低后半期高的双相型，无排卵周期呈现单相型。基础体温测定常用于测定有无排卵、测定排卵日期、黄体功能和诊断早孕等。

方法：嘱病人每晚睡前准备体温计及体温记录单。晨醒(需充足睡眠 6~8 小时)后不做任何活动前，卧床测口温 5 分钟。从月经来潮第一天起，每天将测得的体温数据描在基础体温单上并连成虚线。至少需连续测 3 个月经周期。

护理配合：①向病人说明检查目的、方法和要求，一般需连续测量 3 个月经周期以上；②指导病人将每天的测量结果及时标记在体温单上，如遇发热、用药、性生活、睡眠等情况亦应如实记载，以便分析时参考。

7. 阴道后穹隆穿刺术　通过阴道后穹隆穿刺抽取直肠子宫陷凹积液进行检查，确定直肠子宫陷凹积液的性质，常用于异位妊娠和盆腔积液的辅助诊断。还可用于明确贴近后穹隆肿块的性质和在超声介导下经后穹隆取卵。

方法:嘱病人排空膀胱后取膀胱截石位,双合诊了解子宫附件情况,常规消毒外阴、阴道,铺无菌巾。用阴道窥器暴露子宫颈再次消毒后将子宫颈钳夹至子宫颈后唇,向斜上方牵拉,充分暴露后穹隆,再次消毒。用 18 号腰穿针接 10ml 注射器,与子宫颈平行稍向后方向刺入 2~3cm,有落空感后抽吸,边抽吸边拔出针头,然后用无菌纱布填塞压迫片刻,血止后取出子宫颈钳和阴道窥器。

护理配合:①术前向病人解释检查的目的和要求,消除思想顾虑,取得配合。协助病人取膀胱截石位;准备阴道窥器、子宫颈钳、卵圆钳、10ml 注射器、18 号腰穿针头、无齿长镊、弯盘、小试管、无菌巾、纱块、棉签、棉球、消毒液等。②术中协助医生完成穿刺,陪伴病人,密切观察病人病情变化,注意有无面色苍白、血压下降及腹痛等。③术后安置病人休息,嘱病人保持外阴清洁;及时将抽出液送检。如抽出暗红、不凝固(静置 6 分钟以上仍不凝固)血液为腹腔内出血,应迅速遵医嘱进行抢救,并做好术前准备。

8. 输卵管通畅检查　测定输卵管是否通畅,适用于不孕症、输卵管复通术后、输卵管轻度粘连的诊断和治疗。常用输卵管通液术、子宫输卵管碘油造影。

方法:病人排尿后取膀胱截石位,常规消毒铺巾。双合诊了解子宫大小、位置,阴道窥器暴露子宫颈,再次消毒子宫颈后钳夹子宫颈前唇,沿宫腔方向送入子宫颈导管,使其橡皮塞与子宫颈外口紧密相贴。用注射器向子宫颈导管缓慢注入无菌生理盐水 20ml(内加庆大霉素 8 万 U、地塞米松 5mg),注意防止液体从子宫颈溢出。若注入顺利无阻力且病人无明显不适,提示输卵管通畅;如勉强注入 10ml 即感阻力且病人感下腹胀痛,提示输卵管粘连。子宫输卵管碘油造影则是在 X 线检测下边推注造影剂边观察,了解子宫输卵管充盈程度以寻找病变部位。

护理配合:①选择在月经干净后 3~7 天进行检查,耐心向病人解释检查的意义和方法,消除其思想顾虑,取得配合;凡有严重心、肺疾病及生殖器官急性炎症或阴道流血者禁行此项检查。②物品准备,如阴道窥器、子宫颈钳、子宫探针、妇科长钳、子宫颈导管、止血钳、橡皮管、20ml 注射器、药杯、棉球、加热至接近体温的生理盐水。③操作过程中了解病人的感受,下腹疼痛的性质、程度,如有不适及时报告医生并协助处理。对行碘油造影的病人,术前需详细询问有无过敏史,操作过程中应密切观察病人有无过敏症状。④术后留观 30 分钟,无异常方可让病人回家休息;告知术后注意保持外阴阴道清洁,2 周内禁盆浴和性生活。

9. 超声检查　是利用向人体内部发射超声波,并接收其回声信号所显示的波形、图像及信号音来进行疾病诊断的一种检查方法。妇产科常用的超声检查主要有 B 超(经腹或经阴道)检查和彩色多普勒超声检查。超声检查对人体损害小、无痛苦,对胎儿基本安全,诊断较准确、迅速,可以重复进行,随访观察方便,是妇产科首选的影像学诊断方法。常用于早孕诊断、胎儿发育情况、胎盘定位、羊水监测,以及异位妊娠、葡萄胎、子宫肌瘤、卵巢肿瘤等盆腔病变和宫内节育器在宫腔的位置、形状等的诊断。

此项检查一般无需特殊准备,向病人说明检查的意义,消除紧张心理,指导需充盈膀胱的病人饮水使膀胱充盈(经阴道检查需排空膀胱),检查完毕帮助患者擦去耦合剂。

10. 内镜检查　①阴道镜检查:阴道镜可将子宫阴道壁黏膜放大 10~40 倍,借以观察肉眼看不到的微小病变,发现可疑病灶。能准确地选择可疑部位取材做活体组织检查,提高早期子宫颈癌的诊断率。②子宫镜检查:采用膨宫介质扩张宫腔,通过纤维光束和透镜将冷光源经子宫镜导入宫腔内,观察子宫腔内的病变情况,并可直视下取材活检或行手术治疗。子宫镜检查适用于探查异常子宫出血和不孕症的子宫病因,行输卵管粘堵术、子宫腔息肉及黏膜下肌瘤摘除术等。③腹腔镜检查:将腹腔镜自腹壁插入盆腔内直接观察子宫及双侧附件病变的部位、形态,必要时可取病变组织行病理检查以明确诊断。腹腔镜检查适用于临床诊断较困难的妇科病如内生殖器发育异常、肿瘤、异位妊娠、子宫内膜异位症、子宫穿孔及原因不明的腹痛等。在腹腔镜下还可行输卵管通液术、盆腔异物取出术、异位子宫内膜粘连松懈术、绝育术及子宫切除术等。

护理配合:①术前向病人及家属介绍检查目的和方法,消除其紧张和恐惧心理,积极配合检查;②术中陪伴关心病人,指导其配合操作,密切观察病人生命体征,协助病人根据检查、手术需要变换体位,为医生提供用物,以便顺利完成检查;③术后嘱病人卧床休息,按麻醉要求采取必要体位。腹腔镜检查术后鼓励病人每天下床活动以减轻腹胀,术后 2 周内禁止盆浴和性生活。

二、护理诊断

护理诊断是对病人疾病过程中存在的生理、心理、社会等方面问题的阐述,这些问题需通过护理措施解决。护理诊断是护士全面收集病人的相关资料后加以综合分析得出的。确认相应的护理诊断,按照其重要性和紧急性排列顺序,护士根据轻重缓急采取相应的护理措施。

三、护理目标

护理目标是护理效果的标准,是通过护理干预,护士期望病人达到的健康状态或在行为上的改变。准确制订护理目标可明确护理工作方向,护理目标分为:①近期目标,指一周或一天甚至在更短时间应达到的目标,常用于病情变化较快或短期住院的妇科病人;②远期目标,指在较长时间能够达到的目标,是对病人长期存在的问题采取的连续护理措施,常用于妇科出院病人、慢性炎症或手术后康复病人。

四、护理措施

护理措施是帮助病人达到护理目标采取的具体护理活动,包括:一般护理、病情观察、执行医嘱、缓解病情、促进舒适、心理护理,以及预防措施、用药指导和健康教育等护理措施。

五、护理评价

护理评价是整个护理效果的评定,是评价执行护理措施后病人的反应、预期目标是否达到的过程。将病人的目前健康状况与护理计划中的护理目标比较,以便及时调整护理诊断和护理计划。

自 测 题

A₁型题

1. 关于妇科检查,下列错误的是

    A. 向病人做好解释工作,消除其思想顾虑

    B. 检查前嘱患者排尿

    C. 对未婚女性要做双合诊检查

    D. 男医生检查时需有女护士在场

    E. 检查者动作要轻柔

2. 下列哪项不是妇科检查室常规准备的物品

    A. 阴道窥器　　　　　B. 无菌手套

    C. 臀垫　　　　　　　D. 肥皂水

    E. 骨盆测量

3. 下列哪项不是妇科患者常见的临床表现

    A. 恶心、呕吐　　　　B. 阴道流血

    C. 白带增多　　　　　D. 腹部包块

    E. 腹痛

4. 双合诊检查不到的情况有

    A. 子宫大小形状

    B. 输卵管、卵巢情况

    C. 阴道深度

    D. 子宫颈软硬度

    E. 子宫后壁

5. 关于妇科检查注意事项错误的是

    A. 检查前嘱病人先排尿

    B. 臀垫应每人更换一次

    C. 冬季要注意保暖

    D. 月经期可行阴道检查

    E. 协助老年病人和行动不便病人上下检查床

6. 能直接观察子宫、双侧附件有无异常的检查方法是

    A. 阴道窥器检查　　　B. 阴道镜检查

    C. 子宫镜检查　　　　D. 腹腔镜检查

    E. 超声检查

7. 下列哪项物品不是宫颈刮片所需要的

    A. 宫颈刮板　　　　　B. 清洁玻片

    C. 试管　　　　　　　D. 95% 乙醇

    E. 病理检查申请单

8. 阴道窥器检查能了解

    A. 阴道壁的软硬度

    B. 阴道壁黏膜有无充血

    C. 子宫颈的软硬度

D. 子宫位置和大小

E. 子宫的大小和形状

9. 妇科检查时病人应取何种体位

    A. 膀胱截石位　　　　　B. 膝胸卧位

    C. 半卧位　　　　　　　D. 仰卧位

    E. 俯卧位

10. 了解子宫后壁、直肠子宫陷凹、宫骶韧带的病变情况,应做的检查是

    A. 阴道窥器检查　　　　B. B 型超声

    C. 三合诊　　　　　　　D. 双合诊

    E. 外阴视诊

A₂型题

11. 张女士,因下腹坠痛住院治疗,现病人正处于月经期间,下列检查不宜做的是

    A. B 型超声　　　　　　B. 腹部检查

    C. 双合诊　　　　　　　D. 直肠-腹部诊

    E. 血常规检查

12. 刘女士,31 岁,近半月出现性交后阴道出血。阴道窥器检查发现子宫颈部分糜烂样改变,下列检查最具诊断价值的是

    A. 子宫颈脱落细胞 TCT 检查

    B. 子宫颈或子宫颈管活体组织检查

    C. 子宫颈黏液检查

    D. 阴道侧壁涂片

    E. 诊断性刮宫

13. 胡女士,19 岁,未婚,因盆腔包块行妇科检查时,应采用的检查方法是

    A. 阴道窥器检查

    B. 双合诊

    C. 三合诊

    D. 直肠-腹部诊

    E. 外阴视诊

14. 王女士,27 岁,外阴瘙痒,白带呈稀薄泡沫状,疑为滴虫性阴道炎,为确诊行阴道分泌物悬滴检查,选用的悬液是

    A. 乙醇　　　　　　　　B. 10%氢氧化钠溶液

    C. 生理盐水　　　　　　D. 0.1%苯扎溴铵溶液

    E. 自来水

15. 张女士,36 岁,外阴严重瘙痒 3 天,阴道检查白带呈凝乳状,疑为外阴阴道假丝酵母菌病,下列检查可以确诊的是

    A. TCT 检查　　　　　　B. B 超检查

    C. 阴道镜检查　　　　　D. 宫腔镜检查

    E. 阴道分泌物悬滴法检查

16. 黄女士,41 岁,自诉 2 周前发现无痛性下腹部包块。双合诊检查时不能发现的是

    A. 子宫位置

    B. 子宫大小

    C. 子宫活动度及硬度

    D. 双侧附件情况

    E. 子宫颈炎

17. 向女士,34 岁,以子宫肌瘤住院治疗。采集病史询问生育史时,回答为足月产 1 次,流产 2 次,无早产,现存 1 个孩子。应记录为

    A. 1-0-2-1　　　　　　　B. 1-1-0-1

    C. 2-0-1-1　　　　　　　D. 1-0-1-2

    E. 1-1-1-0

A₃型题

(18~20 题共用题干)

    陈女士,26 岁,已结婚 2 年,未孕,初诊为原发性不孕。男方已查无异常,女方行盆腔检查也未发现异常。

18. 下列检查不能了解卵巢功能的是

    A. 子宫颈黏液检查

    B. 诊断性刮宫

    C. 子宫输卵管碘油造影

    D. 基础体温测定

    E. 阴道脱落细胞检查

19. 如病人需要做基础体温测定,护士告知病人测定基础体温的方法,下列不恰当的是

    A. 从月经开始之日起测

    B. 每晚睡前将体温表甩至 36℃ 以下备用

    C. 清晨醒后未做任何活动前测量

    D. 卧床测口腔体温 3~5 分钟

    E. 需连续测 1 个月经周期

20. 经检查卵巢功能正常,下一步需做输卵管通液术,了解输卵管情况,下列错误的是

    A. 应在月经前 3~7 天内进行

    B. 用 20ml 温热无菌生理盐水

    C. 操作完毕后应观察半小时

    D. 术后 2 周内禁止盆浴和性生活

    E. 轻度输卵管粘连,经通液疏通后尽快受孕

(闪玉章)

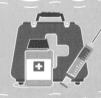
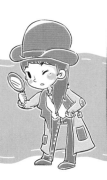

第 15 章
女性生殖系统炎症病人的护理

引言：阴道与外界相通,是经血流出、性交、分娩及各种宫腔操作的必经通道,又与尿道口和肛门相邻,易受污染,尤其是在月经期、分娩期、产褥期及手术后,当机体防御功能下降时,病原体容易侵入生殖器官或原有的条件致病菌大量繁殖,导致生殖器官炎症性疾病的发生。常见女性生殖器官炎症有外阴炎、前庭大腺炎、阴道炎、子宫颈炎、盆腔炎等,是妇科常见病,其中阴道炎、慢性子宫颈炎最为多发。本章重点介绍女性生殖系统常见炎症病人的护理。

第 1 节 概 述

一、女性生殖系统自然防御功能

女性生殖系统解剖和生理的特点使其具有比较完善的自然防御功能,增强了女性生殖器官对感染的防御能力。

1. 女性生殖系统解剖特点 两侧大阴唇自然合拢,遮掩阴道口、尿道口;阴道口闭合,阴道前、后壁紧贴;子宫颈内口紧闭,可以防止外界的病原体入侵。

2. 阴道的自净作用 阴道上皮在卵巢分泌的雌激素作用下增生变厚,增强抵抗病原体入侵的能力。同时上皮细胞中含有丰富的糖原,在阴道杆菌的作用下,分解为乳酸,维持阴道正常酸性环境(pH 3.8~4.4),抑制了适宜于在弱碱性环境中繁殖的病原体,称为阴道自净作用。

3. 子宫颈阴道部表面覆以复层扁平上皮,具有较强的抗感染能力。子宫颈黏膜分泌的碱性黏液,形成"黏液栓",堵塞子宫颈管,抑制了适宜于在弱酸性环境中繁殖的病原体。

4. 孕龄妇女子宫内膜周期性剥脱,可以及时清除宫腔内感染。

5. 输卵管黏膜上皮细胞的纤毛向子宫腔方向摆动及输卵管的蠕动,均有利于阻止病原体的侵入。

虽然女性生殖器官有较强的自然防御功能,但是由于女性生殖器官通过阴道口直接与外界相通,容易受到损伤及各种外界病原体的感染。此外,妇女在月经期、妊娠期、分娩期和产褥期,防御功能下降时,病原体容易侵入生殖道,引起炎症。

考点：女性生殖系统的防御功能

二、女性生殖系统炎症的病原体

引起女性生殖系统炎症的病原体很多,有来自寄生于阴道的细菌,也可是来自于外界的病原体。常见病原体为细菌,多为需氧菌(葡萄球菌、链球菌、大肠埃希菌、淋病奈瑟菌等)和厌氧菌(消化链球菌、产气荚膜杆菌、变形杆菌等)混合感染;原虫,以阴道毛滴虫最常见;真菌,以白色假丝酵母菌为主;病毒,如人乳头状瘤病毒、疱疹病毒等;其他如梅毒螺旋体、沙眼衣原体、支原体等。

三、女性生殖器官炎症的传播途径

1. 沿生殖器黏膜上行蔓延 病原体侵入外阴、阴道后,沿黏膜经子宫颈、子宫内膜、输卵管黏膜至卵巢及盆腔。葡萄球菌、淋病奈瑟菌等病原体沿此途径扩散。

2. 经血液循环蔓延 病原体先侵入人体的其他器官,再经过血液循环感染生殖器,是结核杆菌感染的主要途径。

3. 经淋巴系统蔓延　病原体经生殖道创伤处的淋巴管侵入,蔓延至盆腔内生殖器其他部分,是流产后感染、产褥感染等的主要传播途径,常见于大肠埃希菌、链球菌、厌氧菌感染。

4. 直接蔓延　腹腔其他脏器感染后,炎症病变直接蔓延到内生殖器,如阑尾炎可引起右侧附件炎。

第 2 节　外阴及阴道炎

非特异性外阴炎及前庭大腺炎

情境案例 15-1

王女士 26 岁,结婚 3 年,近几天感到外阴肿胀、疼痛、灼热感,行走十分不便。妇科检查:见右侧大阴唇后下方有一红肿物,呈椭圆形,直径约 4cm,局部可触及波动感,有明显的触痛。

一、概　　述

非特异性外阴炎是由物理、化学等因素所致的外阴皮肤或黏膜的炎症。因受经血、阴道分泌物、尿液等刺激,如不注意皮肤清洁,易引起外阴炎。经期使用会阴垫、穿紧身化纤内裤或内衣过紧造成局部潮湿、透气性差等,也可诱发外阴炎。前庭大腺炎是病原体侵入前庭大腺引起的炎症,因腺管的开口位于小阴唇与处女膜之间,在性交、流产、分娩或其他情况污染外阴部时,病原体易侵入引起炎症。主要病原体为葡萄球菌、链球菌、大肠埃希菌、肠球菌、淋病奈瑟菌及沙眼衣原体等。急性炎症发作时,细菌先侵犯腺管,腺管开口因炎症肿胀阻塞,渗出物不能排出,积存而形成脓肿,称前庭大腺脓肿。如前庭大腺腺管口粘连阻塞,分泌物不能外流,分泌物集聚而形成前庭大腺囊肿。

二、护理评估

(一) 健康史

了解有无糖尿病、尿瘘、粪瘘等病史;有无流产、分娩、外阴阴道手术后感染史;有无不洁性生活、经期卫生习惯不良等。

(二) 身心状况

1. 身体状况

(1) 外阴炎:外阴瘙痒、疼痛、灼热,于性交、活动、排尿、排便时加重。妇科检查:外阴红肿、糜烂、有抓痕,严重者有湿疹或溃疡等。

(2) 前庭大腺炎:多单侧发生,初期局部红肿,发热、压痛明显;脓肿形成时有压痛及波动感,可伴有发热、白细胞增多;囊肿形成时大阴唇后下方出现囊性包块,有坠胀感或性交不适。

2. 心理-社会状况　因瘙痒、疼痛影响病人工作、生活及性生活,使其产生焦虑、烦躁;少数病人会产生羞耻感,不敢就医。

(三) 辅助检查

1. 分泌物检查　查找病原体。

2. 血、尿常规检查　病情重时,白细胞可升高。尿常规可了解是否伴有尿路感染及尿糖情况。

情境案例 15-1 问题分析 1

该妇女外阴发生了什么问题?

王女士外阴肿胀、疼痛、灼热感,行走十分不便。右侧大阴唇后下方有一肿物,可触及波动感,有明显触痛。初步诊断是前庭大腺脓肿。

三、治 疗 原 则

外阴炎治疗基本原则是积极寻找、消除病因,如因糖尿病的尿液刺激引起的外阴炎,及时治疗糖尿病;由尿瘘、粪瘘引起的外阴炎应及时修补;保持外阴清洁、干燥,局部使用 1：5000 高锰酸钾坐浴。前庭大腺炎急性期可根据细菌培养和药敏试验选用抗生素。前庭大腺脓肿及囊肿可切开引流并行造口术。

考点:外阴炎、前庭大腺炎的治疗原则

四、护理诊断及医护合作性问题

1. 舒适的改变　与外阴瘙痒、疼痛有关。
2. 组织完整性受损　与炎性分泌物刺激、搔抓等有关。
3. 焦虑　与疾病影响正常工作、生活有关。

情境案例 15-1 问题分析 2

病人的最主要护理诊断是什么?

因病人外阴肿胀、疼痛、灼热感,前庭大腺脓肿形成,所以急性疼痛是主要护理诊断。

五、护 理 目 标

1. 病人瘙痒、疼痛症状减轻或消失。
2. 外阴皮肤黏膜修复完整。
3. 焦虑缓解。

六、护 理 措 施

（一）一般护理

急性炎症发作时,嘱其卧床休息,保持外阴清洁、干燥,避免抓挠外阴皮肤。

（二）病情观察

注意观察外阴皮肤变化,有无红肿、抓痕,分泌物量及性状变化。

（三）治疗配合

1. 遵医嘱给予抗生素、止痛剂。
2. 教会病人坐浴的方法,包括溶液的配置、温度及注意事项。注意配置的溶液浓度不宜过高,以免灼伤皮肤。坐浴时要使会阴部浸没于溶液中,月经期暂停坐浴,每天 2 次,每次 15～30 分钟,5～10 次为 1 个疗程。
3. 对脓肿或囊肿切开引流或造口术的病人,做好手术前准备及术后护理。

（四）心理护理

向病人做好解释工作,消除顾虑。及时治疗,缓解其焦虑情绪。

（五）健康指导

应勤换内裤,穿透气性好的棉制品内裤,保持外阴清洁、干燥,勿使用刺激性药物或肥皂擦洗,局部严禁搔抓;外阴破溃的病人要预防继发感染,使用无菌柔软会阴垫,减少摩擦和交叉感染的机会;指导病人注意经期、孕期、分娩期及产褥期卫生。忌饮酒及辛辣刺激性食物。

情境案例 15-1 问题分析 3

如何对该病人实施护理?

1. 嘱病人卧床休息。
2. 按医嘱为病人使用抗生素。
3. 做好脓肿切开引流的手术前准备和手术后护理。
4. 与病人及家人沟通,使其了解病情,缓解焦虑。

七、护 理 评 价

1. 外阴瘙痒、疼痛是否减轻或消失。
2. 外阴皮肤是否修复完整。
3. 焦虑是否缓解,能积极配合治疗。

阴 道 炎

情境案例 15-2

　　张女士,结婚 5 年,30 岁,近几天感到外阴瘙痒,晚上瘙痒更明显,难以入睡。妇科检查时见白带多而质稠,呈白色豆腐渣样,小阴唇内侧及阴道黏膜附有白色膜状物,擦去后露出红肿黏膜,并见到糜烂及浅表溃疡。

一、概 述

　　阴道炎是阴道黏膜的炎症,是妇科常见疾病。当阴道自然防御功能降低、生态平衡遭到破坏时,病原体入侵则导致阴道炎症。幼女及绝经后妇女由于雌激素缺乏,阴道上皮薄,细胞内糖原含量低,抵抗力下降,更易受感染。

二、护 理 评 估

(一) 健康史

　　了解有无流产、不洁性生活史;有无不良卫生习惯;是否妊娠、患有糖尿病、接受雌激素治疗及长期应用抗生素等(表 15-1)。

表 15-1　常见阴道炎发病相关因素

	病原体	发病诱因	传染途径
滴虫性阴道炎	阴道毛滴虫,在潮湿环境中易生长	阴道酸性降低 月经后易复发	直接传播 间接传播(公共卫生设施、用物、医源性)
外阴阴道假丝酵母菌病	假丝酵母菌,在湿热环境下易生长	阴道酸性升高,常见于孕妇、糖尿病病人、接受雌激素治疗者、滥用抗生素	内源性传播 直接传播 间接传播
细菌性阴道病	加德纳菌、厌氧菌	阴道内正常菌群失调,乳酸杆菌减少	
萎缩性阴道炎	致病菌过度繁殖	雌激素水平低下,阴道黏膜抵抗力下降	

考点:各种阴道炎的病原体及诱因

(二) 身体状况

　　1. 滴虫性阴道炎　主要症状是白带增多,可伴有外阴瘙痒。典型白带:稀薄、灰白色、泡沫样,有腥臭味,并发细菌感染时可为黄色、黄绿色泡沫样。月经后症状加重。妇科检查:见阴道黏膜充血,有红色丘疹或散在出血点。

　　2. 外阴阴道假丝酵母菌病　主要症状为外阴奇痒,夜间为甚。可伴有外阴灼痛、尿痛、性交痛。典型白带特征:白色稠厚、呈凝乳或豆腐渣样。妇科检查:见外阴红斑、水肿,严重者可见皮肤皲裂、表皮脱落,小阴唇内侧及阴道黏膜附有白色块状物,擦除后见阴道黏膜红肿,也可见到糜烂及表浅溃疡。

　　3. 细菌性阴道病　部分病人无临床症状,有症状者主要表现为阴道分泌物增多,有鱼腥臭味,性交后加重。白带特点:灰白色、稀薄、均匀一致。

　　4. 萎缩性阴道炎　主要症状为外阴灼热不适、瘙痒及阴道分泌物增多。阴道分泌物稀薄,淡黄色,感染严重时呈脓性。妇科检查:阴道黏膜萎缩、充血,有散在小出血点,有时可见表浅溃疡。

5. 婴幼儿外阴阴道炎　常见于 5 岁以下幼女。由大肠埃希菌、葡萄球菌、链球菌、淋病奈瑟菌、滴虫等病原体通过患病母亲或保育员的手、衣物、浴盆、手巾等间接传播引起的炎症。婴幼儿外阴发育差,不能遮盖尿道口及阴道前庭,加之缺乏雌激素,阴道上皮较薄,细菌极易侵入;阴道 pH 呈中性,适合病原体生长和繁殖;婴幼儿卫生习惯不良,大便污染、外阴不洁、外阴损伤或蛲虫感染,阴道异物等均可引起炎症。主要症状:阴道分泌物增多,呈脓性。患儿哭闹,烦躁。妇科检查:可见外阴黏膜充血,脓性分泌物自阴道流出,严重时外阴可见溃疡,小阴唇粘连。

考点:各种阴道炎的身体状况

护考链接

张女士,37 岁,已婚,外阴瘙痒伴白带增多一周。妇科检查:阴道充血,有较多的稀薄泡沫样阴道分泌物。该女士可能患有哪种阴道炎　A. 萎缩性阴道炎　B. 滴虫性阴道炎　C. 外阴阴道假丝酵母菌病　D. 细菌性阴道病　E. 前庭大腺炎

点评:阴道炎多表现为外阴瘙痒、白带增多,但不同阴道炎的临床表现也不同,白带各有特点,该病人临床表现和白带特点符合滴虫性阴道炎,所以此题选 B。

(三) 心理-社会状况

因局部瘙痒、疼痛等不适影响工作、生活,也可因为执行医嘱及自我护理不当导致反复发作或久治不愈而焦虑。有些病人因怕羞或不重视而延误诊治。

(四) 辅助检查

阴道分泌物悬滴法检查找到阴道毛滴虫或假丝酵母菌的芽胞及假菌丝。

情境案例 15-2 问题分析 1

该病人发生了什么问题?

张女士近几天感到外阴瘙痒,晚上瘙痒更明显。白带多而质稠,呈白色豆腐渣样,小阴唇内侧及阴道黏膜附有白色膜状物,擦去后露出红肿黏膜,并见到糜烂及浅表溃疡。初步诊断为外阴阴道假丝酵母菌病。

三、治 疗 原 则

清除诱因,切断传播途径,改善阴道环境。外阴、阴道局部用药或结合全身用药消除病原体,缓解病情。

四、护理诊断及医护合作性问题

1. 舒适的改变　与外阴瘙痒、疼痛有关。
2. 组织完整性受损　与炎性分泌物刺激、搔抓等有关。
3. 焦虑　与疾病影响正常工作、生活有关。
4. 知识缺乏　缺乏阴道炎预防和治疗的相关知识。

情境案例 15-2 问题分析 2

该病人最主要的护理诊断是什么?

因病人瘙痒明显,舒适的改变是最主要的护理诊断。

五、护 理 目 标

1. 病人外阴、阴道黏膜组织修复。
2. 白带减少、瘙痒缓解。
3. 焦虑减轻。
4. 了解阴道炎预防和治疗的相关知识。

六、护 理 措 施

（一）一般护理

保持外阴清洁、干燥，避免摩擦，多休息。治疗期间所用盆具、内衣裤要及时消毒，避免交叉感染。

（二）病情观察

注意观察病人主要症状有无减轻及用药后的反应等情况，有异常时应及时告知医生并协助处理。

（三）治疗配合

1. 阴道灌洗、坐浴　滴虫性阴道炎、老年性阴道炎和细菌性阴道病均可用 0.5% 乙酸或 1% 乳酸溶液冲洗阴道，增强阴道防御功能。外阴阴道假丝酵母菌病用 2%～4% 碳酸氢钠溶液冲洗阴道，降低阴道酸度，抑制假丝酵母菌生长。未婚女性不做阴道灌洗，可改为坐浴。

2. 局部用药　滴虫性阴道炎、萎缩性阴道炎和细菌性阴道病在阴道灌洗后擦净，用甲硝唑栓200mg，每晚放入阴道深处，7～10 天为一个疗程。重症萎缩性阴道炎为增强阴道局部抵抗力，可加用己烯雌酚 0.125～0.25mg，每晚放入阴道。外阴阴道假丝酵母菌病可用咪康唑栓剂 200mg 或克霉唑栓150mg，每晚 1 粒，制霉菌素栓剂 10 万 U 或片剂 50 万 U 放入阴道内，7～10 天为一个疗程。婴幼儿外阴阴道炎可用吸管将抗生素溶液滴入阴道。

3. 全身用药　滴虫性阴道炎、细菌性阴道病需同时口服甲硝唑杀灭泌尿系统及各种腺体中的病原体，以达到根治的目的。甲硝唑 400mg，每天 2～3 次，7 天为一个疗程。较顽固的外阴阴道假丝酵母菌病可选用伊曲康唑、氟康唑等药物口服。如伊曲康唑 200mg，每天 1 次口服，连用 3～5 天，孕妇及有肝病史者禁用。较顽固的萎缩性阴道炎可口服尼尔雌醇，连用 2～3 个月。婴幼儿外阴阴道炎可针对病原体选择相应的口服抗生素治疗。

考点: 各种阴道炎的治疗方法

护考链接

王女士，诊断为外阴阴道假丝酵母菌病，以下护理措施不当的是　A. 选用 2%～4% 碳酸氢钠溶液冲洗　B. 选用 0.5% 乙酸溶液冲洗　C. 冲洗后用制霉菌素片剂 50 万 U 放入阴道深处　D. 冲洗后用咪康唑栓剂200mg 放入阴道深处　E. 7～10 天为一个疗程

点评:阴道炎的治疗以局部治疗为主，选用适当的冲洗液冲洗后将药物放入阴道穹隆处。假丝酵母菌病应选用碱性液冲洗，降低阴道酸度，抑制病原体生长。所以此题选 B。

（四）心理护理

向病人讲解阴道炎的病因、传播途径、护理方法等，规范治疗，及时复查，根据病情调整治疗方案以达到早日彻底治愈，从而消除焦虑等心理障碍。

（五）健康指导

1. 注意个人卫生，保持外阴部清洁、干燥，尽量避免搔抓外阴部皮肤，勿用刺激性药物或肥皂擦洗。内裤、坐浴及洗涤用物应煮沸消毒 5～10 分钟以消灭病原体，避免交叉和重复感染的机会。用药前洗净双手及外阴，减少交叉感染机会。婴幼儿避免穿开裆裤。

2. 教会病人配置各种冲洗液及坐浴的方法，水温在 35～37℃ 为宜，每天 1～2 次；月经期间暂停坐浴、阴道冲洗及阴道用药；指导病人正确用药，告知各种剂型的全身、阴道用药方法。

3. 治疗期间禁止性生活，滴虫性阴道炎性伴侣应同时接受检查和治疗。避免到公共游泳池、浴池等场所。

4. 按疗程治疗，指导病人及时复查，向其解释复查的重要性，滴虫性阴道炎常于月经后复发，滴虫检查阴性后，仍应于下次月经后继续治疗一个疗程，以巩固疗效。连续 3 次月经干净后复查白带均

为阴性,方为治愈。

5. 使用甲硝唑期间禁酒,原因是甲硝唑可抑制乙醇在体内氧化,而产生有毒的中间代谢产物。甲硝唑还可以透过胎盘到达胎儿体内,故孕 20 周前禁用。哺乳期甲硝唑也可通过乳汁排出,故服药期间及服药后 6 小时内不宜哺乳;妊娠合并假丝酵母菌感染者,坚持局部治疗甚至到妊娠 8 个月,为避免损害胎儿,应禁用口服药物;萎缩性阴道炎使用雌激素时,应以小剂量局部用药为主,乳腺或生殖系统肿瘤应禁用。

情境案例 15-2 问题分析 3

如何对该病人实施护理?

1. 嘱病人休息,保持外阴清洁、干燥。所用衣物煮沸消毒。
2. 选用 2%～4% 碳酸氢钠溶液阴道灌洗。
3. 灌洗后擦净冲洗液,将药物放入阴道穹隆处。
4. 与病人沟通,告知病情,做好心理护理和健康教育。

七、护 理 评 价

1. 病人组织是否修复。
2. 白带是否减少,瘙痒是否缓解,舒适度是否增强。
3. 焦虑是否减轻。
4. 病人能否说出各种阴道炎的预防和治疗知识。

第 3 节　慢性子宫颈炎

情境案例 15-3

许女士,31 岁,主诉白带增多。妇科检查:子宫颈外口处的子宫颈阴道部呈细颗粒状并发红,子宫颈外口见一黄豆大小红色息肉。

一、概　　述

子宫颈炎症是妇科最常见的疾病之一,多见于生育期妇女,分为急性和慢性两种。急性子宫颈炎症与急性子宫内膜炎同时发生。临床以慢性子宫颈炎多见。

慢性子宫颈炎可由急性子宫颈炎迁延而来,也可为病原体持续感染所致。慢性子宫颈炎病理组织形态有以下几种类型。

1. 慢性子宫颈管黏膜炎　又称子宫颈管炎,病变局限于子宫颈管黏膜及黏膜下组织。子宫颈外口充血发红,可见脓性分泌物。

2. 子宫颈息肉　由于慢性炎症长期刺激,子宫颈管局部黏膜增生,向子宫颈外口突出而形成息肉。息肉多为一个或多个,大小不等,色红、呈舌形、质软而脆、易出血。

3. 子宫颈肥大　子宫颈长期受到慢性炎症的刺激,组织充血、水肿,腺体和间质增生,使子宫颈呈不同程度的肥大,表面多光滑、硬度增加。

考点:慢性子宫颈炎的病理类型

二、护 理 评 估

(一)　健康史

了解有无阴道分娩、流产、妇科手术等造成的子宫颈损伤;有无性传播疾病发生;有无不良卫生习惯等。

(二)　身心状况

1. 身体状况　慢性子宫颈炎多无症状,有些病人可有阴道分泌物增多,淡黄色或脓性,性交后出血等。当炎症沿宫骶韧带扩散到盆腔时,可有腰骶部疼痛、下腹部下坠感等。子宫颈分泌物黏稠脓性不利于精子穿过,可造成不孕。妇科检查:可见子宫颈呈糜烂样改变,或有黄色分泌物覆盖子宫颈口,也可表现为子宫颈息肉或子宫颈肥大。

考点:慢性子宫颈炎的身体状况

2. 心理-社会状况　由于白带增多、腰骶部疼痛不适,治疗效果不佳、久治不愈,可能影响受孕,或怀疑恶变而焦虑不安。

(三)辅助检查

治疗前先行宫颈刮片细胞学检查、TCT 检查、碘试验或子宫颈活体组织检查,排除早期子宫颈癌。

情境案例 15-3 问题分析 1

该病人发生了什么问题?

许女士,白带增多。妇科检查:子宫颈外口处的子宫颈阴道部呈细颗粒状并发红,子宫颈外口见一黄豆大小红色息肉。初步诊断为慢性子宫颈炎。

三、治 疗 原 则

慢性子宫颈炎以局部治疗为主,可根据不同的情况选用物理治疗、药物治疗及手术治疗,以物理治疗最常用且效果最稳定。

四、护理诊断及医护合作性问题

1. 组织完整性受损　与阴道分泌物增多、炎症刺激有关。
2. 知识缺乏　缺乏慢性子宫颈炎物理治疗的相关知识。
3. 焦虑　与可能影响受孕或担心癌变有关。

情境案例 15-3 问题分析 2

该病人主要护理诊断是什么?

因病人子宫颈有损害,其主要护理诊断是组织完整性受损。

五、护 理 目 标

1. 病人炎症得到控制,组织修复。
2. 能够说出物理治疗的注意事项及护理方法。
3. 焦虑减轻。

六、护 理 措 施

1. 一般治疗　嘱病人多休息,避免劳累。
2. 病情观察　注意观察病人自觉症状、分泌物性状的变化及有无异常出血等情况,发现异常及时告知医生并协助处理。
3. 治疗配合

(1)物理治疗:是最常用的方法。临床常用的方法有激光、冷冻、红外线凝结、微波疗法等。其原理都是将子宫颈糜烂面破坏,结痂脱落后,由新生的复层扁平上皮覆盖创面,一般需要 3~4 周,病变较深者需 6~8 周,子宫颈外观恢复光滑。物理治疗注意事项:①治疗前常规行子宫颈癌筛查;②有急性炎症时应于炎症控制后方可行物理治疗;③治疗时间选择月经干净后 3~7 天;④物理治疗后有阴道分泌物增多,甚至有大量水样排液,术后 1~2 周脱痂时可有少许阴道流血;⑤术后 4~8 周内禁止性交、盆浴;⑥治疗后应定期检查。

(2)慢性子宫颈管黏膜炎:需了解衣原体、淋病奈瑟菌感染,性伴侣是否已进行治疗。针对病因进行治疗,病因不清者,可使用物理治疗。

（3）子宫颈息肉：可做息肉摘除术,术后将切除的息肉送病理组织学检查。

（4）子宫颈肥大：一般无需治疗。

4. 缓解焦虑　向病人解释子宫颈炎的发病特点、治疗方法及护理知识,解除患者的思想顾虑,积极配合治疗,防止癌变发生。

考点：物理治疗的注意事项

护考链接

慢性子宫颈炎采用激光局部治疗,需注意的事项以下错误的是　A. 术后 4~8 周内禁止性交、盆浴　B. 选择在月经干净后 3~7 天进行　C. 术后有阴道流血属正常现象,不需治疗　D. 保持外阴清洁　E. 治疗后定期复查

点评：慢性子宫颈炎以物理治疗为主要治疗措施,可选用激光、冷冻等方法。物理治疗后有大量阴道流液及少量阴道流血,但出现量多时应及时到医院检查治疗。所以此题选择 C。

5. 健康指导

（1）提高育龄期妇女对子宫颈炎、子宫颈癌防护重要性的认识。保持良好的个人卫生习惯,注意性生活卫生,避免分娩及手术操作损伤子宫颈。

（2）指导妇女定期做妇科检查,积极治疗子宫颈炎。

情境案例 15-3 问题分析 3

如何对病人实施护理?

1. 多注意休息,保持外阴清洁、干燥。

2. 配合医生实施物理治疗。

3. 将手术摘除的息肉及时送检。

4. 告知病人物理治疗后的注意事项。

5. 嘱病人治疗后定期复查。

七、护 理 评 价

1. 病人经治疗后是否组织修复、症状消失。

2. 能否说出物理治疗的注意事项及护理方法。

3. 焦虑是否减轻。

第 4 节　盆腔炎性疾病

女性内生殖器及其周围的结缔组织、盆腔腹膜发生炎症时称盆腔炎。其可分为急性和慢性两类,慢性盆腔炎现称为盆腔炎性疾病后遗症,多为需氧菌和厌氧菌的混合感染。盆腔炎大多发生在育龄期妇女。炎症可局限于一个部位,也可累及多个部位,最常见的是输卵管炎及输卵管卵巢炎。本节主要介绍慢性盆腔炎,即盆腔炎性疾病后遗症。

慢性盆腔炎

情境案例 15-4

胡女士,31 岁,2 年前人工流产后感染得了急性盆腔炎,未到医院进行彻底治疗,之后经常感下腹坠痛和腰骶部酸痛,劳累或性生活后症状明显加重。平时白带较多。妇科检查:子宫后位,正常大小,固定,左侧附件触及 5cm×6cm 大小囊性包块,有压痛,活动度差,右侧附件增厚,压痛明显。体温 36.8℃。

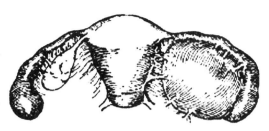

图 15-1　输卵管积水(左)、输卵管卵巢囊肿(右)

一、概　　述

慢性盆腔炎,现称盆腔炎性疾病后遗症,多为急性盆腔炎未能彻底治疗,或患者体质较差病程迁延所致,但也可无急性盆腔炎病史。其病情较顽固,一旦机体抵抗力下降,可急性发作。主要病理改变为组织破坏、广泛粘连、增生和瘢痕形成,常累及输卵管、卵巢。可表现为慢性输卵管炎、输卵管积水、输卵管卵巢炎、输卵管卵巢囊肿及慢性盆腔结缔组织炎(图 15-1)。

二、护理评估

(一) 健康史

了解病人有无流产、引产、分娩、宫腔手术操作后感染史,有无经期性生活、使用不洁会阴垫及性生活紊乱;有无急性盆腔炎病史及原发性不孕史等。

(二) 身心状况

1. 身体状况

(1)症状:主要症状为下腹坠胀、疼痛及腰骶部酸痛,常在月经前后、劳累、性交后加重,可伴阴道分泌物增多。因输卵管粘连阻塞可导致不孕或异位妊娠;当病人抵抗力下降时,易急性发作;病人全身症状多不明显,有时可出现低热、乏力及神经衰弱症状(如精神不振、周身不适、失眠)、月经失调等。

(2)妇科检查:子宫常呈后位,活动受限或粘连固定。输卵管炎症时子宫一侧或双侧触及条索状增粗输卵管,并有轻度压痛。输卵管积水或输卵管卵巢囊肿时盆腔一侧或双侧可触及边界不清、活动受限的囊性肿物。盆腔结缔组织炎时常可触及子宫一侧或双侧有片状增厚、压痛,宫骶韧带增粗、变硬,有触痛。

考点:盆腔炎后遗症病人的身体状况

■■■ 护考链接

刘女士,被诊断为盆腔炎性疾病后遗症,以下不可能出现的是　A. 下腹坠痛、腰骶部酸痛　B. 症状经常在性交后加重　C. 子宫常为后位,活动度差　D. 寒战、高热　E. 附件区触及活动度差的囊性包块

点评:盆腔炎性疾病后遗症是盆腔的慢性炎症,主要病理改变为组织破坏、广泛粘连、增生和瘢痕形成,从而导致下腹疼痛、分泌物增多、不孕等症状,不会出现高热现象。所以此题应选择 D。

2. 心理-社会状况　患者因病程长、反复发作、治疗效果不明显或不孕而焦虑不安、情绪低落。严重者可影响正常工作和生活,甚至影响家庭关系。

(三) 辅助检查

1. B超检查　帮助确定盆腔炎性包块、囊肿、脓肿的部位和大小。

2. 腹腔镜检查　可直视子宫、输卵管、卵巢、宫旁组织的病理改变,必要时做活检。有生育要求的病人,同时做输卵管通液检查,观察输卵管是否通畅。

情境案例 15-4 问题分析 1

该病人发生了什么问题?

胡女士,有急性盆腔炎病史又未彻底治愈,经常感下腹坠痛和腰骶部酸痛,劳累或性生活后症状明显加重。平时白带较多。子宫后位,正常大小,固定,左侧附件触及 5cm×6cm 大小囊性包块,有压痛,活动度差,右侧附件增厚,压痛明显。体温正常。初步诊断为盆腔炎性疾病后遗症。

三、治 疗 原 则

　　盆腔炎性疾病后遗症需根据不同情况选择治疗方案。对慢性盆腔疼痛者,可采用对症处理或给予中药、理疗等综合治疗。不孕病人可考虑用辅助生殖技术协助受孕。对反复发作、输卵管积水、输卵管卵巢囊肿可考虑手术治疗。

　　考点:盆腔炎性疾病后遗症的治疗原则

四、护理诊断及医护合作性问题

　　1. 慢性疼痛　与慢性盆腔炎导致盆腔淤血及粘连有关。

　　2. 焦虑　因病情严重或治疗时间长、效果不明显,担心生育功能有关。

情境案例 15-4 问题分析 2

　　该病人最主要的护理诊断是什么?

　　病人经常感下腹坠痛,腰骶部酸痛,所以最主要护理诊断是慢性疼痛。

五、护 理 目 标

　　1. 疼痛缓解。

　　2. 焦虑减轻。

六、护 理 措 施

　　1. 一般护理　嘱病人多休息,避免劳累。指导病人增加营养、坚持合理锻炼,增强机体抵抗力。

　　2. 病情观察　注意观察病人腹痛、阴道分泌物变化,发现异常及时告知医生并协助处理。

　　3. 治疗配合

　　(1) 使用中药治疗时,遵医嘱采用口服或保留灌肠。做好配合短波、微波、离子透入等物理治疗。

　　(2) 急性发作的病人遵医嘱给予抗生素治疗。

　　(3) 需要手术治疗的病人,做好手术前准备和手术后护理。

　　4. 心理护理　耐心倾听病人的诉说,关心、理解其疾苦,和病人及家属共同探讨适合的治疗方案,解除其思想顾虑,增强信心,积极配合治疗从而减轻焦虑、忧郁等心理压力。

　　5. 健康指导

　　(1) 做好经期、孕期及产褥期的卫生宣教,增强自我保健意识。保持会阴清洁干燥,经期禁止性交,指导性生活卫生,节制性生活,减少性传播疾病。

　　(2) 合理营养,适当锻炼,增强抵抗力。

　　(3) 采取有效避孕措施,减少人工流产次数。人工流产、上取节育器等各种宫腔手术后避免感染。

　　(4) 急性盆腔炎应及时治疗、彻底治愈,避免转为慢性盆腔炎。

　　考点:盆腔炎疾病后遗症的护理措施

情境案例 15-4 问题分析 3

　　如何对该病人实施护理?

　　1. 多注意休息,加强营养,适当锻炼。

　　2. 按医嘱给予中药治疗或中药灌肠,协助病人进行理疗。

　　3. 如需手术,做好手术前准备和手术后护理。

　　4. 与病人沟通,做好心理护理及健康教育。

七、护 理 评 价

　　1. 病人疼痛是否减缓。

2. 病人焦虑是否减轻。

第 5 节　性传播疾病

尖　锐　湿　疣

情境案例 15-5

　　张女士,26 岁,近期感外阴刺痒,有一些突起的"东西",精神很紧张,十分焦虑,害怕自己得了性病。妇科检查见小阴唇内侧、阴道口处有菜花状赘生物。醋酸白试验阳性。

一、概　　述

　　尖锐湿疣是由人乳头状瘤病毒感染引起的鳞状上皮增生病变。多由性接触传播,孕妇患病或带病毒者在阴道分娩时,新生儿可接触感染。发病率居第二位,仅次于淋病。人乳头状瘤病毒亦在温暖、潮湿的外阴皮肤、黏膜交界处生长繁殖。

二、护理评估

　　1. 健康史　应详细询问病人是否有多个性伴侣、不洁性生活史及应用过血液制品史。了解病人家属的发病情况。有无免疫力低下、吸烟及高性激素水平等发病高危因素。

　　2. 身心状况

　　(1) 症状体征:病人外阴部出现瘙痒、烧灼痛或性交后疼痛。妇科检查见外阴、小阴唇、子宫颈、尿道口、肛门周围出现柔软、微小乳头状疣或质地稍硬的粉色丘疹,病灶渐增大可呈菜花状,可有感染、溃烂。

　　(2) 心理-社会状况:性病多有不洁性生活等史,病人多紧张、难为情不愿就医或就医时有意隐瞒病史。病人常有恐惧,害怕影响夫妻感情。

　　3. 辅助检查

　　(1) 醋酸白试验:在可疑病变处涂 5% 醋酸溶液,局部皮肤变白为阳性。

　　(2) 病理检查:在尖锐湿疣检查中,属于准确度很高的一种方法。

考点:尖锐湿疣病人的身心状况

情境案例 15-5 问题分析 1

　　该病人发生了什么问题?

　　张女士,外阴刺痒。妇科检查:小阴唇内侧、阴道口处有菜花状赘生物。辅助检查:醋酸白试验阳性。初步诊断为尖锐湿疣。

三、治　疗　原　则

　　以局部治疗为主。常用药物有酞丁胺软膏、三氯乙酸溶液、氟尿嘧啶软膏,直接涂擦病变部位,也可用电灼、冷冻或激光治疗;大病灶或复发者宜采用手术方法切除病灶。

四、护理诊断及医护合作性问题

　　1. 焦虑　与担心影响家庭关系及预后有关。

　　2. 自尊紊乱　与社会部分人群对病人的歧视有关。

　　3. 皮肤黏膜完整性受损　与病变处糜烂有关。

情境案例 15-5 问题分析 2

　　该病人最主要的护理诊断是什么?

　　病人精神紧张,害怕,所以最主要的护理诊断是焦虑。

五、护 理 目 标

1. 焦虑得到缓解。

2. 自尊得到维护。

3. 病变得到合理治疗,恢复健康。

六、护 理 措 施

1. 一般护理　嘱病人多休息,避免劳累。保持外阴清洁干燥。忌烟酒、浓茶、咖啡及辛辣刺激性食物。

2. 病情观察　注意观察外阴病变的变化,症状有无减轻等。

3. 治疗配合

(1) 指导病人正确使用药物,局部涂药时注意保护周围正常皮肤黏膜。

(2) 在冷冻、激光治疗后告知病人保持外阴清洁干燥,避免外阴皮肤受到摩擦刺激,防止感染。

(3) 手术治疗病人,做好手术前准备和术后护理。

4. 心理护理　热心、耐心地对待病人,尊重病人,保护病人隐私,解除病人思想顾虑,鼓励病人接受正规治疗,以免延误病情。

5. 健康指导

(1) 保持外阴清洁卫生,避免不洁性生活或混乱性关系。

(2) 所用衣物、用品必须及时消毒。治疗期间避免性生活。

(3) 性伴侣应同时接受检查治疗。

考点: 尖锐湿疣病人的护理措施

情境案例 15-5 问题分析 3

如何对该病人实施护理?

1. 嘱病人休息,保持外阴清洁,避免刺激性食物。

2. 协助医生为病人做激光或冷冻治疗。向病人解释物理治疗方法、注意事项。

3. 观察病人治疗情况,有异常及时告知医生。

4. 与病人交流,解除思想顾虑,保护病人个人隐私。

七、护 理 评 价

1. 病人焦虑是否得到缓解。

2. 病人的自尊心是否得到维护。

3. 病人的疾病是否得到治愈。

淋　病

情境案例 15-6

吴女士,24 岁,未婚,有多个性伴侣,近几天尿频、尿急、尿痛,伴白带增多。妇科检查:阴道口、尿道口红肿、充血,有脓性分泌物。分泌物涂片检查见淋病奈瑟菌。

一、概　　述

淋病是我国发病率最高的性传播疾病,由淋病奈瑟菌感染引起的泌尿、生殖系统的传染性疾病。多由不洁性交引起,也可因淋病病人分泌物污染的衣物、被褥、盆具、毛巾等间接感染所致,新生儿可经产道感染引起淋病性结膜炎。好发部位多为尿道旁腺、前庭大腺、子宫颈管、输卵管等处。

考点: 淋病感染的传染源

二、护 理 评 估

1. 健康史　询问病人有无不洁性生活史;有无使用过淋病病人的内衣裤或其他物品等。

2. 身心状况

（1）症状、体征:潜伏期3~7天,最早症状是尿频、尿痛、排尿困难,白带增多呈脓性。当病菌侵入输卵管、卵巢时出现急性盆腔炎症状,病人出现下腹部两侧剧痛,伴有寒战、高热、恶心、呕吐。妇科检查:尿道口红肿,子宫颈充血、水肿,有脓性分泌物。

考点:淋病病人的身体状况

（2）心理-社会状况:病人有羞愧、自责心理,担心因该病影响家庭关系及造成不良社会舆论。

链接:淋病对孕妇、胎儿和新生儿的影响

妊娠早期感染淋病可导致流产;妊娠晚期淋病性子宫颈炎使胎膜脆性增加而致胎膜早破、早产;分娩时胎儿经产道感染淋病性眼炎;分娩后因抵抗力下降产妇发生淋病性盆腔炎。

3. 辅助检查　尿道或子宫颈分泌物涂片检查见革兰阴性双球菌;淋病奈瑟菌培养阳性是诊断淋病的主要依据。

情境案例 15-6 问题分析 1

吴女士的初步诊断是什么?

吴女士,有多个性伴侣,近几天尿频、尿急、尿痛,伴白带增多。妇科检查:阴道口、尿道口红肿、充血,有脓性分泌物。分泌物涂片检查见淋病奈瑟菌。初步诊断为淋病。

三、治 疗 原 则

及时、足量、规范使用抗生素。首选头孢曲松钠,其次为大观霉素、氧氟沙星。性伴侣应同时治疗。

四、护理诊断及医护合作性问题

1. 自尊紊乱　与疾病导致家庭关系不和及社会歧视有关。

2. 知识缺乏　与缺乏防治淋病知识有关。

3. 舒适的改变　与尿急、尿痛等泌尿道系统感染症状有关。

情境案例 15-6 问题分析 2

吴女士最主要的护理诊断是什么?

吴女士,近几天尿频、尿急、尿痛,伴白带增多。所以主要护理诊断是舒适的改变。

五、护 理 目 标

1. 得到及时治疗,病人自尊得到维护。

2. 病人能掌握防治淋病的相关知识。

3. 不适症状消失。

六、护 理 措 施

1. 一般护理　嘱病人急性期时卧床休息,半卧位,做好床边隔离,防止交叉感染。尿道炎病人鼓励适当多饮水,增加尿量,达到冲洗尿道、排除炎性分泌物的目的。忌烟酒及刺激性食物。

2. 病情观察　注意观察病人生命体征、症状体征的变化。

3. 治疗配合

（1）按医嘱使用抗生素。

（2）慢性淋病病人药物治疗效果差时,配合医生采用支持疗法、对症处理、物理治疗及手术治疗。

（3）淋病产妇分娩的新生儿,应用1%硝酸银溶液滴眼,预防淋病性眼炎。

4. 心理护理 关心、体贴病人,积极与病人沟通,消除思想顾虑,维护病人隐私。促进改善病人与家庭成员的关系。

5. 健康指导

(1) 嘱病人煮沸5~10分钟所用衣裤、被褥、盆具等物品以进行消毒。

(2) 治疗期间避免性生活。家庭成员需接受检查,淋病奈瑟菌阳性者接受治疗。

(3) 注意性卫生,避免不洁性生活。

(4) 嘱病人按时复查:治疗后第7天复查分泌物,以后每月复查1次,连续3次阴性方为治愈。

情境案例15-6 问题分析3

护士为吴女士采取哪些护理措施?

1. 嘱病人卧床休息,多饮水,保持外阴清洁。

2. 遵医嘱使用抗生素。

3. 做好床边隔离,防止交叉感染。

4. 病人所用衣物需煮沸消毒。

5. 告知病人治疗后按时复查。

6. 注意性卫生,避免混乱性生活。

七、护理评价

1. 病人症状、体征是否消失,自尊得到维护。

2. 病人是否了解淋病的防治知识。

小结

女性生殖系统炎症是妇科常见疾病,急性前庭大腺炎主要由化脓性细菌感染引起。表现为一侧大阴唇局部肿胀、灼热、疼痛;脓肿形成时,有波动感,以全身抗感染治疗和局部治疗相结合。阴道炎常见症状是白带增多,外阴瘙痒。不同阴道炎分泌物特点及局部表现不同,阴道分泌物悬滴法可查病原体,用适当冲洗液冲洗阴道,必要时全身用药以达到治疗的目的。慢性子宫颈炎常见症状是白带增多、接触性出血,多采用物理方法局部治疗。盆腔炎性疾病后遗症常由急性盆腔炎未彻底治疗,病程迁延所致。致盆腔粘连,可有下腹及腰、骶部坠胀、疼痛,不孕等。子宫呈后位、活动受限或粘连固定,宫旁组织片状增厚、变硬、压痛,输卵管积水可扪及囊性肿物。治疗以中西医结合综合治疗为原则,若反复发作治疗无效者可手术治疗。

自 测 题

A₁型题

1. 滴虫性阴道炎最常见的直接传染途径是

    A. 公共游泳池　　　　B. 餐具

    C. 接触病人内衣裤　　D. 妇科检查交叉感染

    E. 性交

2. 关于滴虫性阴道炎的治疗,下列说法正确的是

    A. 局部治疗即可

    B. 哺乳期可口服甲硝唑

    C. 常用2%～4%碳酸氢钠溶液冲洗阴道

    D. 夫妇双方应同时治疗

    E. 治疗后复查转阴,即为治愈

3. 关于萎缩性阴道炎,以下不正确的是

    A. 性伴侣应同时治疗

    B. 以局部治疗为主

    C. 可口服雌激素

    D. 发病原因是卵巢功能衰退

    E. 常见症状是阴道分泌物增多

4. 阴道有大量白色稠厚豆腐渣样白带,最可能的疾病是

    A. 子宫内膜炎　　　　B. 滴虫性阴道炎

    C. 慢性子宫颈炎　　　D. 输卵管炎

    E. 外阴阴道假丝酵母菌病

5. 为外阴阴道假丝酵母菌病患者做阴道灌洗,宜选择的药液是

    A. 0.5%乙酸溶液

    B. 1:5000高锰酸钾溶液

    C. 1%乳酸溶液

    D. 2%～4%碳酸氢钠溶液

E. 0.5%碘伏溶液

6. 较顽固的萎缩性阴道炎可口服
   A. 尼尔雌醇　　　　B. 制霉菌素
   C. 维生素 B_6　　　D. 甲地孕酮
   E. 甲硝唑

7. 慢性子宫颈炎,最常见的病理类型是
   A. 子宫颈管黏膜炎　B. 子宫颈腺体囊肿
   C. 子宫颈息肉　　　D. 子宫颈肥大
   E. 以上均不是

8. 治疗淋病首选药物是
   A. 干扰素　　　　　B. 甲硝唑
   C. 氧氟沙星　　　　D. 头孢曲松钠
   E. 庆大霉素

9. 淋病的潜伏期为
   A. 1 天　　　　　　B. 1~2 天
   C. 3~7 天　　　　　D. 8~110 天
   E. 10~15 天

10. 下列生殖器官炎症中没有外阴瘙痒症状的是
    A. 慢性子宫颈炎
    B. 外阴炎
    C. 滴虫性阴道炎
    D. 外阴阴道假丝酵母菌病
    E. 老年性阴道炎

11. 阴道有大量稀薄泡沫状白带,最可能的疾病是
    A. 滴虫性阴道炎
    B. 前庭大腺炎
    C. 老年性阴道炎
    D. 外阴阴道假丝酵母菌病
    E. 细菌性阴道病

12. 滴虫性阴道炎的治愈标准为
    A. 月经干净后复查,1 次为阴性
    B. 月经干净后复查,连续 2 次为阴性
    C. 月经干净后复查,连续 3 次为阴性
    D. 月经干净后复查,连续 4 次为阴性
    E. 月经干净后复查,连续 5 次为阴性

13. 关于外阴阴道假丝酵母菌病的诱因,以下不属于的是
    A. 糖尿病　　　　　B. 妊娠
    C. 使用雌激素　　　D. 滥用抗生素
    E. 细菌性阴道病

14. 外阴阴道假丝酵母菌病病人,妇科检查可见
    A. 小阴唇内侧有白色膜状物
    B. 小阴唇及阴道粘连
    C. 黄色水样分泌物
    D. 阴道壁充血,有散在红色斑点

E. 血性阴道分泌物

15. 关于萎缩性阴道炎的临床表现,下列说法错误的是
    A. 部分病人外阴瘙痒
    B. 可出现血样脓性白带
    C. 黄色水样分泌物
    D. 阴道黏膜充血菲薄
    E. 阴道黏膜上可见白色凝乳块样分泌物

16. 慢性子宫颈炎的典型临床表现是
    A. 外阴瘙痒
    B. 白带增多,接触性出血
    C. 下腹部疼痛
    D. 发热
    E. 外阴疼痛

17. 外阴尖锐湿疣的致病病原体是
    A. 阴道毛滴虫　　　B. 淋病奈瑟菌
    C. 金黄色葡萄球菌　D. 人乳头状瘤病毒
    E. 大肠埃希菌

A_2型题

18. 刘女士被诊断患有滴虫性阴道炎,护士向其讲解正确用药方法及注意事项,下列各项中错误的是
    A. 治疗期间禁止性生活
    B. 注意休息
    C. 性伴侣同时接受检查治疗
    D. 保持外阴清洁
    E. 哺乳期必须口服甲硝唑

19. 和女士,患滴虫性阴道炎,准备用乙酸冲洗阴道,护士应告知她乙酸冲洗液的浓度是
    A. 0.1%　　　　　　B. 0.5%
    C. 1%　　　　　　　D. 5%
    E. 10%

20. 李女士,妇科普查时确诊"子宫颈息肉",想了解最好治疗方法。护士告诉她应选择
    A. 阴道冲洗　　　　B. 子宫颈上药
    C. 物理疗法　　　　D. 局部用硝酸银
    E. 手术治疗

21. 胡女士,24 岁,已婚,因阴道分泌物多、伴外阴瘙痒 4 天而就诊。妇科检查:阴道有大量稀薄泡沫状分泌物,阴道黏膜充血,有多处散在红色斑点。临床诊断为
    A. 慢性子宫颈炎
    B. 淋病
    C. 细菌性阴道病
    D. 外阴阴道假丝酵母菌病
    E. 滴虫性阴道炎

22. 曹女士,阴道分泌物悬滴法检查发现假丝酵母菌,护士应指导选用哪种药物治疗
    A. 青霉素　　　　　B. 雌激素
    C. 甲硝唑　　　　　D. 氯霉素
    E. 制霉菌素

23. 李女士,37 岁,因白带增多、性交后出血就诊,诊断为慢性子宫颈炎。护士进行宣教不正确的是
    A. 慢性子宫颈炎易发生于流产、分娩或手术损伤子宫颈后
    B. 慢性子宫颈炎以物理治疗为主
    C. 治疗前先做宫颈刮片细胞学检查,排除子宫颈癌
    D. 物理治疗后 2 周内禁止性生活
    E. 宫颈息肉应手术切除,并做病理检查

24. 张女士,21 岁,未婚,诊断为外阴炎,护士对病人进行护理措施,正确的是
    A. 抗生素静脉滴注治疗
    B. 口服抗生素
    C. 热水清洗
    D. 坐浴
    E. 搔抓

A₃ 型题

(25～27 题共用题干)

　　钱女士,24 岁,因阴道分泌物增多,伴外阴瘙痒 1 周就诊,妇科检查:阴道黏膜无充血,阴道分泌物稀薄、灰白色,均匀一致,有腥臭味,子宫颈光滑,无充血。

25. 最可能的诊断是
    A. 滴虫性阴道炎
    B. 外阴阴道假丝酵母菌病
    C. 萎缩性阴道炎
    D. 细菌性阴道病
    E. 慢性子宫颈炎

26. 若明确诊断,应选择以下哪种辅助检查

    A. 阴道分泌物悬滴法
    B. TCT 检查
    C. 宫颈刮片
    D. 阴道侧壁细胞涂片
    E. 活检

27. 如确诊为细菌性阴道病,应选用以下哪种药物治疗
    A. 口服雌激素
    B. 甲硝唑 0.4g 口服,每天 2 次,连用 7 天
    C. 制霉菌素局部用药
    D. 咪康唑栓剂阴道放置
    E. 用碳酸氢钠溶液冲洗

(28～30 题共用题干)

　　孙女士,33 岁,下腹部坠痛、腰骶部酸痛 6 月余。妇科检查:外阴阴道、子宫颈未见异常,子宫后位,活动度差,左侧附件明显增厚、变硬,有压痛。

28. 护士协助病人检查时,常用的方法是
    A. 腹腔镜检查　　　B. 血常规检查
    C. B 超检查　　　　D. 尿常规检查
    E. 诊断性刮宫取子宫内膜病理检查

29. 孙女士最可能的诊断是
    A. 急性子宫内膜炎
    B. 盆腔炎性疾病后遗症
    C. 淋病
    D. 慢性子宫颈炎
    E. 急性盆腔炎

30. 对该病人实施的护理措施不正确的是
    A. 增加营养,适当锻炼
    B. 加强病人心理护理,减轻病人心理压力
    C. 采用中药灌肠及物理治疗
    D. 必须采用手术治疗
    E. 患有急性盆腔炎时需彻底治愈

(闪玉章)

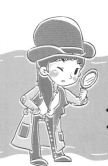

第16章
女性生殖系统肿瘤病人的护理

引言:妇科肿瘤是影响女性生活质量的常见妇科病,肿瘤都那么可怕吗? 我们能不能早期防范呢?

妇科肿瘤就是女性生殖系统肿瘤,以子宫和卵巢的肿瘤多见。肿瘤有良、恶性之分,良性肿瘤以子宫肌瘤最常见,恶性肿瘤以子宫颈癌最常见。近年来,由于人们防病意识的增强,普查、普治的广泛开展,以及妇科肿瘤诊治水平的提高,肿瘤的危害性有所下降。通过本章的学习,要求能对女性生殖系统肿瘤病人进行准确的护理评估,提出护理诊断,并实施有效的护理措施。

第1节 子宫颈癌

情境案例 16-1

江女士,35 岁,自述平时月经规律,1 年前发现性生活后阴道出血,量不多,没有太在意。2 周前单位组织女职工体检,宫颈刮片细胞学检查巴氏Ⅲ级,建议进一步检查。江女士既往身体健康,医生给她做妇科检查:阴道通畅,白带略黄,无异味,子宫颈重度糜烂,接触性出血,子宫正常大小,活动好,附件未触及异常。

一、概 述

子宫颈癌,习称宫颈癌,是妇科最常见的恶性肿瘤,高发年龄为 50~55 岁。随着妇女保健工作的开展,使子宫颈癌得以早发现、早诊断、早治疗,其发病率和死亡率已明显下降。

子宫颈癌的好发部位为子宫颈外口原始鳞-柱状上皮交界部和生理鳞-柱状上皮交接部之间形成的移行带区。以鳞状细胞癌(80%~85%)为主,其次为腺癌(15%),极少数为腺鳞癌。子宫颈癌有较长的癌前病变阶段,其发生经历子宫颈上皮内瘤样病变(CIN)、镜下早期浸润癌、浸润癌三个阶段。子宫颈癌巨检有 4 种类型(图 16-1),包括:①外生型,最常见,病灶向外生长,如菜花状,又称菜花型,组织脆,触之易出血;②内生型,病灶向子宫颈深部组织浸润,子宫颈肥大而硬,整个宫颈段膨大;③溃疡型,病灶继续发展,坏死脱落,形成凹陷性溃疡或空洞;④颈管型,病灶发生在子宫颈外口内,以特殊的浸润性生长方式侵入子宫颈或子宫峡部供血层,以及转移到盆腔淋巴结。

图 16-1 子宫颈癌类型(巨检)

考点:子宫颈癌的好发部位

链接:子宫颈上皮内瘤样变(CIN)

　　CIN 是与子宫颈浸润癌密切相关的一组癌前病变,包括子宫颈不典型增生和子宫颈原位癌。它反映子宫颈癌发生、发展中的连续过程,多发生在 25～35 岁妇女。主要病理改变:在移行带形成的过程中,子宫颈上皮化生过度活跃,加上外来物质刺激,未成熟的化生鳞状上皮可发生细胞分化不良、排列紊乱,细胞核异常、有丝分裂增加。CIN 有两种不同的结局,一是病变自然消退;二是病变具有癌变潜能,可能发展成浸润癌。

　　子宫颈癌的转移途径以直接蔓延及淋巴转移为主,其中直接蔓延最常见,晚期血行转移。

考点:子宫颈癌的主要转移途径

二、护理评估

(一)健康史

子宫颈癌病因至今尚未完全清楚,目前认为,其发生与以下多种因素有关。

1. 人乳头状瘤病毒(HPV)感染　目前已知 HPV 共有 120 多个型别,30 余种与生殖道感染有关,其中 10 余种与子宫颈癌发病密切相关。

2. 婚育因素　早婚、早育、多产、过早性生活、性生活紊乱。

3. 慢性子宫颈炎。

4. 高危男子接触史　凡有阴茎癌、前列腺癌或其前妻曾患子宫颈癌者均为高危男子,与高危男子有性接触的妇女易患子宫颈癌。

5. 其他因素　经济状况(经济条件差者发病率高)、种族(美国黑色人种较白色人种患子宫颈癌多)和地理环境等与发病有关。

考点:子宫颈癌的发病因素

(二)身心状况

1. 症状　早期一般无自觉症状,随病程进展可出现以下表现。

(1) 阴道流血:早期多为接触性出血,表现为性交后或妇科检查后阴道流血,晚期病人可发生不规则出血。未绝经病人可有经期延长、周期缩短、经量增多等表现;老年病人常有绝经后不规则阴道流血。早期出血少,晚期出血增多,一旦侵蚀大血管可引起大量出血,甚至休克。

(2) 阴道排液:最初量不多,白色或淡黄色,无臭味;以后阴道排液增多,可呈白色或血性,稀薄如水样或米泔样,有腥臭味。晚期因癌组织破溃、坏死和继发感染,则排出大量脓性或米汤样恶臭白带。

(3) 晚期症状:由于病灶侵犯或压迫盆腔结缔组织、神经、大血管、输尿管、直肠、膀胱等,可出现下腹或腰骶部疼痛、尿频、腹泻、便秘、里急后重、下肢水肿等,严重者尿血、少尿、无尿。此外,可有恶病质及远处器官转移的表现。

2. 体征　早期子宫颈光滑或不同程度糜烂,有时有接触性出血;随着病变发展,子宫颈呈菜花状、桶状或凹陷性溃疡,触之易出血,阴道内有大量恶臭脓性或脓血性白带;晚期病灶有时浸润达盆壁,形成"冰冻骨盆",应进一步做阴道和三合诊检查,以了解癌组织侵犯的范围及程度。

3. 临床分期　采用国际妇产科联盟(FIGO,2009 年)的临床分期标准(表 16-1,图 16-2)。

表 16-1　子宫颈癌临床分期(FIGO,2009 年)

分期	肿瘤范围
Ⅰ 期	肿瘤局限在子宫颈(扩展至宫体将被忽略)
Ⅰ A 期	镜下浸润癌(所有肉眼可见的病灶,包括表浅浸润,均为 Ⅰ B 期)
	间质浸润深度<5mm,宽度≤7mm
Ⅰ B 期	临床癌灶局限于子宫颈,或镜下病灶>Ⅰ A 期
Ⅱ 期	肿瘤超越子宫,但未达骨盆壁或未达阴道下 1/3

分期	肿瘤范围
ⅡA 期	肿瘤侵犯阴道上 2/3,无明显宫旁浸润
ⅡB 期	有明显宫旁浸润,但未达盆壁
Ⅲ 期	肿瘤已扩展到骨盆壁,在进行直肠指诊时,在肿瘤和盆壁之间无间隙。肿瘤累及阴道下 1/3,由肿瘤引起的肾盂积水或肾无功能的所有病例
ⅢA 期	肿瘤累及阴道下 1/3,宫旁骨盆壁浸润已达盆壁
ⅢB 期	肿瘤扩展到骨盆壁,或引起肾盂积水或肾无功能
Ⅳ 期	肿瘤超出了真骨盆范围,或侵犯膀胱和(或)直肠黏膜
ⅣA 期	肿瘤侵犯邻近的盆腔器官
ⅣB 期	远处转移

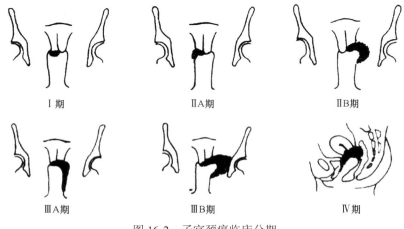

图 16-2　子宫颈癌临床分期

考点：子宫颈癌的临床表现

护考链接

子宫颈癌常见的早期症状是　A. 接触性出血　B. 阴道大出血　C. 绝经后出血　D. 血性白带　E. 阴道水样排液

点评:答案是 A。子宫颈癌临床表现为阴道流血、阴道排液及晚期症状。阴道流血早期多为接触性出血,发生在性生活后或妇科检查后。晚期则为不规则阴道流血,因侵蚀大血管可引起阴道大出血。

4. 心理-社会状况　早期子宫颈癌患者在普查中发现宫颈刮片报告异常时,会感到震惊且充满怀疑而四处求医,希望否定癌的诊断;确诊后病人往往感到恐惧、害怕疼痛、被遗弃和死亡;病人会经历否认、愤怒、妥协、忧郁、接受期的心理反应过程。

（三）辅助检查

1. 宫颈刮片细胞学检查　是发现子宫颈癌前病变(CIN)和早期子宫颈癌的主要方法,也是子宫颈癌普查筛选的首选方法。宫颈刮片巴氏分级:Ⅰ级正常;Ⅱ级炎症;Ⅲ级可疑癌;Ⅳ级高度可疑癌;Ⅴ级癌细胞阳性。Ⅱ级需先按炎症处理后重复刮片进一步检查,Ⅲ级及以上者应重复刮片并行子宫颈活组织检查。

2. 液基薄层细胞学检测(TCT 检测)　近年来在临床逐步开展的诊断方法。目前已逐步代替宫颈刮片。TBS 分类中有上皮细胞异常者,应在阴道镜下行子宫颈活组织检查。

链接:TCT 检测

　　先将子宫颈表面分泌物拭净,将"细胞刷"置于子宫颈管内,达子宫颈外口上方 10mm 左右,在子宫颈管内旋转 1 周后取出,旋转"细胞刷"将附着于小刷子上的标本均匀地涂布于玻片上或立即固定或洗脱于保存液中。

　　将进入保存液的细胞经程序化处理,随机取样制成均匀清晰的薄层涂片,采用描述性细胞病理学诊断方法做出报告,即 TBS 系统。此方法取材范围广,且去除了标本中杂质的干扰,液基薄层细胞学技术提高了病变的灵敏度和特异度,可克服传统巴氏涂片漏诊或误诊的缺点,提高了检出率。

　　3. 高危型 HPV DNA 检查　相对于细胞学检查其敏感度较高,特异性较低。可与细胞学联合应用于子宫颈癌筛查。当细胞学为意义不明的不典型鳞状细胞时进行高危型 HPV DVA 检测,阳性者进一步检查,阴性者 12 个月后行细胞学检查。

　　4. 碘试验　将 2% 碘溶液涂在子宫颈和阴道壁上,观察其着色情况,以确定活检取材部位,病变危险区不着色。

　　5. 阴道镜检查　应用阴道镜观察子宫颈上皮,发现早期病变,并确定活检部位,也可作为定期了解 CIN 治疗后变化的方法。

　　6. 子宫颈及子宫颈管活组织检查　是确诊 CIN 和子宫颈癌的方法。选择在子宫颈病变区取材。子宫颈无明显病变区可在子宫颈鳞-柱状上皮交接部 3 点钟处、6 点钟处、9 点钟处、12 点钟处取活组织,或以碘液涂抹子宫颈,在不着色区行多点取活检,或在阴道镜下于可疑部位取活检。

考点:子宫颈癌筛查和确诊的方法

护考链接

　　确诊子宫颈癌最可靠的辅助检查方法是　A. 宫颈刮片细胞学检查　B. 碘试验　C. 子宫颈和子宫颈管活体组织检查　D. 阴道镜检查　E. B 型超声

　　点评:答案是 C。宫颈刮片细胞学检查常用于普查,碘试验和阴道镜用于检测 CIN 和识别病变危险区,以确定活组织取材部位,提高诊断率。子宫颈和子宫颈管活组织检查是确诊子宫颈癌前病变和子宫颈癌的最可靠且不可缺少的方法。

情境案例16-1 问题分析 1

　　应进行何种辅助检查帮助确诊?

　　江女士接触性出血 1 年,妇科检查子宫颈重度糜烂,宫颈刮片细胞学检查巴氏Ⅲ级,初步怀疑是子宫颈癌。应进行子宫颈及子宫颈管活组织检查帮助确诊。

　　医生给江女士子宫颈涂碘液,在不着色区行多点取材,送病理检查。几天后子宫颈活检病理报告示:子宫颈鳞状细胞癌Ⅰ级。

三、治疗原则

　　治疗原则为以手术治疗为主,辅以放疗及化疗。根据临床分期、年龄、生育要求、全身情况、重要脏器功能状况等综合分析确定。

　　1. 手术治疗　是早期子宫颈癌的主要治疗方法,适用于早期子宫颈癌ⅠA～ⅡA 期病人。根据病情选择不同术式,可行全子宫切除术、广泛性子宫切除术及盆腔淋巴结清扫术;对年轻病人可保留卵巢及阴道功能。

　　2. 放射治疗　适用于ⅡB 期、Ⅲ期及Ⅳ期病人或无法手术病人,可行腔内照射和腔外照射。早期病例以局部腔内照射为主,体外照射为辅;晚期则以体外照射为主,腔内照射为辅。

　　3. 手术及放射综合治疗　适用于局部较大病灶,术前先放疗,待癌灶缩小后再进行手术。术后证实淋巴结或宫旁组织有转移或切除残端有癌细胞残留,放疗亦作为术后的补充治疗。

4. 化疗　主要用于晚期或复发转移的病人,也可作为手术或放疗的辅助治疗。

四、护理诊断及医护合作性问题

1. 恐惧　与担心子宫颈癌危及生命有关。

2. 疼痛　与子宫颈癌浸润转移、压迫盆腔神经及治疗创伤有关。

3. 潜在并发症　排尿障碍、出血、感染等。

4. 营养失调(低于机体需要量)　与放疗、化疗及阴道出血、疾病消耗有关。

五、护 理 目 标

1. 病人情绪稳定,能正确认识疾病,配合医护人员治疗。

2. 病人疼痛及时缓解。

3. 病人正常排尿功能恢复,不发生大出血及感染。

4. 病人营养状态改善,对治疗有较好的耐受性。

六、护 理 措 施

(一) 一般护理

指导病人注意休息;纠正不良饮食习惯,制订合理饮食计划,鼓励病人摄入高蛋白、高热量、高维生素、足够矿物质、易消化的饮食,为病人创造舒适的进食环境,避免不良刺激;做好口腔护理,保持口腔清洁、舒适,促进食欲。

(二) 病情观察

观察生命体征、一般情况,注意阴道出血、阴道排液、疼痛等表现。

(三) 治疗配合

1. 预防感染　提高病人机体抵抗力;保持外阴清洁,每天会阴擦洗 1~2 次,大便后清洗;严格无菌操作;必要时遵医嘱应用抗生素。

2. 手术治疗护理　①术前准备:手术前 3 天选用消毒液消毒子宫颈及阴道,手术日在子宫颈和阴道穹隆部涂 1% 甲紫溶液;手术前做好清洁灌肠,保证肠道清洁;其余准备同一般腹部手术。②协助术后康复:子宫颈癌的根治手术涉及范围广,有可能损伤支配膀胱的神经组织,使膀胱功能恢复缓慢,术后保留导尿 7~14 天。在拔除尿管的前 3 天开始夹闭尿管,每 2 小时开放 1 次,定时放尿以训练膀胱功能。告知病人于拔管后 1~2 小时自行排尿 1 次,如不能自行排尿,应及时处理。保持腹腔及阴道引流管通畅,认真观察引流液的量、质、色,一般术后 48~72 小时拔出引流管。

(四) 心理护理

引导病人说出心理感受和关心的问题,及时给予解释、安慰,消除其思想顾虑,增强治疗信心;鼓励家属给病人爱的表达,增强战胜疾病的力量和勇气;指导病人采取放松调节措施,如听音乐、交谈、缓慢深呼吸等;必要时遵医嘱给予镇静剂;创造良好氛围,避免各种不良刺激。

(五) 健康指导

1. 术后随访　子宫颈癌治疗后 50% 在 1 年内复发;75%~80% 在 2 年内复发。治疗后 2 年内应每 3~4 个月复查 1 次;第 3~5 年,每 6 个月复查 1 次;第 6 年开始,每年复查 1 次;如有不适及时随访。

2. 提供防癌知识　宣传与子宫颈癌发病有关的高危因素,提倡晚婚、晚育及少育,开展性卫生教育,积极治疗子宫颈炎;宣传定期进行防癌普查的重要性,30 岁以上妇女到妇科门诊就诊时,应常规接受宫颈刮片细胞学检查;一般妇女每 1~2 年普查 1 次;高危人群每半年接受 1 次妇科检查;有接触性出血者,及时就医,警惕子宫颈癌的发生;条件成熟时推广 HPV 疫苗注射,可通过阻断 HPV 感染预防子宫颈癌的发生。

考点：子宫颈癌的护理措施

情境案例 16-1 问题分析 2

应如何预防该病？

提倡晚婚、晚育及少育；开展性卫生教育，养成良好的卫生习惯，避免不洁及无保护性生活；已婚妇女定期进行防癌普查，积极治疗子宫颈炎，阻断子宫颈癌的发生；有接触性出血者及时就诊，警惕子宫颈癌的发生。

情境案例 16-1 问题分析 3

主要护理措施是什么？

1. 提供舒适的休养环境，指导病人注意休息，避免不良刺激；鼓励摄入高蛋白、高热量、高维生素的易消化的食物。

2. 密切观察生命体征，注意阴道出血、阴道排液等表现。

3. 预防感染：保持外阴清洁，每天会阴擦洗 1～2 次，大便后清洗；严格无菌操作；必要时遵医嘱应用抗生素。

4. 遵医嘱做好术前皮肤准备、配血、阴道准备、肠道准备等。

七、护　理　评　价

1. 病人情绪是否稳定，能否正确认识疾病，配合医护人员治疗。

2. 病人疼痛是否及时缓解。

3. 病人正常排尿功能是否恢复，有无发生大出血及感染。

4. 病人营养状态是否改善，对治疗是否有较好的耐受性。

情境案例 16-1　护患对话

确诊前

患者家属："护士，我姐姐一直是子宫颈糜烂，医生为什么这次要求做子宫颈活检？"

护士："你姐姐体检时做的宫颈刮片检查，提示可能是子宫颈癌，这次检查是为了进一步确诊。"

护生："取材前，医生为什么在子宫颈表面涂碘溶液？直接取材不可以吗？"

带教老师："当我们在子宫颈表面看不到明显病灶的时候，就需要在子宫颈表面涂碘。正常的子宫颈上皮细胞内含有丰富的糖原，遇到碘会变色，而不变色的区域往往可疑，我们就在不着色区域取材活检，可以提高检出率。当然也可以在阴道镜指引下取材。"

患者家属："子宫颈癌与子宫颈糜烂有关系吗？"

护士："两者是有一定关系的，子宫颈糜烂一般认为是慢性子宫颈炎的一种，但它是子宫颈癌的一个高危因素，另外子宫颈癌早期外观仅表现为子宫颈糜烂，尤其是重度子宫颈糜烂，一定要引起重视。"

确诊后

患者家属："护士，我一直不相信我姐姐年纪轻轻就会得这个病（子宫颈癌），到底是什么原因导致的？"

护士："目前，大多数癌症病因都是不清楚的，多数研究认为子宫颈癌的发病与人类乳头状瘤病毒（HPV）感染有直接的关系，另外与不良性行为（性伴侣多、过早的性行为）、早婚、早育、多产、子宫颈糜烂也有一定的关系。"

患者家属："夫妻同房后的出血是不是就是子宫颈癌的前兆？"

护士："接触性出血是子宫颈癌的首发症状，但并不是出现了接触性出血就一定会是子宫颈癌，像子宫颈糜烂、子宫颈息肉、老年性阴道炎、黏膜下肌瘤等都可以出现接触性出血，及时检查明确诊断才是最重要的。"

患者家属："我姐姐的情况，选择哪一种治疗方法会更好呢？"

护士："我看过了病理报告单，是浸润癌早期，应该是手术治疗为主，具体情况，医生会与你们商讨的。"

护生："子宫颈癌可以预防吗？"

带教老师："是可以的，从出现子宫颈病变到最终发展成癌，一般需要经历几年的时间，如果在这段时间内能够早期发现并及时治疗的话，多数患者都能有效治愈。定期进行子宫颈检查尤为重要，传统的筛查方法是宫颈刮片，现今最为先进的筛查技术是液基细胞学检测技术（TCT），其准确率达 99% 以上。"

手术前1天

护士："江女士，您好，明天就要手术了，今天晚餐要少吃点，吃些易消化的软食，午夜后就不要进食了。一会儿我还会为您做清洁灌肠。"

患者："哦，谢谢你！术前为什么要灌肠呢？"

护士："灌肠是为了防止麻醉引起恶心、呕吐或误吸；灌肠后肠道空虚便于暴露手术野，还能防止术后肠胀气呢。"

患者："今晚还要进行阴道冲洗吗？"

护士："阴道是一个有细菌的环境，术前须连续3天用消毒液冲洗阴道，这样才能防止手术时污染，不仅今晚睡前要冲洗，明早术前还要冲洗1次呢。"

患者："我昨晚一直没睡好，手术会不会不成功？术后会不会影响正常的生理功能？"

护士："您要相信我们医院的实力啊！我们医护人员及您家人会一直陪伴着您，一定能安全度过手术过程的。您精神过度紧张可不好，我会通知医生帮您开点儿镇静药，您今晚一定要好好休息呀！"

患者："哦，明白了，我会积极配合的，谢谢你啊！"

护士："不用谢，有事请按床头呼叫器，我会随时为您服务！"

第2节　子宫肌瘤

情境案例 16-2

李女士，42岁，生育1女，以往月经一直正常。自述近2年来月经周期缩短，经期延长至12~13天，经量增多近1/3，有血块，无明显痛经。近3个月自觉头晕、乏力。本次月经来潮后持续15天，曾用止血药物，效果不好。医生给李女士做腹部检查：下腹正中触及一质硬、可活动的包块。妇科检查：子宫增大如孕14周大小，质硬，形状不规则，无压痛，双侧附件无异常。

一、概　　述

子宫肌瘤是女性生殖系统最常见的良性肿瘤，多见于30~50岁妇女，20岁以下少见。根据尸检资料统计，30岁以上妇女约20%有子宫肌瘤，因多数病人无明显症状未被发现，故临床报道其发病率远较实际发病率低。

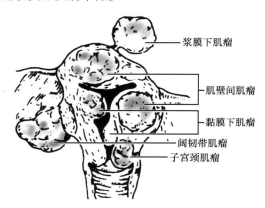

图 16-3　子宫肌瘤的类型

考点：子宫肌瘤的类型

子宫肌瘤主要由子宫平滑肌细胞增生而形成。巨检：为实质性球形结节，表面光滑、质硬，切面呈灰白色漩涡状结构，其周围肌纤维和结缔组织被压迫形成假包膜，手术易将肌瘤剥离。镜检：见排列成漩涡状的平滑肌细胞和不等量的纤维结缔组织。

子宫肌瘤按所在部位分为子宫体肌瘤和子宫颈肌瘤，多发生于子宫体部，约占90%，少数生长于子宫颈，占10%。子宫肌瘤原发于子宫肌壁，由于生长方向不同，与子宫肌壁形成不同的关系，可分为3种类型（图16-3）：①肌壁间肌瘤，最常见，占肌瘤的60%~70%。②浆膜下肌瘤，占肌瘤的20%。③黏膜下肌瘤，占肌瘤的10%~15%。

图中标注：
- 浆膜下肌瘤
- 肌壁间肌瘤
- 黏膜下肌瘤
- 阔韧带肌瘤
- 子宫颈肌瘤

二、护理评估

（一）健康史

确切病因目前不明确，据临床及实验研究提示本病的发生可能主要与雌激素受体和雌二醇含量增高、孕激素刺激肌瘤生长及细胞遗传学的异常（染色体片段的易位、缺失）等有关。

评估时注意询问病人年龄、月经史及婚育史，是否长期使用雌激素，发病情况及治疗经过。同时注意排除妊娠、功能失调性子宫出血及子宫恶性肿瘤所致的子宫出血。

（二）身心状况

1. 症状

（1）月经改变：为最常见症状，表现为经量增多、经期延长或周期缩短，月经淋漓不净或不规则阴道出血。多见于黏膜下肌瘤和较大的肌壁间肌瘤，与肌瘤致子宫内膜面积增大、子宫收缩不良有关。子宫肌瘤合并内膜增生过长也可引起月经紊乱。若肌瘤发生坏死、感染、溃疡时，则有持续性或不规则流血或脓血性排液。

（2）腹部包块：多见于浆膜下肌瘤和较大的肌壁间肌瘤。

（3）压迫症状：可出现尿频、排尿困难、便秘等，与肌瘤压迫膀胱、直肠有关。若肌瘤压迫输尿管可致肾积水、输尿管扩张。

（4）继发性贫血：与长期月经过多有关，严重者可引起贫血性心脏病。

（5）其他症状：肌壁间肌瘤和黏膜下肌瘤可致宫腔面积增大，内膜腺体分泌增加，出现白带增多；肌瘤压迫输卵管或使宫腔变形，妨碍受精与着床可致不孕或流产；肌瘤红色样变、浆膜下肌瘤蒂扭转时出现剧烈腹痛；黏膜下肌瘤刺激子宫收缩或继发感染，可引起下腹坠胀痛；肌瘤生长速度过快，引起下腹隐痛。

护考链接

子宫肌瘤巨大可压迫输卵管导致　A. 腹痛　B. 腰痛　C. 不孕、流产　D. 继发性贫血　E. 白带增多

点评：答案是 C。因为肌瘤压迫输卵管或使宫腔变形，造成流产或不孕。

2. 体征　腹部检查：肌瘤大，腹部可扪及包块。妇科检查：子宫呈不规则增大、质硬，表面可有单个或多个结节状、球状突起；黏膜下肌瘤若在子宫颈口内或脱出到阴道内，呈红色、表面光滑，若伴感染表面可见溃疡或渗出液，排液有臭味。

考点：子宫肌瘤的症状

3. 肌瘤变性　若肌瘤生长过快、过大，可因血循环障碍，失去原有的典型结构，发生以下几种变性。

（1）玻璃样变：最多见。变性区域组织水肿、变软，旋涡状结构消失，被均匀透明状物质所替代。

（2）囊性变：继发于玻璃样变，组织进一步坏死、液化而形成囊腔。

（3）红色性变：多见于妊娠期或产褥期，肌瘤内血管破裂，血液弥散于瘤组织间。剖面为暗红色，如半熟的牛肉，质软、有腥臭味，漩涡状结构消失。病人可有剧烈腹痛，伴恶心、呕吐、发热，白细胞计数升高。检查发现肌瘤增大、压痛。

（4）肉瘤变：为恶变，发生率低，多见于年龄较大的病人。

（5）钙化：多见于蒂部狭小、血供不足的浆膜下肌瘤。镜下见钙化区为层状沉积，呈圆形或不规则形。

考点：子宫肌瘤的变性

4. 心理-社会状况　由于知识缺乏，病人多表现为恐惧、不安等心理反应，一旦得知肿瘤的性质后，情绪有所好转，但迫切要求治疗。

（三）辅助检查

1. B型超声检查　是确诊的最常用方法。可了解肌瘤大小、数目、部位及有无变性等。

2. 必要时可采用宫腔镜、腹腔镜、子宫输卵管造影等检查。

3. 血、尿常规检查及白带检查　了解贫血、感染等情况。

情境案例 16-2 问题分析 1

李女士发生了什么问题?

李女士经期延长、月经量增多 2 年,近 3 个月有加重表现。腹部检查:下腹触及一质硬、可活动的包块。妇科检查:发现子宫增大、质硬,形状不规则。可初步诊断为子宫肌瘤,需进一步行 B 超检查以帮助确诊,同时行血常规检查了解是否有贫血及其程度。

三、治 疗 原 则

应根据临床表现、肌瘤生长速度及大小,结合病人年龄、生育要求等情况综合考虑,制订相应的处理方案。

1. 随访观察　对肌瘤小且无症状,尤其近绝经年龄病人,可每隔 3~6 个月随访一次,随访期间若肌瘤增大或症状明显时,应考虑进一步治疗。

2. 药物治疗　适用于症状不明显或较轻、近绝经年龄及全身情况不宜手术者。可采用促性腺激素释放激素类似物(GnRH-α)、米非司酮、雄激素等药物治疗。

3. 手术治疗　手术适应证:症状明显,致继发性贫血;非手术治疗效果差;体积大或有膀胱、直肠等压迫症状;疑有肉瘤变。手术方式:子宫肌瘤切除术及子宫切除术。50 岁以下,卵巢外观正常者应保留卵巢。

4. 子宫动脉栓塞术　近年来,放射介入学的飞速发展,为子宫肌瘤提供了新的治疗方法。通过阻断子宫动脉及其分支,减少肌瘤的血供,从而延缓肌瘤的生长,缓解症状。此法虽可保留子宫,但可能引起卵巢功能减退并增加潜在妊娠并发症的风险,对有生育要求的妇女一般不建议使用。

考点:子宫肌瘤的治疗

情境案例 16-2 问题分析 2

采取何种治疗方式较恰当?

子宫肌瘤的治疗方案:应根据临床表现、肌瘤生长速度及大小,结合病人年龄、生育要求等情况综合考虑,主要方案有随访观察、药物治疗、手术治疗。

李女士月经过多症状明显,药物治疗效果不好,肌瘤较大(子宫增大如孕 14 周大小),应采取手术治疗。

四、护理诊断及医护合作性问题

1. 活动无耐力　与长期月经量多有关。

2. 有感染的危险　与抵抗力降低、白带多、肌瘤靠近子宫颈外口致病菌易侵入有关。

3. 焦虑　与担心病情、手术、预后及知识缺乏有关。

情境案例 16-2 问题分析 3

目前主要护理诊断是什么?

李女士有月经过多史 2 年,且本次月经流血时间过长,已超过 15 天,自觉头晕、乏力。故存在下列主要护理诊断:活动无耐力,与长期月经量多有关;有感染的危险,与流血时间长、抵抗力降低有关。

五、护 理 目 标

1. 病人月经量减少,生理耐受力逐渐提高。

2. 病人未发生感染。

3. 病人焦虑减轻,保持良好的情绪。

六、护 理 措 施

(一) 一般护理

指导病人加强营养、注意休息、保证睡眠,保持环境清洁。

（二）病情观察

观察生命体征、一般情况；注意月经期表现，有无异常阴道流血、白带、疼痛、大小便改变及头晕、面色苍白等表现。

（三）治疗配合

1. 预防感染 注意保持外阴清洁干燥，每天会阴擦洗 1~2 次，指导病人使用消毒会阴垫；严格无菌操作；密切观察病人体温、脉搏、血压、心率、腹痛、手术切口及血象变化，发现感染征象及时报告医生；必要时遵医嘱用抗生素等。

2. 大小便护理 尿潴留时遵医嘱导尿；便秘者，指导服用缓泻剂，如番泻叶 2~4g 冲饮，必要时做好灌肠护理。

3. 用药护理 遵医嘱指导病人正确服药，注意观察药物的副反应，雄激素每月用量不超过 300mg，以免引起男性化；如出现异常出血、燥热、心慌、骨质疏松等表现，应及时与医生取得联系。

（四）心理护理

鼓励、安慰病人，增强治疗信心；耐心向病人讲解疾病、手术的相关知识，使其正确认识，鼓励提出问题并给予适当的解释，消除不必要的担心。

（五）健康指导

介绍子宫肌瘤的有关知识，指导病人正确使用雌激素，增强妇女自我保健意识，做到预防为主；指导肌瘤小、无症状，尤其近绝经年龄的病人每隔 3~6 个月随访一次，了解肌瘤情况；手术治疗者术后注意休息，1 个月后复诊，了解术后康复情况。

考点：子宫肌瘤的用药护理

七、护理评价

1. 病人月经量是否减少，生理耐受力是否逐渐提高。
2. 病人有无发生感染。
3. 病人是否保持良好的情绪，配合医护工作。

第 3 节 子宫内膜癌

情境案例 16-3

杨女士，60 岁，自述绝经 10 年。近一段时间出现不规则阴道出血，量较多，阴道排液也增多，并有恶臭。既往高血压病史 5 年。妇科检查：外阴、阴道萎缩不明显，阴道、子宫颈有血迹，子宫颈光滑；宫体增大如孕 2 个月大小，活动尚可，无明显压痛，双附件区未见异常。分段诊刮：子宫内膜外观为豆腐渣样，病理结果提示子宫内膜癌。入院后杨女士情绪极度低落，常常哭泣，感觉很绝望。

一、概　述

子宫内膜癌是发生在子宫内膜层的一组上皮性恶性肿瘤，其又称宫体癌，为女性生殖系统三大恶性肿瘤之一，多见于老年妇女，高发年龄为 58~61 岁。发病率占女性生殖系统恶性肿瘤的 20%~30%，占女性全身恶性肿瘤的 7%，近年国内外报道发病率有上升趋势，已趋于接近甚至超过子宫颈癌。

子宫内膜癌绝大多数为腺癌，生长缓慢，转移晚，预后较好。转移途径主要为直接蔓延和淋巴转移，晚期有血行转移。子宫内膜癌一旦蔓延至子宫颈，侵犯子宫肌层或子宫外，其预后极差。

二、护理评估

（一）健康史

确切病因不清楚，目前认为可能与以下因素有关。

1. 长期持续的雌激素刺激　子宫内膜长期受雌激素刺激而缺乏孕激素拮抗,易发生子宫内膜增生症甚至癌变。临床常见于无排卵性月经失调、分泌雌激素的肿瘤病人及长期服用雌激素的绝经后妇女等。未婚、少产、不孕、绝经年龄延迟,内膜受雌激素刺激时间较长,发生子宫内膜癌的比例增加。

2. 体质因素　易发生在肥胖、高血压、糖尿病的女性。

3. 遗传因素　约有 20% 的子宫内膜癌病人有家族史。

(二) 身心状况

1. 症状　早期症状不明显,病情发展后主要表现为以下几方面。

(1) 阴道流血:绝经后不规则阴道流血为最典型的症状,量一般不多,可为持续性或间歇性出血。未绝经病人可表现为经量增多、经期延长或经间期出血。

(2) 阴道排液:多为血性液体或浆液性分泌物,晚期合并感染时出现脓性或脓血性排液,并有恶臭味。

(3) 晚期症状:癌肿侵犯周围组织或压迫神经时出现下腹及腰骶部疼痛,并向下肢和足部放射;癌肿堵塞子宫颈管引起宫腔积脓时,出现下腹胀痛及痉挛样疼痛;全身症状如贫血、消瘦、发热及恶病质等。

2. 体征　妇科检查早期无明显异常,随着病情发展,子宫增大、变软,晚期可见癌组织自宫口脱出,质脆、触之易出血;若癌组织向周围浸润时,子宫固定,并可扪及盆腔不规则肿块。

护考链接

患者,58 岁,已绝经 8 年,因不规则出血来院检查,诊断为子宫内膜癌,下述不是该病特点的是　A. 生长缓慢　B. 转移较晚　C. 绝经后妇女多见　D. 疼痛出现较早　E. 5 年存活率较高

点评:答案是 D。子宫内膜癌是发生在子宫内膜的一组上皮性恶性肿瘤,高发年龄为 58~61 岁。子宫内膜癌生长缓慢,局限于内膜或宫内时间较长,转移较晚,主要转移途径有直接蔓延和淋巴转移,晚期可有血行转移。主要症状有阴道流血,阴道排液,下腹疼痛出现较晚,癌肿累及子宫颈口,可引起宫腔积脓,出现下腹胀痛及痉挛样疼痛。晚期浸润周围组织或压迫神经,引起下腹及腰骶部疼痛。

3. 临床分期　采用国际妇产科联盟(FIGO,2009 年)修订的分期标准(表 16-2)。

表 16-2　子宫内膜癌临床分期(FIGO,2009 年)

分期	肿瘤范围	分期	肿瘤范围
Ⅰ期	肿瘤局限于子宫体	ⅢB	阴道和(或)宫旁受累
ⅠA	肿瘤浸润深度<1/2 肌层	ⅢC	盆腔淋巴结和(或)腹主动脉旁淋巴结转移
ⅠB	肿瘤浸润深度≥1/2 肌层	Ⅳ期	肿瘤侵及膀胱和(或)直肠黏膜,和(或)远处转移
Ⅱ期	肿瘤侵犯子宫颈间质,但无宫体外蔓延	ⅣA	肿瘤侵及膀胱和(或)直肠黏膜
Ⅲ期	肿瘤局部和(或)区域扩散	ⅣB	远处转移,包括腹腔内和(或)腹股沟淋巴结转移
ⅢA	肿瘤累及浆膜层和(或)附件		

考点:子宫内膜癌的典型症状

4. 心理-社会状况　病人主要为老年人,从觉察到自身的不适,精神就开始紧张、担心,刮宫检查带来的不适加重不安心理;确诊后具有癌症病人共同的心理特点。加之老年人身患多种疾病或丧偶、子女独立生活、经济负担重、顾虑手术等原因,多出现极度恐惧、悲观、无助等情绪;有的怕连累家人或害怕手术会采取放弃治疗,逃避人生等做法,家人的态度对病人情绪影响极大。

(三) 辅助检查

1. 分段诊刮　确诊子宫内膜癌最常用、最有价值的诊断方法。先刮子宫颈管组织,再刮宫腔内

膜组织,标本分瓶做好标记,送病理检查。刮宫时动作应轻柔,若搔刮出豆腐渣样组织,应停止搔刮,警惕子宫穿孔。

2. B型超声检查　了解病灶大小、侵犯肌层情况及是否合并子宫肌瘤等。

3. 宫腔镜检查　可直接观察子宫内膜病灶的生长情况,并可取活组织送病理检查。

4. 细胞学检查　为筛选方法。用特制的宫腔吸管或宫腔刷放入宫腔,吸取分泌物做涂片找癌细胞,阳性率可达90%。

5. 其他　淋巴造影、CT、MRI及血清CA_{125}检测。

考点:子宫内膜癌的确诊方法

链接:宫腔镜检查

　　宫腔镜检查可在直视下观察子宫内膜情况,发现病灶后,可直接对可疑内膜组织取活检,提高早期诊断率,并可获病变范围、子宫颈有无累及等信息,协助手术前正确进行临床分期。近年来宫腔镜检查成为子宫内膜癌的诊断方法之一。可用于子宫异常出血、子宫肌瘤、子宫息肉、节育器移位、不孕症、习惯性流产、自然或人工流产后的追踪检查、人工受孕及试管婴儿术前评估等。

三、治 疗 原 则

应依据病人年龄、临床分期、对生育的要求和全身情况等综合分析,决定处理措施。采取手术、放射治疗、药物治疗,可单用或联合应用。

1. 手术治疗　为首选的治疗方法,尤其是早期病例。可采用全子宫及双侧附件切除术、广泛性子宫及双侧附件切除术,同时行淋巴结清扫术等。

2. 放射治疗　是治疗子宫内膜癌的有效方法之一。可采取单纯放疗、术前放疗和术后放疗。

3. 化疗　为晚期或复发子宫内膜癌综合治疗措施之一,可单用化疗或与孕激素联合应用。常用化疗药物有顺铂、紫杉醇及氟尿嘧啶等。

4. 孕激素治疗　适用于晚期癌,复发癌,不能手术切除或年轻、早期、要求保留生育功能者。选用大剂量孕激素制剂,如乙酸甲羟孕酮、己酸孕酮等;也可用抗雌激素制剂他莫昔芬(三苯氧胺)治疗。

四、护理诊断及医护合作性问题

1. 恐惧　与担心肿瘤危及生命、预后、手术有关。
2. 营养失调(低于机体需要量)　与放疗、化疗、摄入减少、阴道出血及疾病消耗有关。
3. 有感染的危险　与机体抵抗力低、阴道出血、手术、放疗、化疗有关。
4. 知识缺乏　与缺乏子宫内膜癌治疗及护理的相关知识有关。

情境案例16-3问题分析1

病人的主要护理诊断是什么?

病人有阴道不规则出血,阴道排液,疾病确诊后情绪低落,感觉绝望。存在下列主要护理诊断:恐惧,与担心肿瘤危及生命有关;有感染的危险,与阴道出血、机体抵抗力低下有关。知识缺乏,与缺乏子宫内膜癌相关知识有关。

五、护 理 目 标

1. 病人恐惧感减轻或消失,情绪稳定。
2. 病人营养状态改善,对治疗有较好的耐受性。
3. 病人不发生感染。
4. 病人获得子宫内膜癌治疗及护理知识。

六、护 理 措 施

（一）一般护理

1. 指导病人注意休息、合理饮食,增强体质,必要时静脉补充营养,支持疗法。加强巡视,及时发现病人的需要,协助完成生活自理。

2. 病情观察　观察生命体征、一般情况,注意阴道流血、排液、腹痛等表现。

3. 治疗配合

（1）用药护理:指导病人正确服药,注意药物的副作用及不良反应,如孕激素长期使用后有水钠潴留、水肿、药物性肝炎等,停药后可恢复。他莫昔芬长期治疗后可引起潮热、畏寒、急躁等类似围绝经期综合征的表现,轻度骨髓抑制,头晕、恶心、呕吐、不规则阴道少量流血、闭经等表现。

（2）预防感染:加强会阴护理,每天擦洗会阴 1~2 次,指导病人使用消毒会阴垫;便器床边隔离消毒,防止交互感染;严密观察病人体温、腹痛、手术切口、血象变化,发现感染征象及时报告医生;遵医嘱使用抗生素。

（3）对体弱及合并多种疾病者加强并发症的治疗护理。

（二）心理护理

除做好常规的心理护理外,应考虑到老年人特殊的心理特点,特别做好病人的思想工作,解除其顾虑;鼓励子女多与病人沟通,给予足够的支持;各种检查前应给予解释;尽量不要在病人面前过多讨论病情或治疗,以免引起病人过度恐慌。

（三）健康指导

1. 普及防癌知识　积极宣传定期进行防癌检查的重要性,重视高危人群,关注高危因素;中年妇女每年接受一次妇科检查,发现异常及时处理;对子宫内膜癌的高危人群,可增加检查次数;对围绝经期月经紊乱及绝经后不规则阴道流血者,需做诊断性刮宫;在医生指导下正确使用雌激素,加强用药期间的监护和随访。

2. 随访指导　治疗后对患者进行定期随访,及时确定有无复发。术后 2~3 年内,每 3 个月随访 1次;3 年后,每半年 1 次;5 年后每年 1 次。检查内容包括:询问病史、盆腔检查、阴道细胞学涂片、胸部 X 线片、血清 CA_{125} 等。因卵巢切除,术后病人可能出现阴道分泌物减少、性交疼痛或围绝经期综合征的症状,可随时就诊,给予指导。

情境案例 16-3 问题分析 2

针对病人目前状况,首选的护理措施是什么?

首先要做好心理护理。要多与病人沟通,应充分考虑到老年人特殊的心理特点,耐心倾听病人的倾诉并给予安慰,解除其思想顾虑,提供个性化的心理支持,消除其恐惧心理;鼓励子女多与病人沟通,给予足够的支持;各种检查前应给予解释;尽量不要在病人面前过多讨论病情或治疗,以免引起病人过度恐慌。

情境案例 16-3 问题分析 3

如何做好该病的健康指导?

普及防癌知识,让病人了解防癌普查的重要性;高血压、糖尿病、肥胖的妇女为子宫内膜癌的高危人群,应增加检查次数;对绝经后不规则阴道流血的妇女,需做诊断性刮宫;严格掌握雌激素的使用指征,指导用药后的自我监护方法;治疗结束后应遵医嘱定期随访。

七、护 理 评 价

1. 病人情绪是否稳定,配合医护治疗

2. 病人营养状况是否改善。

3. 病人有无感染。

4. 病人是否掌握有关疾病及康复知识。

第4节　卵巢肿瘤

情境案例16-4

张女士,39岁,已婚。自述腹胀、腹部下坠感2个月。既往身体健康。妇科检查:阴道通畅,子宫颈光滑,子宫前位,正常大小,活动尚可。左附件区可触及鸡蛋大小、表面光滑、活动的囊性包块。超声检查:子宫正常大小,左侧附件区可见5.5cm×4.5cm×4.3cm包块,内不均质,与子宫贴近,界限清楚。

张女士确诊为卵巢良性肿瘤后医生建议手术切除,因工作繁忙,张女士答应过一段时间再治。几天后,在晨练时突发左下腹疼痛,同时伴有恶心、呕吐,家人急把她送至医院。

一、概　　述

卵巢肿瘤是妇科常见肿瘤,可发生于任何年龄,不仅组织学类型多,而且有良性、交界性及恶性之分。卵巢癌是女性生殖系统三大恶性肿瘤之一,由于卵巢位于盆腔深部,不易扪及,且早期无特异性症状,加之缺乏完善的早期诊断方法,病人一旦就诊多属晚期病变,故预后差,其病死率居妇科恶性肿瘤第一位,严重威胁妇女的生命和健康。

卵巢恶性肿瘤最常见的转移途径是直接蔓延和腹腔种植,其次是淋巴转移,血行转移少见。

考点:卵巢肿瘤的转移途径

卵巢肿瘤的组织学分类:①上皮性肿瘤,最常见,占原发性卵巢肿瘤的50%~70%,包括浆液性囊腺瘤和黏液性囊腺瘤及囊腺癌,其恶性肿瘤占卵巢恶性肿瘤的85%~90%。②生殖细胞肿瘤,占卵巢原发性肿瘤的20%~40%,发病率仅次于上皮性肿瘤。成熟畸胎瘤又称皮样囊肿,属良性肿瘤,好发于生育年龄妇女,多为单侧,中等大小,圆形或类圆形,囊内充满油脂和毛发,有时可见牙齿和骨质;未成熟畸胎瘤为恶性肿瘤,好发于青少年。③性索间质肿瘤,约占卵巢肿瘤的5%,其中颗粒细胞瘤和卵泡膜细胞瘤能产生雌激素,又称功能性卵巢肿瘤。④转移性肿瘤,占卵巢恶性肿瘤的5%~10%,原发部位多为胃肠道、乳腺及其他生殖器官。库肯勃瘤是一种特殊的转移性腺癌,原发部位为胃肠道,预后极差。

链接:卵巢瘤样病变

卵巢瘤样病变又称卵巢非赘生性囊肿,而非真性肿瘤,可发生于任何年龄,以生育期多见。常见非赘生性囊肿包括:卵巢单纯性囊肿、卵泡囊肿、多囊卵巢综合征、黄体囊肿、黄素囊肿、卵巢巧克力囊肿等。

二、护理评估

(一) 健康史

本病具体病因不明,可能与下列高危因素有关。

1. 遗传和家族因素　20%~30%卵巢恶性肿瘤病人有家族史。

2. 其他　初潮年龄较早、绝经年龄较晚、少育、不孕、激素替代疗法、服用诱发排卵药物、高胆固醇饮食等。

(二) 身心状况

卵巢肿瘤早期无明显症状和体征,易被忽视,相当部分病人因体检被发现。随着病情发展出现相应的临床表现。

1. 卵巢良性肿瘤

(1) 症状:早期肿瘤较小,多无症状。随着肿瘤的增大,病人有腹胀感,甚至出现压迫症状,如尿频、便秘、气急、心悸。若发生蒂扭转、破裂时,可出现急性剧烈腹痛。

（2）体征:腹部隆起,可触及包块;妇科检查在子宫一侧或双侧可触及球形肿块,多为囊性,表面光滑,活动,与子宫无粘连。

2. 卵巢恶性肿瘤

（1）症状:一旦出现明显症状多属晚期,癌组织浸润周围组织或压迫神经出现腹痛、腹胀、腹水、血尿、水肿、贫血、恶病质等;若为功能性肿瘤,病人有相应的性激素过多的表现,如性早熟、月经紊乱等。

（2）体征:腹部包块、腹水、叩诊有移动性浊音;可在腹股沟、腋下或锁骨上触及肿大的淋巴结;三合诊检查时:在阴道后穹隆触及盆腔内散在的质硬结节,肿块多为双侧,实性或囊实性,表面高低不平,固定不动等。

护考链接

不属于卵巢恶性肿瘤特点的是　A. 发展缓慢　B. 早期常无症状,一旦出现腹胀疾病可能已至晚期　C. 病死率居妇科恶性肿瘤之首　D. 肿块表面高低不平,与周围组织粘连　E. 晚期出现消瘦、贫血等恶病质表现

点评:答案是 A。卵巢恶性肿瘤生长迅速,易扩散。但在早期患者常无症状或有较轻的症状。

3. 良性肿瘤和恶性肿瘤的鉴别　见表 16-3。

表 16-3　卵巢良性肿瘤和恶性肿瘤的鉴别

项目	良性肿瘤	恶性肿瘤
病史	病程长,肿瘤生长缓慢	病程短,肿瘤生长迅速
年龄	生育期多见	幼女及青春期,绝经后妇女多见
体征	多单侧,活动,囊性,表面光滑,一般无腹水	多双侧,固定,实性或囊实性,表面结节状不平,常伴腹水且多血性
一般情况	良好	逐渐出现恶病质
B 超检查	肿块边界清晰,囊内为液性暗区,可有间隔光带	肿块边界不清,液性暗区内有杂乱光点、光团

考点:卵巢良、恶性肿瘤的鉴别

情境案例 16-4 问题分析 1

卵巢良、恶性肿瘤的区别有哪些?

良性肿瘤多见于生育期女性,肿瘤生长缓慢,多为单侧可活动的囊肿,表面光滑。B 超检查肿块边界清晰,囊内为液性暗区,可有间隔光带。

恶性肿瘤多见于幼女及青春期、绝经后妇女,病程短,肿瘤生长迅速,多为双侧,固定,实性或囊实性,表面结节状不平,常伴腹水。B 超检查肿块边界不清,液性暗区内有杂乱光点、光团。

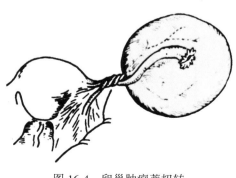

图 16-4　卵巢肿瘤蒂扭转

4. 并发症

（1）蒂扭转:为卵巢肿瘤最常见的并发症,也是常见的妇科急腹症(图 16-4)。好发于中等大小、蒂长、活动度大、重心偏于一侧的肿瘤(如皮样囊肿)。病人体位突然改变,妊娠期或产褥期子宫位置改变均易发生蒂扭转。典型表现为突然发生的下腹一侧剧烈疼痛,伴恶心、呕吐。有时扭转可自然复位,腹痛也随之缓解。

（2）破裂:包括自发性破裂和外伤性破裂两种。自发性破裂可为恶性肿瘤侵蚀囊壁或继发于蒂扭转之后;外伤性破裂常因挤压、分娩、性交、粗暴妇科检查、穿刺所

致。表现为剧烈腹痛、恶心、呕吐和不同程度的腹膜刺激症状，有时可导致内出血、腹膜炎或休克。

（3）感染：多因蒂扭转或破裂引起，也可因邻近脏器的感染所致。表现为高热、腹痛、白细胞计数升高及腹膜炎等。

（4）恶变：多见于年龄大的女性，尤其是绝经后妇女。早期无症状不易发现，当肿瘤生长迅速时，应疑为恶变。

考点：卵巢肿瘤的并发症

情境案例 16-4 问题分析 2

张女士出现了什么情况？

卵巢肿瘤可出现蒂扭转、破裂、感染、恶变等并发症。张女士突发左下腹疼痛，同时伴有恶心、呕吐，是妇科急腹症的表现，结合以前确诊左侧卵巢囊肿，考虑为卵巢囊肿蒂扭转。

5. 心理-社会状况　病人担心肿瘤的性质及预后，处于焦急、恐惧、烦躁状态，一旦了解到肿瘤可能是恶性，会表现出癌症病人的共同特点。

（三）辅助检查

1. B 型超声检查　是诊断卵巢肿瘤的主要手段，能了解盆腔肿块部位、大小、形态、性质，对肿块来源做出定位，并能鉴别腹水和结核性包裹性积液。

2. 肿瘤标志物　包括 AFP、CA_{125}、hCG、雄激素、雌激素等，提示某类卵巢肿瘤。

3. 腹腔镜检查　可直视肿块情况，并能观察盆、腹腔情况，在可疑部位多点活检，抽吸腹水行细胞学检查，协助诊断及治疗。

4. 细胞学检查　腹水或腹腔冲洗液找癌细胞，以确定临床分期及选择治疗方案，并可用以随访观察疗效。

5. 其他　根据病情可选择腹部 CT、X 线、磁共振等协助诊断。

三、治 疗 原 则

1. 良性肿瘤　根据病人年龄、生育要求及对侧卵巢的情况决定手术方式，可行肿瘤剥除术或患侧卵巢切除术。

2. 恶性肿瘤　采取综合治疗。以手术治疗为主，辅以化疗和放疗。手术范围应根据肿瘤性质、临床分期、病人年龄、全身情况等决定。可行全子宫及双侧附件切除术，必要时同时行大网膜切除术、肿瘤细胞减灭术，现多主张同时行后腹膜淋巴结清扫术。年轻病人根据情况可考虑保留对侧卵巢。

3. 并发症处理　蒂扭转及破裂一经确诊应立即手术。发生感染者先控制感染及对症处理，再择期手术，若短期内感染不能控制，宜即刻手术。恶变者应尽早手术。

链接：腹腔镜手术

腹腔镜手术是用冷光源提供照明，将腹腔镜镜头插入腹腔内，运用数字摄像技术使腹腔镜摄像头拍摄到的图像通过光导纤维传导至后级信号处理系统，并且实时显示在监视器上。医生通过监视器屏幕上所显示器官图像，对病人的病情进行分析判断，并且运用腹腔镜器械进行手术。随着手术水平的提高及器械的改善，妇科腹腔镜已从 20 世纪 60~70 年代诊断性腹腔镜及腹腔镜下电凝绝育术，逐步应用于子宫内膜异位症、卵巢良性肿瘤、异位妊娠、多囊卵巢综合征、输卵管梗阻性不孕、子宫肌瘤等的治疗。由于其创面小，因此也称为"钥匙孔"手术。腹腔镜手术的开展，减轻了病人的痛苦，缩短病人的恢复期，是近年来发展迅速的一种手术方式。

四、护理诊断及医护合作性问题

1. 营养失调（低于机体需要量）　与恶性肿瘤慢性消耗、化疗、手术创伤有关。

2. 焦虑　与担心病情、预后、手术有关。

3. 有感染的危险　与机体抵抗力低、手术、化疗有关。

五、护理目标

1. 病人营养状况改善。

2. 病人情绪稳定,能正确面对疾病,配合治疗。

3. 病人未发生感染。

六、护理措施

(一) 一般护理

指导病人合理饮食、休息,保证营养,增强机体抵抗力,提高对治疗的耐受性,促进康复;肿瘤过大或腹部过度膨隆不能平卧的病人,应指导取半卧位。

(二) 病情观察

观察生命体征、一般情况、腹痛、腹胀、尿频等,注意发现并发症。

(三) 治疗配合

1. 放腹水病人护理　备好腹腔穿刺用物,协助医师操作。在放腹水过程中,严密观察、记录病人的生命体征变化、腹水性质及出现的不良反应;一次放腹水一般不超过3000ml,不宜过多,以免腹压骤降发生虚脱,放腹水速度宜缓慢,放完后用腹带包扎腹部。巨大肿瘤病人,术前需准备好沙袋,以防腹压骤然下降出现休克,余按常规护理。

2. 并发症护理　当病人出现急性腹痛、大出血、昏迷等,协助医生寻找原因,做好各种急救。

3. 预防感染　注意发现早期感染的表现,并采取必要的预防措施。

(四) 心理护理

某些卵巢肿瘤术前不能确定性质,病人很紧张,既心存侥幸又经常陷入恐慌状态,应加强与病人的沟通,做好心理疏导工作,稳定病人的情绪。

(五) 健康指导

1. 预防保健宣教　进行卫生宣教,多进高蛋白、高维生素、低胆固醇饮食;高危妇女宜口服避孕药预防;30岁以上妇女应1~2年行妇科检查1次,高危人群每半年检查1次,以排除和及时发现卵巢肿瘤;怀疑卵巢瘤样病变,囊肿直径小于5cm,应3~6个月复查1次;卵巢实质性肿瘤或囊肿直径大于5cm者,应及时手术治疗;盆腔肿块诊断不清或治疗无效者,宜及早行腹腔镜检查或剖腹探查;凡乳腺癌、子宫内膜癌、胃肠癌等患者,术后随防中应定期接受妇科检查,以减少转移性卵巢肿瘤的发生。

2. 术后随访　卵巢癌易于复发,应长期随访和监测。随访时间:治疗后第1年内每3个月1次;术后第2年,每4~6个月1次;第5年后每年1次。良性肿瘤者,术后1个月常规复查。对接受化疗、放疗的病人,护士应督促、协助病人克服困难,努力完成治疗计划,以提高疗效,防止复发。

考点: 卵巢肿瘤的护理措施

情境案例16-4 问题分析3

应采取哪些主要护理措施?

1. 迅速建立静脉输液通道。

2. 密切监测血压、脉搏、呼吸、心率,注意腹痛情况。

3. 协助医生做好急诊手术准备。

4. 做好病人的心理护理。

七、护理评价

1. 病人营养状况是否改善。

2. 病人情绪是否稳定,配合医护治疗。

3. 病人有无感染出现。

第 5 节　妇科手术病人的护理

情境案例 16-5

　　陈女士,45 岁,近 1 年来经量增多,经期延长。妇科检查:子宫不规则增大,如孕 3 个月大小,表面结节状突起,质硬。B 超提示:子宫肌瘤。拟行经腹子宫切除术。

　　手术是治疗妇科疾病,尤其是妇科肿瘤的重要手段。手术既是治疗过程,同时又会给病人身心带来一系列不利影响。因此,要保证手术顺利进行、病人术后如期康复,则需要充分的手术前后准备和精心的术后护理。

　　妇科手术按急缓程度分为择期手术、限期手术和急诊手术三类;按手术途径分为腹部手术和外阴、阴道手术。腹部手术可分为剖腹探查术、子宫全切除术、子宫次全切除术、附件切除术、子宫全切加附件切除术、子宫根治术等。近年来,腹腔镜手术在妇科手术中比例日益增加。外阴、阴道手术主要包括外阴根治术、前庭大腺切除术、处女膜切开术、阴道成形术、尿瘘修补术、阴道前后壁修补术、黏膜下肌瘤摘除术、阴式子宫切除术等。

链接:微创——妇科手术的发展趋势

　　凡是能够较好地保持机体内环境稳定、减少组织损伤,有利于机体尽快地恢复,并有良好预后的任何有创治疗都可归为"微创"领域。"微创"的概念就是以人为本,一切从病人的利益出发,用尽可能微小的医疗行为去追求病人利益的最大化,使病人在生理和心理获得最大限度的康复。如我们常见的腹腔镜手术和宫腹腔镜联合治疗技术、妇科整形修复等。随着社会的进步和医学的发展,"微创"已是妇科手术的发展趋势。

一、手术前病人的护理

（一）护理评估

1. 健康史　询问病人年龄、职业、民族、月经史、婚育史、药物过敏史及既往健康状况;询问有无月经来潮,要避免月经期手术,因月经时盆腔充血,易致术中、术后出血增多;了解所患疾病及拟实施手术的范围、方式;了解病人饮食、睡眠、休息等情况。

2. 身心状况

（1）生命体征:测量体温、脉搏、呼吸、血压,了解病人基本情况。体温高于 37.5℃,病人可能有感染;脉搏、血压异常,可能有心血管病变;对生命体征异常的病人应及时报告医生查明原因,给予适当处理后再行手术。

（2）全身情况:观察有无上呼吸道感染;了解皮肤情况,特别是手术野皮肤有无感染;了解病人血红蛋白的含量,皮肤的颜色、弹性等,看病人是否有贫血、营养不良;全身体格检查确定病人能否耐受手术。

（3）心理-社会状况:由于病人及家属往往对手术缺乏足够、正确的认识,加之担心手术的安全性及疾病预后,并担心手术对性功能及生育的影响。因此,病人常会出现焦虑、恐惧、绝望等心理反应。手术对生殖器官解剖和功能的改变,也使病人忧心忡忡,进而对婚姻存在顾虑。此外,家庭和社会支持系统对病人心理影响较大。外阴、阴道手术病人的手术部位比较特殊,病人心理问题更加明显。

3. 辅助检查　血、尿及便常规;出凝血时间及肝、肾功能检查;心电图及胸部 X 线检查;B 超检查等,并根据病情需要选择其他检查。

情境案例 16-5 问题分析 1

　　术前应评估哪些内容?

　　术前主要评估病人的生命体征是否平稳;有无上呼吸道感染;皮肤情况,特别是手术野皮肤有无感染;病人血红蛋白的含量,皮肤的颜色、弹性等,看病人是否有贫血、营养不良;全身体格检查确定病人能否耐受手术等。还应对病人的心理状态进行评估,病人是否出现焦虑、恐惧等心理反应。

（二）护理诊断及医护合作性问题

1. 焦虑　与担心手术的安全性及预后等有关。
2. 知识缺乏　与不了解手术相关知识有关。

（三）护理目标

1. 病人情绪稳定,焦虑或恐惧减轻,配合医护工作。
2. 病人能够了解手术相关知识。

（四）护理措施

1. 一般护理
（1）指导病人合理饮食、休息,必要时静脉补充营养,保证机体以最佳状态接受手术。
（2）根据病情指导病人取合适的体位。
（3）做好沐浴、更衣等个人卫生及清洁护理。
（4）将手术通知单及麻醉通知单及时送交手术室。
2. 病情观察　对病情变化或月经提前来潮者,应及时报告医生。
3. 手术前准备　除一般手术常规准备护理外,还应注意以下几点。
（1）交叉配血,做好输血准备。
（2）手术区域皮肤准备:以顺毛、短刮的方式进行手术区剃毛备皮,一般于手术前 1 天进行。腹部手术备皮范围:上至剑突,两侧至腋中线,下至阴阜及大腿上 1/3 处,并特别注意脐窝部清洁。外阴、阴道手术备皮范围:上至耻骨联合上 10cm,下至肛门下 10cm,包括腹股沟、外阴及大腿上 1/3 处。有外阴湿疹等异常者,应术前 3～5 天用 1∶5000 高锰酸钾溶液坐浴,根据情况可用红外线照射或氧化锌软膏局部涂擦,痊愈后再手术。

链接:备皮时间的选择

目前国内有关“备皮时间的选择”的研究较多,大量结果表明,备皮时间越临近手术时间,手术切口感染率越低。各医院倾向于缩短备皮与手术的间隔时间,主张手术日或手术前几小时备皮更好。因为过早备皮使手术区域更不容易保持清洁。此外,剃毛操作引起的皮肤微小创伤增加的潜在的感染机会也不容忽视。

考点:腹部手术备皮范围

（3）胃肠道准备:根据病情需要术前 1 天或 3 天进行胃肠道准备,常规术前 8 小时禁食,4 小时禁饮。目的是防止麻醉引起恶心、呕吐或误吸;使肠道空虚便于暴露手术野,减轻或防止术后肠胀气。①一般手术,如子宫全切、附件切除等手术,于术前 1 天晚餐减量,进易消化的软食,手术前 1 天肥皂水灌肠 1～2 次或口服缓泻剂,使病人排便 3 次以上。常用的缓泻剂有番泻叶水、蓖麻油、甘露醇等。②涉及肠道的手术或阴部手术,术前 3 天进无渣半流质饮食,并按医嘱给予肠道抗生素,术前 1 天及手术日晨行清洁灌肠,直至排出的灌肠液中无大便残渣。目前常以口服缓泻剂代替多次灌肠,效果较好。

护考链接

患者,女性,50 岁,被诊断为子宫颈癌,准备手术,护士为其肠道准备改为无渣饮食,时间应为　A. 术前 3 天　B. 术前 2 天　C. 术前 4 天　D. 术前 5 天　E. 术前 7 天

点评:答案是 A。子宫颈癌患者肠道准备:术前 3 天改为无渣饮食。按医嘱给予肠道制菌药物。

（4）阴道准备:经腹全子宫切除术者,术前 3 天用消毒液冲洗阴道,每天 1～2 次。常用的消毒液有 1∶5000 高锰酸钾溶液、0.05% 碘伏溶液、0.01% 苯扎溴铵溶液等。

考点:子宫全切术的阴道准备
（5）用药护理:做青霉素、普鲁卡因皮试,并做好记录;术前晚给予镇静药物。

（6）手术日准备：①测生命体征，询问病人的自我感觉；②入手术室前取下病人活动义齿、发夹、首饰及贵重物品，交由家属保管；③经腹全子宫切除术术晨须做阴道冲洗，冲洗后用大棉球拭干，在子宫颈和阴道穹隆部涂 1% 甲紫溶液（作为术者切除子宫的标志）；④常规放置导尿管，排空膀胱，阴部手术一般不需留置尿管，带无菌导尿管入手术室，备手术结束后使用；⑤遵医嘱术前 30 分钟肌内注射苯巴比妥、阿托品。

考点：手术日准备

4. 心理护理

（1）介绍与手术治疗的有关知识，包括手术方式、麻醉方式、手术范围、术前准备目的，消除其对手术的担忧。

（2）加强心理疏导，纠正病人的错误认识，并介绍成功病例，增强病人手术治疗的信心。

（3）调动家属积极参与支持、鼓励、陪伴病人，使病人获得足够的心理满足和安全感。

5. 健康指导

（1）使病人了解子宫切除术或双侧卵巢切除术后不再出现月经，卵巢切除后会出现停经、潮热、阴道分泌物减少等症状，必要时可补充雌激素。

（2）指导病人学会术后翻身、肢体活动、咳嗽、深呼吸、大小便等训练，学会减轻术后疼痛的方法。

情境案例 16-5 问题分析 2

应做好哪些术前准备工作？

1. 交叉配血，做好输血准备。

2. 术前 1 日进行手术区剃毛备皮。备皮范围上至剑突，两侧至腋中线，下至阴阜及大腿上 1/3 处。

3. 指导病人术前 1 日晚餐减量，进易消化的软食，术前 8 小时禁食，4 小时禁饮。术前 1 日行肥皂水灌肠 1~2 次或指导病人口服缓泻剂，达到排便 3 次以上。

4. 术前 3 天用消毒液冲洗阴道，每日 1~2 次。术晨阴道冲洗后用大棉球拭干，在子宫颈和阴道穹隆部涂 1% 甲紫溶液（作为术者切除子宫的标志）。

5. 做青霉素、普鲁卡因皮试，并做好记录。

6. 手术日测生命体征，询问病人的自我感觉；入手术室前取下病人的活动义齿、发夹、首饰及贵重物品，交由家属保管；常规放置导尿管，排空膀胱；遵医嘱术前 30 分钟肌内注射苯巴比妥、阿托品等。

（五）护理评价

1. 病人情绪是否稳定，能否积极配合术前医护工作。

2. 病人是否了解手术相关知识。

二、手术后病人的护理

（一）护理评估

1. 健康史　病人术中经过、麻醉情况、手术方式与范围、术中出血量与尿量、输液与用药情况、需要特别注意的问题及目前情况等。

2. 身体状况

（1）生命体征：及时为病人测量血压、脉搏、呼吸及体温，观察术后血压并与术前、术中血压相比较；了解呼吸的频率、深度；注意脉搏的频率、节律及是否有力；了解体温的变化情况。

（2）神志：观察神志可了解全麻病人的麻醉恢复情况，对腰麻及硬膜外麻醉病人，了解病人有无异常的神志变化。

（3）皮肤：评估皮肤的颜色和温度，特别应注意观察切口、麻醉针孔处敷料是否干燥，有无渗血；手术过程中受压部位皮肤及骨突出处皮肤是否完整。

（4）疼痛：评估病人术后疼痛的部位、性质、程度；了解病人的止痛方式，给予针对性护理，并观察病人止痛后疼痛的缓解程度。

（5）各种引流管：妇科腹部手术病人常见的引流管有尿管、盆腔引流管、腹腔引流管等。了解引流管的放置部位和作用，观察引流管是否固定、通畅，评估引流液的量、质、色，是否有异味等，了解术中是否有腹腔内用药，并做好记录。

3. 心理-社会状况　因手术后的不适，担心术后并发症、疾病预后和康复等，病人会出现紧张、不安和焦虑等一系列不良情绪反应。

4. 辅助检查　血常规检查、血生化检查了解是否有并发症，根据病情选择其他检查。

（二）护理诊断及医护合作性问题

1. 疼痛　与手术创伤有关。

2. 自理能力缺陷　与手术创伤、治疗限制有关。

3. 有感染的危险　与手术创伤、出血致抵抗力下降有关。

（三）护理目标

1. 病人疼痛逐渐减轻、消失。

2. 病人自理能力逐步恢复。

3. 病人术后不发生感染。

（四）护理措施

1. 一般护理

（1）妥善安置：将病人平稳移至病床上，固定好输液管道及各种引流管道。

（2）体位：全麻病人未清醒前应去枕平卧，头偏向一侧，防止病人呕吐物误吸，并注意观察病人意识恢复情况，直至病人完全清醒；蛛网膜下腔麻醉病人术后应去枕平卧 12 小时；硬膜外麻醉病人术后应去枕平卧 6~8 小时。若病情稳定，一般术后第二天病人可取半卧位。子宫脱垂、阴道前后壁修补术和会阴修补术病人以平卧位为宜，禁止半卧位。尿瘘修补术病人应根据瘘孔的位置决定体位，以免尿液浸泡伤口影响愈合。

考点：术后体位

（3）合理饮食：一般于手术当日禁食。未涉及肠道的手术病人一般术后 6~8 小时后可进少量流质饮食，但应避免牛奶、豆浆等产气食物，肛门排气后可改进半流质饮食，再逐步过渡到普食。涉及肠道的手术病人，应禁食到肛门排气后再进流质饮食，并逐步过渡到半流质饮食和普通饮食；会阴Ⅲ度裂伤修补术进少渣半流质饮食。术后饮食应以营养丰富、易消化、高热量、富含维生素为原则，以满足术后身体康复的需要。

（4）休息与活动：提供安静的休养环境，充分休息；鼓励早期活动，卧床时需多翻身、活动下肢，尽早下床活动，防止发生肺部并发症及下肢静脉血栓，促进肠蠕动，减少肠粘连。

（5）加强巡视，及时发现病人的需要，对生活不能自理者，给予协助进食、穿衣、如厕等生活照顾。

2. 病情观察

（1）监护生命体征：术后每 30 分钟测血压、脉搏、呼吸 1 次并记录，平稳后改为 4~6 小时 1 次；24 小时以后，每天测 4 次，直至正常后 3 天。若有异常或提示有出血倾向，应增加监测次数。由于机体对手术创伤的反应，术后 1~3 天体温可升高，但一般不超过 38℃，如果体温持续升高，应注意有无切口、肺部、泌尿道等部位的感染。

（2）手术切口：观察伤口有无渗血、渗液、红肿和硬结。

（3）观察阴道流血、分泌物量、颜色和气味。

（4）观察肛门排气、排便情况；疼痛部位、程度和性质。

3. 治疗配合

（1）引流管的护理：注意观察引流管是否通畅，引流液的量、颜色、性状，并做好记录，根据病情配合医生拔出。

（2）留置导尿的护理：嘱病人多饮水，增加尿量，加强清洁护理，保持尿管通畅，注意观察 24 小时尿量、颜色及性状，并做好记录。长期留置尿管应给予膀胱冲洗。一般情况下留置尿管 1~2 天；阴道全子宫切除术留置尿管 3~5 天；外阴、阴道手术留置尿管 5~7 天；生殖道瘘修补术留置尿管 7~14 天；广泛性全子宫切除和盆腔淋巴结清扫术留置尿管 10~14 天；子宫颈癌术后需留置尿管 7~10 天，甚至更长时间。留置尿管时间长者拔除尿管前 3 天要定时开放，训练膀胱功能，一般每 2~3 小时开放 30 分钟，促进膀胱舒缩功能的恢复。拔管后，嘱病人 1~2 小时排尿一次，如不能自解应及时处理，必要时重新留置尿管。拔管后 4~6 小时需测残余尿量 1 次，少于 100ml 者需每天测 1 次，2~4 次均在 100ml 以内者，说明膀胱功能恢复；如残余尿量超过 100ml，应重新留置尿管几天，结合下腹部热敷、针灸、理疗等方法，直至膀胱功能恢复。

考点：术后留置尿管的时间

（3）减轻疼痛：协助病人采取较舒适体位；指导和协助正确翻身、咳嗽和深呼吸等；各种护理操作应相对集中，减少刺激；采用分散或转移注意力、放松和按摩等方法；必要时遵医嘱给予镇痛剂，近年来多采用硬膜外自控镇痛泵（PCEA）或静脉自控镇痛泵（PCIA）。

（4）预防感染：术后易发生切口感染、膀胱感染。预防措施：测体温，注意观察伤口；保持会阴清洁，尿管通畅，每天更换尿管接管及无菌尿袋；遵医嘱用抗生素。

（5）控制排便：外阴、阴道手术病人应延迟首次排便时间，因过早排便易污染伤口并增加伤口张力。一般术后 5 天进少渣半流质饮食，遵医嘱给予复方樟脑酊控制排便，术后第 5 天可给予缓泻剂液体石蜡，以软化粪便。一般排便后方可拆线。

考点：控制排便时间及用药

（6）盆腔淋巴囊肿护理：术后 1 周左右于腹股沟上、下方单侧或双侧触及卵圆形囊肿，可有轻压痛，一般在 1~2 个月内自行吸收，也可用药物局部外敷或热敷，促进淋巴液吸收。若囊肿较大有压迫症状或继发感染，遵医嘱用抗生素或配合切开引流术。

（7）预防并发症：①腹胀，多因手术、麻醉造成病人肠蠕动减弱所致，炎症低钾等也可引起术后腹胀。于术后 2~3 天肠道排气后减轻，可协助病人尽早下床活动，但应避免腹压增加的动作，必要时遵医嘱给予新斯的明。②便秘，术后由于活动减少，胃肠蠕动减弱，容易便秘。应鼓励病人多饮水，吃水果、蔬菜，必要时给予液体石蜡、番泻叶、麻仁丸等缓泻剂来预防便秘，保持大便通畅，避免用力大便造成切口裂开、疼痛。

4. 心理护理　加强心理支持，关心、体贴病人，消除病人的紧张、焦虑等不良情绪，帮助病人度过心理反应期。

5. 健康指导

（1）手术后一段时间会出现腹胀、疼痛、阴道出血等表现，应注意观察其变化情况，若加重或持续时间长应属异常；指导病人掌握预防腹胀、尿潴留和减轻疼痛等方法。

（2）加强营养，多摄入含维生素及纤维素丰富食物，保持大便通畅，防止便秘。

（3）应逐渐增加活动量，促进体力恢复。但 2 个月内应避免剧烈运动及重体力劳动。

（4）性生活的恢复和阴道冲洗要根据医生的意见。

（5）术后休息 1~2 个月；一般出院后 1 个月来院复查，以后根据医嘱定期复查。

考点：术后健康指导

情境案例 16-5 问题分析 3

手术后应提供哪些护理措施?

1. 将病人平稳移至病床上,去枕平卧 6~8 小时。

2. 监测生命体征,术后每 30 分钟测血压、脉搏、呼吸 1 次并记录,平稳后改为 4~6 小时 1 次;24 小时以后,每天测 4 次,直至正常后 3 天。

3. 观察伤口有无渗血、渗液、红肿和硬结;阴道流血、分泌物量、颜色和气味;肛门排气、排便情况;疼痛部位、程度和性质。

4. 术后 6~8 小时后可进少量流质饮食,但应避免牛奶、豆浆等产气食物,肛门排气后可改进半流质饮食,再逐步过渡到普食。术后饮食应以营养丰富、易消化、高热量、富含维生素为原则,以满足术后身体康复的需要。

5. 鼓励早期活动,卧床时需多翻身、活动下肢,尽早下床活动,防止发生肺部并发症及下肢静脉血栓,促进肠蠕动,减少肠粘连。

6. 保持尿管通畅,注意观察 24 小时尿量、颜色及性状,并做好记录。尿管 1~2 天拔除。

7. 测体温,注意观察伤口,保持会阴清洁,预防感染。

8. 预防腹胀、便秘等并发症。

9. 加强心理支持,关心、体贴病人,消除病人的紧张、焦虑等不良情绪,帮助病人度过心理反应期。

(五) 护理评价

1. 病人疼痛是否减轻、消失。

2. 病人生活需要是否得到满足,自理能力是否逐步恢复。

3. 病人术后有无感染发生。

第 6 节　化疗病人的护理

一、概　　述

化学药物治疗(简称化疗)是采用化学药物在分子水平上纠正细胞异常增生,杀死肿瘤细胞、抑制肿瘤细胞生长繁殖和促进肿瘤细胞分化的一种治疗方式。其作用机制为:①影响去氧核糖核酸(DNA)的合成;②直接干扰核糖核酸(RNA)复制;③干扰转录、抑制信使核糖核酸(mRNA)的合成;④阻止纺锤丝的形成;⑤阻止蛋白质的合成。

化疗是妇科恶性肿瘤治疗的重要方法,可使许多恶性肿瘤病人的症状得到缓解,有的甚至达到基本痊愈。化疗既可用于妇科恶性肿瘤不能手术的病人,也可用于手术后的补充治疗或为手术创造条件。滋养细胞肿瘤对化疗极为敏感,化疗是其首选的治疗方法。

现阶段临床化疗药物的种类有六大类(表 16-4)。用药方法分为单一用药和联合用药两种,后者优于前者;化疗给药途径有全身用药和局部用药两种,可根据病情选择。

表 16-4　化疗药物种类

种类	药物
烷化剂	环磷酰胺、异环磷酰胺、氮芥、卡莫司汀等
抗代谢药物	甲氨蝶呤、氟尿嘧啶、阿糖胞苷、巯基嘌呤等
抗肿瘤抗生素	放线菌素-D(更生霉素)、丝裂霉素、多柔比星、博来霉素等
抗肿瘤生物碱类	长春新碱、依托泊苷、紫杉醇等
抗肿瘤激素类	甲羟孕酮、丙酸睾酮、他莫昔芬、肾上腺皮质激素等
其他抗肿瘤药	顺铂、卡铂、干扰素等

化疗药物既能抑制肿瘤细胞生长,又能影响机体正常细胞的代谢,有一定毒性。在治疗时,用量越大,副作用越明显。常见化疗药物的毒副反应如下所述。

1. 造血功能障碍　主要表现为外周血白细胞和血小板计数减少,对红细胞影响较少。在停药后14天多可自然恢复。

2. 胃肠道反应　最常见的为恶心、呕吐,多在用药后2~3天开始,5~6天达高峰,停药后可逐渐好转,如反应过重可引起水电解质平衡紊乱;其次为口腔溃疡和伪膜性肠炎等。

3. 其他　神经系统损害、药物中毒性肝炎、肾功能损害、皮疹和脱发等。

考点: 化疗药物的常见毒副反应

二、护理评估

(一) 健康史

评估重要器官健康情况,既往疾病史及诊疗经过;用药史,特别是化疗药物史和药物过敏史。

(二) 身心状况

了解病人一般情况,尤其是营养状况和体重;了解心、肺、肝、肾和脑等重要器官的功能状况;观察皮肤黏膜、淋巴结情况;评估病人日常生活规律如饮食型态、嗜好、睡眠型态、排泄状态及自理程度;评估肿瘤的症状和体征;了解本次化疗药物的毒性作用。

病人往往对化疗的毒性作用有紧张、恐惧心理,尤其有化疗经历的病人更加明显。此类病人存在绝望与求生的矛盾心理,表现出对支持与帮助的依赖和渴望。因此需了解病人对化疗的认知情况、接受程度,有无恐惧、焦虑等情绪反应;家庭经济状况及家庭成员对病人的支持程度等。

(三) 辅助检查

1. 血常规、尿常规、肝、肾功能和血小板计数。若白细胞低于$4.0 \times 10^9/L$,血小板低于$5.0 \times 10^9/L$不能用药。

2. 原发疾病有关检查。

三、护理诊断及医护合作性问题

1. 营养失调(低于机体需要量)　与肿瘤的慢性消耗和化疗引起的消化道反应有关。
2. 体液不足　与化疗引起的恶心、呕吐等不适反应有关。
3. 有感染的危险　与肿瘤的慢性消耗和化疗致机体抵抗力下降有关。
4. 知识缺乏　与对化疗的相关知识缺乏了解有关。
5. 自我形象紊乱　与化疗后脱发等有关。

四、护理目标

1. 病人营养状况改善。
2. 病人补充足够的水分,不适感觉减轻。
3. 病人不发生感染。
4. 病人了解化疗相关知识。
5. 病人能正确面对自身形象改变。

五、护理措施

(一) 一般护理

1. 提供安静、舒适的休息环境　病房应清洁、安静、舒适,空气流通,定期消毒,保持合适的温、湿度。
2. 指导病人合理进食,注意休息,保证充足的睡眠。
3. 化疗间歇期可组织病人适当户外活动。

4. 指导病人留取血、尿、便、白带等化验标本,做好心、肺、骨髓等检查的准备及护理配合。

(二)病情观察

1. 观察生命体征、白细胞计数及分类,判断有无感染征象。
2. 观察有无牙龈出血、鼻出血、皮下淤血或阴道活动性出血等倾向。
3. 观察大小便,有无腹胀、腹泻等情况。
4. 观察有无皮疹、口腔溃疡、脱发等现象。

(三)治疗配合

1. 对症护理

(1)改善营养状况:帮助病人制订膳食计划,鼓励病人进食,给予高蛋白、高维生素、低脂肪饮食。提供愉快、轻松、清新的进餐环境;提供适合病人口味、爽口的菜,以增加食欲;指导进清淡、易消化的软食,少量多餐。

(2)口腔护理:餐后用生理盐水或呋喃西林液漱口,多喝水,保持口腔清洁;指导病人用软毛牙刷刷牙,防止牙龈及口腔黏膜损伤;忌食辛辣、过硬、过冷、过热及粗糙食物,防止损伤口腔黏膜。

(3)预防感染:保持床单清洁、干燥、平整,防止擦伤皮肤,预防压疮发生;每天测体温 3~4 次,如体温超过 38.5℃ 通知医生,遵医嘱用抗生素。严格控制探视,避免交叉感染,禁止感染人员和其他病员随意出入化疗病房;病人不得随意外出及到其他病房,必要时实施保护性隔离。

考点:预防感染的措施

2. 用药护理

(1)测量体重,计算药量:化疗时需根据体重正确计算和调整药量,一般在每个疗程用药前及半疗程时各测量 1 次体重,以便计算和调整药量。测量体重应在早晨空腹、排空大小便后进行,酌情减去衣服重量。

(2)三查七对、正确用药:应用化疗药物前应严格执行"三查七对",特别要核对化疗方案和用药顺序;抗癌药物最好现用现配,稀释液不宜放置时间过长,一般常温下不超过 1 小时,尤其是氮芥类药物易氧化失效,应在稀释后 3~5 分钟内注入体内;更生霉素、顺铂等属避光药物,使用时要用避光罩或黑纸、布包好。

(3)保护血管,防止药液外漏:护士应熟练掌握静脉穿刺技术,提高一次穿刺成功率,静脉穿刺点应有计划地从末梢静脉开始,尽量减少穿刺次数,保护好血管;在使用化疗药物前,先注入少量 0.9% 氯化钠溶液,待点滴通畅、确定针头在静脉内后再加入化疗药物;化疗结束后再滴入少量 0.9% 氯化钠溶液或 5% 葡萄糖溶液,拔针后轻压穿刺点数分钟,以免药液或盐水外渗,降低穿刺部位的药物残留浓度,以减少穿刺点的局部刺激;若发现化疗药物外渗,立即停止滴入,局部用 0.9% 氯化钠溶液 5ml 加 2% 普鲁卡因 1ml 封闭治疗,冷敷或金黄散外敷,减轻疼痛,48 小时后可理疗。

考点:用药护理

3. 药物不良反应护理

(1)胃肠道反应的护理:合理安排用药时间,创造良好的进餐环境。严重恶心、呕吐者,遵医嘱给予镇静、止吐药物,以保障能量及营养物质的摄入;口腔溃疡者,注意口腔卫生,用温盐水漱口,溃疡处涂甲紫或冰硼散;腹痛、腹泻者,应警惕伪膜性肠炎,注意观察大便的情况,及时通知医生,遵医嘱给予相应治疗。腹泻严重应留取粪便标本,严格记录出入量,遵医嘱补液,防止电解质紊乱。

(2)造血功能障碍的护理:定期检查白细胞及血小板计数,白细胞降至 $3.0×10^9$/L 以下,血小板降至 $5.0×10^9$/L 以下,应提醒医生停药,必要时遵医嘱输血或采用支持疗法,改善全身状况,建立严格消毒隔离制度。

(3)脱发的护理:解释脱发的原因,说明停药后头发能再生;指导病人不要用力梳理头发,可戴假发修饰。

（4）内脏损伤的护理：定期检查肝、肾功能，观察其功能受损的症状及体征，及时报告医生，采取相应措施。

考点：胃肠道不良反应的护理

（四）心理护理

主动介绍住院环境、同室病友、主管医师及护士，减轻病人的陌生感；向病人介绍所用药物可能出现的副反应及应对措施，让病人有安全感；加强病房巡视，解决病人生活需要，耐心解答病人的提问，尽可能为病人提供方便，满足病人要求，建立良好的护患关系；为病人安排合理的作息时间，适当参与文娱活动，如看书报、电视，听音乐、散步等，以分散注意力。

（五）健康指导

1. 注意卫生和保暖，预防感染。

2. 保持良好的饮食卫生习惯，加强营养，合理搭配食物。

3. 注意休息，避免劳累。

4. 保持心情愉快。

5. 指导脱发者度过心理障碍期，告知病人化疗结束头发可再生长，必要时佩戴假发或帽子。

6. 强调定期复查、治疗的重要性及方法。

护考链接

关于肿瘤化疗护理，以下不正确的是　A. 药液必须新鲜配制　B. 静脉注射不可溢出静脉外　C. 用过的注射器和空药瓶立即放入水中　D. 如有治疗药物溢出静脉，应立即热敷　E. 每周检查一次白细胞和血小板计数

点评：答案是 D。化疗药物最好现用现配，并在短时间内应用；化疗药物刺激性强，要注意保护好静脉，药物不能溢出血管外，以免引起局部组织坏死；若发现化疗药物外渗，应立即停止滴入，局部用普鲁卡因封闭或冷敷；用过的注射器和空药瓶立即放入水中以免空气污染；化疗需注意骨髓抑制反应，每周检查血象。

（五）护理评价

1. 病人营养状况是否得到改善。

2. 病人是否补充足够的水分，不适感觉减轻。

3. 病人化疗期间有无感染发生。

4. 病人是否了解化疗相关知识，能配合医护工作。

5. 病人能否正确面对自身形象改变。

第 7 节　放疗病人的护理

一、概　　述

放射线能穿透组织，使被照射的组织生活力减弱或死亡。放射治疗（简称放疗）是临床用来治疗恶性肿瘤的重要方法之一，妇科主要用于外阴癌、子宫颈癌、子宫内膜癌、卵巢癌等的根治性治疗或姑息性治疗。此外，放疗也可用于恶性肿瘤的术前或术后的辅助治疗，但病人已出现恶病质或大出血、大量胸腔积液、腹水则为放疗的禁忌证。常用放射源为镭、铯、钴及深部 X 线等，根据病情可选用腔内照射和体外照射两种方法。放射线有抑制和破坏肿瘤细胞的作用，但对正常组织也有不良影响，故应加强放疗的护理。

链接:妇科肿瘤放疗的发展

从 20 世纪初镭用于子宫颈癌治疗至今,放射治疗作为一种治疗妇科恶性肿瘤的方法已有百年历史。这期间,妇科肿瘤放疗发展迅速,特别是近 20~30 年来,随着原子能工业、电子工业及计算机工业的发展,治疗设备的不断更新和新技术的开发利用,使放射治疗不仅成为反映现代科学成就的重要标志之一,也成为一个能普及的重要的肿瘤治疗手段。随着妇科恶性肿瘤的放疗经验的积累,目前放疗强调腔内照射和体外照射配合,剂量和临床相结合,个别对待原则及精心的临床处理。

二、护理评估

(一) 健康史

评估既往健康情况,疾病史及诊疗过程、手术史和用药史。

(二) 身心状况

1. 身体状况　疾病的临床表现和放射反应。

2. 心理-社会状况　由于病人对放疗缺乏足够的了解和认识,往往存在较重的思想负担,并且担心治疗预后,而表现出紧张、焦虑、悲观等情绪反应。

(三) 辅助检查

血常规、尿常规,肝、肾功能检查,胸部 X 线、心电图、B 超和阴道镜检查,必要时行尿常规检查加药物敏感试验,膀胱镜、盆腔 CT 和 MRI 等检查,以了解有无禁忌证,并及时处理异常情况。

三、护理诊断及医护合作性问题

1. 焦虑　与知识缺乏、担心放疗及疾病预后有关。

2. 舒适的改变　与放疗引起的放射反应有关。

四、护理目标

1. 病人焦虑减轻,情绪稳定。

2. 病人不适减轻,消失。

五、护理措施

(一) 一般护理

指导病人正确饮食,多摄入营养丰富、清淡、易消化的食物,忌食刺激性食物。注意休息,避免劳累。

(二) 病情观察

观察生命体征、一般情况及皮肤、阴道流血、腹痛、腹泻、尿急、尿频、尿痛等放疗后的反应。

(三) 治疗配合

1. 治疗前若体温超过 38℃,遵医嘱暂停治疗;若为腔内照射,还需做外阴皮肤准备;告知病人术前进易消化食物,便秘者给予缓泻剂,治疗前晚及当日晨灌肠,排空膀胱,冲洗阴道。取下金属物品,如手表、戒指等。

2. 腔内照射者,指导病人取膀胱截石位,冲洗阴道,配合医生操作,嘱病人绝对卧床休息,防止放射源移动,并给予留置导尿;体外照射者,可指导病人取俯卧位,记录照射野,密切观察病人,及时发现放射反应。

3. 放射反应护理

(1) 皮肤反应:照射野皮肤可出现干燥、皮疹、红肿、表皮脱落、溃烂等症状。明显皮肤反应者应避免刺激,不可搔抓;局部瘙痒时,可用冰片滑石粉,也可涂橄榄油、鱼肝油软膏等;保持局部清洁,防止感染;出现水疱者,用无菌注射器抽出液体,局部可涂甲紫或覆盖灭菌凡士林纱布;出现溃疡者,禁止接触放射线,局部可用生肌散或抗生素软膏,分泌物多时要勤换药。

（2）黏膜反应:放疗可刺激膀胱和直肠黏膜,导致放射性膀胱炎和放射性直肠炎,表现为尿频、尿急、尿痛、血尿、腹痛、腹泻、里急后重等。应鼓励病人多饮水,每天进水量 2000ml 左右,必要时留置尿管、膀胱冲洗,预防感染;摄入少渣食物,严禁粗纤维食物,必要时灌肠。病情重者应停止放疗,遵医嘱留取血、尿、便标本,及时送检。

（3）胃肠道反应:多发生在体外照射时,病人出现食欲缺乏、恶心,甚至呕吐、腹泻等。指导病人正确饮食,必要时遵医嘱给药。

（4）阴道炎:腔内照射时可引起阴道炎症反应,表现为阴道黏膜水肿、充血、疼痛和分泌物增多等。应加强阴道清洁护理,减少刺激,必要时遵医嘱用药,控制炎症,避免阴道粘连。

（5）血液系统反应:因射线可引起骨髓抑制,特别是辅助化疗增效者更易引起血液系统变化。放疗开始,应每周复查血常规,白细胞低于 $4×10^9/L$,血小板低于 $50×10^9/L$,血红蛋白低于 $70g/L$,要遵医嘱对症处理,如给予利血生、升白胺、复方阿胶浆等口服,必要时输成分血细胞或血小板。无效者应考虑终止放疗。

（四）心理护理

治疗前向病人及家属介绍放疗的有关知识,并做好解释工作,对治疗期间可能出现的全身和局部反应及注意事项做好交代,取得理解和配合;放疗过程中应鼓励、关心病人,使其树立治疗的信心。

（五）健康指导

1. 加强营养,注意休息,避免劳累,预防感冒。

2. 指导病人合理饮食,增加营养。

3. 指导病人保护好照射野划线,禁用肥皂擦洗、热水浸泡及刺激性消毒剂擦洗局部,勿抓挠,脱屑时忌用手撕剥表皮,保持局部皮肤清洁干燥。穿全棉、柔软、宽松内衣,以防擦伤皮肤造成感染。

4. 保持会阴清洁,教会病人行阴道冲洗。

5. 指导性生活和阴道扩张器的使用,以防阴道粘连和闭锁。

6. 定期复查和治疗。

护考链接

患者,43 岁,子宫颈癌体外放射中,皮肤皮疹、红肿伴有 2 个水疱,无溃疡。对此护理不妥的是　A. 保持皮肤清洁　B. 可抽出水疱中的液体,但不可挑破　C. 告知病人不用肥皂清洗皮肤　D. 指导穿柔软衣物　E. 向病人解释属正常现象,无需处理

点评:答案是 E。放射治疗可出现皮肤反应,如皮疹、红肿、表皮脱落、溃烂等。应保持局部清洁,防止感染;穿柔软衣物,不用肥皂清洗皮肤,避免刺激;局部瘙痒时,可用冰片滑石粉,也可涂橄榄油、鱼肝油软膏等,不可搔抓;出现水疱者,用无菌注射器抽出液体,局部可涂甲紫或覆盖灭菌凡士林纱布。

六、护　理　评　价

1. 病人情绪是否稳定,能否配合医护工作。

2. 病人不适感觉是否逐渐消失。

小结

子宫颈癌为恶性肿瘤,主要为鳞癌,好发于子宫颈外口鳞-柱状上皮交接部。转移途径主要为直接蔓延和淋巴转移。早期症状为接触性出血,晚期可出现阴道出血、阴道排液和疼痛等症状。宫颈刮片细胞学检查或 TCT 检测是早期发现子宫颈癌和普查的重要方法,子宫颈及子宫颈管活检是确诊的方法。早发现、早诊断、早治疗是防治子宫颈癌的原则。

子宫肌瘤为良性肿瘤,其发生与体内雌激素水平有关,根据肌瘤与子宫壁的关系,分为肌壁间肌瘤、浆膜下肌瘤、黏膜下肌瘤三类。主要临床表现为经量增多、经期延长、继发性贫血。妇科检查:子宫增大、变硬,表面可触及结节状突起。治疗应根据患者年龄、生育要求、肌瘤大小、部位及临床表现综合分析,可采用手术治疗或保守治疗。

子宫内膜癌为恶性,多为腺癌,生长缓慢、转移较晚。临床主要表现为绝经后不规则阴道流血伴阴道排液,分段诊断性刮宫是确诊的最可靠依据。

卵巢肿瘤是组织最复杂的肿瘤,以上皮来源肿瘤多见。良性肿瘤早期无症状,肿瘤生长缓慢,多呈囊性、表面光滑、活动、边界清;蒂扭转为最常见的并发症,确诊后应立即手术。恶性肿瘤早期多无症状,肿瘤生长迅速,多为双侧,实性或囊实性,表面凹凸不平,活动差,短期内可出现腹胀、腹痛、血性腹水等。B超检查、肿瘤标志物检查、腹腔镜检查有助于诊断。

手术是生殖系统肿瘤治疗的重要手段,应加强手术前、手术中及手术后护理。放、化疗是肿瘤治疗的重要方法和辅助手段之一,应做好相应护理,避免和减少其副作用。

自 测 题

A₁型题

1. 子宫肌瘤在妊娠期间容易发生的变性是
   A. 玻璃样变　　　　　B. 脂肪变性
   C. 红色样变　　　　　D. 囊性变
   E. 恶性变

2. 患子宫颈癌且有大量米汤样或恶臭脓样阴道排液者,可用于擦洗阴道的溶液是
   A. 1：2000 高锰酸钾
   B. 新洁尔灭(苯扎溴铵)
   C. 洗必泰(氯己定)
   D. 1：5000 高锰酸钾
   E. 1：3000 高锰酸钾

3. 关于子宫肌瘤病人的护理错误的是
   A. 预防感染和贫血
   B. 引起严重贫血者要手术治疗
   C. 雄激素每月总量不超过 300mg
   D. 用药者要注意潮热等副反应
   E. 因是良性肿瘤,近绝经期病人随访观察意义不大

4. 妇科恶性肿瘤死亡率居首位的是
   A. 外阴癌　　　　　　B. 子宫颈癌
   C. 子宫内膜癌　　　　D. 卵巢癌
   E. 绒毛膜癌

5. 目前普查子宫颈癌的主要方法是
   A. 活组织检查　　　　B. 阴道脱落细胞检查
   C. 子宫内膜检查　　　D. 宫颈刮片检查
   E. 阴道镜检查

6. 关于子宫肌瘤,说法正确的是
   A. 是妇科最常见的恶性肿瘤
   B. 多发生于绝经期妇女
   C. 肌壁间肌瘤少见

   D. 黏膜下肌瘤多见
   E. 黏膜下肌瘤易发生月经过多

7. 子宫颈癌早期症状为
   A. 脓性白带　　　　　B. 稀薄泡沫白带
   C. 接触性阴道出血　　D. 米泔样阴道排液
   E. 透明稀薄白带

8. 关于剖宫产术前准备错误的是
   A. 禁食、水　　　　　B. 留置导尿管
   C. 准备腹部皮肤　　　D. 鉴定血型、备皮
   E. 常规应用吗啡

9. 良性卵巢肿瘤最常见的并发症为
   A. 蒂扭转　　　　　　B. 内出血
   C. 破裂　　　　　　　D. 感染
   E. 恶变

10. 子宫颈癌的好发部位是
    A. 子宫颈阴道部
    B. 子宫颈鳞-柱上皮交接部
    C. 子宫颈管内
    D. 子宫峡部
    E. 子宫颈间质内

A₂型题

11. 患者,女性,39 岁。医生诊断为:子宫肌瘤,护士告知可能与女性激素刺激子宫肌瘤细胞核分裂、促进肌瘤生长有关,此激素是
    A. 雌激素　　　　　　B. 孕激素
    C. 雄激素　　　　　　D. 肾上腺素
    E. 黄体生成素

12. 患者,女性,40 岁。经妇科检查发现子宫颈肥大,质地硬,有浅溃疡,整个子宫颈段膨大如桶状。可考虑子宫颈癌的类型是

A. 外生型　　　　　　　B. 内生型
C. 溃疡型　　　　　　　D. 颈管型
E. 增生型

13. 患者,女性,50 岁。体检 B 超发现子宫黏膜下肌瘤,询问护士该肌瘤最常见的临床表现,护士告知
    A. 下腹部包块　　　　B. 不孕
    C. 腰酸　　　　　　　D. 月经量过多
    E. 白带增多

14. 患者,女性,50 岁。子宫肌瘤术后,护士为其做出院指导时告知患者术后按时随访,首次随访时间是
    A. 术后 2 个月　　　　B. 术后 1 个月
    C. 术后 6 个月　　　　D. 术后 1 年
    E. 术后 3 个月

15. 患者,女性,55 岁。子宫颈癌手术后 2 天,患者询问护士其尿管何时可拔出,护士的回答是
    A. 3 天　　　　　　　B. 5 天
    C. 7~14 天　　　　　D. 4 天
    E. 6 天

16. 一子宫肌瘤患者,行子宫全切术后,护士为其进行术后指导,告知患者术后阴道残端肠线吸收,可致阴道少量出血,在术后
    A. 28~29 天出现　　　B. 21~22 天出现
    C. 14~15 天出现　　　D. 3~4 天出现
    E. 7~8 天出现

17. 患者,女性,45 岁。被诊断为子宫颈癌。今日行手术,护士在做饮食指导时告知患者
    A. 手术日流食,次日可以进食半流食
    B. 手术当日禁食,次日可以进流食
    C. 手术当日及次日均禁食
    D. 手术当日禁食,次日不可以进流食
    E. 手术后禁食 3 天,静脉补充能量

18. 患者,女性,45 岁。因患子宫肌瘤拟行腹部全子宫切除术,术前 3 天应做的护理准备是
    A. 皮肤准备　　　　　B. 阴道准备
    C. 进少量软食　　　　D. 清洁灌肠
    E. 留置导尿管

19. 患者,女性,48 岁。体检时发现子宫肌瘤,非常焦虑,询问发生子宫肌瘤的原因,护士回答,可能的相关因素是
    A. 早婚、早育　　　　B. 高血压、肥胖
    C. 雌激素持续性刺激　　D. 不良饮食习惯
    E. 性生活紊乱

20. 患者,女性,45 岁。体检 B 超发现子宫浆膜下肌瘤,询问护士该肌瘤最常见的临床表现,护士告知

A. 下腹部包块　　　　　B. 不孕
C. 腰酸　　　　　　　　D. 月经量过多
E. 白带增多

21. 患者,女性,56 岁。绝经 6 年,近一段时间出现不规则阴道出血,并感到阴道排液也增多,并有恶臭。建议做
    A. 阴道分泌物悬滴检查
    B. 子宫颈活体组织检查
    C. 分段诊断性刮宫
    D. 阴道侧壁涂片
    E. 内诊检查

22. 患者,女性,51 岁。阴道大量排液,诊断为子宫颈癌,欲行手术,病人情绪低落,极度紧张,担心病情危及生命。针对病人心理状态,护理的重点是
    A. 介绍疾病知识
    B. 介绍治愈者与其认识交流
    C. 遵医嘱用大量镇静药
    D. 讲解手术的必要性和过程
    E. 介绍病友,消除陌生感

23. 患者,女性,40 岁。经量增多、经期延长 1 年半,伴头晕 3 月余。妇科检查:子宫增大如孕 2 个多月大小、不规则、质硬。首先考虑是
    A. 无排卵性功能失调性子宫出血
    B. 子宫肌瘤
    C. 子宫颈癌
    D. 子宫内膜癌
    E. 绒癌

24. 患者,女性,45 岁。性交后少量阴道出血半年。妇科检查:外阴、阴道无异常,子宫颈为菜花样组织,触血(+),病灶侵犯阴道已达下 1/3。子宫正常大小、活动,双侧附件(-)。宫颈刮片巴氏Ⅳ级。下列哪项可能性大
    A. 慢性子宫颈炎　　　B. 子宫内膜癌
    C. 黏膜下肌瘤　　　　D. 子宫颈癌
    E. 围绝经期功能失调性子宫出血

25. 患者,女性,49 岁。阴道大量排液,诊断为子宫颈癌,欲行手术,需立即执行的预防感染的护理是
    A. 向病人讲解发生感染的原因和预防措施
    B. 观察体温变化
    C. 病室定时通风、消毒
    D. 会阴擦洗,指导取半卧位,使用消毒卫生垫
    E. 查血常规

26. 患者,女性,35 岁。经量增多、经期延长 1 年半,伴头晕 3 月余。妇科检查:子宫增大如孕 2 个多月大小、不规则、质硬。首选下列何项检查

A. B 型超声　　　　B. 宫腔镜
C. 腹腔镜　　　　　D. 子宫输卵管碘油造影
E. 诊断性刮宫

27. 病者,女性,45 岁。性交后少量阴道出血半年。妇科检查:外阴、阴道无异常,子宫颈为菜花样组织,触血(+)。子宫正常大小、活动,双侧附件(－)。宫颈刮片巴氏Ⅳ级。应协助医生进一步做何项检查
A. 宫颈刮片细胞学检查
B. 子宫颈活组织检查
C. 阴道镜检查
D. 碘试验
E. B 型超声检查

A₃/A₄ 型题

(28~29 题共用题干)
患者,女性,40 岁。实施了子宫肌瘤挖除术,护士嘱咐术后要保持尿管通畅,勿折、勿压,注意观察尿量及性质。

28. 术后尿量至少每小时要在
A. 100ml 以上　　B. 50ml 以上
C. 30ml 以上　　　D. 80ml 以上
E. 200ml 以上

29. 术后常规拔除尿管的时间是术后
A. 4 天　　　　　B. 3 天
C. 2 天　　　　　D. 1 天
E. 4 小时

(30~31 题共用题干)
患者,女性,35 岁。患"子宫肌瘤"入院,准备在硬膜外阻滞麻醉下做全子宫切除术。

30. 在术前 1 天的准备中,不正确的是
A. 皮肤准备
B. 阴道冲洗并在子宫颈、穹隆部涂 1% 甲紫
C. 晚饭减量,进软食,午夜后禁食
D. 晚上可口服镇静安眠药
E. 睡前予肥皂水灌肠

31. 在术后护理中,不正确的是

A. 去枕平卧 4 小时
B. 按常规监测生命体征直至正常
C. 术后第 2 天,取半卧位
D. 当天禁食,术后 1~2 天进流食
E. 留置导尿管 1~2 天

(32~33 题共用题干)
患者,女性,52 岁。发现子宫肌瘤 10 年,既往体健。下腹坠胀不适半年。妇科检查:外阴、阴道老年型,子宫颈光滑,子宫如 3 个月妊娠大小,附件正常。欲经腹行手术治疗。

32. 术前护理不妥的是
A. 术前 1 天开始用 1:1000 苯扎溴铵阴道冲洗
B. 术前 1 天备皮
C. 讲解手术的目的和过程
D. 协助完善辅助检查
E. 指导饮食

33. 上述患者术后护理错误的是
A. 观察手术切口有无渗血、渗液
B. 注意个人卫生,保持清洁
C. 留置尿管时间要长一些,以防尿潴留
D. 告诉病人出院后 1 个月来院复查
E. 会阴擦洗

(34~35 题共用题干)
患者,女性,24 岁。未婚,否认有性生活史,体检发现左侧卵巢囊肿 4 年,未予处理。早晨活动时突感左下腹剧烈疼痛,伴恶心和呕吐。

34. 首先考虑是
A. 卵巢囊肿蒂扭转　　B. 异位妊娠
C. 子宫破裂　　　　　D. 卵巢囊肿恶变
E. 急性阑尾炎

35. 目前病人最合适的处理是
A. 给予高蛋白、高维生素、易消化、清淡饮食
B. 做胃镜明确诊断
C. 若腹痛不缓解需行急诊剖腹探查
D. 化疗
E. 不予处理,观察病情

(王玉玲)

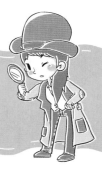

第17章
滋养细胞疾病病人的护理

引言:妊娠滋养细胞疾病是一组来源于胎盘绒毛滋养细胞的疾病,根据组织学形态特征,将其分为葡萄胎、侵蚀性葡萄胎、绒毛膜癌、胎盘部位滋养细胞肿瘤等。其中侵蚀性葡萄胎、绒毛膜癌、胎盘部位滋养细胞肿瘤等统称为妊娠滋养细胞肿瘤(GTN)。

第1节 葡 萄 胎

情境案例17-1

李女士,28岁,停经10周,不规则少量阴道流血10余天。血色暗红,伴小水疱样物。查体:血压130/90mmHg。妇科检查:子宫前倾,如孕4个月大;两侧附件可触到鹅蛋大肿物,囊性、活动良好、表面光滑。B超显示宫腔内"落雪状"光团。门诊以"葡萄胎"收入院。

一、概 述

妊娠后胎盘绒毛滋养细胞增生、间质水肿,形成大小不一的水疱样组织,水疱间借蒂相连成串,状如葡萄,称为葡萄胎,也称水疱状胎块。多发生于育龄妇女,分为完全性葡萄胎和部分性葡萄胎,临床大多数为完全性葡萄胎。

完全性葡萄胎,大体检查宫腔内充满大小不一的水疱,水疱壁薄、透亮,内含黏性液体,水疱间隙充满血液及血凝块,无胎儿及附属物。镜下结构:①弥漫性滋养细胞增生;②绒毛间质水肿,血管消失;③胚胎或胎儿组织缺失;④种植部位滋养细胞呈弥漫和显著的异型性。部分性葡萄胎滋养细胞增生程度轻,可见到胚胎和胎儿组织,胎儿多已死亡。镜下结构:局限性滋养细胞增生,仅部分绒毛呈水疱状,常合并有胚胎或胎儿组织。由于滋养细胞异常增生,产生大量绒毛膜促性腺激素,刺激卵巢卵泡内膜细胞发生黄素化而形成囊肿,称卵巢黄素囊肿。

考点:完全性葡萄胎的组织学特点;卵巢黄素囊肿的概念

二、护理评估

(一) 健康史

病因尚不明确。临床发现年龄小于20岁及大于35岁妊娠妇女的发病率明显增高;饮食中缺乏维生素A及其前体胡萝卜素和动物脂肪者,发生葡萄胎的概率显著增高;其发生与种族、地域、遗传等因素有一定关系。

询问病人的月经史、生育史,了解既往有无流产、不孕等葡萄胎高危因素;询问本次妊娠早孕反应发生的时间和程度,有无阴道流血,流血量和时间,是否有水疱状物流出。

(二) 身心状况

1. 停经后阴道流血 是葡萄胎最常见的症状。常发生于停经后8~12周,大多表现为不规则、少量阴道流血,呈暗红色,有时阴道流血伴有水疱状组织排出;流血时间较长者可致失血性贫血、继发感染。病人也可表现为一次大量阴道流血,致失血性休克。

2. 妊娠剧吐及子痫前期征象　多发生于子宫异常增大和 hCG 水平异常增高者,出现时间一般较正常妊娠早,并且持续时间长、症状重;可在妊娠早期出现高血压、蛋白尿、水肿等征象。

3. 腹痛　葡萄胎增长快致子宫增大迅速者,可引起下腹胀痛;当子宫收缩排出宫腔内组织时病人可出现阵发性下腹痛;若卵巢黄素囊肿发生蒂扭转或破裂时,可出现急性腹痛。

4. 甲状腺功能亢进　约 7% 的葡萄胎病人可出现轻度甲亢症状,如心动过速、皮肤潮湿、震颤等,葡萄胎清出后症状迅速消失。

5. 子宫异常增大　由于葡萄胎的迅速增长及宫腔内出血,大部分病人子宫大于停经月份,质软,不能触及胎体,也不能闻及胎心。少数病人可因水疱退行性变或部分组织排出,子宫大小与停经月份相符或小于停经月份。

6. 卵巢黄素囊肿　妇科检查发现双侧卵巢囊性增大,表面光滑,活动度好,最大直径可达 20cm,偶可发生扭转。葡萄胎清除后 2~4 个月,黄素囊肿可自行消退。

考点:葡萄胎的临床表现

7. 心理-社会状况　葡萄胎发生不规则流血时,部分病人误认为流产而紧张焦虑,明确诊断后病人及家属感到不安、担忧,担心会影响今后生育,对即将进行的清宫术感到恐惧。

(三) 辅助检查

1. 绒毛膜促性腺激素(β-hCG)测定　病人血清 β-hCG 多在 100 000U/L 以上,且持续不降,最高达 240 万 U/L。>8 万 U/L 可帮助诊断。但也有少数葡萄胎,尤其是部分性葡萄胎,因绒毛退行性变,β-hCG 升高不明显。

2. B 超检查　是目前诊断葡萄胎常用的辅助检查方法。完全性葡萄胎时子宫明显大于相应孕周,宫内充满弥漫分布的光点和小囊样无回声区,呈现"落雪状"或"蜂窝状"图像,无妊娠囊及胎儿结构。常可探测到双侧或一侧卵巢囊肿。

3. 超声多普勒　仅能听到子宫血流杂音,无胎心音。

护考链接

张女士,38 岁,已婚,停经 10 周,阴道有少量不规则出血 2 天,伴少许水疱样组织排出。小腹隐痛。妇科检查:子宫底达耻骨联合上 2 横指,质地软。B 型超声检查:见子宫腔内"落雪状"图像,未见胎心跳动。血 β-hCG 为 170 000U/L。最可能的诊断是　A. 葡萄胎　B. 羊水过多　C. 先兆流产　D. 双胎妊娠　E. 子宫肌瘤

点评:答案是 A。患者 38 岁,停经后阴道不规则少量出血,伴少许水疱样组织排出,子宫异常增大,B 超子宫腔内见"落雪状"图像,未见胎心跳动,血 hCG>8 万 U/L。以上依据可支持葡萄胎诊断。

三、治 疗 原 则

一经确诊及时清除宫腔内容物,卵巢黄素化囊肿在葡萄胎清宫后会自行消退,一般不需处理。对年龄>40 岁,葡萄胎排空前 β-hCG 异常增高或清宫后下降缓慢或始终处于高值,伴有咯血者;或随访有困难的病人,可考虑给予预防性化疗。对有高危因素且无生育要求者,可行全子宫切除术,保留双侧卵巢。

考点:葡萄胎的治疗原则

四、护理诊断及医护合作性问题

1. 焦虑/恐惧　与担心疾病预后有关。

2. 有感染的危险　与反复阴道流血,机体抵抗力低下及清宫手术有关。

3. 知识缺乏　缺乏葡萄胎治疗及随访的相关知识。

4. 潜在并发症　阴道大量流血、失血性贫血、休克。

情境案例17-1 问题分析1

该病人对应的护理诊断及合作性问题是什么?

因患者担心疾病预后等问题,故有焦虑;由于反复阴道出血致抵抗力下降,有感染的危险;在清宫手术中若病人子宫收缩不好,病人可能出现阴道大量流血、失血性贫血、休克并发症。

五、护 理 目 标

1. 病人情绪稳定,焦虑减轻,能积极配合清宫手术。
2. 病人不发生感染或感染得到控制。
3. 病人能陈述随访的重要性和具体方法。
4. 病人阴道流血得到控制。

六、护 理 措 施

(一) 一般护理

卧床休息,鼓励病人进高蛋白、高维生素、易消化饮食,适当活动,睡眠充足;每天清洗外阴2次,保持外阴清洁,清宫术后禁止性生活1个月,预防感染。

(二) 病情观察

1. 密切观察体温、脉搏、呼吸、血压等生命体征。
2. 严密观察阴道流血及腹痛情况,嘱病人保留会阴垫,以便准确估计出血量;检查阴道排出物内有无水疱状组织。

(三) 治疗配合

1. 术前护理　清宫术前配血备用,建立静脉通道,并准备好宫缩剂、抢救药品及物品,以防治大出血造成的休克。对合并子痫前期者做好相应的治疗配合及护理。
2. 术中护理　当宫口扩张,开始吸宫后遵医嘱静脉滴注缩宫素,子宫颈管未扩张者不能用缩宫素,防止宫缩时将滋养细胞挤入宫壁血窦,致肺栓塞或转移。子宫大于12孕周或一次刮净有困难时,一般于1周后再次清宫。每次清宫时取靠近宫壁的、较小的新鲜葡萄状组织送病理检查。
3. 术后护理　术后遵医嘱给予抗生素预防感染。

(四) 心理护理

通过护理活动与病人建立良好的护患关系,鼓励病人表达自己的感受。帮助病人了解葡萄胎疾病相关知识和清宫手术的过程,纠正错误认识,解除顾虑和恐惧,增强信心,使病人积极主动配合治疗。

(五) 健康指导

葡萄胎清宫术后要定期随访,以便及早发现妊娠滋养细胞肿瘤,及时处理。随访内容叙述如下。

(1) 询问清宫术后有无异常阴道流血,月经是否恢复正常,是否有咳嗽、咯血及其他转移灶症状。

(2) 行妇科检查,了解子宫复旧、黄素囊肿消退情况及阴道有无紫蓝色结节。

(3) 血β-hCG定期测定:清宫术后每周复查1次,到β-hCG连续3次阴性;以后每月1次,持续6个月;此后每2个月1次,共6个月;自第1次阴性后共随访1年。葡萄胎清宫术后血β-hCG将逐渐下降,一般于8周后降至正常,若8周后未降至正常或曾经一度降至正常后又再次升高为异常,应考虑恶变。

(4) 必要时做盆腔B超、胸部X线、CT等检查。

葡萄胎清宫术后必须可靠避孕1年,对血β-hCG下降缓慢者应延长避孕时间。首选避孕套,也可选择口服避孕药,不选用宫内节育器,以免混淆子宫出血的原因或造成穿孔。

考点：葡萄胎的随访内容

情境案例 17-1 问题分析 2

针对病人的焦虑状况如何护理？

1. 评估病人焦虑程度，安排与情绪稳定的病人同住，避免与焦虑病人交谈，减少不良刺激，增加精神负担。

2. 耐心讲解治疗方法与治疗效果，列举成功的病例，帮助病人树立战胜疾病的信心。

3. 鼓励患者做放松术，如听音乐、看书、下棋、做深呼吸等，分散注意力。

4. 鼓励家属对患者多加关心、爱护。

5. 对患者提出的问题给予及时、有效、满意的答复。

七、护 理 评 价

1. 病人情绪是否稳定，焦虑是否减轻，是否能积极配合清宫术。

2. 病人有无发生感染或感染是否得到控制。

3. 病人是否能陈述随访的重要性和具体方法。

4. 病人不发生并发症，或并发症能够得到及时控制。

第 2 节　妊娠滋养细胞肿瘤

情境案例 17-2

张女士，26 岁，葡萄胎清宫术后 3 个月，不规则少量暗红色阴道流血 1 周，伴少量咯血。妇科检查：子宫增大如孕 2 个月大小，前壁突出，质软，无压痛；双侧卵巢囊性增大。胸部 X 线片：左上肺见圆形棉絮状阴影，直径 2cm。

一、概　　述

妊娠滋养细胞肿瘤 60% 继发于葡萄胎妊娠，30% 继发于流产，10% 继发于足月妊娠或异位妊娠。侵蚀性葡萄胎是指葡萄胎组织侵入子宫肌层引起组织破坏或有远处转移，常继发于葡萄胎排空后半年以内，恶性程度较低，多数仅造成局部侵犯，仅 4% 病人出现远处转移，预后较好。绒毛膜癌可继发于葡萄胎排空后半年以上，也可继发于流产、足月产、异位妊娠后，恶性程度极高，早期可发生血行转移，破坏组织器官，引起坏死出血。妊娠滋养细胞肿瘤最常见转移部位是肺（80%），其次是阴道（30%），以及盆腔（20%）、肝（20%）、脑（10%）等。

侵蚀性葡萄胎病理检查：大体检查可见子宫肌壁内有大小不等的水疱状组织，宫腔内可有或无原发病灶，当病灶接近子宫浆膜层时，子宫表面可见紫蓝色结节，甚至可穿透子宫浆膜层或阔韧带；镜下可见子宫肌层或转移病灶中有增生的滋养细胞、完整的绒毛结构、组织有出血和坏死。

绒毛膜癌病理检查：大体检查可见肿瘤侵入子宫肌层内，可突向宫腔或穿破浆膜，单个或多个，质地软而脆，常伴出血和坏死；镜下见分化不良的滋养细胞极度增生，排列紊乱，广泛侵入子宫肌层和破坏血管，造成出血、坏死，无绒毛结构。

考点：妊娠滋养细胞肿瘤的主要转移途径及转移部位

二、护 理 评 估

(一) 健康史

详细询问病人既往月经史、婚育史及避孕措施。既往有葡萄胎病史者，应详细询问发病情况，治疗后随访情况，有无化疗史，以及化疗药物的名称、剂量、疗程、机体的反应等情况。

（二）身心状况

1. 无转移妊娠滋养细胞肿瘤

（1）不规则阴道流血：葡萄胎排空后、流产、足月产或异位妊娠后，出现不规则阴道流血，量多少不定。

（2）子宫复旧不全或不均匀增大：葡萄胎排空后 4~6 周子宫未恢复到正常大小，质地偏软。由于病灶部位和大小的影响，子宫可呈不均匀增大。

（3）卵巢黄素化囊肿：葡萄胎排空后卵巢黄素化囊肿持续存在。

（4）腹痛：一般无腹痛，当病灶穿破子宫浆膜层时，导致腹腔内出血，病人出现急性腹痛；黄素化囊肿扭转或破裂时出现急性腹痛。

2. 转移性妊娠滋养细胞肿瘤　绒毛膜癌较侵蚀性葡萄胎易发生转移。

（1）肺转移：为妊娠滋养细胞肿瘤最易发生的转移部位。早期可无症状，仅通过胸部 X 线片或肺 CT 做出诊断。典型病例可出现咳嗽、血痰、咯血、胸痛等症状。

（2）阴道转移：阴道黏膜呈紫蓝色结节，破溃后出现阴道大出血，可继发感染。

（3）脑转移：为病人主要致死原因。一般同时伴有肺转移和（或）阴道转移。其按病程进展分三期：瘤栓期——可出现一过性腿软跌倒，短暂失语、失明等；脑瘤期——出现头痛、喷射性呕吐、偏瘫、抽搐，直至昏迷；脑疝期——颅内压增高，脑疝形成，压迫生命中枢，突发心跳呼吸停止，最终死亡。

情境案例 17-2 问题分析 1

该患者阴道流血伴咯血的原因是什么？

该病人葡萄胎清宫术后 3 个月，出现不规则少量阴道流血 1 周，伴少量咯血，子宫增大、质软，双侧卵巢囊性增大，左上肺见转移灶。因发生在葡萄胎清宫术后半年以内，首先考虑侵蚀性葡萄胎。

考点：妊娠滋养细胞肿瘤的临床表现

3. 心理-社会状况　病人多为生育年龄妇女，因担心疾病的预后、化疗的副作用情绪常不稳定，存在不同程度的恐惧、悲哀，失去治疗信心。子宫切除者担心女性特征改变或不能生育而绝望，迫切希望得到丈夫及家人的理解和帮助。

（三）辅助检查

1. 绒毛膜促性腺激素（血 β-hCG）测定　为最重要的辅助检查方法。符合下列标准中的任何一项，排除妊娠或妊娠物残留，可诊断为妊娠滋养细胞肿瘤。①葡萄胎清宫术后血 β-hCG 测定 4 次（即 1、7、14、21 天测定）呈平台状态（±10%），并持续 3 周或更长时间；②葡萄胎清宫术后血 β-hCG 测定 3 次（即 1、7、14 天）上升（>10%），并至少持续 2 周或更长时间；③足月产、流产、异位妊娠后 4 周以上，血 β-hCG 仍持续高水平或一度下降后又上升，排除妊娠物残留或再次妊娠。

2. B 型超声波检查　是诊断子宫原发病灶最常用的方法，可早期发现病变侵入子宫肌层。子宫正常大小或不均匀增大，肌层内可见高回声团，边界清而无包膜。

3. 胸部 X 线片　肺转移初为肺纹理增粗，以后发展为片状或小结节阴影，典型表现为棉球状或团块状阴影。

4. CT 和磁共振成像　主要用于肺、脑、肝、盆腔转移病灶的诊断。

5. 组织学诊断　取子宫肌层或宫外转移病灶组织做病理检查，若任一病灶中见绒毛或退化的绒毛结构，诊断为侵蚀性葡萄胎；若仅见成片滋养细胞浸润及坏死出血，未见绒毛组织，诊断为绒毛膜癌。

考点：侵蚀性葡萄胎、绒毛膜癌的病理特点

三、治疗原则

以化疗为主，以手术和放疗为辅。尤其是侵蚀性葡萄胎，化疗几乎可替代手术治疗。常用甲氨蝶呤（MTX）、放线菌素-D 等。对于年龄较大、病变在子宫、化疗无效者，可行手术切除子宫。

四、护理诊断及医护合作性问题

1. 恐惧　与担心预后不良及化疗副作用有关。
2. 有感染的危险　与反复阴道流血、化疗有关。
3. 知识缺乏　缺乏疾病的信息和随访的相关知识。
4. 活动无耐力　与反复阴道流血、疾病消耗、化疗不良反应有关。
5. 潜在并发症　肺转移、阴道转移、脑转移。

五、护 理 目 标

1. 病人情绪稳定,能与医务人员合作,接受治疗。
2. 病人体温维持正常,无感染发生。
3. 病人能陈述随访的重要性和具体方法。
4. 病人生活需要得到满足,活动耐力增加,能参与适当的活动。
5. 病人不发生并发症,或能及时发现,并得到正确处理。

六、护 理 措 施

(一) 一般护理

1. 保持病房整洁、空气流通、安静舒适,保持病人皮肤及外阴清洁。
2. 化疗期间应卧床休息,进高蛋白、高维生素、易消化食物,无法进食或进食不够者遵医嘱静脉补充营养。化疗间歇期指导病人适当活动,合理膳食。
3. 脑转移者应加床挡,防止坠床。
4. 化疗导致白细胞低下者,应将其移至单人病房,实行保护性隔离。

(二) 病情观察

1. 监测生命体征　注意观察体温、脉搏、呼吸、血压变化,及时记录并报告医生。
2. 严密观察病人有无腹痛情况　注意有无病灶穿破子宫引起的腹腔内出血症状,有无黄素化囊肿扭转或破裂出现的急性腹痛。
3. 密切注意转移灶症状,重视病人头痛、眼花、恶心、呕吐等症状,发现异常,立即报告医生并配合治疗。

(三) 治疗配合

1. 肺转移病人的护理　密切观察病人有无咳嗽、咯血、胸闷等症状,有呼吸困难者采取半卧位,必要时给氧气吸入。大咯血者取头低位,头偏向一侧,保持呼吸道通畅,防止窒息,并立即报告医生,配合医生实施止血、抗休克处理。
2. 阴道转移病人的护理　做好输血输液准备,密切观察有无转移结节破溃,避免不必要的阴道操作,发生阴道大出血应立即报告医生,并配合医生抢救。
3. 脑转移病人的护理　注意观察脑转移病人的一过性症状,如突然跌倒、失明、失语,几秒或几分钟后恢复。严密观察有无颅内压增高,遵医嘱给予脱水剂。严密观察有无颅内出血症状,一旦发现异常,立即告诉医生,按颅内出血常规护理,配合医生实施各项诊疗措施。
4. 化疗病人的护理　见第 16 章第 6 节。

情境案例 17-2 问题分析 2

如何对该患者实施护理?

该病人有咯血症状,胸部 X 线片示:左上肺见圆形棉絮状阴影,直径 2cm。提示病人有肺转移,并有发生大咯血的危险。因此,要密切观察病人生命体征,观察咳嗽、咯血、胸闷等症状;出现大咯血时应立即取头低位,头偏向一侧,保持呼吸道通畅,防止误吸引起窒息;有呼吸困难者应采取半卧位,必要时给予氧气吸入。同时立即报告医生,配合医生实施止血、抗休克处理。化疗期间加强饮食护理及观察护理。

考点:肺转移患者的护理

■ **护考链接**

　　38 岁妇女,2 年前曾行引产。1 月前出现不规则阴道流血,咳嗽,痰中带血,来院就诊。妇科检查:子宫稍增大,质软,双侧附件区无异常发现。胸部 X 线片:双侧肺野外带多个小结节状阴影,似棉球样;血 β-hCG 为 12 万 U/L。

　　1. 最可能的诊断是　A. 侵蚀性葡萄胎　B. 绒毛膜癌　C. 肺结核　D. 大叶性肺炎　E. 功能失调性子宫出血

　　2. 上述病例,建议做下列何项检查可帮助诊断　A. B 型超声检查　B. CT 检查　C. 诊断性刮宫　D. 查痰结核杆菌　E. 血 β-hCG 检查

　　3. 宜采取何项治疗措施　A. 抗结核规则治疗　B. 抗生素静脉注射　C. 口服止血药　D. 化疗　E. 手术疗法

　　　点评:答案为 1. B;2. B;3. D。该病例引产术后阴道不规则流血,并有咳嗽、咯血症状,血 β-hCG 呈高水平状态,胸部 X 线片示:双侧肺野外带多个小结节状阴影,似棉球样,考虑诊断:绒毛膜癌,并有肺转移。组织学诊断对于妊娠滋养细胞肿瘤的诊断不是必须的,但有组织学检查证据时应以组织学诊断为准。治疗以化疗为主。

(四) 心理护理

　　鼓励病人说出内心的感受,认真倾听,多与病人及家属交谈,讲解疾病的发展及转归,解除其思想顾虑。介绍化疗治愈的典型病例,增强治疗信心。

(五) 健康指导

　　治疗结束后应严密随访,内容及注意事项同葡萄胎。随访时间:第 1 次在出院后 3 个月,然后每 6 个月 1 次至 3 年,以后每年 1 次直至 5 年,以后可每 2 年 1 次。随访内容同葡萄胎。随访期间严格避孕,一般于化疗停止 12 个月后方可考虑妊娠。

情境案例 17-2 问题分析 3

　　对该病人进行出院指导的重点内容是什么?

　　重点应告知病人、家属疾病的治疗情况及预后,并详细讲解出院后坚持随访的意义、内容及随访期间的注意事项。

七、护理评价

　　1. 病人恐惧感是否减轻或消失,能否配合治疗。

　　2. 病人有无感染或感染是否及时控制。

　　3. 病人活动耐力是否增加,能否参与适当的活动。

　　4. 病人有无并发症发生,或并发症是否及时发现和正确处理。

小结

　　本章重点介绍葡萄胎、侵蚀性葡萄胎、绒毛膜癌。葡萄胎属良性病变,但曾有葡萄胎病史的病人发生侵蚀性葡萄胎和绒毛膜癌概率明显增多。侵蚀性葡萄胎和绒毛膜癌具有恶性肿瘤特征,有无绒毛结构是侵蚀性葡萄胎和绒毛膜癌的主要病理区别。完全性葡萄胎主要症状为停经后阴道流血,子宫异常增大,但胎儿及其附属物缺如;侵蚀性葡萄胎和绒毛膜癌发生在葡萄胎清宫术后或与妊娠相关,除阴道不规则流血外,可出现转移灶症状,以血行转移为主,首先转移至肺。血 β-hCG 测定、B 超检查、X 线检查可帮助诊断,病理学检查是明确诊断的重要依据。葡萄胎治疗以清宫为主,侵蚀性葡萄胎和绒毛膜癌以化疗为主。葡萄胎病人在护理过程中除做好常规护理外还应注意:①观察清宫后阴道流血情况,病人有无转移灶症状,发现异常,立即报告医生并配合治疗;②化疗病人应重视保护血管和化疗不良反应的护理;③滋养细胞疾病治疗后的随访是健康教育的重点内容。

自测题

A₁型题

1. 侵蚀性葡萄胎及绒毛膜癌最常见的转移部位是
   A. 肺转移   B. 脑转移
   C. 阴道转移   D. 盆腔转移
   E. 肝转移

2. 葡萄胎清宫术术后随访的主要目的是
   A. 及早发现妊娠   B. 及早发现恶变
   C. 了解盆腔恢复情况   D. 指导避孕
   E. 检查清宫是否彻底

3. 评估葡萄胎的症状及体征,不正确的是
   A. 阴道流血,伴有水疱样组织排出
   B. 子宫大于妊娠月份
   C. 可能无胎儿存在
   D. 妊娠早期有高血压、蛋白尿或水肿
   E. 关节疼痛

4. 葡萄胎确诊后的治疗原则是
   A. 放疗   B. 及时清除宫腔内容物
   C. 预防性化疗   D. 子宫切除术
   E. 缩宫素静脉滴注引产

5. 葡萄胎病人术后避孕的最佳方法是
   A. 宫内节育器避孕   B. 口服避孕药避孕
   C. 针剂避孕药   D. 避孕套
   E. 埋入法避孕

6. 关于葡萄胎随访正确的是
   A. 坚持避孕 5 年
   B. 首选宫内节育器避孕
   C. 葡萄胎排净后每周测 1 次血 β-hCG 直至阴性
   D. 血 β-hCG 阴性后每 3 个月查 1 次至半年
   E. 半年后每 6 个月复查 1 次直至 5 年

A₂型题

7. 某妇女,25 岁,停经 3 个月,不规则阴道流血 1 个月。查体:阴道排出血液中见水疱状组织,子宫增大如孕 5 个月大小,首先考虑的诊断是
   A. 不全流产   B. 葡萄胎
   C. 双胎妊娠流产   D. 子宫肌瘤

E. 子宫内膜癌

8. 患者,女性,26 岁。孕 1 产 0,因患葡萄胎住院治疗,经清宫后各项化验正常,出院后随访的最重要内容是
   A. 盆腔检查   B. B 超检查
   C. 血 β-hCG 定量测定   D. 血常规
   E. 胸部 X 线片

A₃型题

(9~10 题共用题干)

某女,30 岁,葡萄胎清宫术后 5 个月,阴道流血不净,时多时少,伴咳嗽、咯血,血 β-hCG 水平明显高于正常水平。

9. 该患者首先考虑为
   A. 肺结核   B. 异位妊娠
   C. 侵蚀性葡萄胎   D. 再次葡萄胎
   E. 绒毛膜癌

10. 该患者首选治疗方案为
    A. 清宫术   B. 子宫切除
    C. 化疗   D. 子宫切除+化疗
    E. 放疗

(11~12 题共用题干)

患者,女性,50 岁。因绒毛膜癌肺转移行化疗,查血白细胞降至 $3.0 \times 10^9/L$ 以下,血小板降至 $50 \times 10^9/L$ 以下。

11. 此时应提醒医生
    A. 停止化疗   B. 子宫切除
    C. 继续化疗   D. 清宫术
    E. 放疗

12. 为预防感染,护理措施错误的是
    A. 依病情增加测量体温的次数
    B. 各项治疗严格遵守无菌操作
    C. 做好口腔护理
    D. 限制人员探视
    E. 关闭门窗,防止患者受凉

(杨　静)

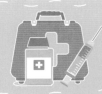
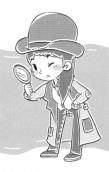

第18章
月经失调妇女的护理

引言:女性在进入青春期后,正常月经的建立有赖于下丘脑-垂体-卵巢轴之间的神经内分泌调节,以及子宫内膜对性激素变化的周期性反应。同时,月经周期的调节还受大脑皮质功能的影响。因此,由于生理、情绪、环境及某些器质性疾病因素致上述任何一个环节发生异常,均可出现月经失调,表现为月经周期、经期、经量异常或伴有其他异常症状。本章学习内容:功能失调性子宫出血、闭经、痛经和绝经综合征病人的护理。其中,功能失调性子宫出血、绝经综合征护理评估、护理诊断及护理措施为学习重点,难点是性激素的应用。

第1节　功能失调性子宫出血

情境案例18-1

某女学生,18岁,今年参加高考,近3个月来出现月经周期紊乱,周期为20~40天,经期长短不一,每次8~10天,经量增多,有血块,无腹痛。诊断为无排卵性功能失调性子宫出血。

一、概　　述

功能失调性子宫出血(简称功血)是由于调节生殖的神经内分泌机制失常引起的异常子宫出血,全身及内外生殖器官无明显器质性病变。功血可发生于月经初潮后至绝经前的任何年龄,分为无排卵性功血和有排卵性功血两类。无排卵性功血约占85%,多发生于青春期和绝经过渡期的妇女;排卵性功血多发生于生育期妇女,又分为黄体功能不足和子宫内膜不规则脱落两种类型。

功血的形成机制叙述如下。①无排卵性功血:青春期妇女由于下丘脑-垂体功能及卵巢功能发育不全,垂体分泌的促卵泡素相对不足,无促黄体生成素高峰形成,致卵巢中仅有卵泡的发育而无排卵;绝经过渡期妇女由于卵巢功能逐渐衰退,卵泡对垂体促性腺激素反应低下,卵泡发育而无排卵。子宫内膜在持续雌激素影响下发生不同程度的增殖性改变,随卵泡发育、闭锁,雌激素水平波动而发生突破性或撤退性出血。②有排卵性功血:卵巢有排卵,但伴有黄体功能异常。黄体功能不足者为孕激素分泌不足或黄体过早衰退,导致子宫内膜呈分泌不足改变而致周期缩短、经前出血;子宫内膜不规则脱落者为黄体萎缩过程延长,导致子宫内膜不能如期彻底脱落,出现经血淋漓不尽。

考点:功血的概念和分类

二、护理评估

(一) 健康史

1. 无排卵性功血　因发病年龄不同,病因各异。①青春期:下丘脑-垂体-卵巢轴调节功能尚不健全,环境、气候改变及外界刺激等易导致其功能紊乱,而致卵巢不能规律排卵。②绝经过渡期:因卵巢功能开始衰退,卵巢内卵泡膜细胞对促性腺激素的敏感性降低,常在发育过程中出现卵泡萎缩等退行性改变而不能排卵。③生育期:可因内外环境暂时改变,如劳累、应激、流产、手术或疾病等引起短暂无排卵。亦可因肥胖、多囊卵巢综合征、高泌乳素血症等病理性因素存在,引起持续性无排卵。

2. 有排卵性功血　①黄体功能不足的原因:因神经内分泌调节功能紊乱,导致排卵前黄体生成素(LH)峰值不足或小卵泡排卵,使黄体发育不良、功能不足。②子宫内膜不规则脱落的原因:由于下丘脑-垂体-卵巢轴调节功能紊乱引起黄体萎缩过程延长。

评估病人时注意了解发病年龄、月经史、婚育史及发病诱因,有无性激素治疗不当及全身性出血性疾病史。

(二) 身心状况

1. 月经紊乱 ①无排卵性功血:多表现为持续数月不等的不规则阴道流血或经过数周或数月停经,然后持续性大量阴道流血;②有排卵性功血:黄体功能不足表现为月经频发(月经周期短于 21 天),黄体期缩短,以致病人不易受孕或在孕早期易发生流产;子宫内膜不规则脱落表现为经期延长,经后淋漓不尽。

2. 贫血 因出血量多或出血时间长,病人出现头晕、乏力等症状。

3. 体征 除部分病人出血严重伴有面色苍白等贫血征象外,全身检查和妇科检查无器质性病变。

4. 心理-社会状况 青春期病人常因知识不足或害羞而不及时诊治,生育期病人担心影响生育而焦虑,绝经过渡期病人因治疗效果不佳或怕致癌而焦虑、紧张、恐惧。

考点:功血的临床表现

(三) 辅助检查

1. 诊断性刮宫 适用于已婚病人,用于快速止血及做病理检查,帮助明确诊断。年龄>35 岁、药物治疗无效或存在子宫内膜癌高危因素的异常子宫出血病人,应行诊断性刮宫(简称诊刮)明确子宫内膜病变。为确定卵巢是否排卵或黄体功能不足,应在经期前或月经来潮 6 小时内刮宫;不规则阴道流血或大量流血时,可随时刮宫。无排卵性功血子宫内膜病理学检查可见增生期或增生过长变化,黄体功能不足者子宫内膜病理学检查显示分泌反应不良。为确定是否为子宫内膜不规则脱落,应于月经期第 5~6 天进行刮宫,可见到分泌反应的内膜,且与增生期内膜并存。疑有子宫内膜癌时,应行分段诊刮。无性生活史病人,若激素治疗失败或疑有器质性病变,应经病人或其家属知情同意后行诊刮术。

2. B 超检查 了解子宫内膜厚度,排除生殖器的器质性病变。

3. 宫腔镜检查 用于 B 超不能发现的宫腔内微小病变,直接进行宫腔观察,选择病变区进行活检,提高诊断符合率。

4. 基础体温(BBT)测定

(1) 无排卵性功血:BBT 无上升改变,呈单相型。

(2) 有排卵性功血:BBT 双相型。①黄体功能不足者,排卵后体温上升缓慢,且上升幅度偏低,升高时间仅持续 9~10 天即下降;②子宫内膜不规则脱落者,体温下降缓慢(正常在月经来潮前 1~2 天下降)。

5. 激素测定 可测定血清孕酮或尿孕二醇确定有无排卵。测定血睾酮、催乳激素及甲状腺功能以排除其他内分泌疾病。

6. 血常规及凝血功能检查 了解有无贫血及贫血程度,有无感染及全身凝血功能障碍性疾病。

考点:不同类型功血的诊刮时间

■ 护考链接 ▶

某女,28 岁,5 个月前行人工流产术,术后月经周期正常而经期延长,根据病史初步诊断:功血(子宫内膜不规则脱落)。为进一步确诊,应在什么时候进行诊刮 A. 月经期 B. 月经来潮前 C. 月经期第 5~6 天 D. 月经周期第 14 天 E. 随时可进行

点评:答案为 C。人工流产术后,月经周期正常而经期延长,考虑子宫内膜不规则脱落。在月经周期第 5 天进行诊刮,如病理检查结果提示:分泌期与增生期子宫内膜共存,可确诊子宫内膜不规则脱落。

三、治 疗 原 则

无排卵性功血,青春期和生育期病人以止血、调整周期为主,必要时促排卵;绝经过渡期病人以止血、调整周期、保护子宫内膜为主;有排卵性功血以调节黄体功能为主。

1. 止血治疗

(1) 性激素治疗止血:是功血治疗的主要方法。常用:①雌激素止血法,适用于病情较重(血红蛋白小于 70g/L)的青春期功血,使用足量雌激素,刺激子宫内膜快速生长,修复创面而止血。常用药物有妊马雌酮(倍美力)、戊酸雌二醇等,血止后 3 天开始减量,减至维持剂量,期待贫血得以纠正(血红蛋白大于 80~90g/L),再同时加孕激素 5~7 天,停药后撤退性出血。②孕激素止血法,适用于各年龄功血病人,孕激素可限制子宫内膜生长,同时使子宫内膜由增生期转化为分泌期,停药后可规则地脱落而减少出血。对病情较轻(血红蛋白大于 80g/L)者,可用天然黄体酮或甲羟孕酮(MPA)7~10 天后停药,又称为"药物性刮宫";对于病情较重者,需用足够剂量的高效孕激素如炔诺酮等止血,用法同雌激素止血法。③雌孕激素联合疗法:适用于各年龄功血病人,方案简单、方便,疗效确切。常用药物为第三代避孕药妈富隆等。

(2) 一般治疗止血:可选用药物如酚磺乙胺(止血敏)、氨基己酸、氨甲苯酸(对羧基苄氨)及缩宫素等作为辅助治疗。

(3) 手术治疗:主要方式为诊断性刮宫及清宫止血,适用于有性生活的已婚妇女,能快速止血及明确诊断。对药物治疗无效者可选择子宫内膜消融术、子宫切除术。

2. 调整月经周期 应用性激素止血后,必须调整月经周期。常用方法如下所述。

(1) 雌、孕激素序贯法:即人工周期疗法,适用于青春期或生育期功血。通过模拟自然月经周期中卵巢的内分泌变化,将雌、孕激素序贯应用,引起子宫内膜的周期性脱落,调节生殖内分泌轴的功能,可诱发卵巢自然排卵。从撤药性出血第 5 天开始,服用妊马雌酮 1.25mg 或戊酸雌二醇 2mg,每晚 1 次,连服 21 天,服雌激素第 11 天起加用乙酸甲羟孕酮,每天 10mg,连用 10 天。3 个周期为 1 个疗程。

(2) 雌、孕激素联合法:适于生育期或绝经过渡期功血,可周期性口服短效避孕药。

(3) 孕激素后半周期疗法:适于青春期或绝经过渡期功血。于月经周期后半周期开始(撤药性出血的第 16 天)服用孕激素 7~10 天。

3. 促排卵 适用于有生育要求的功血妇女,在调整周期的治疗中可酌情使用促排卵药。常用药物氯米芬(CC)、尿促性腺液素(HMG)、hCG 等。

4. 有排卵性功血的治疗 黄体期补充孕激素或绒毛膜促腺激性素,刺激黄体产生孕激素,有生育要求者可促进卵泡发育和排卵。

考点:不同类型功血的治疗原则

四、护理诊断及医护合作性问题

1. 知识缺乏 缺乏使用性激素的知识。
2. 有感染的危险 与大量出血导致机体抵抗力下降有关。
3. 焦虑 与月经紊乱、担心有严重疾病或治疗效果不佳有关。
4. 潜在并发症 贫血、休克等。

情境案例 18-1 问题分析 1

该病人可能的护理问题有哪些?

病人 3 个月来月经周期紊乱,经期长短不一,大量流血导致机体抵抗力下降,3 个月来一直未就诊。可能的护理问题有:知识缺乏、有感染的危险、焦虑,可能还有贫血等潜在并发症。

五、护 理 目 标

1. 病人了解性激素的使用方法及注意事项。

2. 避免病人发生感染。

3. 病人焦虑缓解,积极配合治疗。

4. 病人贫血得到纠正,能够完成日常活动。

六、护理措施

(一)一般护理

给予富含铁、维生素、蛋白质的食物,以提高机体抵抗力,纠正贫血;保持外阴清洁,预防感染。

(二)病情观察

1. 观察流血情况,评估流血量并及时记录。嘱病人保留出血期间使用的会阴垫及内裤,以便能更准确地估计出血量。注意监测红细胞计数、血红蛋白量、血细胞比容,异常情况报告医生。

2. 注意观察与感染有关的征象,如体温、脉搏及阴道流血的颜色、气味,子宫体是否有压痛等,监测白细胞计数及分类,如有感染征象,应及时报告医生。

(三)治疗配合

1. 遵医嘱给予性激素治疗。对病人及家属讲述性激素治疗的相关知识,消除对性激素的误解,能正确使用性激素是治疗成功的关键。

2. 性激素治疗的注意事项 ①性激素治疗要求在 8 小时内见效,48~72 小时内出血基本停止,若72 小时以上仍不止血,应调整方案;②严格遵医嘱正确用药,不得随意停服和漏服,以免使用不当引起异常子宫出血,如发生不规则阴道流血应及时就诊;③药物必须按规定减量,每 3 天减一次,每次减量不超过原量的 1/3,以免减量过快而致再次出血;④人工合成雌激素口服可能引起恶心、呕吐等胃肠道反应,可饭后或睡前服用;⑤对青春期和有生育要求的妇女选用天然性激素;⑥对存在血液高凝倾向或有血栓性疾病史者禁忌使用。

3. 手术治疗的护理配合,按手术方式做好围手术期护理。

(四)心理护理

缓解焦虑,鼓励病人表达内心感受,消除对性激素治疗的恐惧心理,帮助澄清错误认识,缓解焦虑。

(五)健康指导

注意休息,加强营养,补充铁剂、维生素和蛋白质,保持心情舒畅;强调严格遵医嘱用药的必要性,避免药物使用不当导致异常出血;流血期间避免剧烈活动,禁止盆浴及性生活,保持会阴清洁。

考点:性激素治疗的注意事项

七、护理评价

1. 病人贫血是否纠正,能否完成日常活动。

2. 病人是否了解性激素的使用方法及注意事项。

3. 病人有无发生感染。

4. 病人焦虑是否缓解,能否积极配合治疗。

情境案例 18-1 问题分析 2

护士应对病人如何实施用药护理?

该病人属青春期病人,以止血、调整周期为主。遵医嘱给予性激素治疗,对病人及家属讲述性激素治疗的相关知识,消除对性激素的误解,讲解性激素治疗的注意事项:①性激素治疗要求在 8 小时内见效,48~72 小时内出血基本停止,若 72 小时以上仍不止血,应调整方案。②严格遵医嘱正确用药,不得随意停服和漏服,以免使用不当引起异常子宫出血,如有不规则阴道流血,及时就诊。③药物必须按规定减量,每 3 天减一次,每次减量不超过原量的 1/3,以免减量过快而致再次出血。④人工合成雌激素口服可能引起恶心、呕吐等胃肠道反应,可饭后或睡前服用。

第 2 节　闭　　经

情境案例 18-2

　　某女,35 岁,平素月经规律,近期因工作因素导致心理压力较大,闭经 6 个月而就医。妇科检查:子宫正常大小,附件未发现异常。经雌、孕激素序贯治疗后有月经来潮。

一、概　　述

　　闭经是妇科一组疾病症状的总称,根据既往有无月经来潮分为原发性闭经和继发性闭经两类。原发性闭经指年龄超过 16 岁,第二性征已发育,或年龄超过 14 岁,第二性征尚未发育,且无月经来潮者;继发性闭经指正常月经建立后,因病理性原因月经停止 6 个月,或按自身月经周期计算停经 3 个周期以上者。青春期前、妊娠期、哺乳期及绝经后的无月经属生理性闭经。

　　考点:原发性闭经的概念

二、护 理 评 估

(一) 健康史

　　原发性闭经较少见,多由遗传性因素或生殖器官的先天性发育缺陷所致,评估时应注意生殖系统和第二性征发育情况及家庭史。继发性闭经常见,其病因复杂,评估时应详细询问月经史,已婚者注意有无产后大出血、不孕及流产史。根据导致闭经的病变部位分为下丘脑性、垂体性、卵巢性、子宫性、下生殖道异常及其他内分泌功能异常引起的闭经。

　　1. 下丘脑性闭经　是闭经的主要因素,占闭经原因的 50%,其病因有以下几方面。

　　(1) 精神应激:常见诱因有精神创伤、环境改变、过度劳累、寒冷、压力过高等;各种应激因素等诱因暂时性抑制促性腺激素释放激素(GnRH)的分泌而导致闭经,经及时治疗解除诱因可以逆转。

　　(2) 神经性厌食症、营养不良所导致的体重下降及体脂储备减少等。

　　(3) 长期剧烈运动或芭蕾舞、现代舞等训练易至闭经。

　　(4) 药物性闭经:如抗精神病类药物、长效避孕药物等。

　　(5) 颅咽管瘤。

　　2. 垂体性闭经　垂体器质性病变或功能失调可影响卵巢功能而引起闭经,常见病因有以下几个方面。

　　(1) 垂体肿瘤:位于蝶鞍内的腺垂体各种腺细胞均可发生肿瘤。最常见闭经泌乳综合征,是因垂体分泌泌乳素的腺细胞功能亢进或形成肿瘤,分泌过多的垂体泌乳素(PRL)和(或)肿瘤的压迫,导致垂体分泌促性腺激素失调而致闭经。

　　(2) 希恩综合征(Sheehan syndrome):因产后出血导致垂体缺血坏死,垂体功能衰竭而闭经,可同时伴有甲状腺功能减退和肾上腺皮质功能减退症状。

　　(3) 空蝶鞍综合征:系因蝶鞍隔先天发育不全、肿瘤或手术破坏,蛛网膜下腔在脑脊液压力冲击下突入垂体窝,致蝶鞍扩大,垂体受压而产生的一系列临床表现。

　　下丘脑、垂体病变部位引起的闭经多为低促性腺激素性闭经。

　　3. 卵巢性闭经　由于卵巢功能丧失,性激素水平低落所引起的闭经,常见病因有以下几方面。

　　(1) 功能性肿瘤:分泌雄激素的卵巢支持-间质细胞瘤,产生过量雄激素抑制下丘脑-垂体-卵巢轴功能而闭经。分泌雌激素的卵巢颗粒-卵泡膜细胞瘤,持续分泌雌激素抑制排卵,使子宫内膜持续增生而闭经。

　　(2) 卵巢早衰:40 岁前由于卵巢内卵泡耗竭或医源性损伤,发生卵巢功能衰竭,称为卵巢早衰。卵巢性闭经以低雌激素、高促性腺激素为特征。

（3）多囊卵巢综合征：以长期无排卵及高雄激素血症为特征,临床表现为闭经、不孕、多毛和肥胖。

4. 子宫性闭经　为子宫不发育或内膜受到破坏,对卵巢激素不能产生正常的反应而引起的闭经。常见病因有以下几方面。

（1）子宫内膜损伤,Asherman 综合征为子宫性闭经最常见原因,多因人流术刮宫过度或产后、流产后出血刮宫损伤子宫内膜,导致宫腔粘连而闭经。流产后感染、产褥感染、子宫内膜结核感染及各种宫腔手术所致的感染,也可造成闭经。

（2）先天性子宫发育不良或子宫切除术后。

5. 其他　常见原因有阴道横隔、处女膜闭锁、甲状腺功能减退或亢进、肾上腺皮质功能亢进、糖尿病等。

考点：继发性闭经主要的原因

（二）身心状况

1. 症状　了解病人的闭经时间、类型及伴随症状。注意观察精神状态、智力发育、营养与健康状况。

2. 体征　检查全身发育状况,测量体重、身高、四肢与躯干比例;第二性征如音调、毛发分布、乳房发育情况,挤压乳腺有无乳汁分泌;妇科检查生殖器官有无发育异常和肿瘤等。

3. 心理-社会状况　病人担心闭经对自己的健康、性生活及生育能力有影响,病程过长及治疗效果不佳会加重病人及家属的心理压力。情绪低落、焦虑又加重闭经。

（三）辅助检查

1. 盆腔超声检查　了解内生殖系统的发育情况、子宫内膜的生长情况、有无宫腔积血及卵巢的储备功能情况。

2. 药物撤退试验

（1）孕激素试验：黄体酮肌内注射,每天 20mg,连用 5 天,或甲羟孕酮口服,每天 10mg,连用 8～10 天。停药后 3～7 天出现撤药性出血为阳性反应,提示子宫内膜功能良好,且已受一定水平的雌激素影响。若无撤药性出血为阴性反应,应进一步做雌、孕激素序贯试验。

（2）雌、孕激素序贯试验：适用于孕激素试验阴性的闭经病人。停药后 3～7 天无撤药性出血为阴性反应,重复 3 次试验,排除子宫内膜的惰性反应后,若仍无出血,提示子宫内膜有缺陷或被破坏,可诊断为子宫性闭经。停药后 3～7 天发生撤药性出血为阳性反应,提示子宫内膜功能正常,闭经原因为体内雌激素水平低所致,应进一步做性激素测定。

3. 性激素测定　测定血清雌二醇、孕酮及睾酮。血孕酮水平高,提示排卵;雌激素水平低,提示卵巢功能不正常或衰竭;睾酮水平高,提示可能为多囊卵巢综合征或卵巢支持-间质细胞瘤。

4. 催乳素及垂体促性腺激素测定　如催乳素水平增高应做蝶鞍 X 线、CT 或 MRI 检查以排除垂体肿瘤,FSH 增高,提示卵巢功能衰竭,LH 升高高度怀疑多囊卵巢综合征,FSH、LH 均小于 5U/L,提示垂体功能减退。

5. 宫腔镜检查　能精确诊断宫腔粘连。

6. 腹腔镜检查　对诊断多囊卵巢综合征等有价值。

考点：子宫内膜功能检查的意义

情境案例 18-2 问题分析 1

病人的闭经原因是什么?

雌、孕激素序贯治疗后有月经来潮,提示子宫内膜功能正常,可排除子宫性闭经,引起闭经的原因是由于体内雌激素水平低落所致,可进一步做性激素测定。

▌护考链接

28 岁,已婚妇女,行人流术后继发性闭经 10 个月。妇科检查:子宫附件未扪及异常,盆腔超声检查无异常。重复雌孕激素序贯试验,停药后无阴道流血。本例闭经原因可能在　A. 下丘脑　B. 垂体　C. 卵巢　D. 甲状腺　E. 子宫

点评:答案为 E。雌孕激素序贯试验,停药后无阴道流血,重复一次试验,若仍无出血,提示子宫内膜有缺陷或被破坏,可诊断为子宫性闭经。

三、治 疗 原 则

1. 全身治疗　积极治疗全身性疾病,增强体质,加强营养,保持标准体重。
2. 心理治疗　精神因素所致闭经,应行心理疏导。
3. 病因治疗　宫腔粘连、先天畸形、卵巢及垂体肿瘤等采用相应手术治疗。
4. 性激素替代治疗　明确病因后遵医嘱给予相应激素治疗,多数病人需终生激素替代治疗。
5. 促进生育　适用于有生育要求的妇女,使用促排卵药物或辅助生育治疗。

四、护理诊断及医护合作性问题

1. 焦虑　与担心闭经影响健康、性生活及生育有关。
2. 功能障碍性悲哀　与长期闭经及治疗效果不佳,担心丧失女性形象有关。

情境案例 18-2 问题分析 2

该病人护理诊断有哪些?

病人因担心闭经影响健康和生育功能,护理诊断有:焦虑、功能障碍性悲哀。

五、护 理 目 标

1. 病人能够主动诉说病情和担心。
2. 病人能够接受闭经的事实,主动积极地配合治疗。

六、护 理 措 施

(一) 一般护理

健康生活方式指导,鼓励病人合理饮食,保证足够营养,适度锻炼,保持标准体重,充足休息,注意劳逸结合。避免精神紧张、过度运动。

(二) 病情观察

观察病人对疾病诊治的信心及用药后的治疗效果和副反应。

(三) 治疗配合

建立良好的护患关系,协助医生完成病人各项检查,遵医嘱指导病人合理用药,说明性激素的作用、副反应、剂量、具体用药方法及时间等问题。

(四) 心理护理

鼓励病人表达自己的情感,向病人提供诊疗信息,减轻其心理压力。鼓励病人多与同伴、亲人交往,参与力所能及的社会活动,保持心情舒畅,正确对待疾病。

(五) 健康指导

对病人进行知识宣教,心理疏导,使患者对病情有一个正确认识,对自己能客观评价,积极配合诊治。

七、护 理 评 价

1. 病人确认自己闭经,主动、积极地配合治疗。

2. 病人表示了解病情,能够交流病情和治疗感受。

情境案例 18-2 问题分析 3

如何对病人进行健康指导?

加强月经生理知识教育,告知病人精神紧张、过度劳累、体重下降等均可引起内分泌调节功能紊乱,导致闭经发生。鼓励病人保持心情舒畅,注意适当增加营养,加强锻炼,增强体质。

第 3 节 痛 经

情境案例 18-3

李某,女,15岁,13岁月经初潮。2年来每次月经开始前1天腹痛,常伴有面色苍白、大汗、呕吐,持续2~3天后缓解,疼痛呈痉挛性,放射至大腿内侧。此次就诊由母亲陪同,情绪紧张。经肛腹诊检查子宫、附件未发现异常;腹部B超检查生殖器未发现异常。

一、概 述

痛经是指在月经期前后或月经期出现下腹疼痛、坠胀伴腰酸及其他不适,严重影响生活和工作者,分为原发性痛经与继发性痛经。原发性痛经指生殖器官无器质性病变者,又称功能性痛经,多发生在月经初潮之后的6~12个月,其可能的原因主要与月经时子宫内膜前列腺素(PG)含量增多有关,还受精神、神经等因素的影响。继发性痛经指因盆腔器质性病变引起的痛经,如子宫内膜异位症等。本节学习内容为原发性痛经。

考点:原发性痛经的主要原因

情境案例 18-3 问题分析 1

该病人发生腹痛的原因可能是什么?

该病人15岁,初潮来即有痛经史,妇科检查及B超检查均未发现异常,考虑原发性痛经,致病因素与子宫内膜前列腺素增高、精神过度紧张等有关。

二、护 理 评 估

(一)健康史

原发性痛经常见于青少年,多发生在有排卵的月经周期,精神紧张、恐惧、寒冷刺激及经期剧烈运动可加重疼痛。评估时需了解病人的年龄、月经史、疼痛特点及与月经的关系、伴随症状及既往缓解疼痛的方法等。

(二)身心状况

1. **症状** 经期疼痛是主要症状,月经来潮前数小时即感疼痛,行经时疼痛加重,持续2~3天后逐渐缓解。疼痛呈痉挛性,多位于下腹正中,常放射至腰骶部,可伴面色苍白、出冷汗、恶心、呕吐、腹泻、头晕、乏力等。

2. **体征** 生殖器官无器质性病变。

3. **心理-社会状况** 病人缺乏对痛经的正确认识,担心痛经可能影响健康及婚后的生育能力,表现为情绪低落、过度焦虑。

考点:原发性痛经的临床表现

(三)辅助检查

B型超声检查排除生殖器官器质性病变。

三、治 疗 原 则

以心理治疗为主,必要时使用解痉、镇静、止痛药物进行治疗。

四、护理诊断及医护合作性问题

1. 疼痛　与经期子宫异常收缩有关。
2. 恐惧　与反复疼痛及缺乏相关知识有关。

情境案例 18-3 问题分析 2

　　该病人首要的护理诊断是什么？

　　病人主诉月经开始前1天腹痛,持续2~3天后缓解,疼痛呈痉挛性,放射至大腿内侧。经妇科检查无异常发现,首要的护理诊断是疼痛。

五、护 理 目 标

1. 病人的疼痛症状缓解。
2. 病人能正确认识痛经,在月经来潮前及月经期无恐惧感。

六、护 理 措 施

（一）一般护理

适当休息,避免过度劳累,首先采取腹部局部热敷或按摩下腹部等方法缓解疼痛。

（二）病情观察

观察病人自觉症状缓解程度。

（三）治疗配合

遵医嘱用药,常用药物有前列腺素合成酶抑制剂,如布洛芬、酮洛芬、甲氯芬那酸等;对要求避孕的痛经妇女,可使用口服避孕药抑制排卵,缓解疼痛。

（四）心理护理

向病人讲解有关痛经的知识及缓解疼痛的方法,使其了解月经期下腹坠胀、腰酸、头痛等轻度不适是生理现象。告知病人原发性痛经属功能性痛经,不影响生育。

（五）健康指导

经期保持精神愉快,避免剧烈运动及过度劳累,防寒保暖,注意经期卫生。

情境案例 18-3 问题分析 3

　　针对病人腹痛问题,应如何进行护理？

　　护士首先告知病人发生痛经的原因,经期应保持精神愉快,解除病人的紧张情绪;注意经期卫生,避免剧烈运动及过度劳累,防寒保暖;腹部局部热敷或按摩下腹部,可减轻疼痛症状。必要时遵医嘱用药,如布洛芬等。

七、护 理 评 价

1. 病人诉说疼痛症状减轻,并能列举疼痛减轻的应对措施。
2. 病人的紧张情绪及恐惧心理得到缓解,舒适感增加。

第 4 节　绝经综合征

情境案例 18-4

　　李女士,49岁,自述近半年月经周期不规则,行经时间4~10天不等,量时多时少,并感阵发性潮热、出汗,偶有心悸、眩晕,因担心健康状况,近月感情绪烦躁、易激动,常失眠,记忆力减退。妇科检查子宫稍小,其余正常。

一、概　　述

绝经是指妇女的永久性无月经状态,分为自然绝经和人工绝经。自然绝经是指因卵巢功能衰竭所致的月经停止超过 12 个月的妇女,绝经年龄一般在 45~55 岁,与口服避孕药、营养、地理环境、吸烟等因素有关。人工绝经是指因手术切除或放射线等医源性因素损坏卵巢功能所致绝经者。从卵巢功能开始下降到月经停止后一年的这段时间称为绝经过渡期。绝经综合征是指妇女在绝经前后由于卵巢功能减退,雌激素水平波动或减少所致的一系列躯体及精神心理症状,人工绝经者更易发生。

考点:绝经综合证的概念

二、护理评估

(一) 健康史

了解病人的发病年龄、职业、文化程度及性格特征,询问月经史及婚姻生育史,有无卵巢切除或盆腔肿瘤放疗,有无心血管疾病及其他内分泌疾病史。

(二) 身心状况

1. 症状

(1) 月经改变:约半数以上妇女出现月经紊乱,表现有月经频发、月经周期不规则或月经突然停止。

(2) 血管舒缩症状:以阵发性潮热、出汗为特征性症状。其特点:突然出现从胸前开始涌向颈、面、头部的潮热,同时伴有面部皮肤发红、出汗,持续 3~5 分钟后自然消失,每天发作数次。自然绝经者潮热发生率超过 50%,人工绝经者发生率更高。

(3) 精神神经症状:常有焦虑、抑郁、激动、喜怒无常、脾气暴躁、记忆力下降、注意力不集中、失眠多梦等。

(4) 植物神经功能失调症状:常出现心悸、眩晕、头痛、失眠、耳鸣等症状。

(5) 泌尿生殖道症状:主要表现为阴道干燥、性交困难、尿急、尿失禁及反复发作的尿路感染。

(6) 代谢异常和心血管疾病:绝经后妇女随年龄的增长,体重增加,糖脂代谢异常增加,冠心病、高血压和脑出血的发生率及死亡率逐渐增加。

(7) 骨质疏松:从绝经过渡期开始骨质吸收大于生成,促使骨质丢失而致骨质疏松,出现腰酸背痛、骨骼压缩、身材变矮,易骨折。

2. 体征 全身检查注意血压、精神状态及心脏功能;妇科检查注意生殖器官有无萎缩、炎症及张力性尿失禁。

3. 心理-社会状况 绝经过渡期妇女因家庭和社会环境的变化,身体与精神负担加重,更易引起忧虑、多疑、孤独等情绪改变。

考点:绝经综合证的临床表现

护考链接

李女士,51 岁,自述近年月经周期不规则,行经 1~2 天干净,量较以前减少,自感阵发性潮热、出汗,偶有心悸、眩晕。妇科检查子宫稍小,其余正常。应向其提供哪方面的相关知识 A. 黄体功能不足 B. 排卵性功血 C. 绝经综合征 D. 神经衰弱 E. 黄体萎缩延迟

点评:答案为 C。病人 51 岁,月经周期不规则,经期缩短,经量减少,且有血管舒缩症状、心悸、眩晕等,根据病史及临床表现,诊断绝经综合征,应向其提供绝经综合征相关知识。

(三) 辅助检查

根据病人的具体情况不同,可选择血、尿常规,心电图,血脂检查,B 超,宫颈刮片及诊断性刮宫等。

三、治 疗 原 则

以心理治疗及对症治疗为主,必要时遵医嘱采用性激素替代治疗。

1. 一般治疗　加强心理治疗及体育锻炼,补充钙剂,必要时选用镇静剂、谷维素等。
2. 性激素替代治疗(HRT)　补充雌激素是关键,可改善症状、提高生活质量。

考点:绝经综合证的治疗原则

四、护理诊断及医护合作性问题

1. 知识缺乏　缺乏性激素治疗的相关知识。
2. 焦虑　与不适应围绝经期内分泌,以及家庭和社会环境的改变、个性特点、精神因素等有关。
3. 舒适的改变　与神经内分泌功能紊乱有关。

情境案例18-4问题分析1

该病人的护理问题是什么?

患者月经紊乱半年,并感阵发性潮热、出汗,偶有心悸、眩晕,因知识缺乏担心健康状况,致近月情绪烦躁,易激动,常失眠,感记忆力减退;辅助检查无异常发现。存在的护理问题有知识缺乏、焦虑及舒适的改变。

五、护理目标

1. 病人能正确认识疾病,客观评价自己。
2. 病人担心、焦虑情绪能得到消除。
3. 病人自觉症状能得到改善。

六、护理措施

(一)一般护理

指导病人合理饮食,多摄入含蛋白质与钙的食物,少食动物脂肪,多吃蔬菜、水果,避免饮食无节,忌烟酒。并补充钙剂,增加日晒时间。改善睡眠,保证休息,坚持力所能及的体力和脑力劳动。

(二)病情观察

观察病人自觉症状、生命体征及对症治疗的疗效。

(三)治疗配合

一般使用镇静对症药物。部分病人进行激素替代治疗,遵医嘱介绍激素治疗的相关知识,例如,应用个体化最小有效量性激素替代治疗,无月经需者可选用利维爱,有月经需要者可采用雌孕激素序贯用药或联合用药。给药途径有口服或经胃肠道外途径,如经阴道、皮肤或皮下埋置给药。原因不明的子宫出血、肝胆疾病、血栓性静脉炎及乳腺癌等禁忌用药,较长时间的口服用药可能影响肝功能,应定期复查,长期使用雌激素有增加子宫内膜癌、乳腺肿瘤的风险,应定期复查。

(四)心理护理

与病人进行个别交谈,给予精神鼓励,建立信心。让病人及家属了解绝经过渡期是必经的生理过程,内分泌改变可导致精神神经症状,家庭和社会都应当关心和体谅处于这一时期的妇女。介绍减轻压力的方法,鼓励病人参与社会活动及体育锻炼,从而改变病人的认知、情绪和行为,使其正确评价自己。

(五)健康指导

定期开展普查,及早发现妇女绝经过渡期症状,及早治疗。普及绝经过渡期保健知识宣教,宣传雌激素补充疗法的有关知识。加强防癌检查意识,重点是女性生殖器官和乳腺的肿瘤,每3~6个月进行一次妇科全面检查。鼓励其坚持力所能及的体力和脑力劳动。充实生活内容,陶冶情操,如旅游、烹调、种花、编织、跳舞等。以保持心情舒畅及心理、精神上的平静状态。培养开朗、乐观的性格,顺利度过绝经过渡期。

七、护 理 评 价

1. 病人是否能正确认识疾病，客观评价自己。
2. 病人是否了解性激素替代疗法的应用。

情境案例 18-4 问题分析 2

如何对病人进行用药指导？

指导病人遵医嘱应用性激素替代治疗，用药之前排除原因不明的子宫出血、肝胆疾病、血栓性静脉炎及乳腺癌等。较长时间的口服用药可能影响肝功能，应定期复查肝功能。长期使用有增加子宫内膜癌、乳腺肿瘤的风险，应定期复查。

小结

功血是由于调节生殖的神经内分泌机制失调引起的异常子宫出血，无器质性病变存在，分无排卵性功血和排卵性功血两类，好发年龄不同，临床表现各异，治疗方案也有所差别。

闭经是常见的一种妇科症状，有原发性闭经和继发性闭经两种类型，病因复杂。原发性闭经较少见，多由遗传性因素或生殖器官的先天性发育缺陷所致；继发性闭经常见，其病因复杂，评估时应详细询问月经史，已婚者注意有无产后大出血、不孕及流产史。按导致闭经的病变部位将闭经分为下丘脑性、垂体性、卵巢性、子宫性、下生殖道异常及其他内分泌功能异常引起的闭经，下丘脑性闭经是闭经的主要因素。针对病因治疗，并采取相应的护理措施。

痛经主要表现为月经前或月经来潮后下腹阵发性疼痛，分原发性和继发性两种。原发性痛经多为功能性的，青春期多见，加强心理精神护理，镇静、解痉、镇痛、对症治疗有效。

绝经综合征是由于卵巢功能衰退，雌激素水平下降引起的以植物神经功能失调为主的一组综合征，主要表现为月经紊乱、潮热、出汗、生殖泌尿道萎缩、情绪不稳定、心血管症状、骨质疏松等。护理措施主要以知识宣教及心理护理为主，部分病人可采取激素替代疗法。

自 测 题

A_1型题

1. 功能失调性子宫出血是指
   A. 生育期妇女的异常子宫出血
   B. 青春期的异常子宫出血
   C. 绝经过渡期妇女的异常子宫出血
   D. 伴有轻度子宫内膜非特异性炎症的子宫出血
   E. 由于神经内分泌功能失调引起的异常子宫出血

2. 有关无排卵性功血，下列不正确的是
   A. 常见于育龄妇女
   B. 基础体温双相
   C. 月经周期无一定的规律性
   D. 经期长短不一
   E. 经量时多时少

3. 有关黄体功能不足，下述正确的是
   A. 多见于青春期妇女　　B. 基础体温单相
   C. 月经周期缩短　　　　D. 经期延长
   E. 体温下降缓慢

4. 诊断子宫内膜不规则脱落的可靠依据是
   A. 基础体温呈双相
   B. 子宫颈黏液呈椭圆形体

C. 月经周期第 5 天诊刮，增生期与分泌期子宫内膜共存
D. 孕激素分泌量少
E. 雌激素分泌量过多

5. 绝经过渡期无排卵性功血患者诊刮取内膜活检的时间为
   A. 月经干净后 3 天　　B. 月经第 6 天
   C. 月经第 5 天　　　　D. 月经来潮 6 小时内
   E. 两次月经之间

6. 青春期与绝经过渡期功血患者的治疗原则的不同点是
   A. 止血　　　　　　　B. 调整周期
   C. 改善全身情况　　　D. 恢复卵巢功能
   E. 减少经血量

7. 绝经过渡期功血患者首选的止血方法是
   A. 孕激素止血　　　　B. 雌激素止血
   C. 雄激素止血　　　　D. 刮宫止血
   E. 止血剂止血

A_2型题

8. 某妇女，30 岁，人工流产后，月经周期 28～30 天，经

期 8~12 天,经量不定。根据临床表现,首先考虑

    A. 正常月经　　　　　B. 无排卵性功血

    C. 子宫内膜不规则脱落　　D. 黄体发育不全

    E. 子宫内膜慢性炎症

9. 李女士,49 岁,自诉近年月经周期不定,行经 2~3 天干净;量极少,自感阵发性潮热、出汗,偶有心悸、眩晕。妇科检查:子宫稍小,其余正常。护士应向其宣教哪项疾病的知识

    A. 无排卵性功血　　　B. 绝经综合征

    C. 黄体萎缩延迟　　　D. 黄体发育不全

    E. 神经衰弱

10. 16 岁女学生,主诉月经初潮后一直紊乱 1 年半,本次月经持续 1 周不止。检查面色苍白,阴毛稀少,阴道口可见暗红色血块,子宫稍小于正常,双侧附件正常。为止血首选的处理是

    A. 雌激素止血　　　　B. 孕激素止血

    C. 雌孕激素合并使用　D. 其他止血药

    E. 诊刮止血

11. 48 岁妇女,孕 3 产 2,主诉 18 年前人工流产 1 次,现月经紊乱 1 年,末次月经 10 天前至今,近常感面色潮热。妇科检查见:外阴、阴道正常,子宫颈光滑,子宫正常大小,质中无触痛,双附件正常,基础体温单相型,最可能的诊断是

    A. 无排卵性功血　　　B. 黄体发育不全

    C. 黄体萎缩不全　　　D. 闭经

    E. 以上都不是

12. 万某,女,17 岁,自 13 岁月经初潮以来一直表现为月经开始前 1 天腹痛,常伴有面色苍白、大汗、呕吐。肛查:子宫、附件正常。该病人最可能的诊断是

    A. 盆腔炎　　　　　　B. 盆腔结核

    C. 原发性痛经　　　　D. 子宫内膜异位症

    E. 子宫颈炎

A_3/A_4 型题

(13~14 题共用题干)

    某妇女流产后出现月经不调,表现为月经周期正常,经期延长,伴下腹坠胀、乏力,疑诊子宫内膜不规则脱落。

13. 为确诊需做诊刮,其时间预约在

    A. 月经前 3 天　　　　B. 月经的第 1 天

    C. 月经周期的第 5 天　D. 月经后 10 天

    E. 月经周期的任意时间

14. 子宫内膜活检报告,支持诊断的是

    A. 增殖期内膜

    B. 大量分泌期内膜

    C. 内膜呈囊性增生

    D. 增生期、分泌期内膜共存

    E. 炎性子宫内膜

(15~16 题共用题干)

    患者,48 岁,月经紊乱近一年,经量时多时少,周期无规律,此次 2 个月未来潮后出血近半个月,妇科检查:子宫正常大小,软。诊断为无排卵性功血。

15. 首选的止血方法是

    A. 刮宫　　　　　　　B. 雌激素

    C. 孕激素　　　　　　D. 雄激素

    E. 止血剂

16. 下列护理措施中不正确的是

    A. 做好手术止血准备

    B. 保留会阴垫

    C. 刮宫后的标本不用常规送病理检查

    D. 遵医嘱给抗生素预防感染

    E. 按医嘱使用性激素

(17~19 题共用题干)

    某女士,52 岁,近几年来月经周期不规律。曾有过 3 个月的停经史,然后阴道出血,量较多,持续 3 周左右。偶有心悸、眩晕,无腹痛。妇科检查未发现器质性病变。

17. 该病例最有可能的诊断是

    A. 黄体功能不足　　　B. 无排卵性功血

    C. 妊娠　　　　　　　D. 神经衰弱

    E. 子宫内膜不规则脱落

18. 近日患者自感阵发性潮热、潮红、出汗,失眠,脾气暴躁,护士应向其提供以下哪种疾病的相关知识

    A. 黄体功能不足　　　B. 妊娠

    C. 绝经综合征　　　　D. 神经衰弱

    E. 子宫内膜不规则脱落

19. 针对该患者的情况,护理措施不正确的是

    A. 加强营养,保持良好心态

    B. 使用氯米芬促进卵巢排卵

    C. 严格遵医嘱正确用药

    D. 保持会阴清洁

    E. 提供有关疾病和治疗的信息

(杨　静)

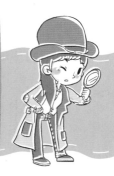

第19章
妇科其他疾病病人的护理

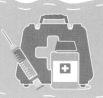

引言：痛经给许多女性带来无以名状的痛苦，不孕又让多少年轻的夫妇平添烦恼，而子宫脱垂则使得老年妇女苦不堪言。本章的子宫内膜异位症、不孕症及子宫脱垂将带你学习上述相关内容，并引领同学们掌握如何帮助这些病人减轻痛苦、去除烦恼、缓减不适的本领。

第1节　子宫内膜异位症

情境案例19-1

患者，39岁，孕1产1，自述1年前开始月经来潮时下腹部及腰骶部疼痛，甚至阴道、肛门部位也痛，以后逐渐加重，实在难以忍受，前来就诊。既往月经正常。妇科检查：子宫正常大小，后倾、固定；卵巢4cm×3cm×3cm，囊性；阴道后穹隆处可见紫褐色结节，触痛明显。

一、概　　述

子宫内膜异位症是指具有活性的子宫内膜组织出现在子宫体以外的部位（图19-1），多见于25~45岁生育期妇女，近年发病率呈上升趋势。异位内膜病变可发生于全身各部位，但绝大多数位于盆腔脏器及腹膜，尤以卵巢最常见。若子宫内膜腺体及间质侵入子宫肌层时称子宫腺肌病（也称内在性子宫内膜异位症），多发于30~50岁经产妇（图19-2）。

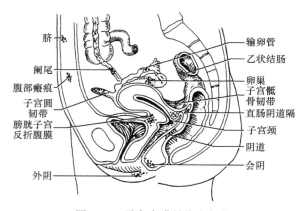

图19-1　子宫内膜异位症部位

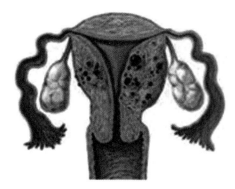

图19-2　子宫腺肌病

考点：子宫内膜异位症最常见的部位

二、护 理 评 估

（一）健康史

病因不明，主要学说有子宫内膜种植学说、淋巴及静脉播散学说、体腔上皮化生学说及免疫调节学说等。尚无一种学说可以解释全部子宫内膜异位症的发生，因而可能不同部位有不同的发病机制，各种学说可以相互补充。多次妊娠、分娩、人工流产、剖宫产及慢性子宫内膜炎等所致子宫内膜基底层损伤,与子宫腺肌病发病密切相关。

(二) 身心状况

1. 身体状况

(1) 痛经:典型症状为继发性、进行性痛经。疼痛多位于下腹部及腰骶部,可放射至阴道、会阴、肛门或大腿,常于月经来潮前 1~2 天开始,经期第一天最剧,以后逐渐减轻,至月经干净时消失。

(2) 月经失调:15%~30% 患者有月经量增多、经期延长或经前点滴出血等。可能与卵巢无排卵、黄体功能不足有关。

(3) 不孕:40% 病人不孕。可能与盆腔器官及组织广泛粘连、输卵管蠕动减弱、卵巢功能紊乱有关。

(4) 妇科检查:子宫正常或略大,多后倾固定,宫骶韧带、直肠子宫陷凹等部位扪及触痛性结节,子宫的一侧或双侧附件处扪及与子宫相连的囊性偏实、不活动包块,有压痛。有时在阴道后穹隆可扪及或直接看到紫褐色小结节或包块。子宫腺肌病时,子宫均匀增大或局限性隆起,质硬有压痛。

考点:子宫内膜异位症痛经的特点

链接:卵巢巧克力囊肿

卵巢最易被异位内膜侵犯,约 80% 病变累及一侧,50% 累及双侧。异位病灶分为微小病灶型和典型病灶型两种。微小病灶型属早期,表现为卵巢浅表皮层的红色、紫蓝色、褐色斑点或数毫米大的小囊,随病变发展,异位内膜侵犯卵巢皮质并在其内生长、反复周期性出血,形成单个或多个囊肿型的典型病变,称卵巢子宫内膜异位囊肿。囊肿大小不一,直径多在 5cm 左右,大至 10~20cm,内含暗褐色、似巧克力样糊状陈旧血性液体,故又称卵巢巧克力囊肿(图 19-3)。

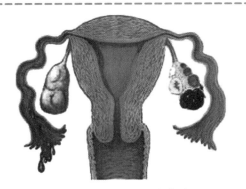

图 19-3 卵巢巧克力囊肿

情境案例 19-1 问题分析 1

该患者发生了什么问题?

患者发生继发性月经来潮时下腹部及腰骶部疼痛,且逐渐加重。妇科检查:子宫后倾固定,卵巢囊性增大,阴道后穹隆处见紫褐色结节,触痛明显。符合子宫内膜异位症的临床表现,考虑:子宫内膜异位症。

2. 心理-社会状况

因痛经对生活及工作的影响,未生育者对生育问题的担心,药物及手术治疗的副作用等,病人常表现为焦虑、烦躁、情绪低落。

(三) 辅助检查

1. B超 可确定卵巢子宫内膜异位囊肿的位置、大小和形状。

2. 腹腔镜检查 是目前最佳的诊断方法。腹腔镜下见到典型病灶或对可疑病变进行活检即可确诊。

考点:子宫内膜异位症的确诊方法

情境案例 19-1 问题分析 2

该患者如何确诊?

目前最佳的辅助检查方法是腹腔镜。镜头深入腹腔,直视下对可疑病变进行活检即可确诊。

护考链接

患者,35 岁,疑子宫内膜异位症 4 年,曾多处就诊,症状无明显改善,要想确诊,建议病人进行哪种检查
A. 宫腔镜　B. B 超检查　C. CA$_{125}$ 检查　D. 腹腔镜　E. CT 检查

点评:答案是 D。腹腔镜是目前诊断子宫内膜异位症的最佳辅助检查方法,对病变处进行活检可确诊。

三、治 疗 原 则

治疗原则应根据病人的年龄、症状、病变部位及对生育要求等因素综合考虑。

1. 期待疗法　适用于病变轻、无症状或症状轻的患者。可 3~6 个月随访一次。经期痛者可给前列腺素合成酶抑制剂(吲哚美辛、布洛芬等)。希望生育者促其尽早受孕,分娩后症状缓减并有望治愈。

2. 药物治疗　适用于症状明显、有生育要求的患者。可采用大量孕激素假孕疗法、达那唑假绝经疗法,导致病人较长时间闭经,从而促使异位内膜萎缩。

3. 手术治疗　适用于子宫内膜异位症重症及子宫腺肌病病人。目前腹腔镜是手术治疗的主要手段。

情境案例 19-1 问题分析 3

该患者如何治疗?

患者已有子女,又症状明显,可选用大量孕激素假孕疗法或达那唑假绝经疗法,造成较长时间闭经,从而促使异位内膜萎缩。药物治疗无效可手术。

四、护理诊断及合作性问题

1. 疼痛　与异位内膜出血刺激致局部病变有关。
2. 焦虑与恐惧　与不孕、疗程长、药物副作用、手术疗效及影响正常性生活有关。

五、护 理 目 标

1. 疼痛减轻。
2. 病人了解病情及药物的副作用,能正确面对疾病,情绪平稳,主动配合治疗。

六、护 理 措 施

1. 一般护理　告知病人疼痛原因,月经期注意休息、保暖、进热流食,以积极心态应对不适。疼痛时可用热水袋敷下腹部。

2. 病情观察　观察疼痛程度、药物疗效,有无药物副作用出现。

3. 治疗配合　告知病人及家属用药的目的、方法及注意事项等。指导病人正确用药,有异常情况立即报告医生。手术治疗者做好术前和术后护理。

4. 心理护理　鼓励病人树立起战胜疾病的信心,坚持规范的治疗。丰富业余生活,消除紧张情绪,减轻生活压力,保持心情愉快。

5. 健康指导

(1) 防止经血逆流:及时发现并治疗引起经血潴留的疾病,如先天性生殖道畸形(阴道横隔、残角子宫、无孔处女膜、子宫颈闭锁)或炎性阴道狭窄、子宫颈管粘连等。经期避免盆腔检查、性生活,避免重力挤压子宫。

(2) 适龄婚育和药物避孕:妊娠可使异位内膜萎缩退化,所以痛经病人可以适龄婚育;或长期服用避孕药抑制排卵,促进子宫内膜萎缩和经量减少。

(3) 防止医源性内膜异位种植:月经前及经期禁止做输卵管通畅检查,子宫颈及阴道手术如冷

冻、激光等均不宜在经前进行。人流吸宫术时,宫腔内负压不易过高,以免突然将吸管拔出使宫腔血液和内膜碎片随负压被吸入腹腔。

护考链接

护士向患者解释子宫内膜异位症用避孕药治疗的原理是 A. 调节月经周期 B. 减轻痛经程度 C. 精神安慰 D. 促使异位内膜萎缩 E. 促进排卵

点评:答案是 D。避孕药连续服用干扰下丘脑-垂体-卵巢轴的正常功能,抑制了排卵,造成类似妊娠的长期人工闭经,引起异位内膜萎缩而达到治疗的目的。

七、护 理 评 价

1. 病人焦虑是否得到缓解,是否能够积极配合治疗以缓解疼痛。
2. 病人能否按医嘱正确用药。

第 2 节 不 孕 症

情境案例 19-2

一患者神情焦虑来到医院,自述 30 岁,已婚 5 年,曾于婚前行人工流产术,婚后未避孕,夫妻同居、性生活正常,但一直未再受孕。末次月经 2012 年 9 月 8 日,14 岁月经初潮,5~7/28~30 天,月经干净后 5 天前来就诊。

一、概　　述

有正常性生活、未避孕、同居 1 年未受孕者称为不孕症。如婚后未避孕而 1 年内从未妊娠者称原发性不孕;如曾有过妊娠而后未避孕连续 1 年不孕者称继发性不孕。

情境案例 19-2 问题分析 1

该患者发生了什么?

患者已婚 5 年,婚前做过人工流产术,婚后未避孕,夫妻同居未再受孕,属于继发性不孕。

考点:不孕症的概念

二、护 理 评 估

(一) 健康史

不孕的因素有女方、男方或男女双方。女方因素约占 40%,男方因素占 30%~40%,男女双方因素占 10%~20%。

1. 女方不孕因素

(1) 输卵管因素:是不孕症最常见的原因。慢性输卵管炎所致输卵管阻塞和通而不畅可导致不孕。任何影响输卵管功能的因素都可导致不孕。

(2) 卵巢因素:下丘脑-垂体-卵巢轴功能紊乱、卵巢病变、其他内分泌腺体如肾上腺及甲状腺功能异常,均会导致卵巢排卵障碍引发不孕。

(3) 子宫因素:子宫发育异常或内膜病变影响受精卵着床、发育;子宫颈病变影响精子通过。

2. 男方不孕因素　主要是生精障碍与输精障碍。

3. 男女双方因素　有免疫因素、精神过度紧张、性生活不能或不正常等。

评估时详细询问月经史、婚育史,既往有无内分泌系统疾病、生殖器官炎症、生殖器官结核及全身慢性疾病史。对继发不孕者,还应了解以往妊娠、流产或分娩经过,有无感染、死胎、产后大出血等病史。男方有无结核、腮腺炎等可能导致不孕的疾病。检查外生殖器有无畸形、感染或病变。

情境案例 19-2 问题分析 2

导致该患者不孕的原因是什么？

继发不孕女方最常见的原因是慢性输卵管炎所致的输卵管阻塞和通而不畅。该患者曾做过人流术,应详细询问术后有无感染,婚后是否注意生殖卫生等情况,其不孕原因可能是输卵管因素。

考点:女方不孕最常见的因素

(二) 身心状况

1. **身体状况** 不孕症病因复杂,症状与导致不孕的原因有关。原发不孕病人,应注意第二性征发育情况。继发不孕病人常有下腹部隐痛、腰骶部酸痛,白带异常等。子宫内膜异位症所致不孕者,则有继发性进行性痛经,盆腔检查子宫后位、活动差、附件增厚、压痛、后穹隆处有触痛性结节等。

男方应到泌尿科或男科进行相关检查,了解有无内外生殖器官疾病。

2. **心理-社会状况** 病人因不孕四处求医,既影响生活、工作,又带来生理、心理及经济方面的困扰,同时受到家庭、社会等方面的压力,病人常感无助、内疚、自尊丧失、紧张焦虑,常常影响夫妻感情。

(三) 辅助检查

通过男女双方全面检查找出原因,这是诊断不孕症的关键。

1. **女方检查** 通过 B 超监测卵泡发育及生殖器官有无发育异常;通过基础体温测定、经前子宫内膜检查及女性激素测定等了解卵巢有无排卵;以及输卵管通畅试验、性交后精子穿透力实验、免疫检查、宫腔镜、腹腔镜检查等。

2. **男方精液检查** 正常精液量为 2~6ml,平均为 3ml;pH 为 7.0~7.8;常温放置 30 分钟内液化;精子密度为 (20~200)×10^9/L;精子活动率>50%;正常形态的精子占 66%~88%。

情境案例 19-2 问题分析 3

护士首先协助其做何检查？

继发性不孕最常见的病因为输卵管因素,故应首先为其进行输卵管通畅试验检查。该项检查应于月经干净后 3~7 天进行,检查前需排除内外生殖器急性炎症、严重的全身性疾病等。

三、治 疗 原 则

针对不孕症的病因进行治疗。

四、护理诊断及合作性问题

1. 焦虑 与漫长复杂的诊疗过程且效果不佳有关。
2. 自尊紊乱 与不孕、外界压力、缺乏家人支持有关。
3. 知识缺乏 缺乏生殖系统医学知识、性生殖常识。

五、护 理 目 标

1. 焦虑情况有所缓解或消失,增强治疗的信心。
2. 走出不孕阴影,建立现代生育观。
3. 具有一定的性医学知识。

六、护 理 措 施

1. **一般护理** 放松心情,均衡饮食,劳逸结合。必要时可以心理疏导,以免发生精神紧张性排卵障碍。教会病人一定的性知识,学会预测排卵的方法如基础体温测定等,选择排卵前 2~3 天至排卵后 1~2 天性交,以增加受孕机会。

2. 治疗配合

(1) 告知病人各项检查时间及注意事项。

（2）遵医嘱给予激素治疗,告知用药的方法及注意事项。

3. 健康指导

（1）接受婚前教育,宣传性生活基本知识及提高妊娠率的技巧。

（2）积极治疗原发病,注意经期卫生,减少生殖道感染的机会。

（3）减少人工流产术,注意术后保健,防止继发性不孕。

（4）教夫妇双方正确对待生育问题,必要时可通过辅助生殖技术获得受孕机会。

链接:试管婴儿

试管婴儿即体外受精-胚胎移植技术,指从妇女卵巢内取出卵子,在体外与精子受精,并培养 3~5 天,再将发育到卵裂期或囊胚阶段的胚胎移植到宫腔内,使其着床发育成胎儿的全过程,俗称试管婴儿。1978 年英国学者 Steptoe 和 Edwards 采用该技术诞生了世界第一例试管婴儿。1988 年我国大陆第一例试管婴儿在北京诞生。

七、护 理 评 价

1. 病人焦虑症状是否缓解。

2. 病人是否积极配合检查治疗。

3. 病人是否对疾病有了新的认知。

第 3 节　子 宫 脱 垂

情境案例 19-3

60 岁,农民,孕 5 产 3。自诉阴道有肿物脱出 4 年,伴腰骶部酸痛,劳累时加重,卧床休息可减轻。近两周感冒咳嗽,阴道内肿物脱出,休息后不回缩,伴异味分泌物。妇科检查:会阴Ⅱ度陈旧裂伤,阴道前壁球形膨出,子宫颈脱出于阴道外,12 点钟处有 1cm 直径溃疡,表面有分泌物。

一、概　述

子宫脱垂是指子宫从正常位置沿阴道下降,子宫颈外口达坐骨棘水平以下,甚至子宫全部脱出于阴道口。常伴有阴道前后壁膨出(图 19-4,图 19-5)。

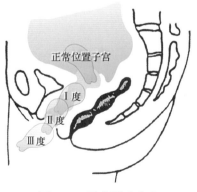

图 19-4　子宫脱垂分度

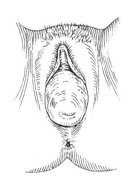

图 19-5　子宫脱垂

二、护 理 评 估

（一）健康史

分娩损伤是子宫脱垂最主要的原因。产褥期过早参加重体力劳动,长期慢性咳嗽,习惯性便秘等均可致腹压增加发生子宫脱垂。另外,盆底组织发育不良或退行性变亦为子宫脱垂的原因。

表 19-1　子宫脱垂分度

分度	标准
Ⅰ度	
轻型	子宫颈外口距处女膜缘小于 4cm
重型	子宫颈外口已达处女膜缘,阴道口可见子宫颈
Ⅱ度	
轻型	子宫颈已脱出阴道口外,宫体仍在阴道内
重型	子宫颈及部分宫体已脱出阴道口
Ⅲ度	子宫颈及宫体全部脱出阴道口

考点:子宫脱垂的概念与分度

(二) 身心状况

1. 身体状况　以病人平卧用力屏气时子宫下降的最低点为分度标准,将子宫脱垂分为 3 度,见表 19-1。

　　Ⅰ度:多无自觉症状。

　　Ⅱ度、Ⅲ度:常有程度不等的腰骶部疼痛或下坠感;腹压增加时有块状物自阴道口脱出,开始块状物于平卧休息时可回缩,严重者休息后也不能自行回纳。长期脱出在外者,不仅行动不便,子宫颈亦可出现溃疡感染。伴有直肠、膀胱膨出者则大小便异常。

情境案例 19-3 问题分析 1

该病人发生了什么?

该病人子宫颈脱出于阴道外,且阴道前壁球形膨出,宫体仍在阴道内。考虑子宫脱垂Ⅱ度轻型伴阴道前壁膨出。

护考链接

患者外阴肿物脱出,伴腰骶部酸痛 2 年,疑为子宫脱垂,妇科检查见子宫颈峡部上约 1cm 已脱出阴道外口。该妇女子宫脱垂的分度是　A. 子宫脱垂Ⅰ度轻型　B. 子宫脱垂Ⅱ度轻型　C. 子宫脱垂Ⅱ度重型　D. 子宫脱垂Ⅲ度　E. 子宫脱垂Ⅰ度重型

点评:答案是 C。宫颈峡部是区分宫体与子宫颈的解剖标志,子宫颈峡部以下为子宫颈,峡部以上为宫体,该妇女子宫颈峡部上约 1cm 已脱出阴道外口,故应为子宫脱垂Ⅱ度重型。

2. 心理-社会状况　行动不便、大小便异常、影响生活、工作,病人常出现痛苦、烦恼、焦虑、情绪低落等,回避集体活动,不愿与他人交往。

三、治疗原则

无症状者不需治疗。有症状者可采用保守治疗(子宫托及盆底肌锻炼)或手术治疗(阴道前后壁修补或子宫切除等)。治疗以安全、简单和有效为原则。

四、护理诊断及合作性问题

1. 焦虑　与子宫脱出影响生活质量有关。
2. 疼痛　与子宫脱垂牵拉韧带及子宫颈、阴道壁溃疡有关。
3. 自尊紊乱　与行动不便、排便异常有关。

五、护理目标

1. 病人焦虑减轻。
2. 病人能配合治疗,使疼痛减轻或消失。
3. 病人治疗得当,重拾自信。

六、护理措施

1. 一般护理　加强营养,多卧床休息。保持外阴清洁,保护脱出阴道口的组织,每天用 1:5000 高锰酸钾液坐浴,擦干后涂己烯雌酚或鱼肝油软膏于溃疡面上。教会病人做盆底肌肉运动,每天 3 次,每次 5~15 分钟。

2. 保守治疗的护理　教会病人正确使用子宫托。

（1）放托：选择大小适宜的子宫托。取半卧位或蹲位两腿分开，手持托柄，托面朝上将托盘后缘沿阴道后壁推入，直至子宫托盘达子宫颈，放妥后，将托柄弯度朝前，正对耻骨弓后面（图 19-6，图 19-7）。

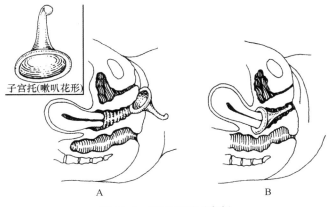

子宫托（喇叭花形）

图 19-6　喇叭花形子宫托

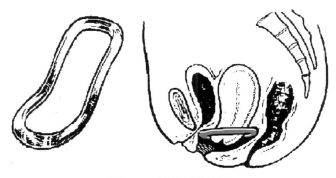

图 19-7　子宫托的放置

（2）取托：姿势同上。以手指捏住托柄轻轻摇动，待托盘松动后取出。

（3）注意事项：子宫托应在每天晨起放入，睡前取出，并洗净放置于清洁杯内备用，久置不取可发生子宫托嵌顿，甚至生殖道瘘。保持阴道清洁，月经期和妊娠期暂停放托。放托后应每 3~6 个月随访 1 次。

情境案例 19-3 问题分析 2

对该患者如何进行护理？

护士应告知其保持外阴清洁，每天用 1：5000 高锰酸钾溶液坐浴，擦干后涂己烯雌酚或鱼肝油软膏于溃疡面上。待炎症消失，每日晨起将子宫托放入阴道，睡前取出消毒后备用。

3. 手术病人的护理　遵医嘱做好术前准备和术后护理。

（1）术前 3 天每天用 1：5000 高锰酸钾溶液或 0.02% 碘伏溶液坐浴 2 次或阴道灌洗，戴无菌手套，将脱垂的子宫还纳于阴道内，嘱患者平卧于床上半小时。

（2）术前皮肤准备的范围：上至耻骨联合上 10cm，下至外阴部、肛门周围、臀部及大腿内上 1/2。

（3）术后采取平卧位，卧床休息 7~10 天，留置导尿管 10~14 天，避免增加腹压的动作，如下蹲、咳嗽，预防便秘。每天外阴冲洗 2 次，大小便后立即清洗。观察阴道分泌物的特点，并遵医嘱使用抗生素。

4. **心理护理**　介绍子宫脱垂的相关知识及其预后,打消顾虑,增强信心。嘱其多与家属沟通,取得理解和照顾。

5. **健康指导**

（1）提高助产技术,加强产褥期保健,避免产后过早重体力劳动。

（2）积极治疗慢性咳嗽、便秘等增加腹压的疾病。

（3）术后休息 3 个月,半年内避免重体力劳动,出院后 1 个月到医院复查。

（4）加强锻炼,增强体质,利于疾病恢复。

护考链接

患者,59 岁,子宫脱垂Ⅲ度,医生为其行经阴道子宫脱垂加阴道前后壁膨隆修补术。术后病人应采取的体位是　A. 半卧位　B. 自由体位　C. 平卧位　D. 侧卧位　E. 头高足低位

点评:答案是 C。经阴道行子宫脱垂加阴道前后壁修补术后,宜平卧位,禁止半卧位,以降低外阴、阴道张力。术后 1 个月复查伤口愈合情况。

七、护 理 评 价

1. 病人焦虑是否减轻。

2. 病人疼痛是否缓减或消失。

3. 病人是否恢复女性自尊与自信。

小结

子宫内膜异位症是生育期妇女较常见的一种疾病,最常出现的部位是卵巢,因异位内膜反复出血而形成卵巢巧克力囊肿。主要症状为继发性、进行性加重痛经、不孕等。腹腔镜检查是目前诊断子宫内膜异位症最佳的方法,也是手术治疗的重要手段。

不孕症是指有正常性生活、未避孕、同居 1 年未受孕者;不孕症的原因复杂,女方最常见的病因是输卵管阻塞,男方主要为生精障碍和输精障碍;治疗主要为对因治疗。

子宫脱垂是女性生殖器官损伤性疾病中最常见的疾病,分娩损伤是其主要原因,以肿物脱出及腹部下坠感为主要症状,可放置子宫托保守治疗,亦可手术。

自 测 题

A₁型题

1. 导致子宫脱垂的主要原因是

　A. 长期便秘　　　　B. 先天发育不良

　C. 缺乏雌激素　　　D. 慢性咳嗽

　E. 分娩损伤

2. 子宫内膜异位最常侵犯的部位是

　A. 输卵管　　　　　B. 直肠子宫陷凹

　C. 子宫后壁下段　　D. 宫骶韧带

　E. 卵巢

3. 目前诊断子宫内膜异位症的最好方法是

　A. 诊断性刮宫

　B. B 超

　C. 子宫输卵管碘油造影

　D. 腹腔镜检查

　E. 妇科检查

4. 子宫脱垂Ⅱ度轻型是指

　A. 子宫颈外口距处女膜缘<4cm

　B. 子宫颈及宫体全部脱出阴道外

　C. 子宫颈脱出阴道口,但宫体在阴道内

　D. 子宫颈及部分宫体脱出阴道外

　E. 子宫颈外口达到处女膜缘

5. 下列与子宫脱垂发生无关的是

　A. 多产

　B. 产伤

　C. 产后过早参加体力劳动

　D. 习惯性便秘

　E. 手取胎盘

A₂型题

6. 医院对入院病人进行知识宣教,有关子宫内膜异位症的预防,错误的是

A. 经期不做盆腔检查

B. 及早治疗生殖道畸形

C. 防止外阴部感染

D. 有痛经症状的妇女适龄结婚和生育

E. 月经前禁止做输卵管通畅检查

7. 王某,30 岁,结婚 4 年未孕,医院就诊后医生诊断其为原发性不孕症,何为原发性不孕症?

A. 夫妇同居性生活正常,未避孕两年未孕者

B. 夫妇同居性生活正常,未避孕一年未孕者

C. 夫妇同居性生活正常,虽第一次婚姻曾生育,此后未避孕一年未孕者

D. 夫妇同居婚后一年未孕,一方有无法纠正的解剖生理缺陷者

E. 夫妇同居性生活正常,虽第一次婚姻曾生育,此后未避孕两年未孕者

8. 李某,40 岁,孕 1 产 1,进行性加重痛经 4 年,医生诊断子宫内膜异位症,若行药物治疗,首选

A. 雌激素　　　　B. 孕激素

C. 雄激素　　　　D. 达那唑

E. 前列腺素

9. 下列哪项为子宫脱垂Ⅲ度

A. 子宫颈外口距处女膜缘<4cm

B. 子宫颈脱出阴道口,但宫体在阴道内

C. 子宫颈外口达到处女膜缘

D. 子宫颈及部分宫体脱出阴道外

E. 子宫颈及宫体全部脱出阴道外

10. 患者,65 岁,孕 5 产 4,近几年负重后似有肿物脱出阴道口,休息后可缓解,就诊后医生诊断子宫脱垂。下列不是子宫脱垂病人临床特点的是

A. 自觉外阴有块状物脱出

B. 尿潴留

C. 腰骶部酸痛和下坠感

D. 常伴有压力性尿失禁

E. 伴有月经失调

11. 护士对产褥期妇女进行健康指导,教其如何做缩肛锻炼,该锻炼方法可预防

A. 子宫脱垂　　　　B. 尿瘘

C. 会阴外伤　　　　D. 外阴血肿

E. 子宫内膜异位症

12. 一名子宫脱垂患者前来咨询使用子宫托的目的是

A. 手术治疗的术前准备

B. 有利于恢复盆底组织张力

C. 减轻病人肉体上和精神上的折磨

D. 防止外阴部继发感染

E. 使病人局部清洁

13. 医嘱子宫脱垂病人用 1∶5000 高锰酸钾溶液坐浴,护士应如何指导其坐浴

A. 2 次/天,15~20 分/次

B. 3 次/天,30~50 分/次

C. 4 次/天,20~30 分/次

D. 2 次/天,50~70 分/次

E. 隔日 1 次,1 小时/次

14. 一名不孕症妇女想了解有无排卵,护士应告知其最简单的方法是

A. 诊断性刮宫　　　B. 子宫颈黏液检查

C. 基础体温测定　　D. 阴道侧壁涂片

E. 激素水平测定

15. 护士为不孕症妇女进行健康指导,其提供的指导内容中,除外

A. 男女双方都应该做必要的检查

B. 最好在排卵后 24 小时内进行性生活

C. 最好采用人工授精及胚泡植入等技术

D. 鼓励病人坚持接受正规的治疗

E. 教会不孕症妇女预测排卵的方法

16. 患者,32 岁,3 天后拟做输卵管通液术,该手术的禁忌证是

A. 无阴道炎,白带常规检查无异常

B. 术前 1 天曾经有性生活

C. 妇科查体,宫旁无压痛及增厚

D. 月经干净后3~7 天内

E. 诊刮的病理报告无结核及子宫内膜炎症

17. 某女,阴道时有肿物脱出,脱出的组织分泌物增多,检查见整个子宫已脱出于阴道口外。诊断为

A. 子宫脱垂Ⅰ度轻型　B. 子宫脱垂Ⅱ度轻型

C. 子宫脱垂Ⅱ度重型　D. 子宫脱垂Ⅲ度

E. 子宫脱垂Ⅰ度重型

A₃型题

患者,32 岁,结婚两年不孕,夫妇双方经初步检查未找到明显的病因。医生嘱咐夫妇双方合理安排生活,调整心态。

18. 护士为夫妇双方提供的关于最易受孕的时间中,下列正确的是

A. 排卵前后 2 天隔日性生活

B. 排卵前后 2 天每日性生活

C. 排卵前 3~5 天至排卵后 3 天内

D. 排卵前 2~3 天至排卵后 2 天内

E. 排卵前 1~2 天至排卵后 24 小时内

(19~21 题共用题干)

病人,女性,28 岁,孕 3 产 2,产后 3 个月。3 个月前足月阴道臀位分娩一女婴,体重 3500g,产后一直感

阴道及小腹下坠不适,仅在家休息未做诊治。现经查诊断为子宫脱垂Ⅱ度重型,建议手术治疗。

19. 造成该病人子宫脱垂的主要病因

    A. 臀位分娩,助产不当

    B. 产后过早体力劳动

    C. 家庭分娩

    D. 孕3产2

    E. 巨大儿

20. 该病人手术后应采取的体位是

    A. 半卧位   B. 侧卧位

    C. 平卧位   D. 中凹位

    E. 膝胸卧位

21. 关于该病人手术后留置导尿时间下列正确的是

    A. 5~8天   B. 3~5天

    C. 5~7天   D. 6~8天

    E. 10~14天

(范凤卿)

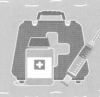
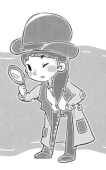

第 20 章
妇科常用局部护理技术

引言：要想成为一名合格的妇产科护士，不仅要有对患者的同情与关爱，更要有扎实的专业理论基础和过硬的护理操作本领。本章所述为妇产科护理实训技能的重要内容，护生应熟练掌握这些操作流程及注意事项，提高自己的护理操作素养，为将来的临床护理工作打下坚实的基础。

第 1 节　会阴擦洗/冲洗

一、概　述

会阴擦洗及冲洗是妇产科临床护理中最常用的技术，适用于妇科手术后留置导尿管、产后会阴损伤、长期阴道出血、卧床、胎膜早破及急性外阴炎病人。其目的是保持会阴及肛门部的清洁，促进病人舒适和会阴部伤口愈合，防止泌尿生殖系统逆行感染。

二、护　理

1. 物品准备　无菌会阴垫或橡皮布 1 块、无菌弯盘 2 个、消毒止血钳 2 把、无菌治疗碗 1 个、无菌镊子、无菌干纱布 2 块、无菌棉球若干、冲洗壶、便盆。常用的擦洗液有 0.02% 碘伏溶液、1：5000 高锰酸钾、0.1% 苯扎溴铵溶液。

2. 操作方法

（1）告知病人操作的目的、方法，以取得配合。

（2）拉好隔帘或屏风遮挡，病人脱去一条裤腿，取膀胱截石位暴露会阴部。

（3）无菌会阴垫垫于臀下，弯盘、无菌治疗碗放于床边，夹浸透擦洗液的消毒棉球于无菌治疗碗内。左手持镊子夹取药液棉球，右手镊子接过棉球进行擦洗，一般擦洗三遍。第一遍由外向内、自上而下进行擦洗（阴阜、大腿内侧上 1/3、大小阴唇、会阴及肛周）（图 20-1）。第二、三遍擦洗改为由内向外、自上而下，或以伤口、阴道口为中心，逐渐向外擦洗，最后擦洗肛周和肛门，以防止伤口、阴道口及尿道口被污染（图 20-2）。擦洗完，用无菌干纱布或干棉球擦干。如需会阴冲洗，将橡皮单及便盆置于病人臀下，无菌纱布或干棉球堵住阴道口以防污水进入阴道发生感染，顺序同第一遍擦洗。

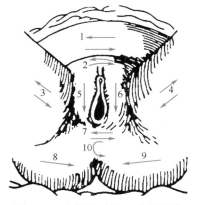

图 20-1　会阴擦洗第一遍的顺序

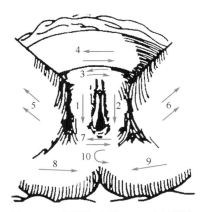

图 20-2　会阴擦洗第二、三遍的顺序

考点：会阴擦洗及冲洗的顺序

3. 护理要点

（1）每次擦洗前后,均应洗净双手。操作中多关心病人,注意保暖,保护其隐私。

（2）擦洗时严格执行无菌操作,药液温度适中,先后有序,两把镊子不可接触混用。

（3）留置导尿者,注意尿管是否通畅,避免脱落、扭曲或打结等。

（4）擦洗时观察会阴及伤口周围有无红肿、炎性分泌物及伤口的愈合情况。

（5）会阴擦洗每天 2 次,便后可随时擦洗。

> **■ 护考链接**
>
> 关于会阴擦(冲)洗,以下正确的是　A. 每天擦洗 1 次　B. 擦洗顺序由外向内　C. 会阴有伤口者应以伤口为中心,由外向内擦洗　D. 擦洗后伤口暴露　E. 会阴冲洗时需用棉球堵住阴道口
>
> **点评:**答案是 E。会阴擦洗每天 2 次,擦洗顺序先由外向内后由内向外,以伤口为中心由内向外擦洗,洗完后干棉球擦干,无菌辅料覆盖伤口。冲洗时棉球堵住阴道口以免逆行感染。

第 2 节　阴 道 灌 洗

一、概　　述

阴道灌洗可促进阴道血液循环,减轻局部充血,减少阴道分泌物,利于局部炎症吸收。常用于控制和治疗阴道炎、子宫颈炎,妇科手术前常规阴道准备,腔内放疗后常规清洁冲洗等。

二、护　　理

1. 物品准备　灌洗筒 1 个(连接橡胶管和带调节阀的灌洗头),无菌会阴垫、便盆、手套、阴道窥器、输液架、弯盘、卵圆钳各 1 个,无菌干纱布若干。常用灌洗液为 1∶5000 高锰酸钾溶液、0.1% 苯扎溴铵溶液、2%～4% 碳酸氢钠溶液、1% 乳酸、0.5% 乙酸等。

2. 操作方法

（1）告知病人操作的目的、方法,以取得配合。

（2）排尿后,取膀胱截石位,暴露外阴,臀下放便盆及橡皮单。

（3）按需配制 500～1000ml 灌洗液,将灌洗筒挂于距床面 60～70cm 高的输液架上,先排出管内空气,调节适当的水温(40℃左右)备用。

（4）操作者戴手套,右手持灌洗头先冲洗外阴部,再分开小阴唇,将灌洗头沿阴道侧壁轻缓插入后穹隆处,然后上下左右全方位冲洗;或阴道窥器暴露子宫颈后,边转动阴道窥器边冲洗。全部冲洗干净后将阴道窥器下压,使阴道内残留液完全流出。

（5）冲洗液约剩 100ml 时,夹紧皮管,取出灌洗头和阴道窥器,再冲洗一遍外阴部,然后扶病人坐在便盆上,以便阴道内残留液体流出。干纱布擦干外阴,撤离便盆,协助病人穿衣,整理用物。

3. 护理要点

（1）灌洗动作要轻柔,以免损伤阴道和子宫颈组织。

（2）灌洗液温度以 41～43℃ 为宜。

（3）未婚女性可用导尿管冲洗,不能使用阴道窥器。月经期、产后 10 天内及阴道出血者禁止灌洗。

（4）灌洗筒距离床面不得超过 70cm,否则压力过大会使冲洗液或污物进入宫腔。

（5）术后嘱其保持外阴清洁卫生,预防感染。

考点：阴道灌洗的护理要点

护考链接

关于阴道灌洗,以下错误的是　A. 病人取膀胱截石位　B. 水温40℃左右　C. 灌洗筒高于床面70cm　D. 先冲洗阴道深部,再冲洗外阴　E. 月经期、妊娠期、产褥期、阴道流血者禁止冲洗

点评:答案是C。灌洗筒不能高于床面70cm,太高会导致压力过大使冲洗液或污物进入宫腔。

第3节　会阴湿热敷

一、概　述

会阴湿热敷是利用热刺激和药物的药理作用促进局部血液循环,提高局部抵抗力,以促进组织再生和修复,从而达到消炎、消肿、止痛、促进伤口愈合的目的。

二、护　理

1. 物品准备　消毒弯盘2个、镊子2把、橡皮布和治疗巾各1块、棉垫1个、无菌干纱布2块、凡士林、煮沸的50%硫酸镁溶液、热水袋或红外线灯。

2. 操作方法

(1) 告知病人操作的目的、方法,以取得配合。

(2) 排尿后,取膀胱截石位,暴露外阴,臀下垫橡皮布及治疗巾。

(3) 先擦洗会阴,清洁局部。在热敷部位用棉签涂一薄层凡士林,盖上无菌干纱布,再将50%硫酸镁热纱布敷上,盖上棉垫保温。每3~5分钟更换热纱布一次,也可将热水袋放在棉垫外,以延长更换敷料时间。一次热敷15~30分钟,每天2~3次。

(4) 热敷完毕,更换清洁会阴垫,整理用物。

3. 护理要点

(1) 湿热敷的温度一般为41~48℃,注意防止烫伤。对休克、虚脱、昏迷及术后感觉不灵敏的病人,尤其要密切观察其皮肤颜色。

(2) 湿热敷面积是病灶面积的2倍。

考点:会阴湿热敷的温度、面积和时间

护考链接

某产妇,经产钳助产一男婴,产后会阴严重水肿,医嘱会阴湿热敷。可用于会阴湿热敷的药液是　A. 50%硫酸镁溶液　B. 0.02%碘伏溶液　C. 1:5000高锰酸钾溶液　D. 0.1%苯扎溴铵溶液　E. 0.9%氯化钠溶液

点评:答案是A。会阴湿热敷适用于会阴水肿、血肿、伤口硬结及外阴早期感染等病人。热敷液可用50%硫酸镁溶液。会阴冷敷适用于会阴小血肿早期,冷敷一般每次20分钟。

第4节　阴道及子宫颈上药

一、概　述

阴道及子宫颈上药在妇产科临床应用十分广泛,药物可直接作用于局部炎性病变组织,疗效显著,用于治疗各种阴道炎、子宫颈炎及子宫全切术后阴道残端炎。

二、护　理

1. 物品准备　阴道灌洗用品1套、阴道窥器、消毒干棉球、长镊子、一次性手套、药品。根据药物性质和上药方法另备消毒长棉签或喷雾器、带尾线的大棉球。

2. 操作方法

(1) 告知病人操作的目的、方法,以取得配合。

（2）排尿后取膀胱截石位或蹲位。阴道冲洗或擦洗后，阴道窥器暴露阴道、子宫颈，干棉球拭去局部分泌物，以保证药物能直接接触炎性组织。

（3）根据药物的不同剂型，可采用以下方法给药。

1）后穹隆塞药：常用片剂、丸剂或栓剂。病人可自己放置。每晚睡前洗净双手或带无菌手套，用一手示指将药片或栓剂推进阴道后穹隆处。7～10天为一个疗程。

2）喷洒法：适用于粉末状药物。用喷雾器直接将药物均匀喷洒于子宫颈或阴道炎性组织表面。

3）涂擦法：适用于液体或膏状药物。用无菌长棉签蘸药液，均匀涂于子宫颈糜烂面或阴道病变处。

4）棉球上药：常用药物有消炎止血粉、抗生素等。阴道窥器充分暴露子宫颈，用长镊子将带尾线的无菌棉球蘸药液后塞至子宫颈处，充分接触出血面或糜烂面，轻轻退出阴道窥器，将线尾留于阴道外。嘱病人12～24小时后，自行牵引线尾取出棉球。

3. 护理要点

（1）为提高疗效，嘱病人阴道塞药应晚上进行。

（2）涂擦腐蚀性药物时，只涂病灶局部，注意保护周围正常组织。若非腐蚀性药物，应转动阴道窥器，确保阴道四壁均能涂上药物。

（3）子宫颈如有腺体囊肿，先刺破挤出黏液后再上药。上药后禁止性生活。

（4）经期或阴道出血时不宜从阴道给药。

（5）未婚妇女不能用阴道窥器上药。可用长棉签涂抹，棉签上的棉花必须捻紧，沿同一方向转动涂药，以防棉花落入阴道难以取出。

第5节 坐 浴

一、概 述

坐浴是妇产科常用的辅助治疗手段。通过水温和药液的作用促进会阴部血液循环，利于炎症吸收，减轻疼痛。适用于外阴、阴道炎、子宫脱垂及外阴、阴道手术的术前准备（表20-1）。

表 20-1 坐浴类型

分类	水温	时间	适应证
热浴	41～43℃	20分钟	急性炎症有渗出者
温浴	35～37℃	20分钟	慢性盆腔炎、手术前准备
冷浴	14～15℃	2～5分钟	膀胱阴道松弛、性无能

二、护 理

1. 物品准备 30cm高坐浴架1个、坐浴盆1个、坐浴液2000ml、无菌纱布1块。常用坐浴液有1∶5000高锰酸钾溶液、0.1%～2%苯扎溴铵溶液、2%～4%碳酸氢钠溶液、1%乳酸、0.5%乙酸等。

2. 操作方法

（1）告知病人操作的目的、方法，以取得配合，并学会自我护理。

（2）将坐浴盆置于坐浴架上，按比例配制好坐浴液2000ml，将全臀和外阴部浸泡于溶液中，结束后用无菌纱布擦干外阴部。

3. 护理要点

（1）坐浴前先将外阴及肛门周围擦洗干净。

（2）坐浴液需严格按比例配制，浓度太低达不到治疗效果，浓度太高容易烧伤黏膜。

（3）月经期、妊娠期、产后7天内、阴道流血时禁止坐浴，以免宫腔感染。

（4）坐浴盆应消毒或外罩一次性盆套。

考点：坐浴的类型、温度、时间、适应证、禁忌证

护考链接

关于坐浴不正确的是　A. 坐浴能促进组织修复　B. 可用于妇科手术术前准备　C. 坐浴液一般需 2000ml　D. 坐浴液需按比例配制　E. 经期、阴道流血病人可以坐浴

点评：答案是 E。月经期、妊娠期、产后 7 天内（子宫颈内口未闭合）、阴道流血时禁止坐浴，以免宫腔感染。

小结

　　本章讲述了妇科常用局部护理技术的内容。通过会阴擦洗及冲洗可保持会阴部清洁，促进病人舒适及伤口愈合，操作时注意擦洗顺序。阴道灌洗可促进阴道血液循环，减少阴道分泌物，利于局部炎症吸收，灌洗时灌洗筒不可太高。会阴湿热敷是利用热刺激和药物的药理作用促进局部血液循环，从而达到消炎、消肿、止痛、促进伤口愈合的目的，热敷时注意温度、面积、时间。阴道及子宫颈上药时药物可直接作用于局部炎性病变组织，疗效显著，棉球上药嘱病人 12～24 小时后自行牵引线尾取出，不可时间太长。坐浴是通过水温和药液的作用来促进会阴部血液循环，利于炎症吸收，熟悉坐浴的类型、温度、时间、适应证、禁忌证。作为治疗的辅助手段，这些技术如果运用得当，会大大提高疾病的治愈率，从而保障广大女性的身心健康。

自 测 题

A₁型题

1. 会阴冲洗时，需要棉球堵住
   A. 尿道口　　　　　　　　B. 阴道口
   C. 肛门　　　　　　　　　D. 阴道前庭
   E. 会阴

2. 阴道灌洗筒距床面的高度是
   A. 30～40cm　　　　　　B. 40～50cm
   C. 50～60cm　　　　　　D. 60～70cm
   E. 70～80cm

A₂型题

3. 医嘱子宫脱垂病人用 1：5000 高锰酸钾溶液坐浴，护士指导其坐浴的时间一般为
   A. 10 分钟　　　　　　　B. 15 分钟
   C. 20 分钟　　　　　　　D. 25 分钟
   E. 30 分钟

4. 产妇，臀位助娩，会阴水肿，医嘱会阴湿热敷。湿热敷的温度一般是
   A. 32～35℃　　　　　　B. 34～37℃
   C. 38～40℃　　　　　　D. 41～48℃
   E. 43～45℃

5. 护士为病人进行会阴湿热敷的面积是病损的
   A. 1 倍　　　　　　　　　B. 1.5 倍
   C. 2 倍　　　　　　　　　D. 3 倍
   E. 4 倍

6. 会阴湿热敷的患者向护士咨询，会阴湿热敷的时间是
   A. 5～10 分钟　　　　　　B. 10～15 分钟
   C. 15～20 分钟　　　　　　D. 15～30 分钟
   E. 25～30 分钟

7. 患者，35 岁，外阴阴道假丝酵母菌病，医生嘱其放药前坐浴，下列操作不正确的是
   A. 坐浴 20 分钟　　　　　B. 液体量为 1000ml
   C. 选用 2%～4%碳酸氢钠　D. 水温在 40℃ 左右
   E. 坐浴前需排空膀胱

8. 阴道子宫颈棉球上药的患者，护士应告知其多长时间自行牵出带线棉球
   A. 6 小时　　　　　　　　B. 12～24 小时
   C. 36 小时　　　　　　　D. 48 小时
   E. 72 小时

A₃型题

（9～10 题共用题干）

　　王丽，初产妇，30 岁，产钳助产一体重 4.1kg 男婴，产后会阴严重水肿。医嘱会阴湿热敷。

9. 热敷液可选用
   A. 1：5000 高锰酸钾　　　B. 2%～4%碳酸氢钠
   C. 50%硫酸镁　　　　　　D. 凡士林
   E. 碘伏

10. 会阴湿热敷时，更换热纱布的时间是
   A. 2～3 分钟　　　　　　B. 2～5 分钟
   C. 3～5 分钟　　　　　　D. 6～8 分钟
   E. 5～10 分钟

（范凤卿）

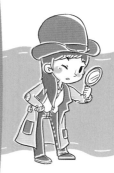

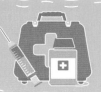

第21章
计划生育与妇女保健

引言:计划生育和妇女的生殖健康有着直接的关系。如何能做到成功避孕,使女性免受意外妊娠带来的身心伤害呢? 本章将介绍各种避孕方法、绝育及避孕失败的补救措施即人工终止妊娠的方法;护士应了解各种方法的作用机制、适应证、禁忌证以及手术、药物的副作用、并发症,熟悉相对应的护理问题、护理措施等;同时也应知晓妇女各期的保健任务,教会广大女性如何进行自我保健。

第1节 计 划 生 育

情境案例21-1

一位28岁妇女前来就诊,说:"我半年前顺产一个女婴,产后母乳喂养,一直没来月经,现在阴道出血3天了,血量和平时月经量一样多,也没腹痛。我是不是恢复正常月经了? 有可能再次怀孕吗? 现在该如何避孕呢?"

情境案例21-2

一位28岁女性心事重重来向护士咨询:"我生完孩子已经三年了,上过节育环,结果掉了。平时月经量很多,有时甚至觉得头晕,我该用什么方法避孕呢?"

计划生育是我国的一项基本国策。包括:①晚婚、晚育(按法定年龄推迟3年以上结婚及按法定年龄推迟3年以上生育)。②节育。育龄夫妇要节制生育,主要措施为避孕和绝育,如失败,则采用人工终止妊娠进行补救。③优生优育。通过计划生育避免遗传病婴儿及先天缺陷婴儿的出生,以提高人口素质。

避 孕

避孕是指采用科学手段使妇女暂时不受孕。避孕方法有:工具避孕、药物避孕、紧急避孕、安全期避孕等。

情境案例21-1 问题分析1

该产妇发生了什么问题?

月经复潮及排卵时间受哺乳影响。哺乳产妇月经复潮延迟,平均产后4~6个月恢复排卵,月经较晚复潮者,首次月经来潮前多有排卵,故哺乳产妇月经虽未复潮却有受孕可能。该产妇产后半年哺乳期月经未复潮,现在阴道出血3天,量多、无腹痛,考虑月经复潮。但应做尿妊娠试验及B超排除妊娠的可能。

一、工 具 避 孕

(一)概述

工具避孕就是利用器具阻止精子与卵子结合,或通过改变宫腔内环境达到避孕的目的。目前常用的有宫内节育器和阴茎套。

1. 宫内节育器(IUD) 是一种简单、经济、安全、有效的可逆性避孕工具,是目前我国育龄妇女的主要避孕措施。

(1)种类:国内常用的宫内节育器可分为两大类(图21-1)。

1）惰性宫内节育器：是第一代宫内节育器。国内主要为不锈钢圆环及其改良品，因其脱落率和带器妊娠率较高，目前已基本被淘汰。

2）活性宫内节育器：是第二代宫内节育器。内含活性物质，如铜离子、激素、药物及磁性物质等，避孕效果好。缺点是尾丝留在阴道内，阴道分泌物较多。

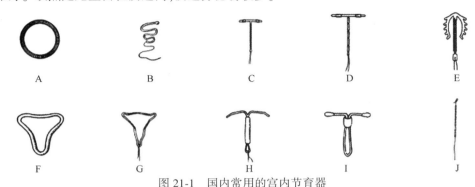

图 21-1 国内常用的宫内节育器

A. 金属圆环；B. 蛇形 IUD；C. 铜 T380A；D. 铜 T220C；E. 母体乐铜 375；F. 宫铜 300；
G. V 铜 IUD；H. LNGIUD；I. 活性 γ-IUD. J. 悬挂式 IUD

（2）避孕原理：杀伤精子、毒害胚胎、干扰着床、改变宫腔内环境等。

链接：宫内节育器如何杀伤精子、毒害胚胎？

子宫内膜长期受异物刺激引起一种无菌性炎性反应，白细胞及巨噬细胞增多，不仅能吞噬精子，还可使受精卵着床受阻。同时，子宫内膜受压缺血，激活纤溶酶原，局部纤溶活性增强，致使囊胚溶解吸收。铜离子具有使精子头尾分离的毒性作用，使精子不能获能。

（3）节育器放置术（图 21-2）

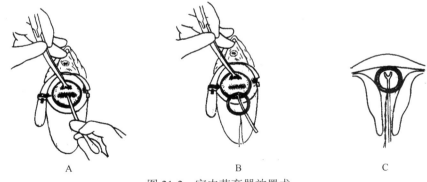

图 21-2 宫内节育器放置术

1）适应证：凡已婚育龄妇女无禁忌证而要求放置者。

2）禁忌证：严重全身性疾病、生殖器官急性炎症及肿瘤、重度子宫颈糜烂、月经过多、过频或不规则出血、子宫颈口松弛、重度陈旧性子宫颈裂伤或子宫脱垂、宫腔深度大于 10cm 或小于 6cm、子宫畸形。

考点：放置宫内节育器的禁忌证

3）放置时间：月经干净后 3~7 天放置；人工流产术后宫腔深度 <10cm 可立即放置；自然流产、中期引产转经后；足月产后 3 个月、剖宫产后半年放置；有闭经及哺乳期放置应先排除早孕可能；在无保护性生活后 5 天内放置带铜 IUD 防止妊娠。

考点：宫内节育器常规放置时间

4）副作用：不规则阴道出血或经量增多、腰腹坠胀感等。

5）并发症：节育器异位、嵌顿或断裂、下移或脱落及带器妊娠等。

（4）节育器取出术（图21-3）

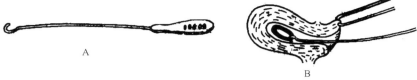

图21-3　环形节育器取出术

A. 取环器；B. 钩取节育器

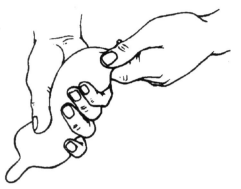

图21-4　阴茎套检查方法

1）适应证：计划再生育者、放置期已满需更换节育器者、副作用严重治疗无效或出现并发症者、带器妊娠、改用其他避孕措施或欲行绝育者、绝经1年后。

2）禁忌证：严重全身性疾病或患有急、慢性生殖器炎症者。

3）取出时间：通常在月经干净后3～7天；副作用严重经治疗无效可随时取出。

2. 阴茎套　也称避孕套，为男性避孕工具。性生活时套在阴茎上，使排出的精液不能进入阴道、宫腔，从而达到避孕目的。此外，阴茎套还具有防止性传播疾病的作用。每次性交时均应更换新的阴茎套，应选择合适型号，筒径有29mm、31mm、33mm、35mm四种。如发现阴茎套破裂或滑脱，应立即采取紧急避孕措施（图21-4）。

情境案例21-1问题分析2

该患者应采取何种避孕措施？

该患者现在为哺乳期，不适合药物避孕，可选择工具避孕。若选择宫内节育器，应于月经干净后3～7天来医院，进行全身检查及妇科检查排除禁忌证，选择适合自己的宫内节育器。

护考链接

放置宫内节育器合适的时间为　A. 月经前3～7天　B. 月经干净后3～7天　C. 排卵前　D. 排卵后　E. 月经中期

点评：答案是B。常规阴道、宫腔操作均应在月经干净后3～7天内进行，以免发生子宫内膜异位。

（二）护理评估

1. 健康史　详细询问受术者的年龄、月经史、婚育史及末次月经干净时间，评估其手术适应证、禁忌证及手术时间，近3天有无性生活史；取器者，应了解节育器的类型及放置的时间，取出原因。

2. 身心状况

（1）身体状况：常规测体温、血压，妇科检查了解生殖器有无炎症、肿瘤、重度陈旧性子宫颈裂伤、重度糜烂或子宫颈口松弛等，有无严重的全身性疾病征象。

（2）心理-社会状况：受术者因缺乏工具避孕的相关知识，对节育器的避孕效果及对健康、生活的影响还存有疑虑，因而会有紧张、焦虑的情绪。

3. 辅助检查　B超及血、尿、白带常规检查等，排除生殖器炎症、肿瘤等手术禁忌证。对取出宫内节育器受术者，术前需通过B超或X线检查，评估节育器的位置及类型。

（三）护理诊断及合作性问题

1. 焦虑　与缺乏工具避孕的相关知识有关。

2. 有感染的危险　与无菌操作不严及术后不注意卫生有关。

3. 潜在并发症　子宫穿孔、节育器嵌顿及异位等。

情境案例 21-1 问题分析 3

该受术者主要的护理诊断及合作性问题有哪些？

由于缺乏工具避孕的相关知识，以及术者操作不当引发的子宫穿孔、节育器异位、感染等，因此主要的护理诊断及合作性问题有焦虑、潜在并发症。

（四）护理目标

（1）受术者了解了相关知识，情绪稳定

（2）受术者术后无发热、腹痛等感染现象。

（3）术者积极配合手术，减少或避免并发症发生。

（五）护理措施

1. 一般护理　物品准备（见实践部分）。

2. 心理护理　介绍节育器避孕的优点及安全性，术中配合要求，术后反应与注意事项等。消除对手术的紧张、焦虑或恐惧心理。

3. 术中配合

（1）核对受术者姓名、手术名称，测体温。嘱受术者排尿后取膀胱截石位，用消毒液（0.5% 碘伏溶液）消毒外阴。

（2）检查手术包的消毒有效期，并逐层铺开，取消毒棉球（包括 2.5% 碘酊及 75% 酒精棉球）放于弯盘和药杯内。

（3）根据探测的宫腔深度或宽度，配合手术者选择相应大小的节育器（表 21-1）。

表 21-1　宫内节育器的选择

类型	宫腔深度>7cm	>6.6cm	宫腔深度≤7cm	< 6.5 cm
T 型	28 号		26 号	
V 型		大型		小型

（4）观察受术者术中的反应，注意有无急性腹痛等症状，有异常情况及时报告医生。

（5）宫内节育器放置前或取出后，均应让受术者确认。

4. 对症护理

（1）出血：放置宫内节育器后有少量不规则出血是宫内节育器与子宫壁接触引起子宫收缩、内膜局部破损所致，无需处理。若出血量多，可遵医嘱给止血剂，治疗无效者协助更换节育器型号或改用其他避孕方法。

（2）腰酸、腹坠：节育器与宫腔形态大小不符，引起子宫收缩所致。轻者不需处理，重者注意休息，必要时更换节育器。

（3）感染：多因放置时无菌操作不严或术后不注意卫生、术后过早性生活、节育器尾丝过长、生殖道原有炎症等致上行感染所致。一旦合并感染，积极给予抗炎治疗，必要时取出节育器后继续抗炎治疗。

（4）子宫穿孔：多因手术操作不当所致。损伤小者住院观察，损伤大并出现急性腹膜炎体征者，需立即剖腹探查。

（5）节育器异位：常因子宫穿孔、节育器异位至子宫腔外所致。哺乳期子宫薄且软，极易发生，术中操作应轻柔准确。

（6）节育器脱落或带器妊娠：多因节育器型号选择不当未放至子宫底、节育器下移、子宫颈口过松、月经过多所致。多发生在放置后 1 年内，于月经干净后定期复查可及时发现。带器妊娠者，在行人工流产术的同时取出节育器。

5. 健康指导

（1）术后可有少量阴道流血、下腹部轻微不适,2～3 天后症状可消失。严重者随时就诊。

（2）保持外阴清洁;放置术后休息 3 天,取出术后休息 1 天;1 周内避免重体力劳动;2 周内禁止性生活和盆浴。3 个月内月经期和排便时注意有无节育器脱出。

（3）放置术后分别于 1、3、6、12 个月各随访 1 次,以后每年 1 次,随访一般在月经干净以后,保证节育器避孕的有效性。

（4）惰性节育器一般放置 15～20 年,活性的 5～8 年,到期即应取出更换,否则影响避孕效果。

情境案例 21-1 问题分析 4

放置宫内节育器后,护士应做何指导?

术后可能会有少量阴道流血、下腹部轻微不适,一般不需处理。回去休息 3 天,注意清洁卫生,小心节育器脱落,1 周内避免重体力劳动;2 周内禁止性生活和盆浴。1 个月后复查。

（六）护理评价

1. 受术者是否情绪稳定,积极配合手术。

2. 受术者术后有无出现发热、腹痛等感染症状。

3. 受术者有无并发症发生。

二、药 物 避 孕

（一）概述

药物避孕是指应用人工合成的女性甾体激素以达到避孕的目的。药物避孕是育龄妇女采取的主要避孕措施之一。避孕药物大致分为 3 类:睾酮衍生物(炔诺酮、18 甲基炔诺酮等)、孕酮衍生物(甲地孕酮、氯地孕酮等)、雌激素衍生物(炔雌醇、炔雌醇环戊醚等)。

1. 避孕药类型及药物成分　见表 21-2。

表 21-2　国内女性常用甾体避孕药

类别	名称	雌激素含量(mg)	孕激素含量(mg)	剂型	给药方式
短效片	避孕片 1 号	炔雌醇 0.035	炔诺酮 0.625	片、滴丸、纸型	口服
	避孕片 2 号	炔雌醇 0.035	甲地孕酮 1.0	片、滴丸、纸型	口服
	复方炔诺孕酮	炔雌醇 0.03	炔诺孕酮 0.3	片	口服
	复方去氧孕烯片	炔雌醇 0.03	去氧孕烯 0.15	片	口服
	左炔诺孕酮三相片				
	第一相片(1～6 片)	炔雌醇 0.03	左炔诺孕酮 0.05	片	口服
	第二相片(7～11 片)	炔雌醇 0.04	左炔诺孕酮 0.075	片	口服
	第三相片(12～21 片)	炔雌醇 0.03	左炔诺孕酮 0.125	片	口服
长效片	复方炔雌醚片	炔雌醇 3.0	氯地孕酮 12.0	片	口服
	三合一炔雌醚片	炔雌醇 2.0	氯地孕酮 6.0	片	口服
长效针	复方己酸羟孕酮注射液	戊酸雌二醇 5.0	己酸羟孕酮 250.0	针	肌内注射
	美尔伊避孕注射液	雌二醇 3.5	甲地孕酮 25.0	针	肌内注射
	庚炔诺酮注射液		庚炔诺酮 200.0	针	肌内注射
探亲避孕药	探亲避孕丸		炔诺孕酮 6.0	片	口服
	甲地孕酮探亲避孕片		炔诺酮 5.0	滴丸	口服
	1 号		甲地孕酮 2.0	片	口服
	炔诺孕酮探亲避孕片		炔诺酮 3.0	片	口服
	53 号抗孕片		双炔失碳酯 7.5	片	口服

2. 避孕原理　抑制排卵,改变子宫颈黏液性状,改变子宫内膜形态与功能,影响输卵管功能。

考点:药物避孕的原理

3. 适应证　健康育龄妇女均可用。

4. 禁忌证　严重心血管疾病,血液病,血栓性疾病,内分泌疾病(如糖尿病及甲亢),急慢性肝、肾疾病,子宫肌瘤,乳房肿块,癌前病变,恶性肿瘤,月经稀少,哺乳期,年龄大于 45 岁,精神病病人,生活不能自理者。

考点:药物避孕的禁忌证

▌ 护考链接

　　下列哪种情况可以使用药物避孕　A. 急性病毒性肝炎　B. 子宫肌瘤　C. 哺乳期　D. 阴道炎　E. 严重精神病病人

　　点评:答案是 D。避孕药可以增加肝脏负担,促进子宫肌瘤生长,使哺乳期妇女乳汁分泌减少,通过乳汁排泄影响婴儿发育,严重精神病病人没有自理能力,都不能用。

(二) 护理评估

1. 健康史　详细询问病史,了解其采用过何种避孕措施。

2. 身心状况

(1) 身体状况:通过全身检查及妇科检查,协助医生排除服药禁忌证。

(2) 心理社会状况:服药对象对避孕药有初步了解之后,可能会担心避孕药对人体的影响(如服药后头晕、乏力、恶心、体重增加、色素沉着等),顾虑自己是否服药。

(3) 辅助检查:肝肾功能、出凝血时间、甲状腺功能、B 超等各项检查,排除服药禁忌证。

3. 用药方法

(1) 短效口服避孕药:于月经周期第 5 天开始,每晚 1 片,连服 22 天,不间断,若漏服应于 12 小时内补服 1 片。一般在停药后 2~3 天发生撤药性出血。若停药 7 天尚无月经来潮,则当晚开始服用下一周期药物。

(2) 长效口服避孕药:于月经周期第 5 天服 1 片,第 10 天服第 2 片,以后于月经周期第 5 天服,每月 1 片。服用 1 次可避孕 1 个月,效果可靠。

(3) 长效避孕针剂:首次于月经周期第 5 天和第 12 天各肌内注射 1 支,以后每次月经周期第 10~12 天肌内注射 1 支。一般于注射后 12~16 天月经来潮。

(4) 探亲避孕药(速效避孕药):服用时间不受周期限制,适用于短期探亲夫妇,也用于紧急避孕。

考点:避孕药的用法

▌ 护考链接

　　女士,32 岁,口服短效避孕药 2 年,昨日同房漏服,告知其补服时间为　A. 3 小时内　B. 12 小时内　C. 9 小时内　D. 6 小时内　E. 24 小时内

　　点评:答案是 B。短效口服避孕药应自月经周期第 5 天开始,每晚 1 片,连服 22 天,不能间断。如漏服,可于次晨(12 小时内)补服 1 片。

(三) 护理诊断及合作性问题

1. 焦虑　与担心避孕失败及药物副作用有关。

2. 知识缺乏　缺乏药物避孕的相关知识。

(四) 护理目标

1. 服药者了解药物的副作用及对策,并按医嘱服药,无意外受孕。

2. 服药者能说出用药方法及注意事项等相关知识。

（五）护理措施

1. 一般护理　介绍避孕药的种类、用法、禁忌证及注意事项,帮助其选择适宜的避孕药,告知其饭后或睡前服药可减轻副作用,嘱其严格按医嘱服药,强调按时服药的重要性,一旦漏服应及时补服,以免发生突破性出血或避孕失败。

2. 对症护理　服药后可出现以下副作用,须给予对症护理。

（1）类早孕反应:雌激素刺激胃黏膜可出现头晕、困倦、食欲缺乏、恶心、呕吐等类似早孕反应。轻者不需处理,症状可自行减轻或消失;重者可更换制剂或改用其他避孕措施。

（2）闭经:若出现闭经则停药改用其他避孕措施。

（3）突破性出血:遵医嘱补服雌激素或孕激素,若出血量多,按月经来潮处理,待出血第5天再开始服用下一周期药物。

（4）体重增加及皮肤色素沉着:一般不需治疗,停药后可改善,如症状显著可改用其他避孕措施。

（5）其他症状:偶有出现头痛、乳房胀痛、复视、皮疹或性欲改变等,可对症处理,严重者停药。

3. 健康指导

（1）避孕药的有效成分在糖衣上,潮解、脱落可影响避孕效果,指导服药者妥善保管,放在阴凉、干燥、小孩拿不到的地方保存。

（2）长效避孕药不能突然停药,应于停药后改用短效避孕药3个月作为过渡,以免引起月经紊乱。长效针剂可出现过敏反应,注射后应留观15分钟。

（3）服药期间禁用巴比妥、利福平等可使肝酶活性增强、加速药物代谢的药物,以免影响避孕效果。

（4）要求生育者,应停药半年后再受孕,停药期间宜采用避孕套避孕;哺乳期妇女不宜服避孕药,以免影响乳汁的量及成分。

（六）护理评价

1. 服药者是否了解药物的不良反应及能否正确运用对策。

2. 服药者能否说出用药方法及注意事项等相关知识。

链接:结核病人使用利福平治疗期间可选择药物避孕吗?

某些药物可使肝酶活性增强、加速避孕药的代谢,干扰避孕药的作用,导致避孕失败。如抗结核药利福平、抗风湿药、抗癫痫药、镇静剂(苯妥英钠、扑痫酮、利眠宁等),还有磺胺药、克霉唑、胰岛素及呋喃坦啶等。因此,正在服用上述药物时,不能选择避孕药避孕,应改用其他避孕方法,如避孕套等。

三、其他避孕方法

（一）紧急避孕

紧急避孕是指在无保护性生活、避孕失败或遭到性暴力后3~5天内,为防止非意愿性妊娠的发生而采取的补救措施。其避孕机制是阻止或延迟排卵、干扰受精或阻止受精卵着床。有药物避孕(性交后72小时内单次服用25mg米非司酮,或53号避孕药性交后立即服一片,次晨加服1片)和工具避孕(5天内放置带铜宫内节育器有效率可达99%)两种类型。

考点:无保护性生活后72小时内可用紧急避孕药

（二）安全期避孕法

月经规律的妇女排卵一般发生在下次月经前14天左右。卵子从卵巢排出后可存活1~2天,精子进入女性生殖道可存活2~3天。因此,排卵前后4~5天为易孕期。安全期避孕法是指根据女性生殖生理的知识推测排卵日期,在月经周期中的易受孕期不同房,从而达到避孕的目的。但因排卵受多种因素影响,可提前也可推后,因此,安全期避孕法并不十分安全。

（三）免疫避孕法

免疫避孕法是利用机体自身免疫防御机制达到避孕的目的。目前正在研究导向药物避孕及抗生育疫苗。

链接：紧急避孕知多少？

　　紧急避孕包括药物避孕（性交后 72 小时内用）和工具避孕（性交后 5 天内放置带铜宫内节育器）。紧急避孕药仅对一次无保护性生活有效，避孕有效率明显低于常规避孕方法，且紧急避孕药激素剂量大，副作用也大，如出现恶心、呕吐、乳房胀痛及不规则阴道出血等，使身体受到伤害，绝不能替代常规避孕方法而长期使用。

输卵管绝育术

输卵管绝育术是通过切断、结扎、电凝、钳夹、环套或药物粘堵等方法阻断输卵管，使精子与卵子不能相遇而达到绝育的目的。方法有经腹输卵管结扎术、腹腔镜下输卵管结扎术等。目前最常用的是经腹输卵管结扎术。

（一）概述

1. 适应证　要求绝育且无禁忌证者，患有严重的全身性疾病不宜生育者。

2. 禁忌证

（1）24 小时内两次体温达到或超过 37.5℃，各种疾病急性期。

（2）全身情况不良不能耐受手术者，如心力衰竭、血液病等。

（3）患有严重的神经衰弱或神经症者。

（4）腹部皮肤有感染或患有急、慢性盆腔炎者。

3. 手术时间

（1）非孕妇女最好选择在月经干净后 3~7 天。

（2）足月顺产、人工流产、中期妊娠引产或宫内节育器取出术后，可立即或在 48 小时内手术；自然流产转经后手术。剖宫产可同时手术。

（3）非感染性妇科手术的同时，如一侧附件切除术可同时结扎对侧输卵管（已有子女）。

（4）哺乳期或闭经妇女则应排除早孕后再行手术。

考点：输卵管绝育术的手术时间及禁忌证

4. 手术步骤　一般采用局部麻醉。

（1）排尿后取仰卧位，常规消毒、铺巾。

（2）切口：下腹正中耻骨联合上 2 横指（3~4cm）作 2cm 长横切口，产后于宫底下 2~3cm 作纵切口，逐层切开腹壁。

（3）寻找提取输卵管：是手术的主要环节。术者先将一侧输卵管找到，并用指板（也可用无齿卵圆钳钳夹或用吊钩钩取）法轻轻提取输卵管至切口处，查见伞端后证实为输卵管，并检查卵巢。

（4）结扎输卵管：我国目前多采用抽心近端包埋法（图 21-5）。

（5）检查无出血后，将输卵管送回腹腔。同法处理对侧输卵管。

（6）关腹：清点器械、敷料无误，逐层关腹，术毕。

（二）护理评估

1. 健康史　详细询问病史，排除禁忌证；了解末次月经干净的时间或末次流产、分娩的时间；确定术前 3 天无性生活史。

2. 身心状况

（1）身体状况：通过全身检查及妇科检查，协助医生把握手术适应证及禁忌证。

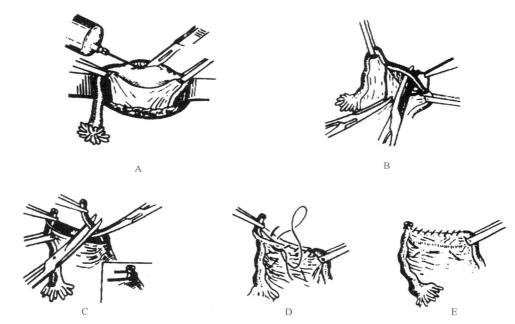

图 21-5 输卵管近端包埋法

A. 输卵管注液后切开包膜；B. 将输卵管挑起；C. 钳夹、切除部分输卵管；

D. 包埋近端,缝合浆膜层；E. 缝合完毕

（2）心理-社会状况：受术者因缺乏绝育相关知识,担心绝育术会影响女性性征和性生活及家庭经济状况等因素,可能会存在紧张、恐惧心理。

3. 辅助检查 血、尿常规,出凝血时间,肝、肾功能检查,进一步协助医生判断有无禁忌证。

（三）护理诊断及合作性问题

1. 焦虑、恐惧 与缺乏输卵管绝育术的相关知识及害怕疼痛与手术有关。

2. 潜在并发症 感染、脏器损伤。

（四）护理目标

1. 受术者了解输卵管绝育术的相关知识,恐惧减轻或消失。

2. 受术者术后未发生感染及脏器损伤。

（五）护理措施

1. 心理护理 介绍输卵管绝育术的相关知识,使其了解该手术简单、安全、时间短、效果可靠,对生理功能无不良影响,消除其恐惧和顾虑。

2. 术前护理 按妇科腹部手术要求进行术前准备；备皮,手术前晚进半流质饮食,术前 4 小时禁食,精神过度紧张者术前 30 分钟遵医嘱给予镇静剂；嘱受术者排尿后,由护士连同病历一起送入手术室,向手术室护士交班。

3. 术中配合 注意受术者情况,有异常及时报告医生。

4. 术后护理

（1）术后平卧,密切观察生命体征及有无内出血征。

（2）鼓励受术者卧床 4~6 小时后下床活动并自解小便。

（3）每天测体温 4 次,正常 3 天后改为每天测 2 次,注意观察伤口有无渗血,确保敷料清洁干燥。

（4）术后进半流食,排气后进正常饮食。

5. 对症护理

（1）出血、血肿：由过度牵拉损伤输卵管或其系膜血管，术中止血不彻底、结扎线松弛或滑脱等造成。一旦发现应查明原因，找到出血部位并协助予以缝扎止血。血肿形成时应协助切开，止血后再缝合。

（2）感染：未严格无菌操作，手术器械、敷料消毒不严，未严格把握手术指征所致。根据不同情况遵医嘱积极抗炎治疗。

（3）脏器损伤：多因手术技术不熟练、未遵守手术操作规程所致。主要为膀胱、肠管损伤，一旦发现损伤协助及时修补。

6. 健康指导　术后需卧床 4～6 小时；出院后休息 3～4 周；1 个月内禁止性生活；术后 1 个月复查。

（六）护理评价

1. 受术者对输卵管绝育术有一定的认知，情绪稳定。

2. 受术者有无并发症发生。

> **链接：经腹腔镜输卵管绝育术**
>
> 全麻或硬膜外麻醉下脐孔下缘作 1cm 小切口，先用气腹针插入腹腔，充 CO_2 2～3L，然后插入套管针放置腹腔镜。在腹腔镜直视下将弹簧夹或硅胶环置于输卵管峡部，以阻断输卵管通道。术后静卧 4～6 小时即可下床活动。经腹腔镜输卵管绝育术优点多，手术时间短，恢复快，但需要设备，费用较高，目前尚难推广。

人工终止妊娠

> **情境案例 21-3**
>
> 一年轻妇女急匆匆来到妇科门诊，护士上前询问，她说道："我今年 29 岁，有一个男孩 2 岁，一直上环避孕。这个月不知什么原因 50 多天没来月经，而且恶心、呕吐持续了 1 周，是不是又怀孕了？"该妇女平时月经正常，周期 30 天，经期 3～5 天，量中等，无痛经。T 形宫内节育器避孕。妇科检查：外阴已婚已产型，阴道紫蓝色，子宫颈处未见尾丝，子宫增大如孕 50 天大小，尿妊娠试验阳性。告知患者已妊娠，患者要求终止。

人工终止妊娠是避孕失败的补救措施，根据妊娠周数的大小，人工终止妊娠方法有三种：药物流产、人工流产及中期妊娠引产等。

一、药 物 流 产

（一）概述

药物流产是用药物而非手术终止早孕的一种避孕失败的补救措施。不需宫内操作、方法简便、安全可靠、无创伤性。完全流产率可达 95%～98%。目前最常用的药物是米非司酮配伍米索前列醇。

1. 适应证

（1）妊娠≤49 天，已确诊为宫内妊娠，本人自愿。

（2）手术流产的高危对象，如剖宫产术后半年内、近期有人工流产手术史、哺乳期、畸形子宫、子宫颈坚韧等。

2. 禁忌证

（1）米非司酮禁忌证：肝肾功能异常、心血管疾病、肾上腺疾病、糖尿病及其他内分泌疾病、与激素有关的肿瘤等。

（2）米索前列醇禁忌证：心血管疾病、高血压、青光眼、血栓、哮喘、癫痫、胃肠功能紊乱等。

（3）过敏体质、带器妊娠、异位妊娠等。

（4）合并子宫肌瘤、有剖宫产史者为相对禁忌证。

3. 副作用　可致轻度恶心、呕吐、下腹痛及乏力;流产后出血时间较长,约 3 周左右;出血量较吸宫术多。

考点:药物流产的适应证和禁忌证

情境案例 21-3 问题分析

该患者可以使用药物流产终止妊娠吗?

药物流产适用于妊娠 7 周以内的宫内妊娠,该患者停经已 50 多天,不适合选择药物流产。

(二) 护理评估

1. 健康史　了解月经史、生育史,孕前避孕方法,有无禁忌证等。

2. 身心状况

(1) 身体状况:测生命体征,妇科检查了解子宫大小及双侧附件情况有无异常。

(2) 心理-社会状况:服药者常常担心药物流产不成功而表现为紧张及焦虑。

3. 辅助检查　B 超及相关辅助检查以协助医生排除异位妊娠等禁忌证。

4. 用药方法　米非司酮 25mg,每天 2 次口服,连服 3 天,于第 4 日晨服米索前列醇 600μg,1 次顿服。

(三) 护理诊断及合作性问题

1. 焦虑　与不了解药物流产过程及效果有关。

2. 潜在并发症　阴道流血时间长或不注意卫生易致感染。

(四) 护理目标

1. 服药者情绪稳定。

2. 服药者无并发症发生。

(五) 护理措施

1. 注意事项　告知孕妇药物应空腹或进食 2 小时后用凉开水吞服;米索前列醇应到医院在医生指导下空腹口服;服药期间忌用消炎痛等抗前列腺素的药物;服药后出现恶心、呕吐、头晕、乏力等反应,或用米索前列醇后出现腹痛、腹泻、寒战、皮疹等,一般无需处理,严重的及时来医院就诊;服药后会出现少量阴道流血,如见组织物应收集并让护士辨认。

2. 用药后护理

(1) 核对孕妇姓名,询问末次服米非司酮的时间,指导服用米索前列醇。

(2) 服米索前列醇后,留院观察 6 小时,观察生命体征,注意有无腹痛、阴道流血等,仔细检查阴道排出物有无绒毛、是否完整,必要时送病理检查。

(3) 备齐缩宫素、止血药等急救药品,做好输液、输血准备。

(4) 药物流产失败或致不全流产阴道出血较多时,应及时报告医生并做好刮宫准备;阴道流血时间长者遵医嘱用抗生素预防感染。

(5) 保持外阴清洁干燥,2 周内禁止性生活和盆浴。指导避孕,5 周后随访,了解月经恢复情况。

考点:药物流产用药注意事项及服药后的护理

(六) 护理评价

1. 服药者是否积极配合服药,情绪稳定。

2. 服药者有无并发症发生。

二、人工流产术

(一) 概述

人工流产术是指在妊娠 14 周内,用人工方法终止妊娠的手术。其分为:①人工流产负压吸引术,适用于妊娠 10 周内;②人工流产钳刮术,适用于妊娠 11～14 周。

1. 适应证　因避孕失败要求终止而无禁忌证者及各种疾病不宜继续妊娠者。

2. 禁忌证

(1) 生殖器官急性炎症及各种疾病的急性期。

(2) 全身情况不良,不能耐受手术者,如心力衰竭、重度贫血、妊娠剧吐酸中毒尚未纠正者。

(3) 术前相隔 4 小时两次体温在 37.5℃ 以上者。

考点: 人工流产术的适应证、禁忌证

3. 手术方法

(1) 人工流产负压吸引术(图 21-6)

1) 排尿后取膀胱截石位,常规消毒外阴、阴道,铺无菌孔巾,摆好器械。

2) 双合诊检查子宫位置、大小及附件情况。

3) 阴道窥器暴露子宫颈后,用 0.5% 碘伏消毒阴道、子宫颈,子宫颈钳钳夹子宫颈前唇并稍向外牵引,子宫探针探测宫腔方向及深度。

4) 子宫颈扩张器按大小顺序扩张子宫颈,直扩到比所用吸管大 0.5～1 号为止。

5) 根据妊娠周数选择吸管及负压大小,连接好吸管试吸无误后,将吸管头部送至宫底,找到胚胎着床部位,开放负压吸引。所用负压不宜超过 500mmHg。将吸管按顺时针方向吸引宫腔 1～2 周,感觉子宫缩小、宫壁粗糙、吸头上下移动受阻时,说明已吸干净。折叠橡胶管阻断负压后取出吸管。

6) 吸引结束后,用小号刮匙轻刮宫腔一周,特别是宫底和两宫角处,确认是否吸净。子宫探针复测宫腔深度,检查无活动性出血,取下子宫颈钳、阴道窥器、孔巾等,术毕。

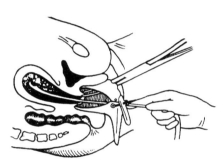

图 21-6　负压吸引术

7) 清洗、过滤吸出物,仔细检查有无绒毛及胚胎组织,与妊娠周数是否相符,必要时送病理检查。

8) 填写手术记录,告知术后注意事项。

(2) 人工流产钳刮术:因胎儿较大,术前应充分扩张子宫颈然后再行刮宫术。术中用子宫颈扩张器充分扩张子宫颈后(一般扩至 8～12 号),先用卵圆钳夹破胎膜,待羊水流净,再钳出胎盘与胎儿组织。术中可辅助吸宫,方法同负压吸引术。吸净后,改用小刮匙轻刮子宫两角,防止胚胎组织残留。术中酌情应用缩宫素。

(二) 护理评估

1. 健康史　了解受术者月经史、孕产史、既往史、孕前采用的避孕方法及停经后的表现。

2. 身心状况

(1) 身体状况:评估生命体征,全身检查、妇科检查及 B 超了解子宫大小、位置及附件情况。协助医生掌握好适应证,排除禁忌证。

(2) 心理-社会状况:受术者对手术有顾虑,可能出现焦虑情绪。

3. 辅助检查　血尿常规、妊娠试验、B 超等,协助医生选择合适的终止方法。

(三) 护理诊断及合作性问题

1. 焦虑、恐惧　与缺乏人流相关知识,害怕疼痛及手术有关。

2. 潜在并发症　人工流产综合征、吸宫不全、子宫穿孔、感染等。

(四) 护理目标

1. 受术者有一定认知,情绪稳定,积极配合手术。

2. 受术者无并发症出现。

（五）护理措施

1. 一般护理 术中观察受术者面色、腹痛等情况,监测生命体征。有异常及时报告医生。术后嘱其在观察室休息1~2小时,注意观察腹痛及阴道流血情况,无异常方可离院。

2. 对症护理 针对术中、术后并发症进行对症护理。

（1）人工流产综合征:指手术时因疼痛或局部刺激使受术者出现心动过缓、心律不齐、面色苍白、头昏、胸闷甚至血压下降、抽搐等迷走神经兴奋症状,是人工流产常见的并发症,一旦发生应立即报告医生,停止手术操作,遵医嘱给予氧气吸入,静脉注射阿托品0.5~1mg,稳定病人情绪,多可缓解。

（2）子宫穿孔:一旦发生,立即停止手术,住院观察生命体征、腹痛及有无内出血情况,必要时手术。

（3）吸宫不全:如无感染,配合医生尽早行清宫术,术后用抗生素预防感染;如伴有感染,遵医嘱先控制感染后行清宫术。

（4）漏吸:应在B超下定位实施手术。同时排除异位妊娠的可能。

（5）其他:术中出血、术后感染、羊水栓塞等。

考点:人工流产的并发症

3. 健康指导

（1）术后保持外阴清洁;吸宫术后休息2周,钳刮术后休息2~4周。

（2）1个月内禁止性生活和盆浴;术后1个月复查;指导合理避孕。

（3）术后如有发热、腹痛、阴道流血量多或持续流血超过10天以上时,应及时复诊。

考点:人工流产术的护理措施

护考链接

人工流产术后,禁止盆浴和性生活的时间是　A. 1周内　B. 2周内　C. 1个月内　D. 2个月内 E. 3个月内

点评:答案是C。人工流产术后应禁止盆浴、性生活1个月。

（六）护理评价

1. 受术者情绪是否稳定。

2. 受术者有无并发症发生。

三、中期妊娠引产

（一）概述

中期妊娠引产是指妊娠13~28周用人工方法终止妊娠。其包括药物引产(如利凡诺)和手术引产(如水囊引产)。中期妊娠由于胎儿较大,胎盘已形成,子宫处于不敏感状态,在引产过程中并发症较多,危险性大,故引产应在具有抢救设备条件的医院进行。

1. 适应证

（1）妊娠13~28周因病不宜继续妊娠,要求终止而无禁忌证者。

（2）胎儿畸形。

2. 禁忌证

（1）术前24小时内体温2次超过37.5℃者。

（2）严重的全身性疾病,不能耐受手术者。

（3）各种急性感染性疾病、各种疾病的急性期及生殖器官急性炎症。

（4）子宫发育畸形、子宫有瘢痕、子宫颈有瘢痕或粘连,阴道分娩有困难者。

（5）前置胎盘、局部皮肤感染者。

考点：中期引产适应证、禁忌证

3. 手术步骤

（1）利凡诺尔羊膜腔内注入法

1）排尿后取仰卧位，常规消毒、铺巾。

2）用腰椎穿刺针在 B 超选定的穿刺点或宫底下 2~3 横指中线旁空虚处垂直进针，经过 2 次落空感后即进入羊膜腔(图 21-7)。拔出针芯，见羊水溢出接上注射器能抽出羊水，确认在羊膜腔内，将含利凡诺尔 50~100mg 的药液注入。

3）拔出穿刺针，穿刺点用无菌纱布覆盖，压迫数分钟后用胶布固定。

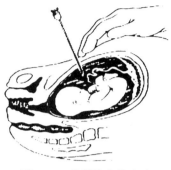

图 21-7　羊膜腔内注入法

（2）利凡诺尔宫腔内羊膜腔外注入法

1）排尿后取仰卧位，常规消毒、铺巾。

2）阴道窥器暴露子宫颈，以子宫颈钳夹住子宫颈前唇，用敷料镊将导尿管送至子宫壁和胎囊之间，将稀释的利凡诺尔液由导尿管注入宫腔。折叠并结扎外露的导尿管，并放入阴道穹隆部，填塞纱布，24 小时后取出阴道填塞的纱布及导尿管。

考点：利凡诺尔引产的安全剂量

（3）水囊引产(图 21-8)

1）排尿后取膀胱截石位，常规消毒、铺巾。

2）阴道窥器暴露子宫颈，用子宫颈扩张器扩张子宫颈口达 8~10 号。

3）用敷料镊将制备好的水囊全部送入子宫腔。

4）向囊内注入无菌生理盐水 300~500ml，并加数滴亚甲蓝以识别羊水或注入液，折叠导尿管并结扎，外面包纱布 1 块，置于阴道穹隆部。

5）放入水囊后出现规律宫缩时即取出水囊，一般无论有无宫缩，水囊放置时间不宜超过 48 小时。

6）术后第 2 天可加用小量的缩宫素静脉滴注以刺激子宫收缩。

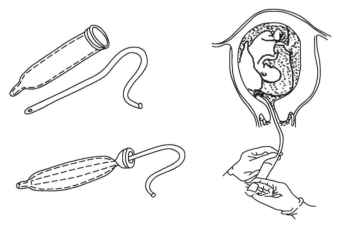

图 21-8　水囊引产术

（二）护理评估

1. 健康史　了解本次停经后的表现及诊疗经过，孕前采用何避孕方法，询问月经史、生育史、既往史、个人史,以协助医生掌握引产术的适应证,排除禁忌证。

2. 身心状况

(1)身体状况:妇科检查了解子宫大小及双附件情况,测生命体征。

(2)心理-社会状况:受术者对手术没有认知,表现为紧张及焦虑。

3. 辅助检查　血尿常规、出凝血时间、肝肾功能等检查,B超确定羊水量及胎盘位置及穿刺点定位。

（三）护理诊断及合作性问题

1. 焦虑　与缺乏相关知识有关。

2. 有感染的危险　与放置水囊、阴道流血时间长有关。

（四）护理目标

1. 受术者情绪稳定。

2. 受术者无感染征象。

（五）护理措施

1. 术前护理　准备穿刺包、无菌消毒钳、0.5%碘伏、无菌手套、胶布、20ml注射器2只、0.5%利凡诺尔50~100mg;水囊引产需制备水囊、水囊引产包及消毒用物。清洗腹部及外阴部皮肤,术前3天禁止性生活。利凡诺尔引产者术前需做过敏试验,水囊引产者术前3天冲洗阴道,每天1次。

2. 术中配合　观察受术者在羊膜腔穿刺过程中的反应,观察生命体征,识别有无呼吸困难、发绀等羊水栓塞的症状。

3. 术后护理

(1)嘱受术者尽量卧床休息,防止突然破水。

(2)定时测生命体征,观察并记录宫缩、胎心、胎动消失时间及阴道流血情况,如体温超过38℃,应报告医生,并遵医嘱处理。

(3)按正常分娩处理,产后仔细检查胎盘、胎膜、软产道,发现异常及时报告医生并协助处理;胎盘、胎膜排出后配合医生常规行清宫术;观察产后宫缩、阴道流血及排尿情况;有无感染征象。

(4)羊膜腔注药后,一般12~24小时开始宫缩,约用药48小时娩出;若用药5天后仍未临产即为引产失败,应通报医生和家属,协商再次给药或改用其他方法。

(5)放置水囊后,24小时内可出现宫缩,出现规律宫缩后可放出囊内液体,取出水囊;若24小时后仍无宫缩或较弱,也应取出水囊。

(6)水囊引产后如出现体温超过38℃、畏寒等不适,应报告医生,立即取出水囊,并遵医嘱给予足量抗生素。

4. 健康指导

(1)术后休息,加强营养。1个月随访,如出血多、发热、腹痛随时就诊。

(2)术后6周内禁止性生活及盆浴,有异常情况及时复诊。

(3)指导产后及时回奶和避孕措施,1年后再孕。

（六）护理评价

1. 受术者情绪是否稳定。

2. 受术者有无感染。

第 2 节　妇 女 保 健

妇女保健工作是我国卫生事业的一个重要组成部分。做好妇女保健工作,保护妇女的身心健康,不仅直接关系到后代健康、家庭幸福,而且关系到我国整体民族素质的提高和计划生育基本国策的贯彻实施。其目的是通过积极的预防、普查、保健措施,做好妇女各期保健,降低孕产妇和围生儿死亡率、患病率和伤残率,控制、甚至是消灭某些疾病、遗传病的发生,阻断性传播疾病的传播,促进妇女身心健康。

一、妇女保健工作任务

妇女各期保健、妇女病的普查普治、计划生育技术指导、妇女劳动保护和女性心理保健五项工作是现阶段的主要任务。

二、妇女保健工作的组织机构

为了保障妇女保健工作切实、有效地落实和开展,党和政府在各级卫生行政组织和卫生服务部门设立了妇女保健机构,建立了完善的妇女保健网。

（一）卫生行政机构

1. 卫生部设基层卫生与妇幼保健司,下设妇女保健处,领导全国妇女保健工作。
2. 各省、市、自治区卫生局(厅)设妇幼保健处。
3. 地、市(洲、盟)卫生局设妇幼卫生科(组)。
4. 县卫生局设妇幼保健所。
5. 区卫生院有妇幼保健组。

（二）卫生专业机构

卫生专业机构包括各级妇幼保健院、所、站、队。

三、妇女各期保健

1. 青春期保健　合理营养,培养良好的个人生活习惯,适当进行体育锻炼和劳动,开展心理卫生和性知识等教育,早期发现疾病和行为偏异,减少危险因素。对青少年疾病进行治疗与康复。

2. 围婚期保健　是指围绕结婚前后,为保证婚配双方及其后代健康所进行的一系列保健服务措施,包括婚前医学检查、围婚期健康教育及婚前卫生咨询。目的是保证健康的婚配,避免近亲间或遗传病病人之间的不适当婚配或生育,有利于男女双方科学地选定终身伴侣。

3. 生育期保健　生育期是妇女生殖功能最旺盛的时期。普及孕产妇保健知识,保障女性妊娠和分娩的安全,降低孕产妇和新生儿死亡率;开展计划生育指导,避免因孕育和节育对健康带来的伤害;做好妇女常见病防治工作及卫生宣教,以便做到疾病的早发现、早诊断和早治疗。

4. 围生期保健　是指从孕前开始一直到哺乳期,持续为孕产妇和胎儿、婴儿提供高质量、全方位的保健措施,降低围生儿及孕产妇的死亡率。

5. 围绝经期保健　加强知识宣教,合理饮食,劳逸结合。积极防治围绝经期综合征、生殖器感染、子宫脱垂及妇科肿瘤等。指导避孕至停经一年以上,宫内绝育器于绝经一年后取出。

6. 老年期保健　随着生理功能的衰退,老年性疾病显著增加。指导老年人合理营养,适量运动,重视自我心理调节,定期参加体检,积极防治老年常见病和多发病,有利于维护老年人的身心健康、提高老年人的生命质量。

小结

计划生育是妇女生殖健康的重要内容。搞好计划生育,做好避孕工作,对妇女的生殖健康有直接影响。主要包括避孕、绝育和避孕失败的补救措施。避孕可分为工具避孕(宫内节育器和阴茎套)、药物避孕及其他避孕方法;绝育有经腹输卵管结扎术和腹腔镜下输卵管结扎术。如避孕或绝育失败,则根据妊娠周数的大小采取补救措施人工终止妊娠(人工流产术、药物流产、中期妊娠引产术)。

妇女保健工作是我国卫生事业的一项重要内容。现阶段,妇女保健需重点贯彻妇女各期保健、妇女病普查普治、计划生育技术指导、妇女劳动保护与女性心理保健。妇女常见病的普查普治是妇女保健的一项常规工作内容。

自测题

A₁型题

1. 下列哪项不是避孕药的副作用
   - A. 类早孕反应
   - B. 痛经
   - C. 经量减少
   - D. 服药期出血
   - E. 色素沉着

2. 下述不是放置宫内节育器禁忌证的是
   - A. 轻度贫血
   - B. 急性盆腔炎
   - C. 月经过频
   - D. 生殖道肿瘤
   - E. 子宫颈口过松

3. 下述不是放置宫内节育器并发症的是
   - A. 节育器异位
   - B. 节育器脱落
   - C. 带器妊娠
   - D. 感染
   - E. 血肿

4. 施行人工流产术是在妊娠
   - A. 6周内
   - B. 8周内
   - C. 10周内
   - D. 12周内
   - E. 14周内

A₂型题

5. 一名妇女剖宫产后半年欲放置宫内节育器,护士告知其放置的时间是在月经干净后
   - A. 立即
   - B. 1~2天
   - C. 3~7天
   - D. 10天
   - E. 15天

6. 护士指导放置宫内节育器的妇女分别于1、3、6个月复查,以后再复查的时间是
   - A. 3个月一次
   - B. 6个月一次
   - C. 1年一次
   - D. 2年一次
   - E. 3年一次

7. 放置宫内节育器后,护士指导错误的一项是
   - A. 应保持外阴清洁干燥
   - B. 术后如有明显腹痛、发热等情况随时就诊
   - C. 术后休息3天
   - D. 1周内禁止性生活
   - E. 术后于1、3、6个月及1年,分别复查一次

8. 一名妇女宫内节育器避孕失败,要求选择避孕药。不宜服用避孕药的情况是
   - A. 月经过多
   - B. 阴道炎
   - C. 附件炎
   - D. 血栓性静脉炎
   - E. 子宫颈糜烂

9. 患者向护士咨询药物避孕原理,不正确的是
   - A. 抑制排卵
   - B. 改变子宫颈黏液性状
   - C. 改变宫腔内膜形态与功能
   - D. 杀精子或改变精子功能
   - E. 杀卵子或改变卵子功能

10. 要求服用避孕药者想使用避孕时间最长的口服药物,护士告知其长效口服避孕药服用一次可避孕
    - A. 1个月
    - B. 2个月
    - C. 3个月
    - D. 6个月
    - E. 1年

11. 患者,女性,30岁。今天宫内放置节育器,护士应嘱其避免体力劳动
    - A. 3天
    - B. 5天
    - C. 1周
    - D. 10天
    - E. 2周

12. 张某,35岁,欲行输卵管结扎术,前来咨询适于进行输卵管结扎术的时间是
    - A. 正常月经干净后15天
    - B. 正常产后10天
    - C. 难产后72天
    - D. 人流后35天
    - E. 月经后3~7天

13. 人流患者术中突然出现心动过缓、心律不齐、面色苍白、头昏、胸闷等表现,医生诊断为人流综合征。该反应是由于
    - A. 吸宫负压过大
    - B. 副交感神经兴奋
    - C. 精神过度紧张
    - D. 羊水栓塞
    - E. 子宫穿孔

14. 一名计划外妊娠的孕妇需采用利凡诺引产终止妊娠,该手术安全有效药量为
    - A. 10~20mg
    - B. 30~40mg
    - C. 50~100mg
    - D. 100~200mg
    - E. 300~400mg

15. 护士评估患者是否可采用利凡诺引产术,该手术的禁忌证不包括
    - A. 孕期接触胎儿致畸因素
    - B. 血液病
    - C. 滴虫性阴道炎
    - D. 慢性肝炎
    - E. 前置胎盘

16. 患者,女性,30岁。放置宫内节育器后3天,有少量阴道流血,自觉下腹轻度不适就诊。查体:生命体征平稳。最合适的处理是
    - A. 立即取出宫内节育器
    - B. 应用抗生素,待阴道流血停止后取出宫内节育器
    - C. 暂不予处理,观察1周后,如症状不消失再就诊
    - D. 常规消毒,探查节育器位置是否正确

E. 阴道 B 超下观察节育器位置是否正确

17. 某女士,口服避孕药物进行避孕已 2 年,因工作忙,当晚漏服,询问指导,应告知补服时间为
    A. 3 小时内
    B. 6 小时内
    C. 9 小时内
    D. 12 小时内
    E. 24 小时内

A₃型题

(18~20 题共用题干)

王女士,28 岁,人工流产吸宫术中,突然感到胸闷、头晕,继之大汗淋漓,查血压 70/50mmHg,脉搏 50 次/分。

18. 该患者首先考虑为
    A. 子宫穿孔
    B. 吸宫不全
    C. 漏吸
    D. 人工流产综合征

E. 宫腔粘连

19. 发生上述情况的主要原因是
    A. 受术者精神紧张
    B. 受术者有心脏病
    C. 术中出血过多
    D. 术中刺激引起迷走神经反应
    E. 吸宫不全所致

20. 针对该患者情况,处理措施应首选
    A. 加速手术、迅速清理宫腔
    B. 输血
    C. 静脉注射阿托品 0.5~1mg
    D. 取头低足高位
    E. 给予镇静剂

(范凤卿)

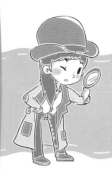

妇产科常用护理技术实训

实训一　四步触诊法

一、实训目的

1. 学会四步触诊法操作方法。
2. 在实训过程中做到对孕妇关心、体贴,学会与其进行交流。
3. 实训过程中体现团队协作精神。

二、用物准备

检查床、角色扮演孕妇、屏风(必要时)。

三、操作步骤

操作者准备—用物准备—向孕妇解释操作目的,嘱患者排尿,协助孕妇仰卧于检查床上,暴露腹部—必要时使用屏风遮挡—第一步—第二步—第三步—第四步—协助孕妇整理衣裤—记录。

四、实训方法

示教后分五个实训小组,每 2 名同学为一组相互测量练习,以评分细则为指导进行口令式操作,教师巡回矫正反馈。实训后每组抽 1 名学生进行演示,学生评价,结果作为小组成绩。

五、评分细则

项目	内容	分值	评分标准	扣分
准备(20分)	1. 操作者准备:着装整洁(衣、帽、鞋),洗手,戴口罩	10	1 项不合格	3
	2. 用物准备:检查床、屏风(必要时)、角色扮演孕妇	10	用物少 1 项	3
实施标准(60分)	1. 向孕妇解释操作目的,嘱患者排尿取得配合,协助孕妇仰卧于检查床上,暴露腹部	5	解释不全面	2
	2. 必要时使用屏风遮挡,保护孕妇隐私	5	不合格	5
	3. 前三步手法,检查者面向孕妇,第四步手法,检查者面向孕妇足端	5	1 项不合格	2
	4. 第一步:检查者面对孕妇头部,双手置于子宫底部进行触摸检查,了解宫底高度,判断与孕周是否相符。再以两手指指腹在宫底部相对轻推,分辨占据宫底的是胎儿哪一部分。胎头硬而圆,有浮球感;胎臀软而宽,不规则	7	动作不轻柔 手法不正确 判断不正确	2 2 3
	5. 第二步:检查者双手分别置于腹部两侧,一手固定;另一手轻柔地深触摸,两手交替,分辨胎背及四肢各在母体哪一侧。平坦宽阔的部分为胎背;凹凸不平、时有变形的部分是胎儿肢体	7	动作不轻柔 手法不正确 判断不正确	2 2 3
	6. 第三步:检查者将右手拇指与其余四指分开,置于孕妇耻骨联合上方,握住先露部,鉴别是胎头或胎臀,左右推动胎先露,确定是否衔接。如先露部不能推动,为已衔接;反之,则为未入盆	7	动作不轻柔 手法不正确 判断不正确	2 2 3

续表

项目	内容	分值	评分标准	扣分
实施标准（60分）	7. 第四步：检查者面对孕妇足部，将两手置于先露部两侧，向骨盆入口方向轻轻深按，进一步确定先露部及其入盆程度		动作不轻柔 手法不正确 判断不正确	2 2 3
	8. 操作过程中注意观察孕妇腹壁肌肉的紧张度，注意子宫肌的敏感度	7	未评估紧张度 未注意	3 4
	9. 协助孕妇整理衣裤、盖被	5	未整理	5
	10. 记录	5	未记录	5
评价质量标准（20分）	1. 操作熟练，动作轻柔	10	1项不合格	2
	2. 提问：四步触诊中的一步	10	答错或少1项	3

六、注 意 事 项

1. 检查前先告知孕妇检查的目的、步骤。
2. 检查前嘱孕妇排尿。
3. 检查时动作尽可能轻柔，以取得合作。
4. 必要时屏风遮挡，注意保护孕妇隐私。
5. 检查者如为男护士，应有女护士陪同。

七、实 验 报 告

1. 如何测量宫高、腹围？
2. 描述四步触诊中扪及胎头、胎臀、胎肢的感觉。

实训二　骨盆外测量

一、实 训 目 的

1. 学会骨盆外测量方法，通过骨盆外测量对骨盆大小和形状做出间接判断。
2. 在实训过程中做到对孕妇关心、体贴，学会与其进行交流。
3. 在实训过程中体现团队协作精神。

二、用 物 准 备

检查床、骨盆测量器、屏风（必要时）、角色扮演孕妇。

三、操 作 步 骤

操作者准备—用物准备—向孕妇解释操作目的，嘱患者排尿，协助孕妇仰卧于检查床上，暴露腹部—必要时使用屏风遮挡—测量髂棘间径—测量髂嵴间径—测量骶耻外径—测量坐骨结节间径—测量耻骨弓角度。

四、实 训 方 法

示教后分5个实训小组，每2名同学为一组相互测量练习，以评分细则为指导进行口令式操作，教师巡回矫正反馈。实训后每组抽1名学生进行演示，学生评价，结果作为小组成绩。

五、评 分 细 则

项目	内容	分值	评分标准	扣分
准备(20分)	1. 操作者准备:着装整洁(衣、帽、鞋),洗手,戴口罩	10	1项不合格	3
	2. 用物准备:检查床、骨盆测量器、屏风(必要时)、角色扮演孕妇	10	用物少1项	3
实施标准(60分)	1. 向孕妇解释操作目的,嘱患者排尿取得配合,协助孕妇仰卧于检查床上,暴露腹部	5	解释不全面	2
	2. 必要时使用屏风遮挡,保护孕妇隐私	5	不合格	5
	3. 髂棘间径(Is):取伸腿仰卧位,测量两髂前上棘外缘间的距离,正常值为23~26cm	5	动作不轻柔 手法不正确	2
	4. 髂嵴间径(Ic):体位同上,测量两髂嵴外缘最宽的距离,正常值为25~28cm	7	动作不轻柔 手法不正确 不合格	2 2 3
	5. 骶耻外径(Ec):取左侧卧位,右腿伸直,左腿屈曲,测量第5腰椎棘突下至耻骨联合上缘中点的距离,正常值为18~20cm,第5腰椎棘突下相当于米氏菱形窝的上角,或相当于髂脊后连线中点下1~1.5cm处	7	动作不轻柔 手法不正确 不合格	2 2 3
	6. 坐骨结节间径(To)或出口横径:取仰卧位,两腿屈曲,双手抱膝,测量两坐骨结节内缘间的距离,正常值为8.5~9.5cm	7	动作不轻柔 手法不正确 不合格	2 2 3
	7. 耻骨弓角度:用两拇指尖斜着对拢,置于耻骨联合下缘,左右两拇指平放在耻骨降支上面,测量两拇指的角度,正常值为90°,小于80°为异常	7	动作不轻柔 手法不正确 不合格	2 2 3
	8. 协助孕妇整理衣裤	5	未整理衣物	5
	9. 记录	5	未记录	5
评价质量标准(20分)	1. 操作熟练,动作轻柔	10	1项不合格	2
	2. 提问:骨盆外测量正常值	10	答错或少1项	3

六、注 意 事 项

1. 检查前先告知孕妇检查的目的、步骤。
2. 检查前嘱孕妇排尿。
3. 检查时动作尽可能轻柔,以取得合作。
4. 必要时屏风遮挡,注意保护孕妇隐私。
5. 检查者如为男护士,应有女护士陪同

七、实 验 报 告

1. 你的骨盆外测量数据是多少? 有何意义?

骨盆经线	正常值	自己的数据	意义
髂棘间径(cm)	23~26		
髂嵴间径(cm)	25~28		
骶耻外径(cm)	18~20		
坐骨结节间径(cm)	8.5~9.5		
耻骨弓角度	90°		

2. 什么时候进行骨盆内测量？做哪些径线测量？

实训三　胎心音听诊

一、实训目的

1. 学会监听胎心音的频率、节律，了解胎儿宫内情况。
2. 在实训过程中做到对产妇关心、体贴，学会与其进行交流。
3. 在实训过程中体现团队协作精神。

二、用物准备

检查床、多普勒听诊仪（或胎心听筒）、耦合剂、有秒针的手表、屏风（必要时）、卫生纸、角色扮演孕妇。

三、操作步骤

操作者准备—用物准备—向孕妇解释操作目的，嘱患者排尿，协助孕妇仰卧于检查床上—必要时使用屏风遮挡—合理暴露腹部，判断胎背位置；选择孕妇宫缩间歇期听诊。

四、实训方法

示教后分 5 个实训小组，每 2 名同学为一组，相互模拟孕妇进行练习，以评分细则为指导进行口令式操作，教师巡回矫正反馈。实训后每组抽 1 名学生进行演示，学生评价，结果作为小组成绩。

五、评分细则

项目	内容	分值	评分标准	扣分
准备质量标准（20分）	1. 操作者准备：着装整洁（衣、帽、鞋），洗手，戴口罩	10	1 项不合格	3
	2. 用物准备：检查床、胎心听筒、有秒针的手表、屏风（必要时）、角色扮演孕妇	10	用物少 1 项	2
实施质量标准（60分）	1. 携用物至床旁，核对孕妇姓名、床号，协助孕妇取仰卧位，必要时使用屏风遮挡，告知孕妇，请其放松配合	8	未核对 解释不全面	5 3
	2. 合理暴露腹部，判断胎背位置；选择孕妇宫缩间歇期听诊	10	判断不正确	8
	3. 用耦合剂或湿棉签湿润听诊部位，然后用多普胎心仪（或胎心听筒）在其上方听诊，听到如钟表"滴答"双音后，计数 1 分钟	10	听诊方法不正确 不能准确计数	5 3
	4. 操作过程中注意观察孕妇有无异常情况，发现异常及时处理	5	未观察 未处理	2 2
	5. 告知孕妇正常胎心率范围，告知孕妇胎心次数	6	未告知 未告知	3 3
	6. 听诊结束，擦净听诊部位，整理好衣服和床单，协助孕妇恢复舒适体位，感谢孕妇及家属的配合	8	未擦净听诊部位 未整理好衣服和床单 未与孕妇交流	2 2 2
	7. 对物品进行分类处理：卫生纸、棉签入医疗垃圾筒内；多普勒胎心仪（或胎心听筒）用含氯消毒液的湿巾擦拭后放回原处	5	用物处理方法不正确	5
	8. 清洗双手；记录听诊日期、时间、胎心次数、有无异常及孕妇反应等，并签名	8	未记录 记录不全面	8 4
评价质量标准（20分）	1. 操作熟练、规范，动作轻柔；与孕妇沟通自然，语言通俗易懂	10	1 项不合格	3
	2. 提问：胎心听诊部位	10	答错或少 1 项	3

六、注 意 事 项

1. 室内环境要安静,孕妇积极配合。

2. 听胎心音时,要与子宫杂音、腹主动脉音及脐带杂音相鉴别。

3. 若胎心音<120次/分或者>160次/分,需立即触诊孕妇脉搏做对比鉴别,必要时吸氧,左侧卧位,进行胎心监护。

七、实 验 报 告

1. 列出各种胎方位的胎心听诊位置。

2. 正常胎心次数是多少? 如果异常有何临床意义?

实训四　外阴冲洗消毒及产台铺敷技术

一、实 训 目 的

1. 学会产时会阴冲洗消毒及产台铺敷操作方法。

2. 在实训过程中做到对产妇关心、体贴,学会与其进行交流。

3. 在实训过程中体现团队协作精神。

二、用 物 准 备

产妇外阴模型、消毒肥皂水 500ml、清水 500ml、0.1% 苯扎溴铵 500ml、卵圆钳、大棉球、纱布、便盆、消毒缸。

三、操 作 步 骤

操作者准备—用物准备—向孕妇解释操作目的,以取得配合—嘱咐孕妇排尿,取膀胱截石位—将便盆置于臀下或铺塑料布—会阴冲洗、消毒—接产者准备—产台铺无菌巾。

四、实 训 方 法

示教后分 5 个实训小组,在模型上进行操作练习,以评分细则为指导进行口令式操作,教师巡回矫正反馈。实训后每组抽 1 名学生进行演示,学生评价,结果作为小组成绩。

五、评 分 细 则

项目	内容	分值	评分标准	扣分
准备质量标准（20分）	1. 操作者准备:着装整洁(穿洗手衣、戴口罩、帽子)	10	1项不合格	2
	2. 用物准备:产妇外阴模型、消毒肥皂水 500ml、清水 500ml、0.1% 苯扎溴铵 500ml(或 0.5% 碘伏)卵圆钳、大棉球、纱布、便盆、消毒缸	10	少1项	1
实施质量标准（60分）	1. 向孕妇解释操作目的,以取得配合。嘱咐患者排尿,取膀胱截石位,将便盆置于臀下或铺塑料布	5	少1项	2
	2. 会阴冲洗消毒	10	少1项	5
	(1) 用卵圆钳夹一消毒纱球蘸肥皂水擦洗外阴部,顺序依次为大阴唇、小阴唇、阴阜、大腿内上 1/3、会阴、肛门周围		使用冲洗液不正确	10
	(2) 以消毒干纱球盖住阴道口,用温开水冲掉肥皂水	10	未取纱布	5
	(3) 0.1% 苯扎溴铵冲洗			
	(4) 用消毒棉球(或纱块)擦干,撤去阴道口的纱块,或 0.5% 碘伏外阴消毒 3 次,顺序同上	5		
	(5) 取出便盆或塑料布,铺消毒巾于臀下			

续表

项目	内容	分值	评分标准	扣分
实施质量标准 （60分）	3. 接产者准备:刷手,穿手术衣,戴消毒手套	10	少1项	3
	4. 产台铺敷 （1）铺敷顺序正确。铺臀下中单,穿裤腿,铺治疗巾（耻骨联合上、大腿内侧、会阴部）	10	铺敷顺序错 巾钳松、脱落	5~10
	（2）巾钳固定交角处	10		3
评价质量标准 （20分）	1. 操作熟练,无菌观念强;动作轻柔,细心,态度好	10	操作紊乱 态度不好	5 5
	2. 提问:外阴冲洗及消毒顺序	10	动作粗暴	5

六、注 意 事 项

1. 外阴冲洗及消毒顺序容易错。
2. 冲洗阴道口时易忘塞纱布。
3. 铺巾顺序易错。
4. 无菌观念不强。

七、实 验 报 告

1. 简述会阴消毒顺序。
2. 简述铺巾顺序。

实训五　模拟正常分娩接生护理配合术

一、实 训 目 的

1. 学会正常分娩接生术的物品准备。
2. 初步学会正常分娩接生术的操作方法和操作步骤。
3. 在实训过程中做到对产妇关心、体贴,学会与其进行交流。
4. 在实训过程中体现团队协作精神。

二、用 物 准 备

分娩产妇模型、胎儿模型、外阴消毒用物、产包、新生儿复苏辐射台、婴儿低压吸引器、吸痰管、组织剪、止血钳、弯盘、脐带卷、注射器、药品（缩宫素、肾上腺素、普鲁卡因、生理盐水）等。

三、操 作 步 骤

操作者准备—用物准备—向产妇解释操作目的,配合方法—宫口开全,指导产妇屏气用力—接生准备—接生—呼吸道处理—脐带处理—将新生儿托起,让产妇看清性别—新生儿Apgar评分—新生儿查体—新生儿皮肤接触—判断胎盘剥离征象—协助胎盘胎膜娩出—检查胎盘胎膜—检查软产道—整理用物并分类处理。

四、实 训 方 法

示教后分5个实训小组,在模型上进行操作练习,以评分细则为指导进行口令式操作,教师巡回矫正反馈。实训后每组抽1名学生进行演示,学生评价,结果作为小组成绩。

五、评 分 细 则

项目	内容	分值	评分标准	扣分
准备质量标准 （20分）	1. 操作者准备：着装整洁，洗手，穿手术衣，戴帽子、口罩	10	1项不合格	2
	2. 用物准备：分娩产妇模型、胎儿模型、外阴消毒用物、产包、新生儿复苏辐射台、婴儿低压吸引器、吸痰管、组织剪、止血钳、弯盘、脐带卷、注射器、药品（缩宫素、肾上腺素、普鲁卡因、生理盐水）等	10	少1项或1项不符合要求	1
实施质量标准 （60分）	1. 向产妇解释操作目的，配合方法	2	未解释	2
	2. 指导产妇屏气：宫口开全后，指导产妇宫缩期屏气，增加腹压。加强产程进展	3	1项不合格	1
	3. 接生准备：按要求穿戴整齐，站于产台右侧，消毒外阴，铺产台，肛门处用无菌治疗巾遮挡	2	1项不合格	1
	4. 接生 （1）当胎头拨露使阴唇后联合展开时，在会阴部盖上一块消毒巾，接产者的右肘支撑在床上，拇指与其余四指分开，利用手掌大鱼际肌顶住会阴部。每当宫缩时应向上托压，同时左手应轻轻下压胎头枕部，协助胎头俯屈和缓慢下降 （2）宫缩间歇期保护会阴的右手稍放松，以免压迫过久引起会阴水肿 （3）当胎头枕骨在耻骨弓下露出时，左手应协助胎头仰伸。此时若宫缩强，应嘱产妇张口哈气以解除腹压作用，让产妇在宫缩间歇期稍向下屏气，使胎头缓慢娩出 （4）当胎头娩出时，若有脐带绕颈一周且较松时，可用手将脐带顺胎肩推下或从胎头滑下；若脐带绕颈过紧或2周以上，可先用2把止血钳将其一段夹住并从中间剪断脐带，注意勿伤及胎儿颈部 （5）胎头娩出后，右手仍应注意保护会阴，不要急于娩出胎肩。先以左手自鼻根向下颏挤压，挤出口鼻内的黏液和羊水 （6）协助胎头复位及外旋转，使胎儿双肩径与骨盆出口前后径相一致。左手将胎儿颈部向下轻压，使前肩自耻骨弓下先娩出，继之再向上托胎颈，使后肩从会阴前缘缓慢娩出 （7）双肩娩出后，右手方可放松，最后双手协助胎体及下肢相继以侧位娩出。将胎儿轻轻放在产台上	14	1项不合格	2
	5. 新生儿处理 （1）清理呼吸道：胎儿娩出后，迅速擦干新生儿身上的羊水和血迹，及时用新生儿吸痰管吸出口腔及鼻腔的黏液和羊水，新生儿大声啼哭，表示呼吸道已畅通 （2）脐带结扎：在距离脐带根部15～20cm处，用两把止血钳夹住脐带，在两钳之间剪断脐带。用75%乙醇在脐根部向上5cm、周围5cm消毒，在距脐根1cm用套气门芯的止血钳夹住并在止血钳上方剪断脐带，将气门心套在距脐根部0.5cm处，断面涂以2.5%碘酊，75%乙醇脱碘，注意勿涂到周围皮肤上，以免烧伤。用纱布覆盖，用脐绷带包扎	4	1项不合格	2
	6. 将弯盘垫于产妇臀下计量出血量	2	未放置	2
	7. 将新生儿托起，让产妇看清性别	2	未展示	2
	8. 新生儿Apgar评分：以出生后1分钟的心率、呼吸、肌张力、弹足底或导管插鼻反应及皮肤颜色5项体征为依据，每项0～2分，满分10分	2	1项不合格	0.5

项目	内容	分值	评分标准	扣分
实施质量标准 （60分）	9. 新生儿查体:测体重、身长,做全身初步检查,注意有无损伤、畸形等,检查后记录。擦净新生儿足跟,打左足印及母亲右拇指印于新生儿病历上,新生儿右手系已标明新生儿性别、体重、出生时间、母亲姓名和床号的手腕带,处理时注意保暖	2	1项不合格	1
	10. 新生儿皮肤接触:新生儿娩出后 30 分钟内,尽早与母亲进行皮肤接触,首次吸吮乳头	2	未接触	2
	11. 判断胎盘剥离征象 （1）阴道少量流血。脐带自行下降一段 （2）宫底上升变硬呈球形。耻骨联合上方轻轻按压子宫下段,宫底上升而脐带不回缩	2	1项不合格	1
	12. 协助胎盘胎膜娩出 （1）当确定胎盘已完全剥离,宫缩时将左手握住子宫底,拇指放于子宫前壁,其余四指放于子宫后壁按压子宫底部,同时右手轻拉脐带,协助胎盘娩出 （2）当胎盘娩出至阴道口时,接产者用双手捧住胎盘,向一个方向旋转并缓慢向外牵拉,协助胎膜完整剥离排出 （3）若在胎膜排出过程中,发现胎膜部分断裂,可用止血钳夹住断端,再继续向原方向旋转,直至胎膜完全排出 （4）检查胎盘胎膜:将胎盘铺平,母体面向上,注意各叶能否对合,有无缺损。然后将胎膜提起,检查是否完整,同时注意有无异常血管通过胎膜,如有血管断端者,说明可能有"副胎盘"残留在宫内 （5）如胎盘不完整或大部分胎膜残留,须在严密消毒下,徒手或用器械进入宫腔取出,以防产后出血或感染。如有小部分胎膜残留,可于产后使用宫缩剂促其自然排出。测量胎盘大小和脐带长度	10	1项不合格	2
	13. 胎盘胎膜娩出后,按摩子宫刺激其收缩,减少出血,如宫缩不佳,可注射宫缩剂,注意测量出血量	2	未按摩	2
	14. 检查软产道 （1）胎盘娩出后,用无菌纱布擦净外阴血迹,仔细检查会阴、小阴唇内侧、尿道口周围、阴道壁及子宫颈有无裂伤 （2）如有裂伤,应立即按解剖结构缝合	4	1项不合格	2
	15. 整理用物并分类处理,提供舒适,协助产妇更衣、更换床单及会阴垫等	2	未整理	2
评价质量标准 （20分）	1. 操作熟练,无菌操作,无污染	10	1项不合格	2
	2. 提问:第二产程如何护理产妇	10	答错或少1项	2

六、注 意 事 项

1. 宫口开全后,胎膜多自然破裂,若胎膜仍未破,可行人工破膜,用止血钳夹破胎膜,注意确认没有夹住胎儿头皮。

2. 胎头拨露使阴唇后联合紧张时,应开始保护会阴。

3. 当胎头娩出时,若脐带绕颈一周且较松,可用手将脐带顺胎肩推下或从胎头滑下。若脐带绕颈过紧或绕两周以上,可先用两把止血钳将其一段夹住从中剪断脐带,注意不要伤及胎儿颈部,再松解脐带后协助胎肩娩出。

4. 新生儿出生后要立即请母亲辨别性别,并标识。

5. 切忌在胎盘未娩出前,用手按揉、下压子宫底,或牵拉脐带,以免引起胎盘部分剥离而出血,或拉断脐带,甚至子宫内翻。

6. 为产妇提供舒适及情感支持。

七、实 验 报 告

1. 第二产程如何指导产妇用力?

2. 新生儿娩出后如何处理?

实训六　妇科检查

一、实 训 目 的

1. 学会妇科检查的物品准备。

2. 初步学会妇科检查的方法和操作步骤。

3. 在实训过程中做到对患者关心、体贴,学会与其进行交流。

4. 在见习及讨论过程中体现团队协作精神。

二、用 物 准 备

妇科检查模型、阴道窥器、液体石蜡、无菌手套、消毒容器(分别盛放消毒干棉球、消毒纱布块等)、长镊、长棉签、生理盐水、宫颈刮板、臀垫、器具浸泡桶(内盛消毒液)、污物桶、照明灯等。

三、操 作 步 骤

操作者准备—用物准备—向孕妇解释操作目的,以取得配合—检查床上铺消毒臀垫—嘱咐患者排尿,取膀胱截石位—协助脱去一侧裤腿—两手平放身旁,使腹肌放松—外阴检查—阴道窥器检查—双合诊—三合诊—直肠-腹部检查—检查后记录。

四、实 训 方 法

示教后分 5 个实训小组,在模型上进行操作练习,以评分细则为指导进行口令式操作,教师巡回矫正反馈。实训后每组抽 1 名学生进行演示,学生评价,结果作为小组成绩。

五、评 分 细 则

项目	内容	分值	评分标准	扣分
准备质量标准 (20分)	1. 操作者准备:着装整洁(穿工作衣、戴口罩、帽子)	10	1 项不合格	2
	2. 用物准备:妇科检查模型、阴道窥器、液体石蜡、无菌手套、消毒容器(分别盛放消毒干棉球、消毒纱布块等)、长镊、长棉签、生理盐水、宫颈刮板、臀垫、器具浸泡桶(内盛消毒液)、污物桶、照明灯等	10	少 1 项	1
实施质量标准 (60分)	1. 向孕妇解释操作目的,以取得配合。嘱咐患者排尿,取膀胱截石位,将臀垫置于臀下,协助脱去一侧裤腿,两手平放身旁,使腹肌放松	3	少 1 项	1
	2. 外阴检查 (1) 观察外阴部发育、阴毛多少及分布、阴阜、阴蒂、大小阴唇、会阴、前庭大腺等情况,注意有无畸形、炎症、溃疡、瘢痕、肿瘤等 (2) 用一手拇指和示指分开两侧小阴唇,暴露阴道前庭、尿道口、处女膜形态,有无损伤及畸形 (3) 嘱患者向下屏气,观察有无阴道壁膨出及子宫脱垂、尿失禁等	9	少 1 项	3

项目	内容	分值	评分标准	扣分
实施质量标准（60分）	3. 阴道窥器检查 （1）放置方法：将阴道窥器两叶合拢，涂以润滑剂。检查者用一手示指及拇指分开双侧小阴唇，暴露阴道口；另一手持阴道窥器沿阴道侧后壁插入阴道，边推进边将两叶转平，缓慢张开两叶，充分暴露子宫颈。旋转阴道窥器清楚地显露阴道前后壁及两侧壁 （2）若行宫颈刮片及阴道分泌物检查，于此时采集标本 （3）观察阴道黏膜皱襞有无畸形、红肿、出血、溃疡、肿物等，查看阴道分泌物量、颜色、性状、气味；观察子宫颈大小、颜色、外口形状，有无糜烂、裂伤、外翻、息肉、肿物和接触性出血等 （4）窥视完毕，合拢阴道窥器上下两叶后取出	12	少1项	3
	4. 双合诊 （1）检查者一手戴好消毒手套，示、中两指涂以润滑剂后，轻轻通过阴道口沿后壁放入阴道，另一手在腹部配合 （2）先检查阴道有无畸形、通畅度、深度、弹性及有无瘢痕、结节或肿块；后穹隆是否饱满及有无触痛；子宫颈大小、形态、硬度、长度、位置、子宫颈外口情况及有无接触性出血，有无宫颈举痛 （3）子宫的位置、大小、形态、软硬度、活动度及有无压痛 （4）了解输卵管、卵巢、宫旁结缔组织有无包块，以及包块的形状、大小、活动度等情况	12	少1项	3
	5. 三合诊 （1）一手示指放入阴道，中指放入直肠；另一手置于腹部的检查方法称三合诊 （2）通过三合诊能进一步扪清后倾或后屈子宫的大小、后位子宫的情况、子宫后壁、直肠子宫陷凹、宫骶韧带、盆腔后部及直肠的病变	6	少1项	3
	6. 直肠-腹部检查：适用于月经期或未婚少女 （1）一手示指伸入直肠，另一手在腹部配合检查的方法称为直肠-腹部检查，又称直肠-腹部诊 （2）检查目的与双合诊相同	6	少1项	3
	7. 记录 （1）外阴：发育情况及婚产式（未婚、已婚未产或经产式）。有异常发现时应详细描述 （2）阴道：是否通畅，黏膜情况，分泌物量、色、性状及有无臭味 （3）子宫颈：大小、硬度，有无糜烂、撕裂、息肉、腺囊肿，有无接触性出血、举痛等，宫体位置、大小、硬度（质地）、活动度，有无压痛等 （4）附件：有无增厚、压痛及包块。包块位置、大小、硬度、活动度、是否光滑、与周围组织的关系等，左右两侧分别记录	12	少1项	3
评价质量标准（20分）	1. 操作熟练，动作轻柔、细心、态度好	10	操作粗暴 态度不好	5 5
	2. 提问：叙述双合诊的操作方法	10	少1项	3

六、注 意 事 项

1. 所有检查器具必须消毒。

2. 检查前嘱患者排空膀胱。直肠充盈者应排空大便。

3. 每检查一人,应更换臀下垫单一次,以免交叉感染。

4. 患者取膀胱截石位,臀部置于检查台缘,头略抬高,两手平放身旁,使腹肌尽量松弛。检查者面向患者,站立于两腿之间。

5. 月经期及阴道出血时应尽量避免进行阴道检查,必须检查时,应严格消毒后进行。

6. 未婚女性禁做阴道及窥器检查,如确需检查应征得本人及亲属同意后方可进行。了解盆腔情况一般做直肠-腹部诊。

7. 检查时要关心体贴患者,态度要严肃认真,动作轻柔准确。男医生做妇科检查时,应有其他医护人员在场,以消除患者紧张心理和避免不必要的误会。

七、实 验 报 告

1. 未婚女性如何做妇科检查?

2. 简述双合诊检查的内容。

实训七　异常妊娠孕妇的护理

一、实 训 目 的

1. 学习对异常妊娠孕妇进行护理评估,并提出护理诊断及合作性问题。

2. 对异常妊娠孕妇拟定护理措施。

3. 对异常妊娠孕妇进行对症护理。

4. 对异常妊娠孕妇进行健康指导。

5. 实践中对病人关心爱护,培养与病人良好的沟通能力。

案例1

某女,25岁,停经50天,阴道流血3天,腹痛2小时。患者平素月经规律,7天/23~28天,量多,无痛经,有血块。末次月经2012年9月23日,停经后无恶心、呕吐等反应,3天前无明显诱因出现阴道流血,量少,暗红色,无腹痛,自以为来月经,未去医院诊治,2小时前出现下腹隐痛,以左侧为重,腹痛呈持续性,能忍受,无肛门坠胀感及里急后重感,未向其他处放射,且阴道流血增多,即来我院就诊。门诊以"异位妊娠"收入院。

妇科检查:外阴正常,阴道通畅,有少量血性分泌物,子宫颈光滑,外口松,无举痛及摆动痛,穹隆不饱满,后穹隆有触痛,子宫后位,质软,饱满,活动可,无压痛,右附件正常,左附件区增厚,似触及直径3cm囊性包块,压痛(+),活动不明显。

辅助检查:尿妊娠试验(+),血红蛋白120g/L,WBC 8.5×10^9/L;血hCG 1687U/L;B超示子宫后位,宫内未见孕囊,可见内膜厚约2$^+$cm,左侧附件旁可见直径约3cm不均质回声团,内反射杂乱,后陷凹有少量液区。

讨论:

1. 你认为该病人患了什么病?

2. 为明确诊断应进一步做哪项检查?

3. 请拟定护理计划。

案例2

患者,女性,21岁,汉族,已婚。因孕3产0孕37周,视物不清4天,抽搐1小时入院。患者平素月经规律,月经4~5天/35~40天,末次月经2012年5月1日,预产期2013年2月8日。停经40余天查尿 hCG 阳性,孕期无明显早孕反应,停经 4 个月始感胎动,活跃。定期在当地市妇幼保健院做产前检查,诉无异常发现。1 个月前出现双下肢水肿,抬高下肢休息后有所缓解,4 天前无明显诱因出现左眼视物不清,未予特殊治疗,1 天前又出现右眼视物不清,即卧床休息,1 小时前突然出现抽搐,家属描述当时四肢强直,双眼上翻,大约持续 4 分钟,然后昏睡,急请"120"急救,当时血压 170/110mmHg,给予肼屈嗪(具体量不详)降压同时,送我院急诊科。在我院急诊科处理过程中,再次出现抽搐,先出现双上肢细微颤动,很快发展为四肢强直,两眼上翻,牙关紧闭,伴面部发绀,约持续 30 秒后进入昏睡状态,立即给予压舌板,上开口器预防自伤,静脉注射地西泮 20mg、25% 硫酸镁 20ml,20% 甘露醇 250ml 快速静脉滴注,25% 硫酸镁 60ml 加入 5% 葡萄糖溶液静脉滴注,同时心电监测,吸氧,血压逐渐降至 125/82mmHg,意识恢复,于 2 时入产科病房进一步治疗。孕早期无发热、腹痛、阴道流血,无毒物及放射线接触史。发病以来无上腹部不适,无明显尿量减少,无大小便失禁、偏瘫等。基础血压自诉 110/80mmHg,孕期增重 15kg。

查体:体温 37.5℃,心率 80 次/分,呼吸 20 次/分,血压 125/82mmHg,双下肢凹陷性水肿。

产科检查:宫高 34cm,腹围 99cm,胎位 LOA,胎心率 130 次/分,腹软,未扪及宫缩。骨盆外测量:25-27-20-9cm。外阴:已婚未产型,阴道、肛门未查。

眼科会诊:双侧视网膜脱落。

辅助检查:尿常规示比重 1.025,潜血大量,蛋白 ≥3.0g/L。血常规示 WBC $12.8×10^9$/L,RBC $4.5×10^{12}$/L,HGB 146g/L,PLT $107×10^9$/L,HCT 0.426。

讨论:

1. 你认为该病人患了什么病?
2. 为明确诊断应进一步做哪项检查?
3. 请拟定护理计划。

案例 3

患者,女性,24 岁,已婚。因宫内妊娠 33 周,反复无痛性阴道出血 2 个月加重 1 小时入院。患者平素月经规律,7/30 天,末次月经 2013 年 3 月 9 日,预产期 2013 年 12 月 16 日。孕 1 产 0,停经 40 天自查尿妊娠试验(+),停经 40+ 天出现严重早孕反应,频繁呕吐,因尿酮体阳性在社区医院输液 7 天好转,稍能进食,每天 150g 粮食。自孕 3 个月后逐渐好转,可以进普通饮食,不再呕吐。早孕无感冒、发热,无毒物、放射线接触史。孕 10+ 周曾少量点滴状阴道流血 1 次,休息后缓解。孕 5 个月感胎动,定期在当地妇幼保健院行产前检查,孕 7 个月至今有不规律宫缩,给予口服多力玛至今,无头晕、眼花、水肿。2 个月前出现无诱因突发下腹痛及阴道少量出血,色暗红,B 超提示胎盘低置,收入当地妇幼保健院保胎治疗后好转,1 个月前再次出现无诱因阴道出血,B 超示胎盘下缘达子宫颈内口,予沙丁胺醇保胎抑制宫缩治疗后好转。1 个半小时前出现无诱因无痛性阴道出血,量多于月经,为进一步诊疗收入我院。基础血压 120/80mmHg,孕期体重增长 13kg。

查体:体温 37.0℃,心率 80 次/分,呼吸 20 次/分,血压 120/70mmHg,体重 68kg,身高 159cm,心肺无异常,水肿(-)。

产科检查:腹部膨隆,宫高 36cm,腹围 98cm,先露头,浮,胎心 152 次/分,有弱宫缩,2~3 次/20 分钟,张力弱。

辅助检查:B 超示单活胎头位,双顶径 8.0cm,腹围 8.3×8.6cm,股骨长 5.6cm,胎盘 Ⅰ 度,羊水 5.2cm,胎盘下缘达子宫颈内口。

讨论:

1. 病人目前主要问题是什么?
2. 治疗原则是什么?
3. 请拟定护理计划。

实训八　异常分娩产妇的护理

案例1

患者,女性,29岁,工人。停经39周,阵发性腹痛1天入院。产妇末次月经为2011年1月11日,停经6周出现轻微早孕反应,孕12周后消失,一直未做产前检查。3天前,出现阴道血性分泌物,20小时前出现阵发性腹痛,即入院待产。查体宫缩40秒/4~5分钟,宫口开大1cm,颅骨最低点坐骨棘上1cm。腹痛加剧后病人产生恐惧感,饮食量减少,睡眠差,腹痛较前减轻,每隔4小时做一次肛查,宫口扩张不明显,胎先露下降不明显。2小时前查宫缩10~15秒/10~20分钟,宫口开大2cm,颅骨最低点平坐骨棘。产妇感到极度疲乏无力。

产科情况:腹膨隆,宫缩不规律且软,10~15秒/10~20分钟,子宫软,宫底剑突下3横指,宫高31cm,腹围91cm,先露头,固定。骨盆外测量:髂棘间径24cm,髂嵴间径26cm,骶耻外径18cm,坐骨结节间径9cm,胎位LOA,胎心128次/分。

辅助检查:RBC $4.0×10^{12}$/L,HGB 125g/L,WBC $10×10^9$/L,PLT $107×10^9$/L。

讨论:

1. 病人目前主要问题是什么?

2. 如何使用缩宫素?

3. 应如何对病人及家属进行相关知识的指导和宣传?

案例2

某女,28岁,孕1产0,孕39周,LOA,入院待产。病人及家属担心分娩及胎儿安危,病人不想进食。

产科情况:腹膨隆,宫缩规律,但持续时间短,为15~20秒,间歇5~6分钟,宫高32cm,腹围90cm,先露头LOA,胎头未入盆,跨耻征可疑阳性,胎心140次/分。骨盆外测量:髂棘间径23cm,髂嵴间径25cm,骶耻外径17cm,坐骨结节间径9cm,对角径10cm,坐骨棘间径10cm。

辅助检查:B超胎儿双顶径90mm,头位,胎心144次/分。

讨论:

1. 病人目前主要问题是什么?

2. 如何进行产程观察?

3. 应如何对病人及家属进行相关知识的指导和宣传?

实训九　分娩期并发症病人的护理

案例1

某初产妇,29岁,孕1产0,孕38周,LOA,腹痛15小时入院。查体宫缩不规律且软,10~15秒/10~20分钟,子宫软,宫底剑下3指,宫高31cm,腹围91cm,先露头,固定,胎位LOA,胎心128次/分。宫口容纳1指,予缩宫素静脉滴注,2小时后下腹疼痛难忍,大呼大叫,烦躁不安,呼吸急促。导尿见血尿。

产科情况:腹膨隆,呈葫芦形,下腹有一凹陷。

辅助检查:RBC $4.0×10^{12}$/L,HGB 125g/L,WBC $10×10^9$/L,PLT $120×10^9$/L。

讨论:

1. 你认为该病人患了什么病?

2. 为明确诊断应进一步做哪项检查?

3. 请拟定护理计划。

案例 2

女性,初孕妇,24 岁,教师。孕 1 产 0,孕 39 周,LOA,阵发性宫缩 16 小时入院。查体:宫缩不规律且软,30~35 秒/5~6 分钟,宫高 33cm,腹围 98cm,先露头,固定,胎位 LOA,胎心 140 次/分。宫口开大 2cm,S^{-1}。予缩宫素静脉滴注,5 小时后娩出一活婴,15 分钟后胎盘娩出,检查胎盘胎膜完整,见阴道有间隙性出血约 600ml,有血凝块,腹软,子宫脐上 1 横指。病人及家属焦虑,担心产妇生命安全。

查体:体温 36.8℃,心率 104 次/分,呼吸 22 次/分,血压 90/60mmHg。

辅助检查:RBC $4.0×10^{12}$/L,HGB 125g/L,WBC $10×10^9$/L,PLT $150×10^9$/L。

讨论:

1. 病人患了什么病?
2. 目前存在哪些护理问题?
3. 应如何配合医生止血?
4. 请拟定护理计划。

实训十　生殖系统肿瘤病人的护理

案例 1

患者,女性,50 岁,已婚。不规则阴道流血 1 周。患者一年前最后一次月经后,无特殊不适。1 周前,夫妻性交后阴道少许流血,点滴状,暗红无凝块,无组织物流出,无腹痛、发热等。病人及家属担心、恐惧,病人食量减少,睡眠差。入院查体:体温 36.7℃,心率 80 次/分,呼吸 20 次/分,血压 130/85mmHg,心、肺未见异常,腹软,肝、脾肋下未触及。妇科检查:外阴已婚已产型;阴道畅,穹隆未变浅;子宫颈Ⅲ度糜烂;宫体前位,正常大小,质中;双侧附件阴性。阴道镜下取活检,报告为子宫颈鳞状上皮癌。

讨论:

1. 病人目前存在哪些护理问题?
2. 应如何缓解病人的焦虑?
3. 请拟定护理计划

案例 2

某女,孕 2 产 1,46 岁,因"尿频半年,发现下腹包块 3 个月"入院。平素月经规律,12 岁月经初潮,4/30 天,无痛经,末次月经 2006 年 7 月 20 日,无经期经量改变,近半年无诱因出现尿频,无尿急、尿痛,未在意,3 个月前晨起无意中触摸下腹,有一硬块,无压痛,当地医院 B 超检查提示子宫肌瘤。体格检查:血压 100/80mmHg,心率 78 次/分,体温正常,心肺无异常,腹部检查耻骨联合上方 2 横指可触及质硬包块,活动,表面不平,无压痛。妇科检查:子宫颈肥大,Ⅱ度糜烂,子宫颈口见一黄豆大小息肉,子宫如孕 14 周大小,表面不平,多个结节,质硬,无压痛,双附件未触及异常。血红蛋白 110g/L,TCT(-)。盆腔 B 超:子宫增大,形态失常,肌壁间及浆膜下见多发中低回声,最大者直径为 6cm,子宫内膜厚 8mm,双侧附件区未见异常。

讨论:

1. 病人患了什么病?
2. 目前存在哪些护理问题?
3. 请拟定护理计划。

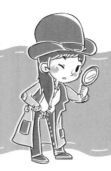

参考文献

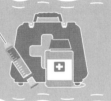

陈毅 . 2007. 妇产科护理学 . 北京 : 中国科学技术出版社 .

程瑞峰 . 2011. 妇产科护理学 . 北京 : 人民卫生出版社 .

笪斯美 . 1999. 妇产科护理学 . 北京 : 人民卫生出版社 .

董慧瑛 . 1998. 妇产科护理学 . 第 3 版 . 合肥 : 安徽科学技术出版社 .

黄爱松 2012. 第 3 版 . 北京 : 科学出版社 .

黎梅 . 2013. 妇产科护理 . 第 2 版 . 北京 : 科学出版社 .

李晋爱 . 2008. 妇科护理 . 北京 : 人民卫生出版社 .

刘文娜 . 2013. 妇产科护理 . 第 2 版 . 北京 : 人民卫生出版社 .

倪必群 . 1999. 妇产科学 . 第 3 版 . 北京 : 人民卫生出版社 .

秦浩 . 1999. 产科学 . 济南 : 山东科学技术出版社 .

孙耀华 . 2012. 妇科护理 . 北京 : 科学出版社 .

王之一 , 冯建疆 . 2012 年 . 正常人体学基础 . 第 3 版 . 北京 : 科学出版社 .

吴培英 . 2010. 妇产科护理 . 北京 : 科学出版社 .

夏海鸥 . 2014. 妇产科护理学 . 第 3 版 . 北京 : 人民卫生出版社 .

夏泉源 . 2002. 临床护理 . 北京 : 人民卫生出版社 .

谢幸 , 苟文丽 . 2014. 妇产科学 . 第 8 版 . 北京 : 人民卫生出版社 .

薛花 , 程瑞峰 . 2008. 产科学及护理 . 北京 : 人民卫生出版社 .

张新宇 . 2007. 妇产科护理学 . 第 2 版 . 北京 : 人民卫生出版社 .

郑修霞 . 2013. 妇产科护理学 . 第 5 版 . 北京 : 人民卫生出版社 .

周惠珍 . 2008. 妇产科护理学 . 北京 : 科学出版社 .

朱梦照 . 2012. 妇产科护理 . 北京 : 科学出版社 .

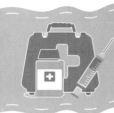
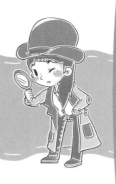

《妇产科护理》教学大纲

一、课程性质及任务

《妇产科护理学》是中等卫生职业教育护理专业的一门重要专业课程。本课程的主要内容包括妊娠期、分娩期、产褥期及非妊娠期妇女的护理等。本课程的任务是使学生树立"以人的健康为中心"的现代护理理念,在学习和实践中培养学生具有良好的职业素质及专业知识与技能,能掌握现代护理理论和技术对妇产科护理对象实施整体护理,能对个体、家庭、社区进行妇女健康保健指导,开展健康教育,全面促进妇女健康。

二、课程教学目标

(一)知识课程教学目标

1. 理解妊娠生理、妊娠诊断、孕期监护及正常分娩的基本理论知识。

2. 理解、掌握产科常见病、多发病的护理诊断,掌握护理措施。

3. 理解、掌握妇科常见病、多发病的处理、护理诊断,掌握护理措施。

4. 理解计划生育及妇女保健的基本知识。

5. 了解女性生殖系统解剖及生理基本理论知识。

6. 了解妇产科学的概念、内容、学习方法及发展趋势。

(二)技能课程教学目标

1. 具有规范的无菌操作和妇产科基本操作技能。

2. 具有独立完成产科腹部检查、骨盆测量、正常分娩接生、新生儿洗澡及换尿布、会阴切开缝合术、人工流产术、上环及取环术的能力。

3. 具有能够进行胎头吸引术、产钳术等常用手术操作的能力。

4. 具有使用、管理常用器械、仪器设备的能力;具有家庭巡诊和基本护理的能力;具有家庭巡诊和基本护理的能力。

5. 具有开展妇幼保健、计划生育工作的能力。

(三)素质课程教学目标

1. 具有正确的世界观、人生观、价值观,良好的道德修养和法律意识。立志从事农村基层与社区卫生保健工作。

2. 具有实事求是的科学态度、勤学善思的学习习惯、细心严谨的工作作风、团结协作的团队精神、健康稳定的心理素质、较强的适应能力,良好的职业素质和行为习惯,尊重、爱护、关心病人。

3. 具有终身学习的理念,在学习和实践中不断地思考问题、研究问题、解决问题。

(四)安全目标

1. 注意尊重患者,保护患者隐私,防范因泄露隐私导致的纠纷,男医生检查病人必须有女护士陪同。

2. 对需做特殊检查或手术者做好检查前、术前、术中及术后交流沟通,避免医疗纠纷;具有相应法律法规意识,保护患者的同时,掌握自我保护。

3. 手术操作遵守操作规程,严格无菌技术,符合医院控制感染的要求。

三、教学时间分配

教学内容	学时数		
	理论	实践	小计
一、绪论	1	0	1
二、女性生殖系统解剖及生理	3	0	3
三、正常妊娠期孕妇的护理	4	2	6
四、正常分娩期产妇的护理	4	2	6
五、正常产褥期产妇的护理	2	0	2
六、围生期母儿的护理	1	0	1
七、异常妊娠孕妇的护理	6	2	8
八、妊娠合并症孕妇的护理	2	0	2
九、异常分娩产妇的护理	4	2	6
十、分娩期并发症产妇的护理	4	2	6
十一、高危儿的护理	2	0	2
十二、异常产褥产妇的护理	1	0	1
十三、产科手术妇女的护理	1	2	3
十四、妇科护理病历	1	2	3
十五、女性生殖系统炎症病人的护理	4	0	4
十六、女性生殖系统肿瘤病人的护理	4	2	6
十七、滋养细胞疾病病人的护理	2	0	2
十八、月经失调妇女的护理	4	0	4
十九、妇科其他疾病病人的护理	1	0	1
二十、妇科常用局部护理技术	1	2	3
二十一、计划生育与妇女保健	0	2	2
合计	52	20	72

四、教学内容及要求

教学内容	教学要求			教学活动	教学内容	教学要求			教学活动
	了解	理解	掌握	参考		了解	理解	掌握	参考
一、绪论				理论讲授	(二)女性生殖系统解剖				
(一)妇产科护理的性质及内容		√			1. 外生殖器	√			
(二)妇产科护理的学习目的及方法		√			2. 内生殖器			√	
(三)妇产科护理的发展趋势	√				3. 邻近器官		√		
二、女性生殖系统解剖及生理				理论讲授 多媒体演示 讨论 示教	(三)女性生殖系统生理				
(一)骨盆及盆底组织					1. 妇女一生各阶段的生理特点		√		
1. 骨盆		√			2. 卵巢的周期性变化及其性激素功能		√		
2. 骨盆底组织	√				3. 子宫内膜的周期性变化及月经		√		
					4. 月经周期的调节		√		

教学内容	教学要求			教学活动参考	教学内容	教学要求			教学活动参考
	了解	理解	掌握			了解	理解	掌握	
三、正常妊娠期孕妇的护理				理论讲授多媒体演示示教	3. 第三产程的护理			√	
(一)受精及受精卵的植入与发育	√				(五)分娩镇痛				
(二)胎儿附属物的形成及其功能					1. 常用方法	√			
1. 胎盘			√		2. 护理		√		
2. 胎膜		√			五、正常产褥期产妇的护理				理论讲授案例分析多媒体演示讨论
3. 羊水		√			(一)产褥期妇女的生理变化				
4. 脐带		√			1. 产褥期的概念	√			
(三)胎儿发育及其特征					2. 产褥期各器官的生理变化		√		
1. 胎儿发育特征	√				(二)产褥期产妇的护理				
2. 足月胎头的结构及径线		√			1. 概述		√		
(四)妊娠期母体的生理及心理变化					2. 护理评估			√	
1. 生理变化		√			3. 护理诊断及合作性问题		√		
2. 心理变化	√				4. 护理措施			√	
(五)妊娠诊断					(三)新生儿的护理				
1. 早期妊娠和中、晚期妊娠的诊断			√		1. 正常新生儿的生理特点及护理		√		
2. 胎产式、胎先露和胎方位		√			2. 手术产新生儿的护理		√		
(六)妊娠期孕妇的护理					六、围生期母儿的护理				理论讲授讨论
1. 护理评估			√		1. 围生期的概念	√			
2. 护理诊断及医护合作性问题			√		2. 围生期保健意义		√		
3. 护理措施			√		3. 围生儿死亡原因		√		
(七)妊娠期系统管理及监护		√			4. 孕产妇死亡原因		√		
四、正常分娩期产妇的护理				理论讲授案例分析多媒体演示示教讨论	5. 措施		√		
(一)决定分娩的因素					七、异常妊娠孕妇的护理				理论讲授案例分析多媒体演示讨论
1. 分娩的概念	√				(一)流产				
2. 决定分娩的四因素		√			1. 概述		√		
(二)分娩机制		√			2. 护理评估			√	
(三)临产的诊断及产程分期					3. 护理诊断及合作性问题		√		
1. 先兆临产			√		4. 护理措施			√	
2. 临产的诊断			√		(二)异位妊娠				
3. 产程分期		√			1. 概述		√		
(四)分娩期产妇的护理					2. 护理评估			√	
1. 第一产程的护理			√		3. 护理诊断及合作性问题		√		
2. 第二产程的护理			√		4. 护理措施			√	
					(三)前置胎盘				
					1. 概述		√		
					2. 护理评估			√	

教学内容	了解	理解	掌握	教学活动参考
3. 护理诊断及合作性问题		√		
4. 护理措施			√	
(四)胎盘早剥				
1. 概述		√		
2. 护理评估			√	
3. 护理诊断及合作性问题		√		
4. 护理措施			√	
(五)妊娠期高血压疾病				
1. 概述		√		
2. 护理评估			√	
3. 护理诊断及合作性问题		√		
4. 护理措施			√	
(六)妊娠剧吐		√		
(七)羊水过多及多胎妊娠		√		
(八)早产		√		
(九)过期妊娠	√			
(十)高危妊娠				
1. 概述		√		
2. 护理评估			√	
3. 护理诊断及合作性问题		√		
4. 护理措施			√	
八、妊娠合并症孕妇的护理				理论讲授 多媒体演示 案例分析 示教
(一)妊娠合并心脏病				
1. 概述		√		
2. 护理评估			√	
3. 护理诊断及合作性问题		√		
4. 护理措施			√	
(二)妊娠合并急性病毒性肝炎				
1. 概述		√		
2. 护理评估		√		
3. 护理诊断及合作性问题		√		
4. 护理措施		√		
(三)妊娠合并糖尿病				
1. 概述		√		
2. 护理评估		√		
3. 护理诊断及合作性问题		√		
4. 护理措施		√		

教学内容	了解	理解	掌握	教学活动参考
(四)妊娠合并贫血				
1. 概述		√		
2. 护理评估		√		
3. 护理诊断及合作性问题		√		
4. 护理措施		√		
九、异常分娩产妇的护理				理论讲授 多媒体演示 案例分析 示教
(一)产力异常				
1. 概述		√		
2. 护理评估			√	
3. 护理诊断及合作性问题		√		
4. 护理措施			√	
(二)产道异常				
1. 概述		√		
2. 护理评估			√	
3. 护理诊断及合作性问题		√		
4. 护理措施			√	
(三)胎儿异常				
1. 概述		√		
2. 护理评估			√	
3. 护理诊断及合作性问题		√		
4. 护理措施			√	
十、分娩期并发症妇女的护理				理论讲授 多媒体演示 案例分析 示教
(一)胎膜早破与脐带脱垂				
1. 护理评估		√		
2. 护理诊断及合作性问题		√		
3. 护理措施		√		
(二)子宫破裂		√		
(三)产后出血				
1. 概述		√		
2. 护理评估			√	
3. 护理诊断及合作性问题		√		
4. 护理措施			√	
(四)羊水栓塞				
1. 概述		√		
2. 护理评估			√	
3. 护理诊断及合作性问题		√		
4. 护理措施			√	

教学内容	教学要求			教学活动参考	教学内容	教学要求			教学活动参考
	了解	理解	掌握			了解	理解	掌握	
十一、高危儿的护理				理论讲授多媒体演示案例分析示教见习	十四、妇科护理病历				理论讲授多媒体演示示教见习
(一)胎儿窘迫					1. 护理评估			√	
1. 概述		√			2. 护理诊断			√	
2. 护理评估			√		十五、女性生殖系统炎症病人的护理				理论讲授案例分析多媒体演示讨论
3. 护理诊断及合作性问题		√			(一)概述				
4. 护理措施			√		1. 女性生殖器官自然防御功能		√		
(二)新生儿窒息					2. 女性生殖系统炎症的病原体	√			
1. 概述		√			3. 女性生殖系统炎症的传播途径	√			
2. 护理评估			√		(二)外阴及阴道炎				
3. 护理诊断及合作性问题		√			1. 概述		√		
4. 护理措施			√		2. 护理评估			√	
(三)新生儿产伤		√			3. 护理诊断及合作性问题			√	
十二、异常产褥妇女的护理				理论讲授案例分析讨论	4. 护理措施			√	
(一)产褥感染					(三)慢性子宫颈炎				
1. 概述		√			1. 概述		√		
2. 护理评估		√			2. 护理评估			√	
3. 护理诊断及合作性问题		√			3. 护理诊断及合作性问题			√	
4. 护理措施		√			4. 护理措施			√	
(二)产褥期抑郁症					(四)盆腔炎性疾病				
1. 护理评估		√			1. 概述		√		
2. 护理诊断及合作性问题		√			2. 护理评估			√	
3. 护理措施		√			3. 护理诊断及合作性问题		√		
十三、产科手术妇女的护理				理论讲授多媒体演示示教	4. 护理措施			√	
(一)会阴切开缝合术					(五)性传播疾病				
1. 适应证		√			1. 尖锐湿疣	√			
2. 术前用物准备		√			2. 淋病	√			
3. 操作步骤		√			十六、女性生殖系统肿瘤病人的护理				理论讲授案例分析多媒体演示讨论
4. 护理措施			√		(一)子宫颈癌				
(二)胎头吸引术与产钳术					1. 概述		√		
1. 适应证		√			2. 护理评估			√	
2. 术前用物准备		√			3. 护理诊断及合作性问题		√		
3. 操作步骤	√				4. 护理措施			√	
4. 护理措施		√							
(三)剖宫产术									
1. 适应证		√							
2. 麻醉	√								
3. 手术方式及步骤	√								
4. 护理措施		√							

教学内容	了解	理解	掌握	教学活动参考
(二)子宫肌瘤				
1. 概述		✓		
2. 护理评估			✓	
3. 护理诊断及合作性问题		✓		
4. 护理措施			✓	
(三)子宫内膜癌				
1. 护理评估			✓	
2. 护理诊断及合作性问题		✓		
3. 护理措施			✓	
(四)卵巢肿瘤				
1. 护理评估		✓		
2. 护理诊断及合作性问题		✓		
3. 护理措施		✓		
(五)妇科手术病人的护理		✓		
(六)化疗病人的护理	✓			
(七)放疗病人的护理	✓			
十七、滋养细胞疾病病人的护理				理论讲授 案例分析 多媒体演示 讨论
(一)葡萄胎				
1. 概述		✓		
2. 护理评估			✓	
3. 护理诊断及合作性问题		✓		
4. 护理措施			✓	
(二)妊娠滋养细胞肿瘤				
1. 概述		✓		
2. 护理评估			✓	
3. 护理诊断及合作性问题		✓		
4. 护理措施			✓	
十八、月经失调妇女的护理				理论讲授 多媒体演示 案例分析 讨论
(一)功能失调性子宫出血				
1. 概述		✓		
2. 护理评估			✓	
3. 护理诊断及合作性问题		✓		
4. 护理措施			✓	
(二)闭经				
1. 概述		✓		
2. 护理评估		✓		

教学内容	了解	理解	掌握	教学活动参考
3. 护理诊断及合作性问题		✓		
4. 护理措施		✓		
(三)痛经	✓			
(四)绝经综合征	✓			
十九、妇科其他疾病病人的护理				理论讲授 多媒体演示
(一)子宫内膜异位症		✓		
(二)不孕症		✓		
(三)子宫脱垂		✓		
二十、妇科常用局部护理技术				理论讲授 多媒体演示 示教
(一)会阴擦洗/冲洗			✓	
(二)阴道灌洗			✓	
(三)会阴湿热敷			✓	
(四)阴道及子宫颈上药			✓	
(五)坐浴			✓	
二十一、计划生育与妇女保健				理论讲授 多媒体演示
(一)计划生育				
1. 概述		✓		
2. 避孕		✓		
3. 绝育		✓		
4. 人工终止妊娠		✓		
(二)妇女保健				
1. 妇女保健工作任务	✓			
2. 妇女保健机构		✓		
3. 妇女各期保健		✓		
妇产科常用护理技术实训				
实训一 四步触诊法			✓	技能实践
实训二 骨盆外测量			✓	技能实践
实训三 胎心音听诊			✓	技能实践
实训四 外阴冲洗消毒及产台铺敷技术			✓	技能实践
实训五 模拟正常分娩接生护理配合术			✓	技能实践
实训六 妇科检查			✓	技能实践
实训七 异常妊娠孕妇的护理			✓	技能实践
实训八 异常分娩产妇的护理			✓	技能实践
实训九 分娩期并发症病人的护理			✓	技能实践
实训十 女性生殖系统肿瘤病人的护理			✓	技能实践

五、大 纲 说 明

（一）参考学时

本教学大纲参考学时为：总学时 72 学时，其中理论教学 60 学时，实践教学 12 学时。

（二）教学要求

1. 本课程对理论部分教学要求有"了解、理解、掌握"等层次。"了解"是对之前学习过的知识回忆；"理解"是指把握知识材料意义的能力；"掌握"是指把学到的知识掌握于新的情景。

2. 本课程重点突出以能力为本位的教学理念，在实践技能方面分为"具有＊＊＊能力、掌握"等层次。"具有＊＊＊能力"是指能独立、正确、规范地完成常用妇产科护理技术操作；"掌握"是指在指导老师的指导下能进行正确的妇产科护理操作。

（三）教学建议

1. 教师应努力学习，更新教育理念、提高理论水平和教学能力，以适应新形势下教育教学的需要。

2. 本课程的教学必须重视理论和实践相结合。灵活掌握项目教学法、案例教学法、目标教学法等教学方法，充分发挥教师的主导作用和学生的主体作用。实践分为实验室实习或示教和临床见习两种教学方式进行。实践教学应充分调动学生学习的主动性、积极性，训练学生的活动能力和人际沟通能力，注重学生专业素质和专业能力的培养。

3. 教学评价包括理论知识评价和实践技能评价。教学过程中及时采用课堂测验、阶段考试、角色扮演、书写实验报告等形式对学生的知识、能力和态度进行综合评价。理论知识评价总成绩由平时成绩（占 20%）+期中成绩（占 40%）+期末成绩（占 40%）组成，平时成绩＝学生自评（占 20%）+学生互评（占 20%）+教师评价（占 60%）。实践技能评价通过组织标本考试、实验报告等进行评价。

4. 本课程理论教学与实践教学的比例，在实施过程中，可根据学校实训教学条件具体情况作适当调整。

（黎 梅）

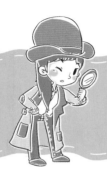

自测题答案

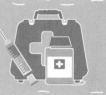

第 2 章

1. D 2. B 3. B 4. C 5. A 6. C 7. D 8. B 9. B 10. E 11. C 12. A 13. E 14. D 15. B 16. C 17. B 18. A 19. E
20. C 21. D 22. B

第 3 章

1. E 2. D 3. E 4. C 5. C 6. C 7. C 8. D 9. E 10. D 11. E 12. D 13. E 14. A 15. D 16. E 17. A 18. D 19. C
20. B

第 4 章

1. D 2. E 3. D 4. C 5. E 6. B 7. E 8. C 9. E 10. A 11. E 12. B 13. D 14. D 15. D 16. E 17. D 18. C 19. D
20. B 21. D 22. D 23. B 24. C 25. E

第 5 章

1. C 2. E 3. B 4. B 5. D 6. D 7. C 8. D 9. B 10. E 11. A 12. E 13. E 14. C 15. A 16. D 17. C 18. A 19. D
20. A

第 6 章

1. A 2. B 3. B 4. B 5. A 6. A 7. C 8. A 9. A 10. C 11. B

第 7 章

1. A 2. B 3. C 4. B 5. D 6. B 7. D 8. E 9. D 10. A 11. D 12. E 13. D 14. B 15. C 16. D 17. E 18. C

第 8 章

1. C 2. D 3. A 4. A 5. C 6. C 7. B 8. C 9. D 10. A 11. A 12. D 13. D 14. D 15. C 16. A 17. D 18. D 19. E
20. B

第 9 章

1. C 2. D 3. D 4. E 5. D 6. C 7. D 8. C 9. E 10. B 11. D 12. C 13. C 14. A 15. B

第 10 章

1. A 2. D 3. E 4. B 5. E 6. D 7. D 8. E 9. B 10. B 11. A 12. A 13. E 14. B 15. C 16. A 17. B 18. B 19. B
20. C

第 11 章

1. C 2. A 3. C 4. A 5. C 6. A 7. E 8. C 9. C 10. C 11. C 12. C 13. E 14. E 15. A 16. C

第 12 章

1. C 2. B 3. D 4. D 5. A 6. B 7. B 8. D 9. E 10. E 11. C 12. B

第13章

1. C　2. C　3. D　4. D　5. C　6. E　7. B

第14章

1. C　2. E　3. A　4. E　5. D　6. D　7. C　8. B　9. A　10. C　11. C　12. A　13. D　14. C　15. E　16. E　17. A　18. C　19. E　20. E

第15章

1. E　2. E　3. A　4. E　5. D　6. A　7. A　8. D　9. C　10. A　11. A　12. C　13. E　14. A　15. E　16. B　17. D　18. E　19. B　20. E　21. E　22. E　23. D　24. D　25. D　26. A　27. B　28. C　29. B　30. D

第16章

1. C　2. D　3. E　4. D　5. D　6. C　7. E　8. E　9. A　10. B　11. B　12. B　13. D　14. B　15. C　16. E　17. B　18. B　19. C　20. A　21. C　22. B　23. B　24. D　25. D　26. A　27. B　28. B　29. D　30. B　31. A　32. A　33. C　34. A　35. C

第17章

1. A　2. B　3. E　4. B　5. D　6. C　7. B　8. C　9. C　10. C　11. A　12. E

第18章

1. E　2. B　3. C　4. C　5. C　6. D　7. D　8. C　9. B　10. A　11. A　12. C　13. C　14. D　15. A　16. C　17. B　18. C　19. B

第19章

1. E　2. E　3. D　4. C　5. E　6. C　7. B　8. D　9. D　10. E　11. A　12. B　13. A　14. C　15. C　16. B　17. D　18. D　19. A　20. C　21. E

第20章

1. B　2. D　3. C　4. D　5. C　6. D　7. B　8. B　9. C　10. C

第21章

1. B　2. A　3. E　4. C　5. C　6. C　7. D　8. D　9. E　10. A　11. C　12. E　13. B　14. C　15. A　16. C　17. D　18. D　19. D　20. C